普通高等学校"十四五"规划体育精品教材

主　编　蒋玉梅

副主编　高红梅　彭贵明

编　者　冀　阳　邓士琳　韦　丹　许丽苑

余长青　王　锋　吴　菁

大学瑜伽教程

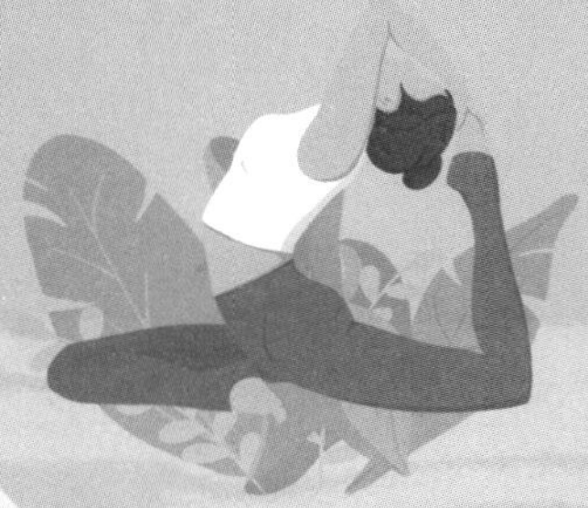

華中科技大學出版社

http://press.hust.edu.cn

中国·武汉

内容提要

本书系统介绍了大学瑜伽的理论和方法，帮助读者了解瑜伽理论和实践知识，掌握瑜伽呼吸、冥想、姿势、休息术等，有助于提高大学生身心健康水平。本书图文并茂，配有瑜伽动作技能视频，利于实现线上线下混合教学。此外，书中对瑜伽促进身心健康进行了原理性阐释，并呈现出瑜伽课程思政案例，为开展瑜伽锻炼、教学提供了丰富的理论和实践素材。

本教材分瑜伽基础理论篇、瑜伽教学实践篇和健康体适能实践篇三部分，弥补大学生瑜伽教学中理论知识环节薄弱、缺乏相应教材指导所带来的教学上的不足。本书还将瑜伽动作视频作为线上配套资源，为广大学子更好地了解瑜伽知识、培养瑜伽兴趣、学会用瑜伽调整身心健康状况、养成体育锻炼习惯提供全面系统的理论与实践指导。

图书在版编目(CIP)数据

大学瑜伽教程/蒋玉梅主编. —武汉：华中科技大学出版社，2023.6
ISBN 978-7-5680-9653-9

Ⅰ.①大… Ⅱ.①蒋… Ⅲ.①瑜伽-高等学校-教材 Ⅳ.①R793.51

中国国家版本馆 CIP 数据核字(2023)第 111434 号

大学瑜伽教程 蒋玉梅 主编
Daxue Yujia Jiaocheng

策划编辑：陈培斌
责任编辑：殷 茵
封面设计：刘 卉
责任校对：张汇娟
责任监印：周治超
出版发行：华中科技大学出版社(中国·武汉) 电话：(027)81321913
武汉市东湖新技术开发区华工科技园 邮编：430223
录 排：华中科技大学惠友文印中心
印 刷：武汉市籍缘印刷厂
开 本：787mm×1092mm 1/16
印 张：18 插页：2
字 数：452 千字
版 次：2023 年 6 月第 1 版第 1 次印刷
定 价：48.00 元

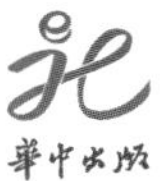

总序

Introduction

…

2020年10月，中共中央办公厅、国务院办公厅印发了《关于全面加强和改进新时代学校体育工作的意见》，提出：要贯彻落实习近平总书记关于教育、体育的重要论述和全国教育大会精神，把学校体育工作摆在更加突出的位置，构建德智体美劳全面发展的教育体系。学校体育是实现立德树人根本任务、提升学生综合素质的基础性工程，是加快推进教育现代化、建设教育强国和体育强国的重要课程。

体育课程是以锻炼身体为目的，通过合理的体育教育和科学的体育锻炼，以增强体质和提高体育素养为主要目标的必修课程，是学校课程体系的重要组成部分，是高校体育工作的中心环节。体育课程是寓身心和谐发展、思想品德教育、文化科学教育、生活与体育技能教育于身体锻炼并有机结合的教育过程，是实施素质教育和培养全面发展人才的重要途径。体育教材承载着传授运动技能、传播健康理念、弘扬体育文化的重要职能，是达成体育教学目标的重要载体。我国的体育教材应扎根中国、融通中外，充分体现思想性、教育性、创新性、实践性，根据学生的年龄特点和身心发展规律，围绕课程目标和运动项目特点，精选教学素材，丰富教学资源。教材是课程的支撑，编写本系列教材是为了更好地增强学生的运动技能，同时培养学生的创新能力。

本系列教材编写的原则主要有如下三个。第一，实践性原则，这是“教与用”、“学与用”、理论与实践紧密结合的具体体现，选择课程领域最新研究成果且实用价值高的理论、技术、方法和技能等，学生能学以致用，紧密联系实际，解决实际问题，提高运动技能。第二，创新性原则，对原有的知识加以更新、改造、转化、组合等，形成新的理论体系和方法体系，为教师提供高质量的教学素材，激发学生的学习兴趣。教材除了注重内容新颖外，还重视教材版式的创新，加强配套教材的建设，从而全面体现创新性原则。第三，发展性原则，教材体现一定的前瞻性，契合现代社会发展的进程。同时，从学科自身不断发展、前沿知识不断涌现等方面着手，贯彻发展性原则发挥教材对学生潜在发展性的促进作用。

本系列教材编写的基本要求如下。第一，政治方面。教材编写符合党和国家的方针政策，不得泄露国家机密，涉及有关宗教、民族和港澳台地区等敏感问题的表述，务必与国家现行政策保持一致。第二，学术方面。教材并非学术专著，对于学术界有争议的学术观点慎重对待，应以目前通行说法为主。注意文献的参考与借鉴，避免在知识产权方面存在纠纷。

本系列教材的定位与特色如下。第一，融入思政教育，高度重视学生思想道德的培养，使得运动技能教学和思想政治教育良好地契合，保障技能教学从“约束”到“教化”的转变，消除学生对思政教育的抵触心理，客观积极地面对教材中的思政教育，体现出“意志品质锻炼、道德行为养成”的特色。第二，教材采用纸质版本与数字多媒体有机结合的形式，内容新颖，表述生动形象，具有动态性、实践性与互动灵活性的特色。第三，教材更具系统性。教材除了介绍规范的技术动作外，还融入了深刻的体育价值内涵，这些体育项目的意义不仅仅是为了强身健体，也是为了增强体育综合素养。

本系列教材将按照四大板块进行规划和编写。第一板块：体育与健康基础知识，主要让学生了解体育知识，具备体育健康素养。第二板块：运动技能教学及训练，包括篮球、足球、网球、乒乓球、户外、瑜伽、龙舟等项目的教学与训练。第三板块：身体素质教学，让学生在学习运动技能的同时，进一步提升身体素质，促进身体健康。第四板块：“双健”教程，把体育“育体”“育心”融入课程，使学生通过体育锻炼不仅拥有强健的体魄，而且具有健全的人格。

体育具有深厚的文化底蕴和丰富的精神内涵。体育“从求生存到塑文化”的发展史，是人类从“自然人生”向“文化人生”演进的过程。以身体为载体、以运动为形式是体育项目的特点，体育教材是传承体育文化的重要载体，希望通过本系列教材能让更多的学生掌握好运动技能，促进身心和谐发展。

普通高等学校“十四五”规划体育精品教材

编委会

2021 年 1 月

前言

Foreword

瑜伽起源于5000多年前的印度，原本是印度僧人的一种修行方法，如今已成为风靡全球的健身方式。瑜伽(Yoga)一词意为“一致”“结合”“和谐”，它是一个运用古老而易于掌握的技巧来提升意识，帮助人类充分发挥潜能的体系。瑜伽姿势练习需要配合规律的呼吸和意识的集中，因此它有助于改善人们生理、心理、情感和精神方面的能力，是一种达到身体、心灵与精神和谐统一的既修身又养性的锻炼方式。

本书分瑜伽基础理论篇、瑜伽教学实践篇和健康体适能实践篇三部分，融合了瑜伽课程思政元素及瑜伽促进身心健康的原理性阐释，弥补瑜伽教学中理论知识环节薄弱、缺乏相应教材指导所带来的教学上的不足。本书还将瑜伽动作视频作为线上配套资源，为广大学子更好地了解瑜伽知识、培养瑜伽兴趣、学会用瑜伽调整身心健康状况、养成体育锻炼习惯提供全面系统的理论与实践指导。具体包括瑜伽起源与发展、大学生练习瑜伽的特点及健身价值、大学生练习瑜伽过程中的常见问题、瑜伽六要素(呼吸、冥想、姿势、休息术、正确的思维方式和健康的饮食习惯)、瑜伽热身动作及方法、瑜伽基本姿势的动作要领及方法、太阳式十二式动作要领及做法、球瑜伽、空中瑜伽、瑜伽训练与比赛等内容。同时对大学生体质健康测试标准及身体素质锻炼系列提升方法进行了详细的介绍。

大学瑜伽课程的教学目标旨在通过学习瑜伽理论和动作实践，培养体育锻炼的兴趣，从而促进学生身心健康。《大学瑜伽教程》在此需求下应运而生，并具有鲜明的特征。

(1)教材具有鲜明的时代特征。紧跟“五育”并举及“一生一技”的培养目标，加入瑜伽课程思政元素，达到以体育人、以体育心的课程目的。通过丰富的教法和练习手段，让学生能够掌握瑜伽动作技能，养成科学锻炼习惯；让学生通过教材从学会上升到会学、从想练到会练，全面掌握瑜伽基本理论与技能，实现体育课程“一生一技”教学目标；让学生享受乐趣，增强体质，健全人格，锤炼意志。

(2)具有一定的系统性和针对性。作为普通大学生的瑜伽教材，本书图文并茂，并对瑜伽入门者(瑜伽初级班)和有一定瑜伽基础的学生(瑜伽中、高级班)编排了不同的瑜伽内容，更具有系统性和针对性。同时与大学瑜伽教学大纲相吻合，能够满足大学生学习瑜伽的实际需要。

(3)教程内容具有进阶性。本书是瑜伽课程组教师在多年教学实践的基础上，通过不断的学习与研究，吸取瑜伽内容的精华，并结合大学生的身体条件与实际情况，参考国内外瑜伽相关文献而编写的一本从水平(一)到水平(四)不同层级的瑜伽教材，是集体智慧和教学经验的结晶。

(4)线上线下配套不同的教学资源。附有与本教材相符合的视频资料,通过扫描二维码,实现线上线下教学视频资源配套,使教材内容更加直观生动,为课堂学习和指导学生业余体育锻炼提供瑜伽练习素材。

由于编写组成员水平所限,书中难免存在不足,恳请使用本教材的教师和学生提出宝贵意见,我们将不胜感激。也请瑜伽方面的专家和学者不吝赐教,以便我们更好地完善书中内容,努力服务于大学体育教育,促进学生身心健康,实现以体育德、以体育智、以体育心的育人作用,切实落实二十大提出的建设体育强国目标。

蒋玉梅

2023. 4

目录

Contents

第一篇　瑜伽基础理论篇

第二篇　瑜伽教学实践篇

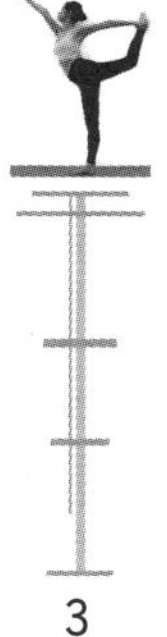

·第一篇·

瑜伽基础理论篇

第一章

瑜伽概述

第一节　瑜伽起源与发展

一、瑜伽的概念

瑜伽（Yoga）是梵文的译音，意思是和谐、统一、相应、结合，强调灵与肉、意识与行为的统一。它是起源于古印度的一种修行艺术、一种哲学理论、一种健身方式，也是一种医疗方法。瑜伽是印度先贤在最深沉的观想和静定的状态下，用直觉体悟生命的认知方法。瑜伽是对意识与心念的控制，现代瑜伽着重于身体的强壮和内心的宁静，追求的是身心平衡和对身体活动及情绪的控制，以达到健身养生、促进身心和谐发展的目的。不管瑜伽以何种形式出现在人们的视线中，最终目的都是以人类健康为基准原则，通过教导我们借助身体、心智、灵性的锻炼，来认识自己，从而达到心灵和谐与身体健康。

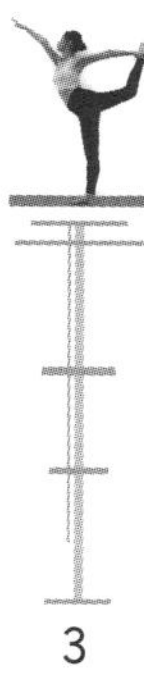

瑜伽是人类对真实本性及深层自我的一种追求。每个人的内心都有深层次的渴望，渴望接触更强大的力量，渴望找到归属感和生命的意义，而这些渴望的中心是超越文化和时代的人类对幸福的基本追求——追求幸福并不是要得到某些身外之物，而是要发现我们的真实本性。

作为发现我们存在的本质的内在修习，瑜伽的首要目的是要唤起我们的深层意识和探寻存在的本质。瑜伽的要旨及其内在精髓的本质就是幸福（或喜乐），每个人内心对幸福的追求其实就是对我们自己真实本质的探索。在追求本真的过程中，我们将会对我们的能力和人生的可能性有很多奇妙的新发现。这种境界也是我们通往内心世界的道路。当我们踏上这条道路时，我们不会孤单，我们会看到很多先辈们留下的足迹，指引我们前进的方向。我们会发现自己仿佛身处在一条历史长河中，这条长河夹带着几世纪以来无数精神追求者的希望和梦想，推动着我们沿着我们的精神之旅不断前进。通过踏上通往精神世界的道路，瑜伽修炼者也更加接近自己内在的幸福。

二、瑜伽的起源与发展

瑜伽的起源可以追溯到5000多年前的印度河文明时期。提到瑜伽，绝大多数人都会有瑜伽起源于印度的认知，这里的印度并不是现代意义上的国家概念，而是古印度的范畴，在地域上是指印度河流域。在古印度，瑜伽修炼者为求进入心神合一的最高境界，经常深居原始森林，静坐苦修，他们解析精神如何左右健康，探索出控制心理的手段，从而开发人体的潜能、智慧和灵性，这便是最原始的瑜伽。初期的瑜伽行者都是苦修者，他们常年在冰雪覆盖的喜马拉雅山脚下向大自然挑战，因为在他们看来，要想长寿而健康地活下去，就必须面对“疾病”“死亡”“肉体”“灵魂”以及人与宇宙的关系。在长时间的单独生活之后，瑜伽修炼者开始观察大自然，仔细观察动物和植物，看它们如何适应自然的生活，如何实施有效的呼吸、摄取食物、排泄、休息、睡眠以及克服疾病。同时模仿动物的一些动作，这就是瑜伽体位法产生的渊源。

人们从这些生物中去体悟大自然的法则，再把生物的生存法则验证到人的身上，结合人类的身体结构和各个系统，逐步去感应身体内部的微妙变化，经过几千年的钻研和归纳，演化出一套确切实用的养身健身体系。这就是瑜伽的起源。

瑜伽作为一门生理、心理和精神上的学问，几千年来一直在印度文化中扮演着重要的角色，古代的瑜伽修炼者发明了这个系统，以帮助他们自身与周围环境达到一种和谐的状态。他们相信，通过身体和呼吸的调节，以及对大脑和情绪的控制，就能获得真正意义上的健康。

瑜伽哲学有口头传授的传统，圣人在冥想时发明了这套哲学。也正因如此，瑜伽的准确出处一直是个谜。有学者称，Yoga 第一次出现，也就是关于瑜伽的记载最早出现在一系列被称为《吠陀经》的印度经文中。然而，从印度西北部河流流域的考古发现中，挖掘出了描绘着瑜伽冥想姿势的完整陶器。这表明，至少在 5000 年以前，就已经有人开始修炼瑜伽了。直到大约公元前 3 世纪，一位名叫帕坦伽利的瑜伽修炼者在他的著作《瑜伽经》中，瑜伽修炼才被系统化和规范化。《瑜伽经》将瑜伽的智慧融入简洁的语句中，就像谚语一样朗朗上口，便于记忆，这使得它一直流传至今。帕坦伽利的《瑜伽经》是现代经典瑜伽系统的奠基石。

瑜伽的起源远比我们想象得深远，其博大精深的内蕴值得不断地去挖掘。了解瑜伽的起源可以扩大我们的知识范畴，也会让瑜伽更加深入我们的生活。

三、瑜伽的分支流派

“瑜伽”这个词源于梵文，意思是结合(接近中国的“天人合一”)或者和谐。换句话说，瑜伽是指通过练习达到一种大脑活动和身体机能和谐统一的状态。瑜伽还代表着个体与某种高于一切的东西的结合，是一种帮助人们发挥他们的最大潜力、达到最高精神状态的系统。它包含的许多技法能够锻炼身体的各个方面，无论是生理的、情感的，还是智力的。瑜伽博大精深，为了适应不同的人而分为不同的体系，而每个体系都通过各自不同的方式达到人类最大的统一。

瑜伽有不同的哲学体系。经过几个世纪的发展，现存的瑜伽形成了不同的流派，思想及情感各不相同的人们都能在瑜伽王国中找到适合自己的提升精神、完善自我的途径。其实所有的流派都有一个共同的目标。许多人发现，随着他们生命进程的不断推进，会有不同的瑜伽流派适合他们不同时期的精神需要。印度历史上有很多公认的瑜伽流派，主要有以下几种。

· 皇者瑜伽(Raja Yoga)——它是瑜伽中的最高境界，通过某些精神约束的方式，来达到控制意识和平息大脑思想的目的，帮助修炼者揭开大脑之谜。“Raja”是“国王”或“最高权力”的意思。

· 智者瑜伽(Jnana Yoga)——探讨哲学，进行思辨，最终获得自知之明。这个体系要求修炼者研究自己关心的经文，并进行沉思。

· 善者瑜伽(Bhakti Yoga)——一个散播爱和奉献的体系。在这个体系的规范里，还要求通过某种宗教仪式、典礼和歌颂等方式，来表达修炼者全身心的奉献。

· 语音冥想瑜伽（Mantra Yoga）——通过发音或在大脑里不断重复神的声音，来达到练习的目的。这种瑜伽的修炼者相信，如果不断重复某些音节、词汇或短语，大脑的意识状态将会改变。这种行为被称之为语音冥想，如果有节奏地吟唱，就被称为“japa”。

· 惰者瑜伽（Laya Yoga 或 Kundalini Yoga）——唤醒和提升身体潜在的精神力量（Kundalini），并使其通过几个能源中心（气轮）。它需要与哈他瑜伽的技巧结合使用，主要专注于呼吸的延迟和大幅度的冥想练习。

· 密宗瑜伽（Tantric Yoga）——要求修炼者驾驭性的能量，通过男性与女性的合二为一（尽管有时只有一个人单独修炼），来达到与神性的统一。

· 至尊瑜伽（Bhakti Yoga）——强调对神的热爱，强调神和瑜伽修炼者的结合。这种热爱通常以歌曲或赞美诗的形式来表达。至尊瑜伽修炼者还经常入迷地重复神的名字。

· 智慧瑜伽（Jnana yoga）——通过冥想、沉思的基本技巧，倡导通过分辨真实与虚幻的修习获得自我认识。它要求修炼者将真实从虚幻中分离出来，将本我从非本我中分离出来，是一种区别本性和超我的修习，直到真我得到认识和自由。“Jnana”是“知识”的意思。

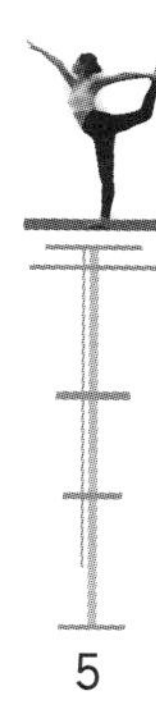

· 实践瑜伽（Karma Yoga）——不计个人得失，无私地为他人服务的瑜伽流派。“Karma”是“行动”的意思。甘地就是实践瑜伽的修炼者。

· 梵咒瑜伽（Mantra Yoga）——即声音瑜伽。“Mantra”的词根“man”是“思考”的意思，后缀“tra”的意思是“表达工具”。“Mantra”就是用声音表达思考的意思，即梵咒。梵咒是充满神力的神圣的声音。修炼者利用梵咒达到冥想的更高境界、意识的更深层次。他们认为梵咒表达了神性的某些方面，从而有助于唤醒某些意识。例如，献给扫清障碍的象鼻神（Ganesha）的梵咒，可以用来帮助唤醒我们克服困难的力量。公认的最著名的梵咒是“奥姆（OM）”。

· 哈他瑜伽（Hatha Yoga）——又称力量瑜伽。哈他瑜伽是所有瑜伽体系中最实用的一个体系，也是本教程的主要内容。它通过身体的姿势、呼吸和放松的技巧以及一系列练习来达到训练的目的。这些技巧对神经系统、各种腺体和内脏都大有益处。其目的在于推动有节奏的呼吸和开发身体潜能，帮助修炼者揭开身体和呼吸之谜。有些人还指出，哈他瑜伽具备使身心合一和大脑平静的作用。哈他瑜伽有许多流派，它们扎根于不同的哲学传统。哈他瑜伽的诸多风格在西方都广为流行，有些流派注重具体的身体塑形训练，有些流派注重心灵训练。修炼者可以在有空调的房间里练习，也可以在 38 度的场地中练习。

四、现代瑜伽的不同学派

大多数瑜伽学派都坚持确定的瑜伽基本元素，只是在教授和训练时稍微有些偏差。最为人所知的四大学派是伊因嘉瑜伽、湿婆难达瑜伽、八分支法瑜伽和精神力量瑜伽。

伊因嘉瑜伽是由 B. K. S. 伊因嘉创建的。伊因嘉 1918 年出生于印度，他所创建的这派瑜伽也是得到最大多数人承认的瑜伽学派，时至今日，许多“瑜伽词汇”都是从他的传授中得来的。伊因嘉 1966 年出版了著作《瑜伽的窍门》，他的传授方式也随之流传到了世界各地，并被翻译成十多种语言。伊因嘉瑜伽是一种非常严密的系统，集中表现在身体姿势的组合，以及经常还要求使用一些小道具，如绳子、皮带、木块和椅子来辅助练习。

湿婆难达瑜伽是由医药学博士和印度教哲人湿婆难达发明的。湿婆难达1887年出生于印度南部。20世纪50年代，他的追随者——印度教哲人毗瑟·提娃难达，把湿婆难达瑜伽介绍给西方。湿婆难达瑜伽是一种灵活多变的修炼方式，由12种关键的姿势以及这些姿势的不同变化、呼吸的技巧、冥想、吟唱等组成。这种瑜伽能根据个人不同的身体稍做调整变化，既可以用温和的方式修炼，也可以用更加激烈的方式修炼。

K. 巴塔布西·乔伊斯先生教授的八分支法瑜，来源于一本被称为《瑜伽昆轮塔经》的古老手稿。该书在20世纪早期被重新发现，这本手稿介绍了哈他瑜伽的一个系统，应该出自《瑜伽经》中，它将瑜伽中的"八个分支"整合起来一起练习。自从20世纪30年代被整理和编译后，《瑜伽昆轮塔经》和八分支法慢慢受到推广，现在被许多国家广泛使用。这种瑜伽方式对身体有很高的要求，不过初学者可以遵照一个级别系统向上练习，慢慢地从一个姿势练到下一个姿势。

精神力量瑜伽以印度锡克教徒、瑜伽大师巴吉恩教学为基础。巴吉恩1969年把这个系统介绍给西方，并在美国建立了3HO组织（健康、快乐和神圣组织）。这种瑜伽修炼方式在练习姿势时，使用一种被称之为"火呼吸"的呼吸技巧，并把注意力集中在手势、身体固定、吟唱和冥想上。精神力量瑜伽的目的是唤醒脊椎底部处于沉睡状态的能量储备，并把这种能量提升到头部区域。

第二节　大学生练习瑜伽注意事项

世界瑜伽大师艾扬格说过，一天中练习瑜伽的最佳时间是清晨或傍晚。清晨精神振作，但是随着时间的推移，精神的警醒性和意志力会逐渐减弱。清晨练习瑜伽体式会困难些，因为身体还有些僵硬。身体的僵硬可以通过有规律的练习来解决。傍晚的瑜伽体式练习则可以扫除一天的疲劳和紧张，使练习者感到振作以及宁静平和。因此，那些较难的体式在人的意志和决心更强的清晨练习，而那些刺激的体式（比如头倒立式、肩倒立式和其他变体体式以及背部前曲伸展坐式）则应该在傍晚练习。

一般来说，瑜伽适合任何年龄的人士参与。不过，患有心脏病、高血压、视网膜脱落等疾病，以及头颈背有伤患者、怀孕妇女、重病或手术后的病人，更要注重运动的安全。因为某些瑜伽呼吸及体位，对身体会构成负荷或压力。所以在练习前应先征询医生意见，并在上课前告知老师自己的健康状态，以便做出适当的跟进和指导。

一、瑜伽练习一般注意事项

瑜伽的益处被越来越多的人知晓，也有越来越多的人参与其中。初学者除了努力掌握动作要领外，还应该先了解一些瑜伽常识，这样才能更快地体会到瑜伽的真谛。

1. 空腹练习

练习瑜伽前1～2小时宜保持空腹的状态，可预防因消化系统运作时抢去供应大脑及四肢的血液和营养，削弱瑜伽体位对身体的功效，同时亦可避免因躯干扭动、屈曲对胃部及内脏引起的不适。

2. 用鼻呼吸

空气中充满灰尘、病毒、悬浮粒子，用鼻子进行呼吸能阻隔污染物，使吸入的空气卫生、洁净，亦能令吸入的空气变得温暖和湿润，减少对呼吸道的刺激。更重要的是，瑜伽讲求呼吸的控制，若无法使用正确的呼吸，会令体位的效益大打折扣，妨碍学习进度。

3. 莫存攀比

瑜伽是一种着重内在修习的运动，而并非竞技比赛，练习时不应与其他学员攀比，否则会因争斗心而牵动情绪，产生竞争、骄傲、好胜、求成的不良心态，破坏练习时的专注力和学习动机。初学者应与自己比较。

4. 量力而为

每个初学者的柔软度、耐力及学习能力各有不同。练习瑜伽时应该按照个人体能，量力而为，跟从老师的指导学习。切勿急于求成，高估自己的能力，盲目仿效老师或视频，练习高难度的瑜伽动作。这样只会增加受伤的机会，产生挫败感，最终得不偿失。

5. 聆听身体

要彻底感受瑜伽对身心的感觉，必先要集中精神，细心聆听身体的声音，感受每一个动作和呼吸对身体的反应。练习时，如身体出现不正常的剧痛、晕眩、呼吸困难时，莫要逞强，强迫完成整套动作，应停止练习，并通知老师，等候适当的指示和协助。

6. 沐浴护肤

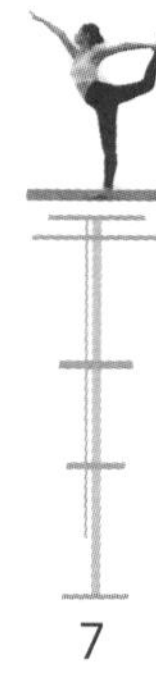

瑜伽练习后不要急于入浴，待脉搏平稳、体温恢复正常，稍做休息后才沐浴。特别是练习高温瑜伽后，毛孔扩张，身体容易着凉。洗澡时，水温亦不应过热或过冷，以免刺激皮肤，使皮肤变得干燥、失去弹性。沐浴后，宜涂上一些润肤霜，保持皮肤润滑。

7. 适量喝水

瑜伽体位有助按摩腹部内脏，促进肠蠕动，帮助消化，预防便秘、腹部胀气等问题。练习后半小时宜喝适量开水，有助肠蠕动，加快排出体内毒素，同时补充练习（特别是高温瑜伽）出汗时所流失的电解质，滋润肠胃和肌肤。

8. 持之以恒

瑜伽锻炼不可能一两天就见效，并且每个人的体质不同，见效程度也有差别。只有坚持练习，瑜伽才会为我们带来更多益处。

二、日常瑜伽课堂练习注意事项

（一）课前准备

1. 衣着

选择宽松舒适的棉麻衣服，避免紧束身体的化纤类服装，保证练习过程中的自由呼吸，让身体可以在动作中自由伸展。可赤脚，增加脚的感知力。

2. 时间

保持练习前 1～2 小时的空腹状态，但也不要有过强的饥饿感，以免影响精神的集中。

（二）课程中的注意事项

1. 慢慢做动作

最正确的也是最重要的就是要慢慢伸展肌肉，防止动作过猛造成的肌肉拉伤或骨折等意外事故。必须遵守“在安全的范围内伸展”（Safety Zone Stretch）的原则（简称 SZS 原则）。

2. 配合呼吸做动作

做动作时务必配合呼吸，没有老师的特殊要求，不要闭气。所有瑜伽体位法都要在配合缓慢呼吸的情况下完成。配合呼吸的动作也要遵守 SZS 原则。

3. 意识集中于主要部位

进行体位法时要将全部的注意力集中在主要锻炼的部位，仔细体会身体的感受，避免意识游离。精神集中时大量血液会流向所锻炼的部位，起到促进此处血液循环、清除多余脂肪的效果。

4. 练习中禁语

杜绝练习中大笑与讲话。瑜伽练习是气息与身体动作融合的练习，在练习中大笑与讲话会造成气息散乱、流失。尤其在做一些倒立、身体反转的体位时，深长的气息尤为重要，如此方能保证身体安全，达到锻炼的效果。同时大笑与讲话还会影响其他人的注意力。

5. 完成姿势时保持静止

体位法练习中姿势完成后的静止状态，有利于练习者体会“动中静”的安详感觉，同时配合意念集中在锻炼部位，可以更真切地体会身体的感受及紧张感，进而提高自身的觉察力。

（三）课后注意事项

练习后 1 小时内避免沐浴。练习过后，全身的毛细孔已经打开，马上沐浴会刺激皮肤，同时使“气”进入身体中，使身体受风。而且沐浴后全身的血液循环会发生激烈变化，影响呼吸及精神集中。

三、大学生瑜伽练习常见问题

1. 我在做体式的时候闭上眼睛，对吗？

闭上眼睛是为了更好地感受体式，没有错。但在刚开始接触某个体式的时候，要让双眼睁开，这样你才会了解正在做什么以及哪些地方错了。平衡类的体式，初期闭上眼睛很容易摔倒，只有当你已经很好地掌握了一个特定的体式，才可以闭上眼睛。

2. 练习瑜伽出汗就好吗？

瑜伽练习后应该有身心合一的良好感觉。如果只是身体的某一部分感觉好，出了一身大汗，或者觉得头疼、酸胀和过度兴奋，都不是很好的效果。

3. 瑜伽习练后可以马上吹空调或风扇吗？

运动出汗后吹风易伤风感冒，因此锻炼流汗后，切不可站在风大的地方吹风，应当把汗及时擦干或通过放松让汗自然干掉。练习结束后要脱掉汗湿的运动服装，换上平时穿的干爽衣服。

4. 我不习惯按瑜伽老师引导的呼吸配合体式，可以吗？

不愿意按瑜伽老师引导的呼吸法去配合体式，以为会比画瑜伽招式就可以了，这是非常错误的想法。所有瑜伽体式的起、收，都要由呼吸来配合；瑜伽体式的保持时间，以呼吸次数来计算；所做的瑜伽体式是否刚好是你身体的最大极限，以是否能轻松呼吸来衡量；集中意识最重要的方法就是观察自己的呼吸，并将意识放在有感觉的部位上；每个瑜伽体式中间的“调息”，也是为了调整你的呼吸，做到心跳平稳，有意识地进行放松，保证在身体最大带氧量的情况下进行下一个动作。

5. 练习过程中我总习惯看周围的同学或看镜子，可以吗？

练习瑜伽时应该把注意力放在控制呼吸和有感觉的部位上，所以看老师、看周围人、看镜子都是分散注意力的不良习惯。要慢慢学会用耳朵听老师的动作指示，也完全不需要跟他人比较动作，只需要比你自己过去有进步就好。瑜伽不是舞蹈，动作到不到位只取决于功力到没到，不是看镜子就可让自己动作更优美、更到位的。要懂得根据自身的情况调整练习强度，瑜伽强调倾听自己身体的感觉，量力而行，适可而止。必须学会自己控制练习强度，切不可勉强而为之。感觉难以完成的动作，自己随时停下放松就可以；感觉坚持时间过长，体力不支，一样可以收功；感觉练习后全身酸痛，就停止练习，休息到精力恢复再练，一切都要顺从身体的感受。

6. 我喜欢瑜伽老师做强度大的体式，那样减肥效果好吗？

喜欢要求瑜伽老师教强度大的体式，认为那样减肥效果才好，这是不正确的。瑜伽认为剧烈运动伤身，瑜伽是在个人体质承受范围内的柔和的慢运动。若是将“强度大”强加于瑜伽，就是将瑜伽与健美操、跑步之类需要大流汗水、使劲喘气的混为一谈了。

7. 瑜伽放松功是多余的吗？

仰卧放松功，是瑜伽最精华的功。如果只练体位，不练放松功，那么瑜伽练习只能得到 30％的受益。瑜伽放松功会让你全身彻底放松，补充身体能量，清理杂乱的意识，变得神采奕奕。所以，端正态度，认真地去做每一次的放松功吧！

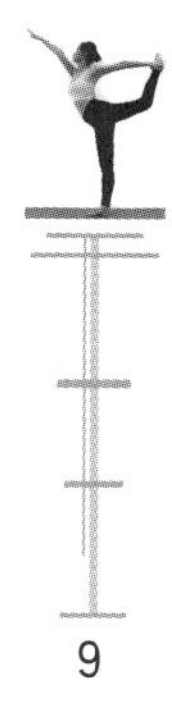

8. 我最近练瑜伽时，经常出现耳鸣现象。这是为什么？该怎么办？

有人练习瑜伽时感到头晕耳鸣，这是呼气太快造成的。还有一种情况是练习时憋气。憋气易引起呼吸停滞，氧的输入减少，容易增加胸部的压力，使得身体的血液很难返回到心脏，心脏相对输出的血量减少，肌体供血不足。此时，易产生头晕耳鸣的现象。当在做站立式头触膝类的前屈体式或倒立体式时，如头倒立式、双角式等，大量血液回流、涌入腹部和胸部，头部与下身形成压差。另外，突然站起时也会有头晕耳鸣的现象发生。防止的方法是，头朝下的姿势结束时慢慢抬头、吸气，等血液回流、血压回落后再慢慢起身。练习时更要注意配合深而缓慢的呼吸，帮助肌体和器官获得足够的氧气。

9. 什么是高温(热)瑜伽？我适合练吗？

高温(热)瑜伽，是在室温 42 度的情况下完成特定的体式动作，并配以两种呼吸——喉呼吸和清凉调息。课程大约需要 1 小时，强度相对较大，会大量出汗。高温下很容易舒展身体，是减肥效果极佳的一种瑜伽。但高、低血压患者，心脏病患者，眩晕症人群，以及孕妇、少儿、老年人不适合习练，而且高温(热)瑜伽不适宜天天练，一周 2～3 次为宜。

10. 我为什么呼吸时感到颈部和肩膀酸疼而且紧张？

练习瑜伽时请采用腹式呼吸，可以尝试在呼吸的过程中加上一个绕肩的动作。吸气时双肩向上，直至耸肩，呼气时从上向后绕，放松落下。动作要慢，并体会每次呼气后身体越来越放松的感觉，连续 5 次后不再绕肩，继续腹式呼吸，把关注力完全放在腹部上。

11. 瑜伽适合男性吗？

瑜伽作为修身养性、强身健体的一项运动，其发明者便是男性，当今瑜伽界中有代表性的瑜伽大师也多为男性。因此，在瑜伽的体位法中有许多动作对男性的健康是非常有益的。瑜伽腹式呼吸，气沉丹田，对男性内脏器官及性器官的气血滋养效果明显。瑜伽体位法中的双莲花坐、骆驼式、眼镜蛇式等动作均可以按摩到人体的肾脏，对男性健康十分有益；瑜伽体位法中的战士式、树式、头倒立式等动作又可以锻炼到大腿、上臂等处的肌肉，会使人的体态更加健美。而不同于其他剧烈的运动项目，瑜伽运动不会造成身体疲惫时运动剧烈、过量的现象，因此是一项安全性较高的健身运动。瑜伽运动不仅可以实现人们强身健体的愿望，更重要的是它可以缓解压力、调节心境，使人增强活力。相信瑜伽运动会受到越来越多男士的喜爱。

12. 练习瑜伽有年龄限制吗？

瑜伽的练习不分年龄。瑜伽的体式动作舒缓，原理有些像太极，比较适合年龄大的人练习。患有身体疾患的人，通过进行瑜伽的呼吸练习甚至可以达到康复效果。但是练习时应选择专业的瑜伽馆和老师，并选择辅助瑜伽或理疗瑜伽。患有高血压、心脏病等症状的人群在某些体式上要格外注意，一定要听从专业老师的指导。

13. 练习瑜伽有什么好处？

适当及正确的瑜伽练习，可使身体轻盈、活络筋骨、增进体力、增强韧带和关节的弹性，还可以缓解身心的压力，提升情绪，放松大脑。瑜伽将正念和身体运动相结合，塑造出一种平衡、健康的生活方式。

14. 何时何地练瑜伽？每次练多久？

练习瑜伽最经济也最方便，而且随时可以练习，没有场地与时间限制。至于练习时间，每次 30 分钟以上为最佳。初学者或是尚未真正进入瑜伽练习的人，由于对瑜伽的陌生、害怕、不了解或是不习惯，往往会有很多疑问，若因此而却步不前或者间断练习，实在很可惜。只要有“一席之地”，不需要设备，更不受天气影响，每天练习当然最好。但是如果真的没有很多时间，每天 3～5 分钟也没问题。

15. 练习瑜伽后，肌肉常会酸痛，该如何消除？

泡热水澡，充分放松（平静地做深层放松或补充睡眠亦可），再加上按摩，即可消除疲劳与酸痛。

16. 练习瑜伽为何必须使用“完全呼吸法”？

瑜伽的呼吸是“有意识”的呼吸。一般的呼吸方式比较浅，瑜伽的腹式完全呼吸既深、且长、且慢，可以稳定情绪。配合体位法练习，更能促进血液循环。

17. 运动前为什么要做热身？

通过全身的伸展，可增强关节、肌肉的弹性与韧性，预防运动伤害的发生。

18. 练习瑜伽真的可以瘦身吗？

运动与饮食必须保持平衡，容易胖的人一般都吃得多、动得少。现代人大都饮食过量而不自知，其实饮食是为了补充身体养分，运动则是将身体不需要的废物完全排出体外，二者必须同时并进。所以定时、定量的规律运动，一定能使身材变好。而通过练习柔软、温和、循序渐进的瑜伽体位法，可促进身体新陈代谢、血液循环，并平衡内分泌，将身体不需要的废物排出体外；借着瑜伽动作的伸展，能紧缩肌肉，燃烧脂肪，达到瘦身效果。

19. 要练习多久才能改善体质？

这要视个人练习的时间而定，比如一星期只练一次或三次，当然与每天都练习的效果是不一样的。只要能固定地、规律地、持续地练习，不用一个月就能感觉精神变得较好，也不容易感冒，不会腰酸背痛，肌肉则紧缩有弹性。持续练习得愈久，体质的改善也将愈好。

20. 生理期间可以练习瑜伽吗？

当然可以。但月经来的前两天量会特别多，建议还是暂时先休息两天再练习，而在整个生理期间也不宜练习倒立动作。除此之外，练习瑜伽对身体绝对是有益无害的。它能调整内分泌的平衡，促进血液循环和新陈代谢，因此对月经不顺或经痛等症状，尤其具有改善的良效。

21. 为何练习完瑜伽会头昏眼花？

初学者刚开始接触瑜伽，由于对动作不熟悉，精神容易紧张，导致肌肉也跟着紧缩，因而造成呼吸不顺畅，脑部短暂缺氧，便会感觉头晕。经过一段时间的持续练习，情况就会改善。

22. 瑜伽与一般的运动有什么不一样？

瑜伽是一种缓和的运动，几乎适合每个年龄层。它是一种全身性的、平衡的运动，不像一般运动只用到单方面的力，长时间下来，容易因运动的不协调而造成身体的偏差。所以要使身心都能平衡，瑜伽应该是不错的项目。

23. 我有慢性疾病，可以练习瑜伽吗？

当然可以。练习时不要操之过急，应依自己的身体情况去练习。长时间练下来，慢性疾病也能获得改善。

24. 筋骨僵硬，可以练习瑜伽吗？

筋骨僵硬的人一般血液循环都不太好，更需要练习瑜伽来帮助训练肌肉与筋骨的弹性。

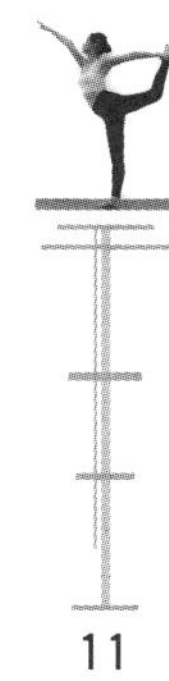

25. 一星期要练习几次瑜伽效果才会好？

因人而异。有人体力较好，一天练两三堂课都不会觉得疲劳；有人体力较差，即使只练一堂课，也觉得很吃力。当然是天天练习的效果好，但若时间和体力无法负荷，也无须勉强，每星期至少练习 3 天是较适宜的。

思考题

1. 什么是瑜伽？简述瑜伽的起源与发展。
2. 现代瑜伽有哪些不同流派？
3. 瑜伽练习有哪些注意事项？

第二章

大学生瑜伽锻炼价值

1995 年，我国颁布的第一个《全民健身计划纲要》提出，“要对学生进行终身体育的教育，培养学生体育锻炼的意识、技能与习惯”。21 世纪的体育教育要树立“健康第一”的指导思想，体育与健康教育相结合，创建新的体育教学内容。随着“健康第一”“以人为本”教育发展理念的日益深入，高校体育教育教学的改革已普遍展开，《全国普通高等学校体育课程教学指导纲要》的颁布，为高校体育教育教学改革提供了依据。瑜伽运动作为一项新兴的体育运动项目，正逐步被人们所接受，并吸引着当代年轻人的眼球。瑜伽课进入普通高等院校是必要的和可行的。通过呼吸增强自我控制意识，来控制自己的行为和情绪；通过体位法的锻炼来舒展自己的身体，让身体得到充分的锻炼。练习瑜伽对身体的柔韧性、协调性都有促进作用。瑜伽运动的动作丰富多样，学生可以根据个人身体状况与训练的目的进行练习，不同程度地改善和增强个人体质。瑜伽简单易学，能有效地提高和改善自身的柔韧性、协调性、平衡性以及耐力、力量和身体姿态等各方面素质，非常有针对性地对身体各个部位进行锻炼，从而使体型变得更加匀称、姿态更加优美。同时，瑜伽能调养身心，缓解压力，平和焦躁的情绪，培养冷静客观的心态，从而提高心理承受力。通过练习瑜伽缓和自己的情绪，为自己的压力找到发泄的方式，进而让练习者身体各方面机能得到协调发展。人们能够在瑜伽锻炼中修身养性，获得心神统一的最高追求，达到理想的健康状态，这是其他运动项目无法企及的一大特点。瑜伽能够提高练习者的抗压能力、耐受力，并对人体的内分泌、呼吸、神经等各个系统的健康程度和协调合作起到积极的影响。

一、瑜伽运动对大学生健康体适能的影响

瑜伽是在缓慢的动作练习过程中，时刻保持身体的放松和呼吸的深长，以达到舒筋活络、按摩脏腑、健身塑形、灵活关节、强化内分泌系统和神经系统的目的。一节完整的瑜伽课程，由冥想调息、瑜伽体式和休息术组成，其中瑜伽体式主要包括站立体式、坐姿体式、前屈体式、后屈体式、扭转体式、翻转倒立体式和仰卧体式，不同的瑜伽体式会对身体产生不同的影响。练习者通过树式、鹰式、舞王式、半月式等瑜伽体式可以锻炼身体的平衡性、协调性及柔韧性，提升集中注意力的能力；通过下犬式、肩倒立式、头手倒立等瑜伽体式可以改善血液循环，缓解腿部疲劳，从而预防和治疗静脉曲张；通过船式、斜板式、战士二式等瑜伽体式可以提高腿部、手臂及腹部核心力量。另外值得注意的是，瑜伽提倡多吃悦性食物、少吃惰性食物、不吃变质食物的饮食习惯和生活方式，有助于练习者保持充沛的精力，促进身体的健康。瑜伽的体式练习不需要任何器械辅助，因为瑜伽认为，人的四肢已经提供了必要的重力与反重力的条件，通过练习瑜伽体式，练习者提高了身体的敏捷、均衡与耐久性。练习瑜伽体位法时，每一个体位都力求练习者达到自身的极限，并享受极限时身体的变化。通过上下、左右、前后的拉伸练习，使身体中平时不太运动的关节部位得

到锻炼，从而拉长关节周围的韧带，增加关节的灵活性，有效地减少拉伤、扭伤等意外伤害，同时能减轻或防止肩周炎、风湿等关节病的发生。此外，瑜伽锻炼是一种平衡、对称性运动，通过左右侧肢体交替练习（侧斜板撑）或同时性的支撑类练习（平板式），能够很好地将身体重量均匀地分配到对应的肢体，达到均衡的负荷刺激，从而维持肌肉均衡。这提示我们在练习中要注意两侧肢体的对称性运动锻炼，在进行支撑类的瑜伽体式（幻椅式、斜板撑等）时要充分注意身体重心的均匀分配，预防重心偏移从而增加一侧肢体的运动负荷，导致肌肉量分布不均；在进行单侧肢体支撑的瑜伽体式（侧斜板、树式等）时，注意两侧完成动作质量、呼吸组数要相同，预防运动负荷不均匀导致的肌肉量分布不均衡。

1. 瑜伽运动对大学生身体形态的塑造

瑜伽练习时会加快体内的血液循环，消除身体多余脂肪。许多研究发现，内脏脂肪增加伴有糖尿病风险增加，并出现血压、尿酸、脂肪酸、胰岛素等多项代谢指标的异常，过多的内脏脂肪也会增加代谢综合征（包括葡萄糖耐受不良、高脂血症、高血压）的患病风险。因此维持内脏脂肪面积在 100 平方厘米以下，才可以保持身体健康。而适量的瑜伽运动可使胃肠蠕动加强，血液循环改善，消化液分泌增加，营养物质转化加速。若想有效降低内脏脂肪需要较大的运动量，持续较长时间的中等强度有氧运动或间接性的大强度运动均可以起到降低内脏脂肪的作用。一节瑜伽课的练习持续 40 分钟，属于中等强度的有氧运动，可以很好地激活内脏脂肪分解功能。在瑜伽练习中，猫伸展式、虎式、单腿背部伸展式、仰卧鸟王扭转式属于前屈、扭转、后弯的体式，能够适当地挤压、伸展脏器，刺激经络。瑜伽特有的腹式呼吸，能够加强呼吸运动，加大膈肌活动范围，对腹壁胃肠起到很好的按摩作用，减少内脏脂肪。大多数人都希望通过运动减脂塑形，但不希望肌肉块太明显。而专门的肌肉力量练习运动强度大，且持续时间短，过大的运动负荷将直接刺激肌肉，增进肌肉蛋白质代谢合成，从而在发展肌肉收缩力量的同时增粗肌肉的肌纤维，容易导致肌肉横向发展，肌肉块过大，影响肢体的修长感。查阅相关文献发现，拉伸能够减少肌肉间的黏滞性，增加肌肉的顺应性，增加血液微循环，使养分得以到达需要修补的组织以及加快代谢废物的排除。瑜伽锻炼融力量、平衡、柔韧为一体，有力量方面的练习，同时也伴随着肌肉的拉伸。力量练习使肌肉紧张、僵硬，代谢废物堆积，但拉伸又使紧张的肌肉得以放松，例如新月式可以很好地拉伸大腿前侧，单腿背部伸展式可以充分伸展大腿后侧肌群，眼镜蛇式可以伸展整个身体的前侧肌群，适度伸展能够减少肌肉僵硬，增加肌肉、筋膜的弹性和关节的灵活性。因此，坚持瑜伽锻炼能够帮助大学生塑造完美的肌肉线条，保持匀称的身体体形。

2. 瑜伽运动可以提高大学生的柔韧性

据《中国青年报》报道，全国大学生健康状况调研结果显示，大学生体能状况令人担忧。我国学生的速度、耐力、柔韧性、爆发力等素质均有所下降，尤其是学生的耐力、柔韧性素质持续下降。在大学生体质测试的坐位体前屈测试中，很多学生做得非常吃力甚至不能及格，这就给了我们一个警示——增加柔韧性的锻炼。韧带的盲目拉伸很容易受伤，而瑜伽运动能很好地解决这一难题，它是在各种体位中缓慢地拉伸每条韧带，这是由瑜伽练习动作的特点决定的。瑜伽中有很多地面练习动作，如坐姿、躺姿、俯姿、卧姿、跪姿等，由于重心比较低，接触地面部分较大，便于初学者掌握重心；两条腿也因坐地而减轻了支撑人体体重的负担，在生理解剖允许的情况下，身体尽量向远处伸展，以体现动作的舒展，可使全身各部分关节都得到充分的活动，各部位的韧带和肌肉得到均衡的发展，因此对身体的全面发展起到良好的作用。瑜伽动静结合，很多动作需要保持最大幅度。在静力性练习中，练习者通过缓慢的动作，将肌肉等软组织拉伸到最大限度，依靠自我控制保持静止姿势，即练习者在拉伸韧带、肌腱和肌肉时，迫使被拉伸的部位达到最大限度，有酸、胀、痛等感觉时，停留数秒后再放松，如此重复。例如，坐角式可以伸展腿部内侧的韧带，背部前屈伸展式可以伸展腿部后侧的韧带，等等。在不断重复练习体式的过程中，韧带得到拉长。而且在音乐中拉伸，还能提高学生的学习兴趣和审美能力，避免枯燥乏味，重要的是学生能够得到系统的知识与训练，减少不规范动作引发的损伤。在校大学生进行一段时间的瑜伽练习后，肩颈部、胸腰部柔韧性的各项指数均有非常显著的提升，前后劈腿、左右劈腿均有非常显著的差异。近几年查阅相关文献研究可知，通过一定周期的练习，改善血液循环，对身体延展性和柔韧性的提高非常显著。不论是日常生活还是进行体育活动，柔韧性的提高都能够很好地拉伸身体，缓冲外在伤害，纠正不良体态，提升形象气质。

3. 瑜伽运动可以提高大学生的平衡性与协调性

身体协调性指身体各个肌群之间相互作用的时候所涉及的时机正确、动作方向以及速度恰到好处、平衡稳定并且具有节奏和韵律性。在几项身体素质训练中，协调性训练是最难训练的，因为影响协调性的因素有很多，比如遗传、速度与耐力关系、身体重心平衡、动作节奏性、肌肉收放能力、柔软度、心理个性、肌肉力量和肌耐力、技术动作熟练程度等。平衡能力是一种身体素质，是指为保持整个身体处于稳定状态而抵抗外力破坏平衡的能力。人体的所有运动都需要处于平衡的保持状态，尤其是大肌肉运动，更加需要有良好的平衡能力才能完成动作。身体协调性与平衡能力紧紧相连，在体育运动和比赛中，运动者为了顺利做到各种不同的动作，有时必须努力保持或者变换不同的身体姿势；为确保运动时的身体平衡，必须准确及时地做出判断，快速准确地做出动作或者体位的改变，以应对运动场上瞬息多变的环境；有时为了配合集体，必须加大肢体的活动幅度，使动作舒展、优美、完美到位。因此，人体良好的平衡、灵敏和柔韧是达到身体协调的必备条件。

瑜伽是具有悠远历史的拥有自身文化的体系。瑜伽能够很好地提升人类意识，包括内在的心理意识。在进行瑜伽的过程中，身体要具有一定的平衡感知力，瑜伽的体式姿势中有很多平衡体式，多为流传至今且很好把控和记忆的肢体技巧，能在促进肢体平衡协调性的同时发掘人体的某些潜在技能。在舒缓平和的心理状态下，肢体动作配合着呼吸达到平衡，人的意识也能够感受到内心真正的满足。瑜伽形体训练的主要特征在于它的运动方式很有针对性，学生将跟随音乐，缓慢呼吸，自然流畅地移动四肢。瑜伽形体练习注重动态，有意识地关注运动和打坐时，身体会有意识地控制受刺激的部位，并寻求身心统一的感觉。通过这种交替运动和无声节奏，可以改善学生的身体功能，增加学生的身体空间感，改善身体紧张和放松之间的联系，进而提高学生的身体灵活性和平衡性，使学生能够充分伸展肌肉。而瑜伽体位的练习需要配合冥想和呼吸，在冥想中调节动作体位的准确性，在呼吸中达到动作体位的稳定性，三者相互对立又平衡，积极调动大脑意识，使大脑支配动作体位的准确完成，改善人体的平衡性，所以瑜伽对于平衡能力和身体协调性的提高有积极作用。

4. 瑜伽运动可以提高大学生的力量与耐力

瑜伽运动虽然是一种中低等强度负荷的有氧运动，但其运动的特点是持续时间较长，以渐进及超负荷的方式在一定时间内平缓地维持动作状态，这就可以增加肌纤维的数量、增大其横截面积，使体内脂肪逐渐消耗转化为肌肉，从而达到肌肉群的平衡发展。

练习瑜伽的过程中较为常见的是离心收缩力量。离心收缩力量主要指人体的肌肉在对抗阻力或者抵消阻力的过程中所产生的运动能力。在重力的作用下，人体肌肉出现的拉长或者收缩等情况都是离心收缩力量。例如，练习者将手中握住的杯子缓慢放置下来的过程中，就需要手臂的离心收缩力量来完成；练习奔马式定型动作时，练习者的肱四头肌就会产生离心收缩力量。经过一段时间的瑜伽练习后，会大大增强练习者的动力性力量。瑜伽中的摩天式、幻椅式、平板式等力量练习刺激和动员了身体所有的四肢肌肉和躯干肌肉共同参与收缩运动，由此促进了肌肉的新陈代谢，也促进了肌肉蛋白质的合成，从而促使肌肉量的增加。伴随肌肉量的增加，人体基础代谢率也会相应变化，人体新陈代谢也会得到有益改善。由此可见，瑜伽锻炼对于提高人体肌肉量以及基础代谢率具有明显的积极作用，具有良好的健身效果，使人体各肌肉在力量和耐力上都有所提高。

瑜伽练习需要以足够的力气和时间作为支持，持续地作用于学生的思想、精神、身体，使其力量素质获得有效训练。从某种角度来说，利用瑜伽教学对学生肌肉耐力进行训练，更有助于形成一贯、安全、健康的运动行为。普通高校在实际开展体育教育工作的过程中，可利用瑜伽教学通过不同的身体姿势，不断增强学生的肌肉耐力。在开发学生身体潜能的过程中，要注重构建舒缓和愉悦的运动训练环境。教师要科学调整学生站与坐的姿势，利用规范动作对学生的肌肉耐力进行训练。而瑜伽练习更能有效把控肌肉耐力训练的负荷强度，根据学生的身体发育情况，更加合乎规律地落实运动训练内容。从这个层面可看出，瑜伽教学对提高体育教育质量具有十分重要的促进作用。教育工作者需切实发挥瑜伽教学的优势和教育功能，通过对学生的肌肉耐力进行持续的训练，不断增强学生抗疲劳能力，提高学生的耐力素质。

二、瑜伽运动促进大学生心理健康

2001 年 3 月，教育部颁发了《关于加强普通高等学校大学生心理健康教育工作的意见》。一年后教育部又印发了《普通高等学校大学生心理健康教育工作实施纲要(试行)》。该文件是高校大学生心理健康教育工作的指导思想，科学规范了大学生心理健康教育工作的主要任务，体现了国家对大学生心理健康教育工作的重视。近年来我国大学生心理健康问题不容忽视，大学生因心理压力过大致使疾病和自杀的事件已不是个例。许多大学生因课业压力大，缺乏对自我意识的控制，对于不良的情绪和压力不能够很好释放和控制身体，也容易发生过激行为。

瑜伽练习者能很好地控制自己的行为及意识。在瑜伽练习时，聆听着婉转动听的音乐，想象着各种自然景观、快乐事件以及人物等，通过呼吸的停顿和静止，能使机体内分泌作用趋于平衡，促进体内的酵素、乙酰胆碱及肾上腺素等生化物质分泌增加，从而达到个体神经的兴奋和内脏代谢活动的最佳状态，降低人的内心焦虑，力求获致内心的和平与安宁。与一般身体运动不同，瑜伽课程的开始部分以冥想、调息为主，冥想就是排除一切杂念后沉思、静虑的过程，调息则是意识关注在呼吸上，思维高度集中并专注。此时学习、工作、生活中的琐事、烦恼、压力、不良情绪等都被抛在脑后，精神上得以宁静与放松，并以宁静与放松的状态开始瑜伽锻炼。瑜伽的体式练习部分是 40 分钟的中等强度有氧运动，充分燃脂，肆意挥洒汗水，增加了内心的满足感和充实感。同时瑜伽体式中一个动作的长时间保持经常需要做到人体承受能力的极限或者极大强度的支撑，这对培养坚强的心理品质有促进作用。瑜伽练习具有纠正体态、健美塑形的基础功效，体态的改善、身材的变化，会极大地增加练习者的自信心。瑜伽的放松休息部分,引用蕙兰瑜伽休息术,并结合实际合理改编。采用脚—腿部—躯干—手臂—颈部—头部的顺序用意识引领各部位肌肉依次进行放松训练,通过放松全身肌肉,实现身心的深度放松。总之,通过瑜伽的冥想、锻炼、休息术可以对练习者的身心产生积极影响,对促进心理健康有积极作用。

(一)瑜伽运动能缓解大学生的压力

大学生面临压力时会影响其主观幸福感,产生或加重抑郁、睡眠、学习倦怠、网络成瘾、网络游戏成瘾和手机依赖等问题,影响大学生的身心健康,不利于大学生健康成长。因此,需要对大学生压力进行干预,降低大学生压力水平,帮助大学生健康成长和成才。瑜伽运动在长期发展过程中不断创新,近半个世纪以来西方医学在治疗心理问题上越来越关注到来自古老印度的这一运动方法。瑜伽因其得天独厚的自身优势,在治疗心理问题方面有着天然的效用。目前多项研究表明瑜伽能缓解心理压力,降低抑郁、焦虑程度,提高主观生活质量。国外学者在研究中证实瑜伽的相关练习,包括体式以及冥想等同改善人群的下丘脑-脑垂体-肾上腺皮质轴和交感神经系统的调节相关。有学者从瑜伽减压角度进行探索,发现瑜伽练习可以通过改变内分泌达到减压效果,如改变脂联素和瘦素的产生。还有学者认为瑜伽是通过改善自主神经的平衡来实现减压目的的。我国学者探究了瑜伽运动对于大学生心理健康的辅助效果,如心理压力、抑郁、注意力等,认为瑜伽训练对焦虑和抑郁均有影响,瑜伽可作为非医疗的手段来促进人们心理健康。目前我国相当多的研究都在探讨瑜伽对于心理健康的治疗效果,对于不同类型瑜伽方案对心理压力的效果研究以及相关影响机制研究较少。长期参加瑜伽运动的人往往能更好地调节自身的心理状态,缓解心理压力,保持平静的心态,消除烦躁的情绪,即使有心理问题的人在参与瑜伽运动后也会不同程度地提升心理健康水平。瑜伽运动从创始之日起就以召领人们回归自然、体会内心著称,在当今物欲充斥人心的时代,瑜伽运动能够很好地通过冥想、休息、语音等修习方法达到放松神经、缓解压力的目的。

1. 呼吸训练法缓解心理压力

呼吸是最简单也是最复杂的生理运动,是个体存在的基本生理特征,呼吸的频率、效率能够有效地反映人们情绪、行为和健康的变化。瑜伽运动的呼吸训练法强调使用腹式呼吸,凭借腹肌、肋间肌和横膈膜的相互作用来实现缓慢、均衡呼吸的效果,从而通过呼吸调节心理压力。瑜伽运动的呼吸方法能够为机体提供充足的氧气,排放二氧化碳,锻炼腹部肌肉,对身体的各个部位都有着良好的功效。大学生面对较大的心理压力和复杂的社会现实,通过参与瑜伽运动能够有效地调节自身的情绪和行为,促进机体的平衡发展,完善身体机能的运行。通过调息来使个体平心静气、回归自然,这是被实践证明了能够产生强烈有效性的方法,腹式呼吸法对于提高大学生心理健康水平、找回健康状态和自信有着重要意义,值得在高校体育教学中推广。

2. 冥想训练法调节心理状态

现代快速的社会节奏给人们带来了更大的心理压力,高校中也由于各种各样的学习负担、社团活动、恋爱交友等给大学生带来了繁重的心理压力。瑜伽运动的冥想训练能够通过自我暗示的方法排除内心的杂念,达到宁神静气的目的。冥想训练时,人们可以通过与自我进行沟通从而达到对自我的充分认知,减少心理压力。当人们处于充分放松的状态中,能够更好地释放个人能量,激发个体的潜意识,排除“过去”和“将来”对人们的困扰,让人们更加集中地专注“现在”。

3. 瑜伽体式训练改善体态，放松身体

丰富多样的瑜伽体位法能够通过伸展、挤压、扭转、弯曲等动作，帮助人们在练习过程中改善体态，恢复或提升元气，让人们保持头脑冷静、情绪稳定的良好状态，同时由内而外地提升气质，增强自信心。

4. 瑜伽音乐滋养身心

与其他高亢激昂的音乐不同，瑜伽音乐大多轻柔脱俗、婉转清新，使人感觉宁静与愉悦。当音乐融入瑜伽课堂，融入瑜伽的一呼一吸、一招一式，可使人们保持安静和专心，同时舒缓压力、缓解疲惫。

（二）瑜伽运动能提高大学生的自信心

自信主要是从个人的自我价值体现和自我主观看法两个方面来决定的。自信也是对自己的社会能力、个人能力的自我评价，这种自我评价往往结合自我能力的高低和社会评价而产生。获得自信就是对自己的接受与接纳，正视、接受自己的不足并进一步提升自己。瑜伽不仅可以提高身体基本素质，让身体变得更加健康，而且还可以使心理和情感方面得到提高，从而达到身体与心灵的统一。随着社会的高速进步与发展，很多大学生会受到生活压力与学业压力的双重困扰，身体和心理都会发生潜移默化的改变。瑜伽教学时强调以老师为主、学生模仿，瑜伽老师带领学生们主动领会动作，做动作时注意思考，教授动作时要注重循序渐进和因材施教的原则。在老师教和学生学的过程中，学生们更容易掌握学习的动作与技术，学会动作后自信心也得到了提升。老师在教授动作的同时，主动提示学生们要学会从镜子中关注和欣赏自己的动作，做动作时主要体会身体肌肉的伸展和发力感觉，在镜子中和自我感受中时刻关注身体发生的变化，注重如何从瑜伽动作中表达情感，同时教会学生们如何听音乐、听懂音乐的节奏变化，将音乐美和肢体美相融合，从而在瑜伽练习中体会到舒心的感觉，感受瑜伽带来的愉悦感觉。瑜伽中有两人或者三人相互帮助与配合的环节，此环节能提升学生团结合作、善于交流的能力，营造出融洽愉快的课堂环境，增加学习的趣味性，使学生们在学习瑜伽的过程中体会到归属感、成就感和幸福感，提高学生们的自信心。学生们可以将课堂学习内容用来参与其他的表演与比赛，通过激烈的竞争练就稳定的心理素质，面对其他表现和挑战的时候可以不惧压力，大胆超越自我、突破自我，更能从中证明自己的能力，从而在运动中得到更多的自信心。

三、瑜伽运动的育人价值

（一）大学开展瑜伽教学，有助于促进大学生全面发展

（1）“德”育方面，瑜伽的育人价值主要体现在瑜伽思想促进学生品德的形成，瑜伽文化能够完善学生人格。瑜伽拥有着悠久的历史和完整的教育观、价值观，对学生人格的完善和优良品德的形成具有显而易见的作用，充分体现了其对个体“德”的教育价值。

（2）“智”育层面，瑜伽能够对学生思维能力和认知程度进行提升、促进。研究发现，瑜伽中的一些理论知识，对学生思维的改善作用显著。瑜伽中和谐、平等的处事思想，能够促进学生换位思考，影响其价值观的形成。此外，瑜伽丰富的知识体系能够拓宽学生的知识面，尤其是对身体的重新认识，还能增强学生的体育兴趣。

（3）“体”育层面，瑜伽技能下的身体锻炼对学生身体素质的增强、健康的促进作用明显。对学生身体素质的提高主要集中在耐力素质和柔韧素质两方面，瑜伽中呼吸的练习

能够教会学生呼吸方法、增加呼吸深度，从而提高耐力素质。瑜伽姿势过程中动静结合，需保持最大幅度，通过缓慢的动作将肌肉等软组织拉伸到最大限度，有利于提高柔韧素质。对学生健康的促进作用主要表现为瑜伽中身体的哲学思想、合理的饮食习惯对于学生睡眠质量以及健康饮食的改善，引导学生学会健康行为。

(4)"美"育层面，瑜伽能够对学生外在美与内在美进行综合提升。外在美方面，瑜伽能够改善学生的身体形态，提升个人气质，提升学生的外在形象和美感。内在美方面，瑜伽能够促进学生的心理健康，提升精神状态，从而拥有健康、完美的内在精神，提升自我内在美。审美是人类生活中不可缺少的重要组成部分，从古到今，许多哲人都十分重视审美对个体及人类社会发展的作用。瑜伽作为一项特殊的运动项目，在促进个人身心健康、人际关系和谐、人与自然和谐等方面发挥着重要的美学价值。瑜伽不反对人们对物质生活的追求，但同时它更注重精神和灵魂的修行。它强调人的本质是一种精神的存在，人的精神生命的实现主要通过瑜伽体式、调息、冥想等形式，用意识控制身体感官系统，增强人的感受性，使人能发现生活中更多的美，从而对人的生命有更为深刻的体验。随着经济的发展和人们物质生活水平的提高，温饱问题得以解决，健康与美成为人们关注的一个焦点问题。

(5)"劳动实践教育"层面，瑜伽能够帮助学生形成积极的生活态度，养成良好的生活习惯。瑜伽活动引导学生感受生活，提高对生活的热爱程度，在实践教育中提升对自我的认识和自信心。瑜伽生活化将瑜伽修行知识贯穿融入生活中，引导学生形成良好的生活习惯。

(二)瑜伽运动引导大学生形成积极的生活态度

1. 瑜伽与意志品质的培养

健身瑜伽的练习应遵循持之以恒的原则。在练习瑜伽从易到难的过程中，人体将不可避免地感受到"疼痛"的感觉，如韧带拉伸的紧绷感、肌肉的酸胀感等。练习进入瓶颈期后，人们可能需要较长时间去承受没有进步的沮丧感、挫败感等。通过坚持不懈的练习达到理想状态后，人们将感受到自己的身体更加柔软、更有力量、更加健康，并从中获得巨大的成就感、满足感和喜悦感。故而，在练习瑜伽的过程中，疼痛感磨炼人的意志力，挫败感磨炼人的承受力，成就感为人们带来自信心，帮助人们形成迎难而上和坚持不懈的意志品质，使得人们在生活中面对困难和挫折，如同在瑜伽练习过程中，不退缩、不逃避，而愿意选择挑战自我、突破自我，并持之以恒、坚持不懈。

2. 瑜伽与健康生活方式的形成

瑜伽要求练习者保持相对平和的心态，抵制愤怒、贪欲、狂乱、迷恋、恶意、嫉妒等恶习，抵御外部环境的各种利益诱惑及不良因素刺激的副作用。如今，快节奏的紧张生活常常让人们面临烦躁与焦虑，而瑜伽告诉人们"在力所能及的范围内循序渐进地努力""每天进步一点点""不要刻意强求"，引导人们释放心灵，缓解压力。

3. 瑜伽提高自身道德修养，树立正确的人生观、价值观和世界观

"道德"一词最早见于荀子《劝学》篇："故学至乎礼而止矣，夫是之谓道德之极"，它的意思是做人做事要遵循自然规律，不能违背人善良的本性。在儒家思想里，道德代表了社会的正面价值取向，倡导"仁、义、礼、智、信"，以此作为人们的行为规范，从而处理好人与人之间的关系，构建和谐的社会关系及社会秩序，维护国家的长治久安。印度瑜伽典籍《瑜伽经》里提出的瑜伽修行八支分法与以儒家思想为主流的中国传统文化的人文理念相

似。瑜伽的修行遵循非暴力、不偷盗、不说谎、不贪婪、不淫欲的原则。简单地说就是要求练习者做到不强迫自己或他人做一些力所不能及的事情，学会忍让和宽容；不偷盗不属于自己的东西，主要包括物品和其他人的思想；不妄语，不辩驳；不执着于追求功名利禄，满足于当下；忠诚地对待自己身边的人。瑜伽要求练习者应时刻怀着一颗热爱的心、感恩的心和奉献的心，能抵御各种权、钱、色的诱惑和不良风气的影响，充分发挥个人的社会价值，回馈社会。

思考题

1. 简述瑜伽对大学生身体素质的影响和作用。
2. 简述锻炼瑜伽对大学生心理会带来怎样的变化。
3. 简述瑜伽运动的育人价值。

第三章

大学生瑜伽生活方式与常见疾病

瑜伽是一种身心练习方法，有助于促进生理、心理、情感和精神方面的健康，改善心理和身体功能的失调，可以成功地运用于下列疾病的辅助治疗：原发性高血压、高血脂、偏头痛、胃溃疡、慢性鼻窦炎、顽固性疼痛、焦虑、胃炎、胃肠功能紊乱、颈椎病、支气管哮喘、风湿性关节炎、头痛、失眠、多发性硬化症、纤维性肌痛、癌症。

第一节　瑜伽与大学生健康生活方式

瑜伽涵盖了体式、冥想、调息、饮食法、清洁法、放松术以及瑜伽生活方式和理念，早已超越了一般体育运动的范畴。因此，不应把瑜伽视为只是锻炼身体的一种方法。瑜伽实际是一个可以全面调整练习者身体和心灵的系统，使得身、心、灵得到更高层次的体验。

一、体位法与大学生健康生活方式

瑜伽体位法是指将身体置于一种平稳、安静、舒适的姿势。体位法被认为是最放松的身体姿势。瑜伽体位法专门用以伸展和强壮肌肉，保持脊柱和关节的柔韧性。几乎每一个动作都含有向前弯、向后仰或是侧弯和扭转脊柱的体式。这些体式除了能直接深层次地刺激肌肉和神经系统外，对内脏器官和内分泌腺体也有显著的按摩作用。

瑜伽体位法最重要的作用之一在于调整人体植物性神经。植物性神经又叫自主神经，主要分布于内脏和内分泌腺体，控制与协调内脏器官、血管、内分泌腺体的功能。在瑜伽练习过程中，植物性神经将得到适宜的调整，全身的脏腑和内分泌腺体得以在最佳状态下工作，脏腑机能恢复正常，从而保证身体的健康。

瑜伽的许多体式都以动物命名，建议在做这些体式时模仿这些动物，尤其是诸如猫伸展式或眼镜蛇式这些体式时。练习瑜伽体式时应穿着宽松服饰，赤脚练习。体式应该稳定地、舒适地、有序地进行，并将注意力集中在腹式呼吸上。

二、瑜伽调息法与大学生健康生活方式

瑜伽学说认为，人类的生存完全依赖于宇宙间充满的生命之气。而人类经由空气、食物、水土、日光等均可以吸入这种生命之气。我们如果想要拥有健康的身体和旺盛的生命活力，就需要知道如何才能吸收更多的生命之气。呼吸有三种形式：正常呼吸、深呼吸和有控制的瑜伽式呼吸。所谓瑜伽调息法就是呼吸控制法，简单地说就是控制吸气、屏息、呼气时间长短的方法。吸气是接受生命能量的动作，屏息是使生命能量活化，呼气时则去除一切思考和情感，同时排除体内废气、浊气，使身心得到安宁。

一般来说，正常成年人安静时，每次吸入的气量约为 500 毫升。但瑜伽完全呼吸法

每次可吸入3000～3500毫升的气量，相当于一般人呼吸量的6～7倍。正常成年人每分钟呼吸16～20次，而瑜伽每分钟呼吸次数可低于10次。这可以看出，瑜伽的呼吸系统是处于高效率、低消耗的状态。现代人常常会因为社会环境和周围环境的影响而有情绪波动，尤其是心神不宁、情绪激动的情况下，所表现出的呼吸必然是不规则、又浅又弱的急促呼吸，这会在不知不觉中削弱自己的生命力。研究证实，情绪可以影响呼吸次数和深度及呼吸模式，另一方面，改变呼吸模式可以引起愤怒、害怕、快乐和悲痛情绪至少40%的变化。

瑜伽调息法的作用不仅仅是通气量增加或血氧饱和度增加，研究发现，调息法还可以消除压力、焦虑和抑郁。瑜伽调息法具有促进生物氧化、减少体内自由基产生的作用。进行瑜伽调息练习时，由于横膈膜和腹肌的活动，腹腔内脏器官能够得到按摩。

三、瑜伽冥想与大学生健康生活方式

当思维在一定的方向上不间断地朝着一个内部或外部的明确目标集中，并且消除了长期的、全部的精神涣散时，就形成了冥想状态。相对于睡眠，冥想更是一种有意识的行为，它包含重要的治疗特征。冥想期间，身体和心灵都得到安静的休息。瑜伽冥想影响大脑的网状活化系统，对大脑皮层产生最有益的状态，大脑的活动会呈现出规律的α脑波。这是治疗心理失调性疾病的基础。当脑波呈现为α脑波时（特别是中间α脑波），想象力、创造力与灵感便会源源不断地涌出，对于事物的判断力、理解力都会大幅提升，同时身心会呈现安定、愉快、心旷神怡的感觉。

当冥想达到一定的状态时，全身放松，人体在精神和心理上保持警醒，感觉传导速度减慢。心跳明显减慢，呼吸呈龟息状态，机体代谢随之降低，大脑及组织器官处于休息中，耗氧量降到最低水平，这是储蓄生命、延缓衰老的极佳方法。冥想还可以产生积极的正性思维，消除负面情绪，对心理有很好的调整作用。

冥想是一种让生理获得良好休息和调整的好方法，它有助于我们摆脱情绪上的纷争、内心的失调和心理的紧张。所以，冥想可以有效地增强内脏器官、血管和内分泌腺体的活动，使之处于最佳工作状态，保证人体内环境的平衡，增加活力。这些都为将瑜伽冥想运用到很多疾病的临床辅助治疗与康复上提供了依据。冥想时需要注意的关键点是安静的环境、重复的声音或呼吸和内心的关注。

第二节　瑜伽调理消化系统常见疾病

一、消化系统疾病概述

消化系统主要生理功能是摄取、转运和消化食物，吸收营养和排泄废物。胰腺、胃肠腺分泌的各种酶，以及肝脏分泌的胆汁将食物成分消化为小分子物质，并被肠道吸收。消化道的活动受自主神经支配，交感兴奋或抑制可导致胃肠动力的变化，同时也受中枢神经的调节（脑-肠轴），它在调控胃肠道的运动、分泌和水及电解质转运上都有重要作用。

各种精神因素，尤其是长期高度精神紧张会干扰高级神经的正常活动，进而引起胃肠道功能的紊乱，产生如功能性消化不良、肠易激综合征等功能性疾病，伴有失眠、焦虑、抑郁、头昏、头痛等其他功能性症状。消化系统常见疾病有消化性溃疡、病毒性肝炎、非酒精

性脂肪性肝病、胆囊炎等。消化系统疾病的治疗既要依靠药物，也要重视一般防治措施，包括适当的休息、平衡且营养丰富的饮食。

二、瑜伽调理消化系统疾病的机制

（1）增进胃肠的活动与消化腺的分泌，调节胃肠的生物电节律。瑜伽最重要的作用之一，在于调整人体自主神经。练习瑜伽时，自主神经中的副交感神经功能占优势，可以使胃肠在最佳状态下进行工作。

（2）改善腹腔脏器血液循环，增强黏膜屏障。许多瑜伽体式最大的特点就是，随着横膈膜活动幅度的提升，腹腔的压力变动较大，直接对腹腔脏器尤其是胃脏和肠腔施以温和的按摩，消除这些脏腑的淤血，使各脏器协调工作。

（3）瑜伽冥想可以减少心理性、精神性负面因素。瑜伽对练习者的心理、思想会产生影响。瑜伽生活方式也有助于改变对自我和周围环境的认知，改变对财富、权力等的看法，有助于从根本上调整心态，建立良好的精神状态，有助于帮助患者应对日常压力，平复情绪性波动，消除不安，引致内心宁静、精神平和的良好状态。

三、瑜伽调理消化系统疾病的方法

（一）饮食和生活方式

避免过度紧张和劳累，戒烟酒，避免辣椒、咖啡、浓茶等辛辣刺激性食物以及损伤胃黏膜的药物。饮食搭配要均衡，不过饱，不吃油炸、烘烤、刺激性食品，作息规律。

（二）调息法和冥想

1. 节律调息法

这是一种横膈膜呼吸法。横膈膜是胸腔和腹腔之间的膜状肌肉，随着呼吸运动而上下活动。运用横膈膜呼吸，呼吸的程度会比较深。进行这一练习时，腹壁应随之均匀而和谐地收缩和扩张。吸气时，腹壁向外扩张；呼气时，腹壁向内向上收紧。

【方法】

以舒适坐姿起，头、颈和脊柱保持在一条直线上。双手置于膝盖上，呈智慧手印，即食指与拇指相碰，其他三个手指伸直并在一起，手掌心朝上。保持呼吸自然，全身放松。通过两个鼻孔缓慢呼气，同时腹部肌肉向内向上收紧，把气从肺部排出，直到呼尽为止。气体呼尽时，控制住自己，保持约一秒钟，然后通过两个鼻孔缓缓吸气，同时扩张腹肌，吸气到最大限度为止。深吸气后，略停一秒钟，然后再开始呼气。依次练习，连续10～15次。吸气与呼气时间相同，两个过程同等时间。

【益处】

这种调息法可使横膈膜上下活动的幅度达到最大限度，能有效地按摩胃、肠道、肝脏、胰脏等脏器，增进消化系统各器官的活动，治疗消化系统的疾病，如便秘、腹泻、胃炎、胃痛及消化不良等，还能使人克服暴食的习惯。这种调息法还会对内分泌产生影响，促使肾上腺、胰脏、卵巢、睾丸等器官增加活化运动，使得内分泌腺正常地分泌激素。同时也能治疗血液循环和呼吸系统的疾病。

【注意事项】

在节律呼吸成为习惯之前，精神集中至关重要。头、颈和脊柱保持在同一直线上，把注意力集中于吸气和呼气的过程。要注意的是，练习时应自然地吸气与吐气。如果全身很用力地吸气，很容易使自己受伤。

节律调息法是一种简单易行的调息法，向所有瑜伽练习者推荐。

2. 冥想法

【方法】

舒适坐姿，双手放于两侧膝盖上，头、颈和脊柱保持在一条直线上，自然呼吸，身体放松。不要抬头，双眼尽量向上凝视。把双眼及注意力集中到第三眼（第三眼位于两眉中间的位置）。舌头尽量向后卷，舌头底面贴住上腭。

【益处】

这是一种冥想练习法，可以消除焦虑、情绪波动、精神紧张，有助于使心灵平静，消除忧虑和愤怒情绪。

【注意事项】

不要让眼睛过于疲劳，如果眼睛感到不适就停止，也可以闭着眼睛做，即双眼固定地注视第三眼，但眼皮是闭着的。初练阶段，舌头会很快感到疲倦，疲倦时可以让舌头恢复平常位置，休息好后再卷过来。

（三）瑜伽体式练习

治疗肠胃疾病的主要体式有雷电坐、上升腿式、锁腿式、眼镜蛇式、蝗虫式、背部伸展式、半脊柱扭动式、风吹树式、腰躯转动式、婴儿式放松、祈祷式、犁式、肩倒立式等。每天选择其中 6～8 个体式即可。

第三节　瑜伽调理呼吸系统常见疾病

一、呼吸系统疾病概述

呼吸系统是人体与外界空气进行气体交换的一系列器官的总称，包括鼻、咽、喉、气管、支气管及肺，以及胸膜等组织。呼吸系统的主要功能是进行气体交换。空气由呼吸道进入肺泡，空气中的氧气从肺泡进入毛细血管的血液，经循环送遍全身，供组织细胞利用。与此同时，组织代谢产生的二氧化碳经血液循环运至肺部，通过呼吸系统排出体外。

胸腔有节律地扩大和缩小，称为呼吸运动。静息状态下呼吸次数一般为每分钟 10～18 次。呼吸节律受中枢神经系统控制。吸气时横膈膜收缩，肋骨扩张，并由肋间外肌进行支撑。呼气则通过腹部与肋间内肌的控制完成，当进行吹蜡烛等需要强制排出气体的时候，包括腹部肌肉和肋间内肌在内的呼吸肌，会在腹部和胸部产生压力，迫使气体从肺部被排出。

除了进行气体交换外，呼吸系统也有代谢和内分泌机能。呼吸道的上皮细胞会分泌许多可以保护肺部的物质，包括分泌型免疫球蛋白等，使呼吸道不会受到感染。整个呼吸道有三道保护屏障：一是鼻毛阻挡细菌、病毒和灰尘进入呼吸道；二是气管上皮细胞分泌的黏液将灰尘粘住并随黏膜上皮的纤毛运动排出；三是肺泡内有一种细胞可吞噬肺泡内的灰尘。这三道屏障保证了交换的气体是洁净的。

近年来呼吸系统疾病，如肺癌、支气管哮喘的发病率明显增加，慢性阻塞性肺疾病居高不下。病因学研究证实，呼吸系统疾病的增多与空气污染、吸烟密切相关。吸烟是小环境的主要污染源。1994年，世界卫生组织提出，吸烟是世界上引起死亡的最大“瘟疫”，到2025年，世界每年因吸烟致死将达到1000万人，其中中国占200万人。现在中国烟草总消耗量占世界首位，青年人吸烟明显增多，未来因吸烟而死亡者将会急剧增多。工业发展等因素也令呼吸系统疾病日益多发，长期处于紧张工作压力和精神压力可导致内环境紊乱。

二、瑜伽调理呼吸系统疾病的机制

(1)调整自主神经平衡。瑜伽调息法通过控制呼吸节律，使动态和静态的活动减慢，放松性地调节控制吸气和呼气的肌肉，平衡拮抗肌群的活动，从而降低易引发哮喘的气道反应性，使气道反应性恢复正常，因而改变各种生理性指标。

(2)瑜伽具有心理和生理学益处。瑜伽不仅使身体受益，还可以减少焦虑、压力等心理紧张，配合呼吸控制的瑜伽体式练习可以应对压力的能力，增强应激时的感官控制，减少支气管痉挛，减少自主神经功能紊乱引发的哮喘发作。

(3)瑜伽练习增加呼吸的效率。现代医学证明，瑜伽练习可以改善呼吸功能指标，如最大呼气流速明显增加，第1秒钟用力呼气量、用力肺活量、用力呼气中段流量增加。实际上，瑜伽呼吸中，不仅是横膈膜，上下胸腔均受到牵拉刺激。这样可以增强肺脏的弹性，增强呼吸肌力，改善肺脏的顺应性。

三、瑜伽调理呼吸系统疾病的方法

(一)饮食和生活方式

自觉抵制危险因素，改善环境卫生，做好个人劳动保护，养成良好的生活习惯。首先要戒烟，消除和避免烟雾、粉尘和刺激性气体对呼吸道的影响。减少和避免室内外空气污染。保持均衡饮食，食物应清淡，不要有过多刺激性强的调味剂。每天保证充足的睡眠，不要过分紧张和劳累。注意保暖，避免受凉，预防感冒。

(二)调息法和冥想

有选择地进行调息法练习，可以恢复肺脏和整个呼吸系统的正常功能。推荐的调息法有吹笛样呼吸法、胜利呼吸法。

1. 吹笛样呼吸法

【方法】

以舒适坐姿起，双手放在膝盖上，保持头、颈、脊柱在一条直线上。身体放松。嘴巴闭着，用鼻子缓慢地吸气，心里默数两下。不用深呼吸，自然呼吸即可。将嘴唇卷成狭窄、圆形的通道，好像吹口哨，通过卷起的嘴唇，缓慢地呼气，心里默数四下。

【益处】

吹笛样呼吸法是控制气喘、呼吸短促的最简单的方法之一。通过延长呼气过程，减慢呼吸的次数，有利于肺内的气体排出，让更多的新鲜空气进入肺内。当身体活动，如弯腰、抬重物或登楼梯，只要感到气促时，都可以利用这种呼吸法消除气促和呼吸困难。

2. 胜利呼吸法

胜利呼吸，又称喉呼吸，有时被称为海洋呼吸，因为这种呼吸法会在吸气和呼气过程中产生一种如海洋潮汐一般的声音。

【方法】

用鼻子吸气，关闭声门部分，轻轻将喉部上提，呼气时放下轻提的喉部。声门半闭产生一种声音，它是连续的、不间断的，吸入和呼出的时间相同，以一种放松的方式有控制地进行。

【益处】

胜利呼吸法是一种平衡呼吸、使呼吸平缓的方法。胜利呼吸法调息时，呼吸通常是很深的，可以使整个呼吸系统充分运作，同时使心灵和神经系统宁静安详。由于胜利呼吸法能降低心率，所以对高血压患者极为有益。另外还有益于健壮肺脏。

（三）瑜伽体式练习

有选择地进行体式练习，可以强壮肺脏和胸腔，恢复肺脏和整个呼吸系统的正常功能。推荐如下体式：上升腿式、手臂伸展式、骆驼式、狮子式、犁式、肩倒立式、颠倒式、鱼式、莲花式、猫伸展式、背部伸展式、弓式、蝗虫式、英雄式、半脊柱扭转式、眼镜蛇式及摊尸式。每天选择其中 6～8 个体式练习即可。

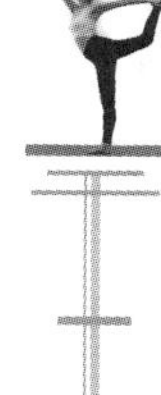

第四节　瑜伽生活方式与大学生压力管理

瑜伽是一种身心练习法，从生理、心理、情绪和精神各个层面调整人体的机能和状态，使人体达到身体的、心理的和精神的平衡。瑜伽不仅是身体练习，还包含了心理的过程。其结果是，练习瑜伽不仅仅局限于身体水平，还影响人的思想。瑜伽体位法使人体的生理系统更协调，消除肌肉紧张。练习调息能够帮助人们避免情绪化呼吸，控制情绪。瑜伽冥想则有助于人们提高自我的认识。瑜伽休息术不仅消除生理紧张，而且消除心理和情绪上的紧张，帮助协调情绪，提高控制情绪的能力。可以说，瑜伽是一门整体性科学，影响人体的各个方面。大学生通过练习瑜伽和培养生活方式，可以减少心理和情绪性问题，促进心理和精神的健康发展。

一、瑜伽与压力管理概述

大学阶段是人生重要的转折期，不但要经历生理上的成熟，还要在心理上经历一系列的蜕变，这是大学生必须经历的过程。但是，由于学业繁重，以及来自社会、家庭及人际交往的压力，许多大学生可能长期精神紧张，甚至出现心理问题。人体在受到各种压力刺激时，可引起广泛的神经内分泌变化，如肾上腺素、去甲肾上腺素浓度升高，胰高血糖素分泌增加，促性腺激素释放激素下降等。最直接的表现是精神紧张、焦虑、恐惧、抑郁、厌食等，伴有心率加快、血压增高等一系列心血管反应。严重的焦虑和抑郁不仅影响人的心理和生理，而且还会渗透到社会关系方面。

瑜伽哲学认为，人体最大的压力来自自身思想的波动，当我们的思想完全处于当下，将使压力对身体的负面影响最小化，我们会体验到平静、和平和快乐。有许多研究证实，练习瑜伽后压力减少了。即使是短短两个月的时间，也可以明显降低抑郁评分。在瑜伽练习过程中，通过凝神冥想，有助于实现自我和周围环境的融合。这种融合可以达到“去自我化”的状态，缓冲因情绪性刺激而产生的焦虑。

瑜伽练习的作用是多方面的，包括平衡情绪、消除负性情绪、改善注意力，提高认知能力，从而减轻焦虑程度，建立起转换消极的思维模式和减少不良行为。有学者指出，瑜伽结合了体位法、呼吸控制法和冥想，帮助大脑建立新的突触，调节下丘脑-脑垂体-肾上腺皮质轴功能，提高皮质醇和促肾上腺皮质激素水平，提高睡眠质量。而睡眠质量改善有助于减轻焦虑症和抑郁症的症状。许多研究指出，瑜伽调息法可以用于经历自然灾害（如洪水、地震）、战争和恐怖袭击之后消除创伤后遗症。例如，对180名2004年亚洲海啸幸存者的研究发现，采用瑜伽呼吸法极大地减少了灾后容易出现的症状，如压力失调和抑郁。

瑜伽改善情绪的主要机制之一是增加γ-氨基丁酸，稳定大脑皮层，保护大脑免于可能的损害。瑜伽调息法可以使脑的可塑性功能增强，而一些高级的瑜伽调息法常常具有加强洞察力、纯化精神的作用，这对减少压力有很强的作用。总之，瑜伽练习通过神经生理学机制产生其生物学效应。瑜伽已作为一种辅助治疗方法，应用于焦虑症、抑郁症、情绪障碍、精神分裂症和睡眠障碍等疾病的管理中。

二、瑜伽生活方式与焦虑

焦虑是对特定情况或事件的正常反应。然而，过度的焦虑可能预示着焦虑症。焦虑症是具有不同症状的情绪状态。焦虑水平升高会导致各种各样的身体症状和行为改变。过度焦虑对长期健康也有影响，出现躯体症状，如心悸和心跳不规则等，增加心血管疾病风险。

作为一种身心练习法，瑜伽被认为可以改善情绪健康，短期的练习即可改善焦虑强度。对70名大学生的对照研究显示，缓慢进行呼吸并且延长呼气过程，可减少焦虑时出现的心理和生理的变化。仅仅只是放慢呼吸过程即可使副交感神经活动增强，而胜利呼吸法可使这个效果增强。现代医学研究发现，胜利呼吸法可以使思想平静下来，它通过增加γ-氨基丁酸，稳定大脑皮层，保护大脑免于可能的损害。

在瑜伽日常练习中，向太阳致敬式是一个动态的练习，由12个姿势组成，可以放松身体所有的关节和肌肉，按摩所有的内脏器官。最好是每天清晨或在做其他瑜伽练习前作为热身的活动。如果一天中任何时候感到疲倦，这个练习将在体力上和精神上令你恢复活力。它对身体各个不同系统产生良好影响，如消化系统、循环系统、呼吸系统、内分泌系统、神经系统、肌肉系统等。而且有助于使各系统互相达致和谐状态。同时，它还能消除精神紧张、焦虑和抑郁，使人们重新焕发活力。

三、瑜伽生活方式与睡眠障碍

睡眠障碍（sleep disorders）是指各种心理社会因素等引起的睡眠与觉醒障碍，包括睡眠的发动和维持困难、白天嗜睡、睡眠-觉醒周期紊乱和某些发作性睡眠异常情况。失眠（insomnia）是一种以睡眠质和量持续相当长时间的不满意状况。失眠与很多因素有关，包括心理状况、体质因素，还有信念和态度的失衡，以及生理上的过分觉醒，也与个体的性格特征、既往经历、对失眠的易感性和应付能力，以及身体状况均有关。

瑜伽是一种综合性的、系统的身心练习法，对生理、心理、神经内分泌、自主神经可以产生良好的效益。一些研究指出，瑜伽可以通过调节下丘脑-脑垂体-肾上腺皮质轴功能，提高血中皮质醇和促肾上腺皮质激素水平，恢复睡眠节律，提高睡眠质量。研究显示，瑜伽可以在较短时间的练习后即可改善睡眠质量。

Shabad Kriya -睡前冥想是非常好的冥想法，有助于恢复日常压力引起的疲劳。下面简要介绍其做法和要求。

练习时，以舒适坐姿起，头、颈、脊柱保持在一条直线上。双手交叠，掌心朝上，右手放在左手上，双手的大拇指相碰。脸朝前，眼睛微闭，眼睛凝视鼻尖。眼睛保持这种姿势时，脑部的松果体和脑下垂体及二者之间的区域被刺激，这具有终止旧习惯、建立新习惯的作用。吸气时，分为 4 小节，依次心里默念 SA-TA-NA-MA；止息时将 SA-TA-NA-MA 重复 4 次；呼气时，分为 2 小节，心里默念 WAHE-GURU。

练习时要求在整个呼吸过程中，在舒适的情况下保持上述比例，尽量缓慢地呼吸，持续 11 分钟以上。

最好在睡觉前练习这个冥想法，它常常可以使你在规定完成时间前就入睡。

思考题

1. 简述瑜伽与大学生健康生活方式的关系。
2. 如何通过瑜伽调理大学生心理压力？

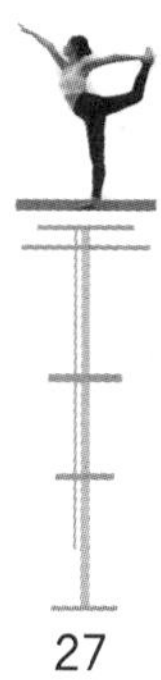

第四章

瑜伽教学编排方法

第一节 瑜伽体式序列及动作编排方法

为了更好地练习瑜伽，我们可以选择不同的动作组合来强健身体，使身体的伸展性、力量性、柔韧性、耐力、专注力得到全面锻炼。一套动作组合中，每个核心体式用不同的连接体式（vinyasa）进行紧密串联，各体式之间的衔接给人一气呵成之感。

一、序列编排的基本原则

1. 从简单到复杂

不同体式的复杂程度不同。在从简单到复杂的过渡中，身体可以更容易、更安全地打开并保持稳定。比如说先做四肢伸展式，再做战士二式，这样战士二式做起来更容易些，对脚踝后侧、膝盖和下背部的压力会更小一些。

2. 从动态体式到稳定体式

通常我们的身体会有紧张感，而通过运动可以更容易、更安全地找到紧张的部位，克服紧张感，最终才能更稳定、更持续性。比如练习下犬式，如果脚后跟踩不下去或者腿后侧太紧，可以先动态练习双腿蹬自行车动作，这样有助于更好地释放双腿和髋部的紧张感，下犬式做起来也会相对容易。

3. 培养能量的平衡

能量总会有起伏，瑜伽哲学称之为激性（rajastic）与惰性（tamasic）。不同瑜伽课程或许选取的道路不同，但是当从瑜伽摊尸式中起来时应觉得能量是平衡的，呈悦性（sattvic）。能量低的时候，习练可以帮助我们提升能量，也能帮助我们回到中心。

4. 通过反向体式整合前面体式的功效

每个体式都会造成紧张，而其他体式可以消除这种紧张。这就是为什么要反向体式练习，实现习练更深度的整体感。

5. 培养可持续的自我转变

瑜伽是终身的习练。体式编排得当，适合每一位学生，我们就可以实现瑜伽习练可持续性的最大化。

二、体式序列编排要点

1. 确定主题

很多瑜伽老师从来没想过如何有主题地去上课，而是把十几个甚至几十个动作像体操一样罗列下来，成为一套套的身体姿势。这样看似没有问题，但如果能清楚地设定好主题，并能显示出体式的功能，让大家练习目的更明确的话，或许会更容易提升练习者的练习兴趣。

2. 选择体式

体式学时不易，用时不够。瑜伽体式不过一百多个，如果瑜伽老师上课后发现没多久学过的体式都讲完了，然后要找新体式，其实是因为没细分体式，没用心体会体式。一个体式有多种功效，明确主题后，该体式可以和其他体式分别组合，形成新的体式序列。

3. 层次感明晰

体式不连贯，多因为层次感不清晰。体式分高位体式、双脚站立体式、中位体式、四脚爬行体式、跪立体式、坐立体式、低位体式、俯卧仰卧体式。通常情况下，体式由高位体式到中位体式，最后到低位体式。比如三角伸展式—战士一式—加强侧伸展式—下犬式—猫伸展式—蛇式—炮弹式，最后休息术放松身体。这样衔接的体式不仅连贯，而且舒适。

4. 连贯性强

同一系列体式，如果有左右侧动作，要先做完左侧或右侧后，再按照同样序列做另一侧。比如三角训练可以是三角伸展式左侧、战士一式左侧、加强侧伸展左侧，连接下犬式，把右脚向前迈，做三角伸展式右侧、战士一式右侧、加强侧伸展右侧，再接下犬式，然后接中位体式猫伸展式等姿势。

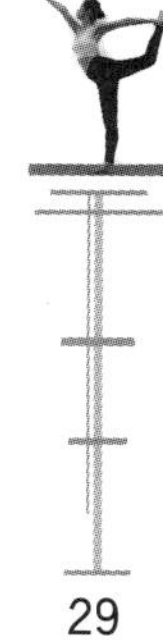

5. 语音导向精准

瑜伽老师要精准地引导练习者做体式。比如课程主题是脊柱练习，做三角伸展式时要启发练习者关注脊柱的感觉，引发练习者持续关注身体。如果想通过三角伸展式练习双腿和打开髋关节，老师要语言提示练习者关注到双腿的感觉。别忽视语言引导在体式练习中的作用，当老师持续地提示练习者在保持某个体式时要对需要练习的部位进行关注，就会让练习者通过体式更多地觉知到身体，并通过觉知身体精准地启动目标肌肉，进而达到体式练习效果。

6. 反复练习

一个体式反复练习，每次都有新的收获，这些收获不是别人告诉你的，而是你亲自体验、亲自了解的。要相信自己的身体感觉，不仅知道自己做得对或错，还能知道身体稍做调整，就会有新的变体，并通过变体做出更多的组合序列。

三、瑜伽动作编排要求

1. 针对性

根据编排的目的做到适合目标受众群体。选择内容应全面、自然，便于模仿，对身体不良形态有调节作用。此外，还应进行专门性活动，加强头、颈、腕、肘、膝关节的活动，适应具体动作的学习。

2. 全面性

选择的内容要符合身体全面锻炼的要求，以身体素质来说，应考虑到力量、速度、柔韧、协调、灵活等，保证身体各部位都能得到锻炼。

3. 合理性

动作遵循人体生理规律和用力方向。每个动作的重复次数，根据对象和任务需要来确定，一般根据呼吸次数来安排动作间隔，如加大强度，可用控制时间长短掌握。

4. 创作性

在姿势、幅度、衔接动作等方面，创编要具有适合个人的动作，激发学生练习的积极性，提高效果。

四、瑜伽动作编排种类

1. 分主题编排课程

根据不同课程主题编排课程，可以让课程内容充满新鲜感，非常容易被学生接受。比如，可以将瑜伽课程分为“足膝主题”“肩颈疗愈”“减肥塑形”等。每个主题可以根据内容分周期上课。

2. 根据疗愈效果分类

针对某种身体问题，会有多种解决方法，也就是将体式按照疗愈目的进行分类。瑜伽老师可以进行课前调查，针对性进行编排汇总，这样既能带动积极性，又能针对性解决问题，这样的课程自然深受欢迎。

3. 综合体式难易程度编排

想要让瑜伽课程精彩，就需要有跌宕起伏的感觉。如果体式过于简单，练习会觉得没意思，体式过难，又会打消积极性。因此，在瑜伽课程编排上，要总结经验，每节课难易结合，这样既能学得轻松，又能具有挑战性。

4. 根据脉轮的打开顺序编排

脉轮的平衡状态对我们的情绪和感觉发挥着正面作用，可以依据脉轮的打开顺序（一般是从下到上）进行编排。如从下到上依次是海底轮、脐轮、太阳轮、心轮、喉轮、眉心轮、顶轮。这样的编排，也会让瑜伽课程具有系列性，让学生觉得学习起来有动力和期望。

5. 融入多元素内容

很多瑜伽老师之所以课堂内容单调，是因为授课内容比较单一。如果能在课堂中融入瑜伽哲学、呼吸以及冥想等知识，会让课堂主题丰富，而且在众多内容中切换练习，学生学起来也会轻松有趣。

6. 根据姿势类型编排

将所有的瑜伽体式按照站姿、坐姿、跪姿、俯卧、仰卧等姿势类型进行分类，若无法很清晰地归类，就统一归为过渡体式一类。一节简单瑜伽课的编排，就在这些分类中进行挑选，然后组合编排。

7. 根据功效和功能分类编排

每个体式都有其特有的功效和功能，我们可以按照康复类、修复类、增强力量类、增强柔韧性类、增强核心类等功能和功效进行分类。之后，你就可以根据这些体式不同的功效和功能选择组合编排你要上的课程。

8. 根据授课对象的具体情况编排

以授课对象的具体实际情况为本，是最基本也是最重要的原则和依据，也是所有瑜伽老师最难把握的。一对一的授课，可能比较容易去做到“以人为本”，但在课堂中，每个人的具体情况可能完全不同，该如何做到“以人为本”编排课程呢？

(1)了解授课对象。老师提前到上课的教室与学生沟通,课后与学生沟通了解基本情况,掌握学生的需求。

(2)带着学生的需求,根据上述基本原则、编排要求和方法来编排课程。

当然,瑜伽课的编排原则和依据有很多,排课也有讲究,就像我们看电影一样,最好能有开头、发展、高潮、结局,这样编排出的教学课程会很精彩。

第二节　不同水平练习者的瑜伽编排方法

一、初级练习者的特点和编排方法

(一)初级练习者的特点

(1)刚接触瑜伽,对瑜伽多抱着健身、塑形、减压的想法,还有的可能仅仅是好奇。

(2)专注练习的能力很差,对身体各部分的觉知能力差。

(3)呼吸很难和动作相配合,或者容易在练习中屏息。

(4)身体的柔韧性和力量普遍不协调。

(5)身体的平衡和协调性不好,并可能出现骨骼方面不适的各种问题。

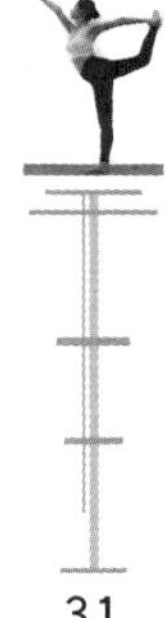

(二)初级练习者体式练习要达到的目标

(1)提高专注能力,使练习者能够觉知到所练习的身体部位。

(2)建立呼吸和动作配合的意识,能够在简单的体式练习中将呼吸和动作配合,并保持呼吸的稳定。

(3)通过正位的练习解决身体肌肉与骨骼方面的问题,姿态端正。

(4)建立身体力量与柔韧的平衡。

(5)使练习者得到身体的健康,情绪稳定。

(三)初级练习者的课程编排

1. 排课的基本方式

课程时间60分钟。

2. 课程排列顺序

课程排列顺序一般包括冥想唱诵—关节活动—仰卧—俯卧—跪立—坐立—蹲立—站立—挺尸。

3. 体式排列的顺序

体式排列的一般顺序依次为(主要涉及仰卧、坐、站)伸展—前屈—力量—扭转—平衡—后弯。

4. 体式选择原则

(1)以对单一部位的练习为主,选择体式中相对容易做到的变体,从单侧的练习开始。

(2)力量练习的体式,开始时以动态练习为主。

(3)后弯练习不宜深入,以主动的后弯为主。

(4)站立的体式从三角侧伸展和三角式的变体练习开始。

(5)整套体式中,均衡地选择体式。

(6)在有强度的体式练习之后,合理安排放松体式。

5. 如何增加体式的难度

(1)增加体式保持的时间。

(2)逐步更换难度更高的体式。

(3)增加体式的数目。

二、中级练习者的特点和编排方法

(一)中级练习者的特点

(1)经过三个月以上持续的基础练习。

(2)能基本专注在练习中,对身体各部分肌肉和骨骼有一定觉知度。

(3)在简单的体式中能够保持呼吸与动作的配合,呼吸稳定。

(4)身体的柔韧性和力量基本协调。

(5)身体的平衡和协调性较好。

(二)中级练习者体式练习要达到的目标

(1)经过一年左右的练习,练习者能专注在练习中,能够同时觉知身体多个部位的状态。

(2)练习中自觉地做到呼吸和动作的连接,在比较难的体式中能保持呼吸的稳定。

(3)身体柔韧性和力量协调发展,能够在保持力量的同时增强柔韧。

(4)强化身体的平衡与协调性。

(5)练习者的身体健康,情绪稳定,精力十足。

(三)中级练习者的课程编排

1. 排课的基本方式

课程时间 75~90 分钟。

2. 课程排列顺序

课程排列顺序依次为冥想唱诵—站立活动—太阳致敬式—仰卧—俯卧—跪立—坐立—蹲立—站立—挺尸。

3. 体式排列的顺序

体式排列的一般顺序依次为伸展—前屈—力量—扭转—平衡—倒立—手臂支撑—后弯。

4. 体式选择原则

(1)以练习者经过主动用力能正确做到的体式为主,或者是更高难度体式的准备体式或变体。

(2)高强度的力量体式练习停留时间要短,逐渐增加时长。

(3)体式由少到多进行串联。

(4)整套体式中均衡地选择不同体式。

(5)合理安排放松体式,使呼吸稳定。

三、高级练习者的特点和编排方法

(一)高级练习者的特点

(1)经过持续的初级阶段练习一年以上。

(2)练习中能够专注,觉知身体主要部位的状态。

(3)能够自觉做到呼吸与动作的连接,在相对较难的体式的保持中保持呼吸的稳定。

(4)身体的柔韧性和力量协调性。

(5)身体的平衡性和协调性好。

(二)高级练习者体式练习要达到的目标

(1)经过不间断的练习,练习者能完全专注在练习中,并逐渐扩展觉知至全身。

(2)练习中自觉地做到呼吸和动作的连接,在更难的体式中能保持呼吸的稳定。

(3)身体的柔韧性和力量协调发展。

(4)强化身体的平衡性与协调性。

(5)身心健康、稳定、轻盈。

(三)高级练习者的课程编排

1. 课程时间

课程时间 90～120 分钟。

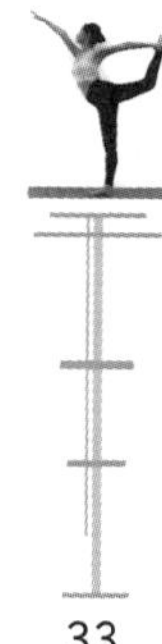

2. 课程排列顺序

课程排列一般顺序包括冥想唱诵—太阳致敬式—站立—倒立—手臂支撑—蹲立—坐立—俯卧—仰卧—挺尸。

3. 体式排列的顺序

体式排列的一般顺序依次为伸展—前屈—力量—扭转—平衡—倒立—手臂支撑—后弯。

4. 体式选择原则

(1)以练习者经过主动用力能正确做到的体式为主,或者是更高难度体式的准备体式或变体。

(2)高强度的力量体式练习停留时间要适当。

(3)串联不同的体式练习。

(4)整套体式中均衡地选择体式。

(5)合理安排放松体式,使呼吸稳定。

思考题

1. 瑜伽编排的种类有哪些?

2. 简述不同水平练习者的瑜伽编排方法。

3. 结合瑜伽动作功效,尝试编排改善肩颈、腰椎等疾病的瑜伽体式串联。

第五章

瑜伽动作解剖学原理

第一节　瑜伽解剖学基础

一、人体姿势方位术语

人体姿势与标准解剖学姿势是描述人体姿势的标准参考系，即身体直立，头和脚趾朝向前方，并目视前方，同时双手垂于身体两侧，保持掌心向前。

前侧(anterior)：位于或朝向身体前方，也称作腹侧(ventral)。以“antero-”作为前缀的术语有“在……前方”的含义。

后侧(posterior)：位于或靠近身体背面，也称作背侧(dorsal)。“postero-”与其他表示方位的术语组合使用，用于表示与后侧部分之间的关系，例如“后外侧的”可以写作“posterolateral”。

上侧(superior)：位于高位，或者靠近头部，也称作头侧(cephalic)。

下侧(inferior)：位于低位，或是向下指向远离头部的方向，也称作尾侧(caudal)。

外侧(lateral)：靠近身体或器官的边缘，或者远离身体或器官的中轴线。

内侧(medial)：靠近身体或器官的中轴线。

掌侧(palmar)：与手的前表面(即掌心)相关的。

足底(plantar)：与足的后表面(即足底)相关的。

背侧(dorsum)：某物的背后或后表面，例如手背或足背(足的上表面)。

传入(afferent)：导向某一器官或身体某一部分(如脊髓)的内部。

传出(efferent)：其传导的方向远离某一器官或身体的某一部分。

远端(distal)：远离某一结构的起点。这个词源于拉丁语中的“distans”(在拉丁语中表示“遥远”)。

近端(proximal)：距离某一结构的起点最近或较近。这个词源于拉丁语中的人体姿势与方位的术语解释“proximus”。

深层(deep)：远离体表。

浅层(superficial)：靠近或位于体表。

仰卧(supine)：身体腹侧(前侧)朝上的体位。

俯卧(prone)：身体腹侧(前侧)朝下的体位。

外周(peripheral)：靠近身体或器官的外表面。

二、骨骼系统

骨骼看似坚硬、无生命的事物，但事实上，骨骼系统是一个可对受到的力做出反应的、复杂的、不断变化的系统。骨骼是有活力的，它们有血液供应，也有神经传入和传出。如果骨骼受到猛烈冲击或发生挫伤，人体是可以感觉到的；在细胞层面上，骨骼不断地变化——骨细胞会根据它们需要承受的力而不断生成或重排。

长骨的基本结构如图 5-1 所示。骨骼外表面包裹着一层厚厚的结缔组织，即骨膜。骨骼内部有髓腔，其内含有骨髓。髓腔的内面还衬有一层结缔组织，即骨内膜。夹在这些结缔组织之间的是结晶矿物质，主要是钙和磷，它们使骨骼十分坚硬。这些矿物质构成中空性结构，从而允许神经和血管穿行其中。

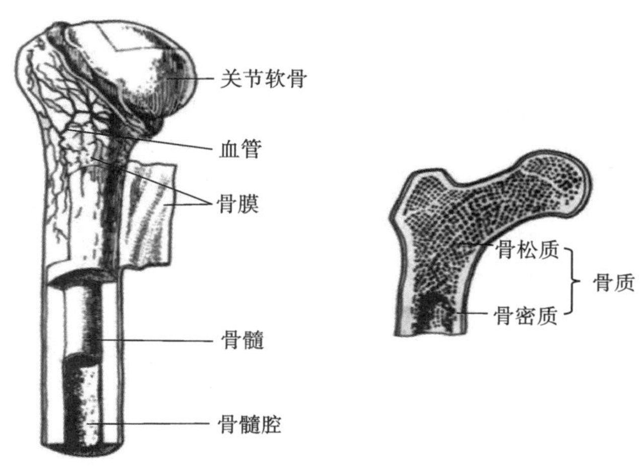

图 5-1

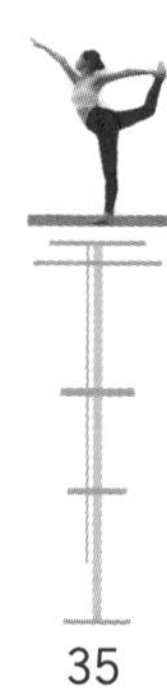

骨骼系统有五大基本功能：构成身体的框架、产生红细胞、提供保护、储存矿物质以及产生运动。

其一，骨骼是身体的框架，相对于它能提供的力量，骨骼的重量很轻。骨骼为肌肉和其他组织提供了附着点。

其二，红细胞的生成过程被称为“造血作用”。成年以后，大部分红细胞都是由体内的扁骨(即骨盆和胸骨)生成的。这一功能充分表明骨骼具有生机和活力，并且处于高度的动态变化之中。

其三，提供保护是骨骼的一个简单又重要的功能。颅骨形成一个坚硬的外壳，从而保护大脑；胸廓保护着心脏和肺部；脊柱的环状椎骨保护着沿躯干下行的脊髓。

其四，骨骼不仅是为了形成自身结构而储存矿物质，它所含的矿物质还可以在身体其他部分需要的时候供其使用。储存和释放矿物质的功能也表明，我们的骨骼在不断地发生着变化。

其五，两块骨相连接的部位可以产生运动。我们把连接处称作“骨连接”或“关节”。但有一类关节被认为是不可活动的(即不动关节)，在这种关节处可能会产生一些运动，但必须由外力而不是肌肉来产生。例如，构成头颅的骨骼是由一层致密的韧带连接在一起，我们把这些骨连接叫作“颅缝”。这些关节被认为是不可活动的，但是在受到冲击或者颅骶理疗师进行精细按摩时，它们可能发生相对运动。

骨细胞有三种:形成骨的细胞被称为“成骨细胞”;成熟的骨细胞,通常被直接称为“骨细胞”;使成熟骨细胞凋亡的细胞,被称为“破骨细胞”。在骨骼形成的过程中,矿物质发生结晶,成为骨骼的一部分。如果血液中的钙或磷供不应求,破骨细胞就可能使成熟的骨细胞凋亡,将矿物质释放到血液中。

骨骼可以通过类似的机制,根据其受到的力来重建其结构。施加于骨骼的力会导致其形状发生改变。虽然这并不意味着可以使股骨屈曲 90°,但是在力的持续作用下,骨骼可以通过改变其形状来做出响应,而这会影响骨骼中力的传递方式。

骨骼是会发生变化的,不过这些变化并不总是有益的,如跟骨出现骨刺。由于张力或过度使用,跟骨最外层的结缔组织会发生剥离并产生炎症,形成骨刺,这时该部位就会变得红肿和疼痛。事实上,骨刺可以出现在身体的不同部位,在某种程度上它的出现也表明骨骼有适应和变化的能力。从积极的方面看,骨骼的这种能力可以帮助骨质疏松症患者维持或恢复骨骼的强度。

根据所受到的刺激,骨骼的体积(主要是厚度)和密度可以发生改变。例如,你在一周内不停地用一条腿跳来跳去,这条腿的骨骼就会变得更致密,或者说更强壮。同样,如果你不再用这条腿做单腿跳的话,这条腿的骨密度就会恢复到之前的水平。在细胞层面上,当你开始做单腿跳之后,成骨细胞会被迅速调动起来,产生更多的骨细胞,以帮助应对骨骼上的力。而一旦刺激被移除(也就是你不再做单腿跳),身体会通过破骨细胞来清除一部分骨细胞。任何重复性的活动都会对骨骼系统产生影响。例如,在患骨质疏松症时,骨细胞大量凋亡,导致骨密度下降,这种情况可以通过日常增加负重练习而好转。这样的练习可以刺激成骨细胞的活动,避免骨细胞减少和骨密度流失。骨骼中的血液和神经也参与完成这一生理功能。总之,骨骼不是死的、干枯的框架,而是体内可以对刺激做出反应的活组织。

三、结缔组织

结缔组织反映了身体各个部分之间相互关联的本质,从广义上讲身体中这些部分都是结缔组织:骨、软骨、韧带、肌腱、筋膜和瘢痕组织。一般所称的结缔组织指固有结缔组织,如韧带、肌腱、筋膜。结缔组织由两种蛋白质组成:胶原蛋白和弹性蛋白。胶原蛋白具有较大的强度,而弹性蛋白则更柔韧、更有弹性。身体广泛分布的结缔组织就是这两种蛋白质以不同比例和密度组合而成的产物。

结缔组织对于瑜伽练习非常重要,它是使身体具备柔韧性的关键部分。当然,柔韧性也受肌肉系统、骨骼系统和神经系统影响。

1. 韧带和肌腱

胶原蛋白含量越高,结缔组织就越致密、越强韧。韧带和肌腱中胶原纤维(主要成分是胶原蛋白)的比例很高(相对于弹性纤维),而且纤维排列得很紧密,这使得它们非常强韧。

韧带通常分布于两块骨骼的接合处周围,即关节或骨连接周围(见图 5-2 和图 5-3)。它们既可以使运动朝不同方向,同时又对运动范围加以限制。韧带中胶原纤维排列得十分紧密,没有直接的血液供应,韧带深部没有动脉分布。包绕在韧带周围的组织鞘为其输送完成生理功能和愈合所必需的营养物质。缺少血液供应是韧带撕裂后不容易愈合的主要原因之一。

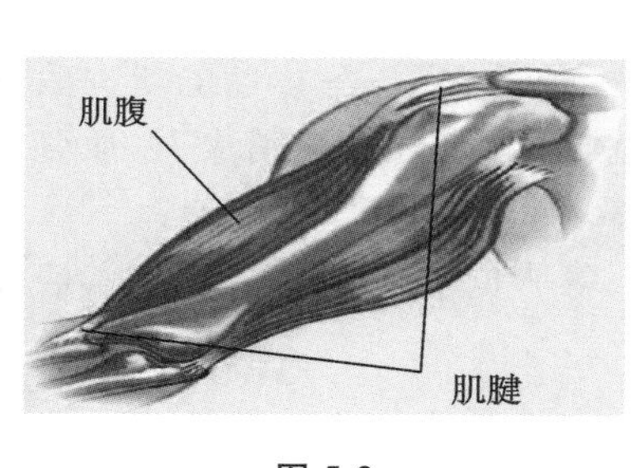

图 5-2

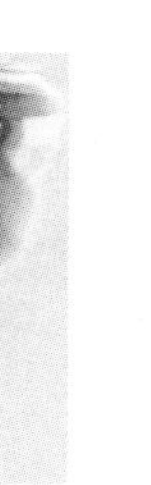

图 5-3

肌腱与韧带相似，但执行着不同的功能。肌腱是与骨骼相连的肌肉末端部分。它们将肌肉与骨骼相连接，使肌肉能够收缩并以特定的方式移动连接处的骨骼。

2. 筋膜

人体中主要有三类筋膜。一是浅筋膜。位于皮肤之下，含有能帮助维持体表温度的脂肪细胞。二是内脏筋膜。其包绕着肠道、心脏和肺，同时起到悬吊这些器官的作用。三是深筋膜。它们包绕在所有肌肉的周围，不仅包裹身体浅层，还包裹着诸如肌肉、动脉、静脉和骨骼这样的深层结构（见图 5-4）。所有这些结构都有各自的结缔组织层。每一块肌肉、骨骼，每一条动脉、静脉之间又通过更多的结缔组织相互连接。所有这些附着的结缔组织会包裹身体中的某一个结构，再延伸包裹另一个结构，从而形成一个网络。整个身体实际上是被这样一张遍布全身的结缔组织网络连接在一起的。

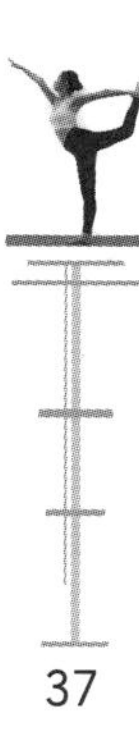

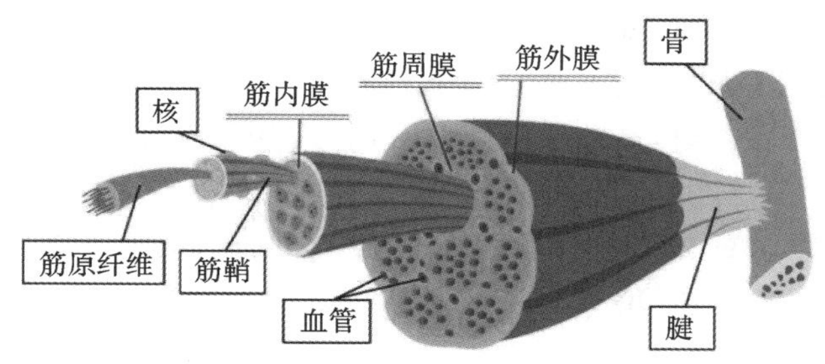

图 5-4

大量的筋膜与肌肉完全融合为一体，它们包裹着每一个肌细胞、每一条肌束以及整个肌腹。韧带和包绕骨骼的组织都属于结缔组织，肌腱没有明显的末端，且一直延伸至骨骼周围的结缔组织层内并与之相互交织在一起。同样，韧带也没有任何明确的起点和止点，它们会延伸到骨组织之中。

当结缔组织的柔韧性提高时，我们的骨骼会位于更好的位置，身体会呈现更好的姿态。通过消除长期存在的紧张模式，身体和心灵都会更加轻松。瑜伽是锻炼结缔组织的好方法。瑜伽可以通过运用某些肌肉的力量来伸展一些肌肉，或者利用地面或重力作为阻力主动伸展体内的结缔组织，由此可使骨骼重新排列。

四、肌肉收缩

肌肉系统有四大基本功能:产生力量和运动、保护身体器官、维持身体姿势以及促进血液循环。在讨论与瑜伽相关的肌肉功能时,重点关注的是肌肉系统的运动功能。

最基本的肌肉收缩方式被称为"紧张性收缩"。这是一种低水平、持续性的肌肉收缩方式,它使我们维持着清醒状态下基本的静息姿态。当肌肉的紧张性收缩消失时,肌张力也会因此消失,我们就会晕倒。

在运动中,通常有如下三种肌肉收缩方式:等长收缩、等张向心收缩和等张离心收缩(见图 5-5)。

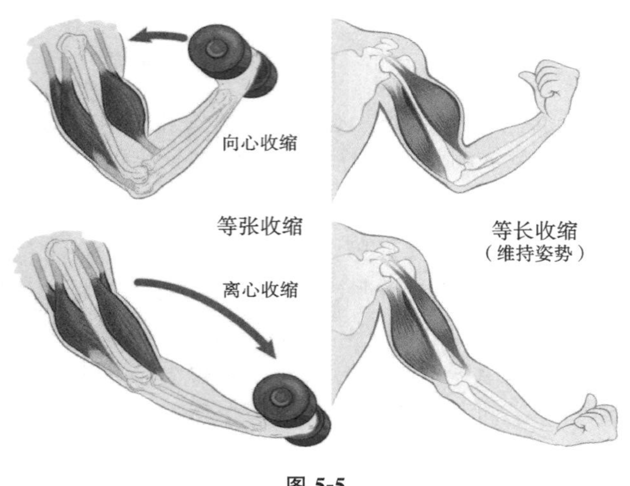

图 5-5

肌肉发生等长收缩时,肌肉的张力发生变化,但肌肉的总长度保持不变。在这种收缩中,肌肉的两端不会向彼此移动。例如,如果你做高位平板式(俯卧撑将身体推到最高处时的姿势)并保持一分钟左右,好几块肌肉就会同时收缩来使你保持这个姿势,但没有任何骨骼发生移动。所有这些肌肉都是在进行等长收缩。

在等张收缩中,肌肉的张力保持不变,发生变化的是肌肉的长度。等张收缩时,肌肉两端之间的距离可能减小或者增大。也就是说,骨之间可能会相互靠近(意味着肌肉的总长度缩短),也可能相互远离(意味着肌肉的总长度增加)。在肌肉的一次收缩过程中,两种情况都可能出现。

第一种是等张向心收缩(或向心收缩)。在这种情形中,肌肉的两端在收缩时相互靠近。以肱二头肌为例。想象在做 10 千克的哑铃举,如果开始时你的肘关节是伸直的,后来你手持哑铃开始屈肘,这时前臂骨肩部之间的距离会缩短,肌肉在缩短。

在第二种等张收缩中,肌肉在收缩时,其总长度会增加,称之为等张离心收缩(或离心收缩)。再以肱二头肌为例,想象你的手臂已经达到弯举的顶端(肘关节处于屈曲状态),再开始慢慢放下这个 10 千克的哑铃。肌肉的附着点之间的距离在增加。但在缓慢放下重物的过程中,肱二头肌也在收缩;如果让肌肉完全放松,被握着的哑铃就会瞬间放下,甚至还会可能脱手。正是拮抗肌之间向心收缩和离心收缩的协调作用,才使我们具备了精细动作的能力。打字、弹钢琴、弹吉他等我们靠双手完成的众多活动,都很好地体现了这种协调作用。即使是更大幅度的运动,如行走、跳舞、体操、练习瑜伽体式,也都依赖于肌肉向心收缩和离心收缩之间的协作配合。

对瑜伽而言，上述对肌肉收缩的讲解，适用于分析不同体式间的转换动作。从山式向站位前屈式转换动作就是肌肉发生离心收缩的一个例子。站位前屈式要求我们拉伸腘绳肌，弯下腰抓住自己的脚或触碰地面，也可以控制自己缓慢地以髋关节为轴将身体对折，腘绳肌的远端（下端）附着于膝关节下方，近端（上端）附着于坐骨。在向前对折身体时，腘绳肌必须要允许骨盆围绕股骨头旋转。如果我们是在受控制的情况下做这个动作，那么在这一过程中腘绳肌就要在保持着一定张力的情况下被拉长。根据定义，这就是腘绳肌的离心收缩。

当一块肌肉收缩时，并非其所有细胞都需要参与其中，否则肌肉的工作效率就太低了。身体会根据关节的经验以及当前神经系统所获取的本体感觉信息来决定需要调动多少肌细胞。影响本体感觉信息的因素包括重力、阻力以及身体组织的力量等。

当一个肌细胞收缩时，它会一直收缩至它的能量腺苷三磷酸（ATP）耗尽。所以，与举起一个 10 千克的重物相比，拿起一支铅笔时身体调用的肱二头肌的细胞数量更少。

如果反复举起一个 10 千克的重物，或是一直举着它，最终相关肌肉中所有细胞的能量都会被耗尽。而在这之前，你的身体会将任务从一个能量耗尽的细胞转移到下一个仍有能量的细胞。通过这种方式，肌细胞的收缩状态在不断转移。一些肌细胞收缩至其能量被耗尽，然后另一些肌细胞开始收缩。由于每个肌细胞都能得到短暂的休息，细胞的能量得以恢复，因而这个过程能够持续进行。

五、身体如何产生动作

肌肉骨骼系统的一举一动，都会牵涉到不同关节、施力方向及各个切面的动作。认识肌肉骨骼系统的基本动作，在分析瑜伽体位的形式与功能时会很有帮助。

（一）三个平面

三个平面如图 5-6 所示。

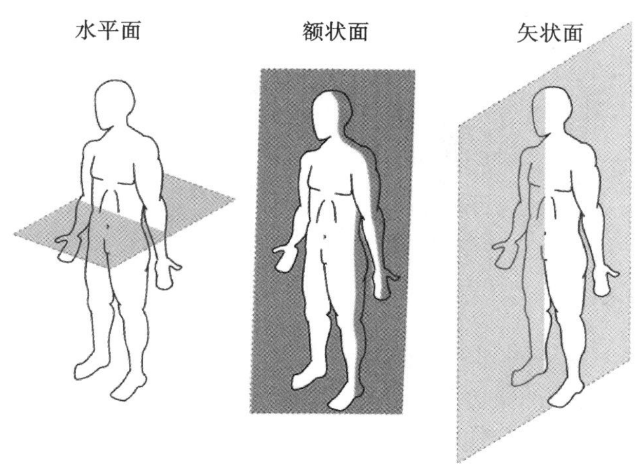

图 5-6

冠状面：又称额状面，指将人体分成前后两半。在这个剖面上，动作分为内收和外展，内收动作是朝身体中线的方向移动，而外展就是往身体中线的反方向移动。

矢状面:又称纵切面,指将人体分成左右两半。在这个剖面上,动作分为屈曲和伸展,屈曲通常是往前弯(但膝盖向后弯),而伸展都是往后方移动。

水平面:又称横切面,指将人体分成上下两半。这个剖面上的动作称为旋转,分为内旋(朝向身体中线)和外旋(远离身体中线)。

(二)六个基本动作

我们身体的所有动作,都是由屈曲、伸展、内收、外展、内旋及外旋这六大基本动作组合而成的。

(三)身体各部位基本动作

1. 躯干

1)屈曲躯干

双脚内侧向下踩;大腿前侧收紧向上提;脊柱延展,上背部激活;斜方肌向后向上,手肘内夹。屈曲躯干如图 5-7 所示。

躯干往前屈曲或下弯时需要用到的腹部肌肉有:

・腹直肌:从肋骨前方往下延伸到耻骨骨盆处,呈宽扁状。

・腹斜肌:包括腹内斜肌和腹外斜肌,位于腹部两侧,肌纤维从肋骨侧面斜走于骨盆处的髂骨。

・腹横肌:包覆腹部的最内层肌肉,起于下肋骨,止于骨盆。

2)伸展躯干

腹部收紧,大腿前侧收紧上提;髋部打开,双手推地;大腿后侧臀部收紧向上提。伸展躯干如图 5-8 所示。

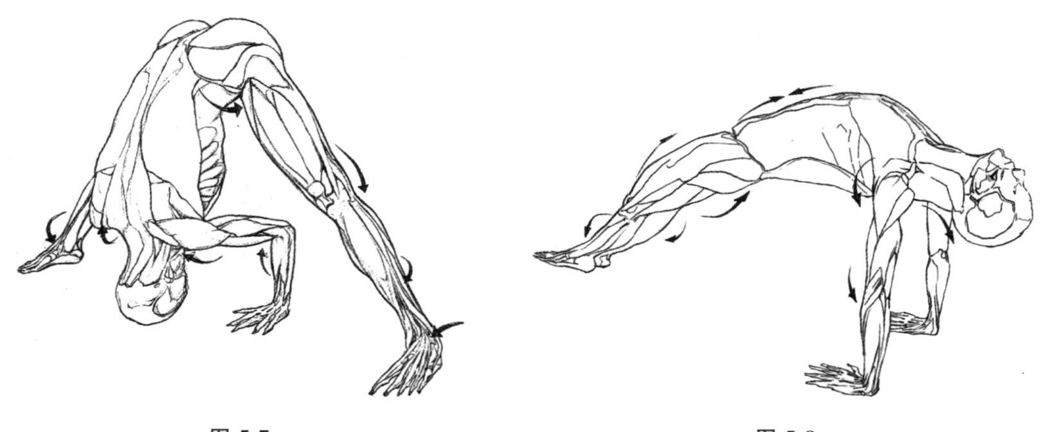

图 5-7　　图 5-8

伸展或拱起背部时需要用到的肌肉有:

・腰方肌:位于深层的两束方形肌肉,沿着腰椎分布,从骨盆后方顶端连到腰椎上方。

・竖脊肌:脊柱后方的带状肌群,纵走于背部,与脊柱平行。

・背阔肌:占了背部浅层肌肉三分之二面积的大块扁平肌肉,从骨盆后方连到上臂骨(肱骨)后方。

・斜方肌:由两片宽三角形的肌肉组成,起于腰椎顶端,横跨过肩胛骨,一直延伸到后颈部,分成上、中、下三块。

3)侧弯躯干

伸直腿外旋,大腿收紧向上提;屈膝腿收紧,尽量靠近支撑手臂;上方侧腰延展,手臂尽量向斜上方伸展。侧弯躯干如图 5-9 所示。

躯干往侧面弯曲时需要用到的肌肉有:

· 腰肌:包括髂肌与腰大肌,从腰椎与骨盆内侧延伸到大腿骨(股骨)上方内侧。

· 腰方肌:位于深层的两束方形肌肉,沿着腰椎分布,从骨盆后方顶端连到腰椎上方。

· 竖脊肌:脊柱后方的带状肌群,纵走于背部,与脊柱平行。

2. 骨盆

1)骨盆后倾

双手双脚用力向下压垫面;背部肌肉收紧,核心微微内收;腹股沟、髋部打开;胸腔打开,尽量向前向上推。骨盆后倾如图 5-10 所示。

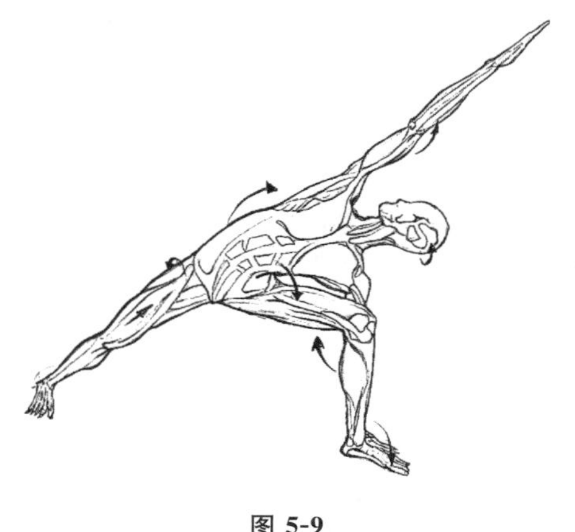

图 5-9

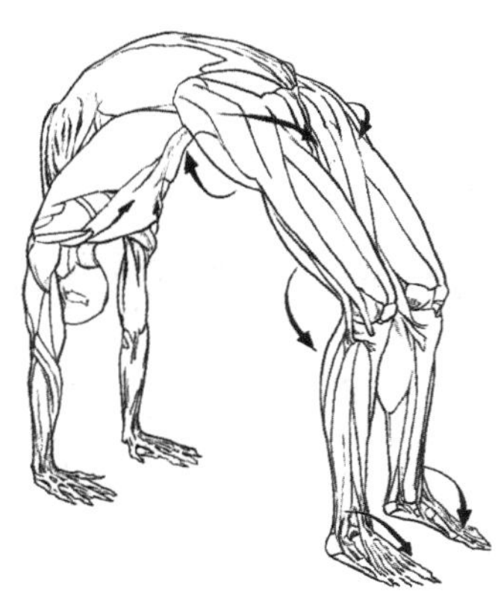

图 5-10

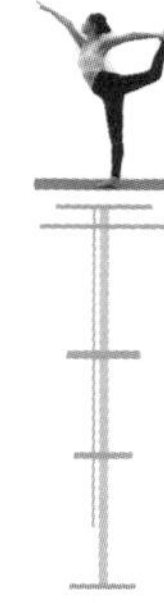

骨盆后倾时需要用到的肌肉有:

· 臀大肌:臀部的大块肌肉,起于骨盆后方,止于大腿骨(股骨)外侧。

· 腘旁肌群:位于大腿后侧的管状肌肉束,从骨盆后方的坐骨结节延伸到小腿骨(胫骨与腓骨)顶端,包括半腱肌、半膜肌、股二头肌。

2)骨盆前倾

大腿肌肉收紧向上提;髋部、胸腔向上向外打开;上方手臂向上延展有力。骨盆前倾如图 5-11 所示。

骨盆前倾时需要用到的肌肉有:

· 腰肌:包括髂肌与腰大肌,从腰椎与骨盆内侧延伸到大腿骨(股骨)上方。

· 股直肌:长形的管状肌肉,是股四头肌的一部分,起于骨盆前方,延伸到膝盖。

· 缝匠肌:窄长形的带状肌肉,横跨大腿骨前方,从骨盆前方延伸到膝盖内侧。

3. 髋关节

1)屈曲髋关节

转动骨盆向前,大腿前侧收紧上提;大腿后侧肌肉延展下沉。屈曲髋关节如图 5-12 所示。

关节弯至躯干前方时需要用到的肌肉有:

· 腰肌:包括髂肌与腰大肌,从腰椎与骨盆内侧延伸到大腿骨(股骨)上方内侧。

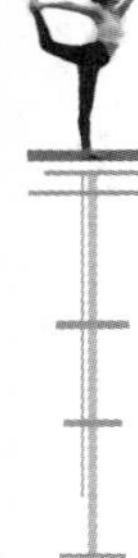

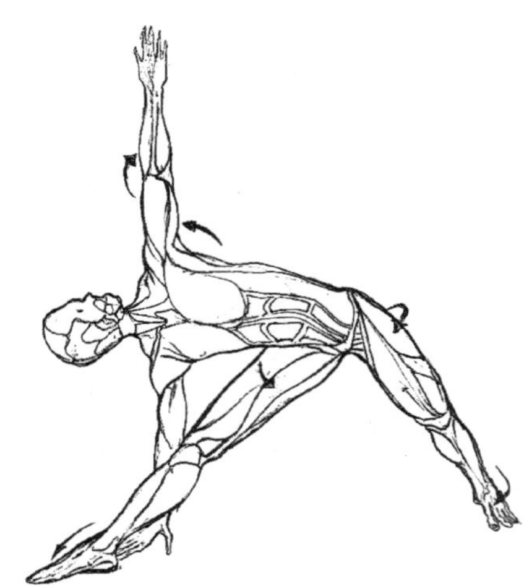

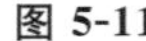

图 5-11

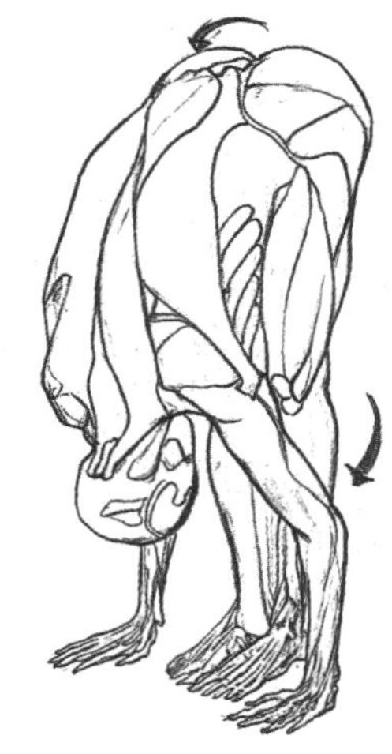

图 5-12

·股直肌:长形的管状肌肉,是股四头肌的一部分,起于骨盆前方,延伸到膝盖骨。

·缝匠肌:窄长形的带状肌肉,横跨大腿骨前方,从骨盆前方延伸到膝盖内侧。

·耻骨肌:扁平的带状肌肉,从骨盆前方延伸到大腿骨内侧。

·内收长肌和内收短肌:窄长而扁平的肌肉,从骨盆前方延伸到股骨内侧。

2)延展髋关节

延展髋关节、打开骨盆前方时需要用到的肌肉有:

·臀大肌:臀部的大块肌肉,起于骨盆后方,止于大腿骨(股骨)外侧。这束肌肉的另一边附着在大腿外侧的髂胫束(从髋关节到膝盖一条很厚的纤维性韧带)。

·腘旁肌群:位于大腿后侧的管状肌肉束,从骨盆后方的坐骨结节延伸到小腿骨(胫骨与腓骨)顶端,包括半腱肌、半膜肌、股二头肌。

4. 腿部

1)内收——将大腿拉往身体中线

右侧肩膀不离开地面,并与扭转的力做对抗。大腿内收如图 5-13 所示。

内收大腿时需要用到的肌肉有:

·内收肌群:从骨盆前面下端部位延伸到股骨内侧的三束肌肉。从骨盆由前到后,依次为内收长肌、内收短肌及内收大肌。

·耻骨肌:扁平的带状肌肉,从骨盆前方延伸到大腿骨内侧。

·股薄肌:扁平的带状肌肉,从骨盆前面下端部位延伸到小腿内侧。

2)外展——将大腿拉离身体中线

坐骨压实垫面;脊柱向上延展,胸腔打开;肩部下沉,斜方肌向后向下。大腿外展如图 5-14所示。

外展大腿需要用到的肌肉有:

·臀中肌与臀小肌:位于臀部侧面,从骨盆侧边延伸到大腿骨外侧的股骨大转子(接近股骨顶端,在关节外侧可以摸到的突出骨头)。

·阔筋膜张肌:长条形的带状肌腱,沿着骨盆侧边分布,止于小腿骨(胫骨)的前方。

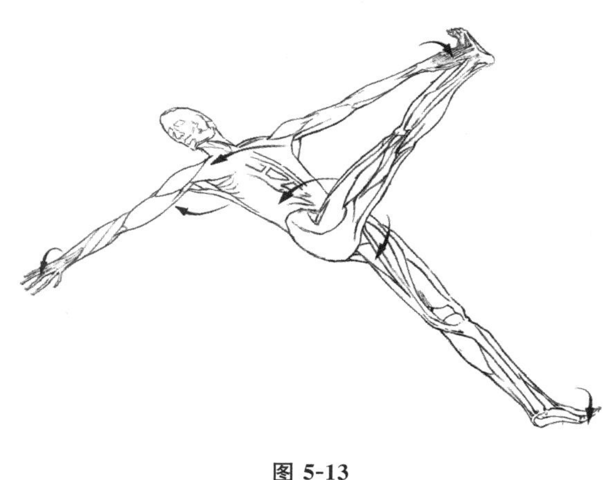

图 5-13

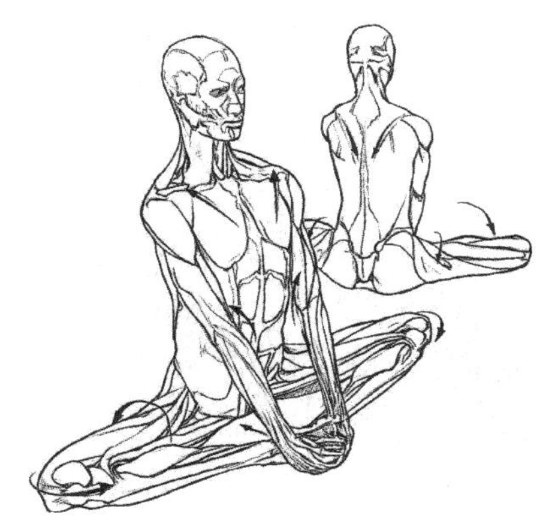

图 5-14

·梨状肌：呈金字塔形状的小束肌肉，从骨盆内侧往下延伸到股骨外侧顶端，止端位于股骨大转子内侧。

·闭孔内肌：窄管形的肌肉，从骨盆内侧延伸到股骨，止端位于股骨大转子。

3)外旋——大腿向外转动

后腿外旋，大腿收紧上提；胸腔打开上提，腹部微微收紧。大腿向外转动如图 5-15 所示。

大腿向外转动需要用到的肌肉有：

·臀大肌：臀部的大块肌肉，起于骨盆后方，止于大腿骨（股骨）外侧。这束肌肉的另一边附着在大腿外侧的髂胫束（从髋关节到膝盖一条很厚的纤维性韧带）。

·内收大肌：内收肌群中最大的一束肌肉，起于骨盆后方下端接近坐骨结节的位置，止于股骨内侧接近膝盖的部位。

·深层的外旋肌群：包括梨状肌、闭孔肌、股方肌。这些肌肉起于臀部深层，止于股骨上方。

·缝匠肌：窄长形的带状肌肉，横跨大腿骨前方，从骨盆延伸到膝盖内侧。

4)内旋——大腿向内转动

大腿向内转动如图 5-16 所示。

大腿向内转动需要用到的肌肉有：

·阔筋膜张肌：长条形的带状肌腱，沿着骨盆侧边分布，止于小腿骨（胫骨）的前方。

·臀中肌：臀部侧面肌肉，从骨盆侧边延伸到股骨外侧的股转子（接近股骨顶端，在关节外侧可以摸到的突出骨头）。

5. 膝盖

1)延展——伸直膝盖

伸直膝盖如图 5-17 中的左腿所示。

伸直膝盖需要用到的肌肉有：

·股四头肌：大腿骨前侧的一组肌肉，包括四部分。其中三头起于股骨，另外一头起于骨盆，一起往下延伸到膝盖骨。

·阔筋膜张肌：长条形的带状肌腱，沿着骨盆侧边分布，止于小腿骨（胫骨）的前方。

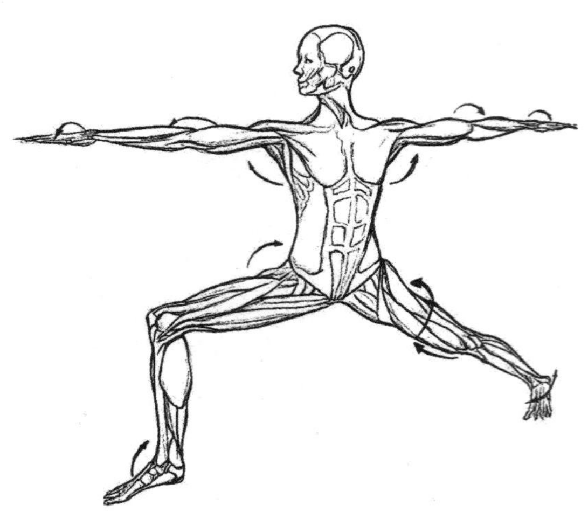

图 5-15

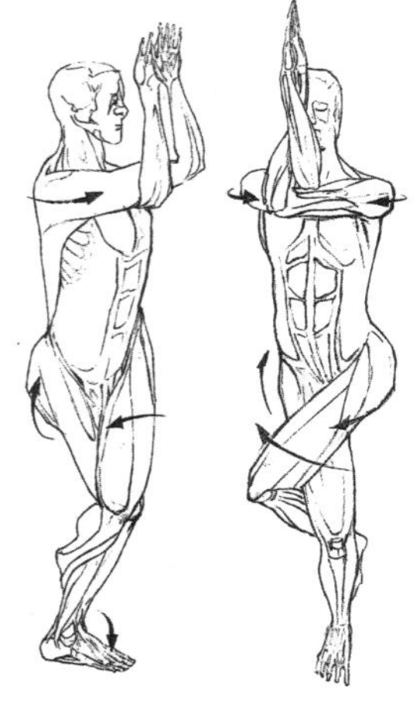

图 5-16

2)屈曲——弯曲膝盖

弯曲膝盖如图 5-17 中的右腿所示。

弯曲膝盖需要用到的肌肉有：

· 腘旁肌群：位于大腿后侧的管状肌肉束，从骨盆后方的坐骨结节延伸到小腿骨(胫骨与腓骨)顶端，包括半腱肌、半膜肌、股二头肌。

· 缝匠肌：窄长形的带状肌肉，横跨大腿骨前方，从骨盆前方延伸到膝盖内侧。

· 肠肌：形成小腿肚最大的一束肌肉。

6. 肩胛带(由锁骨和肩胛骨组成)

1)肩胛骨下压

将肩膀拉离颈部，如图 5-18 所示。

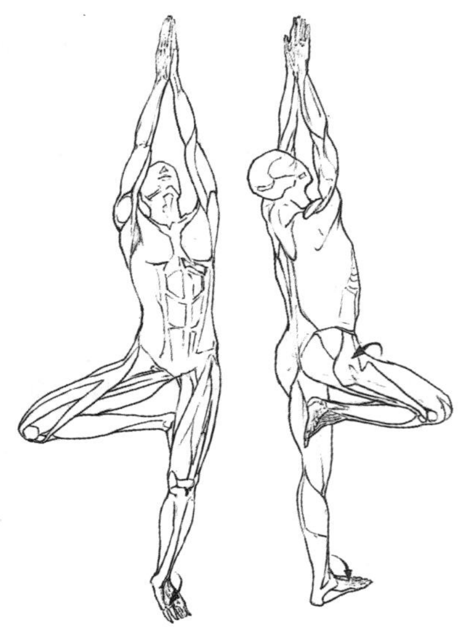

图 5-17

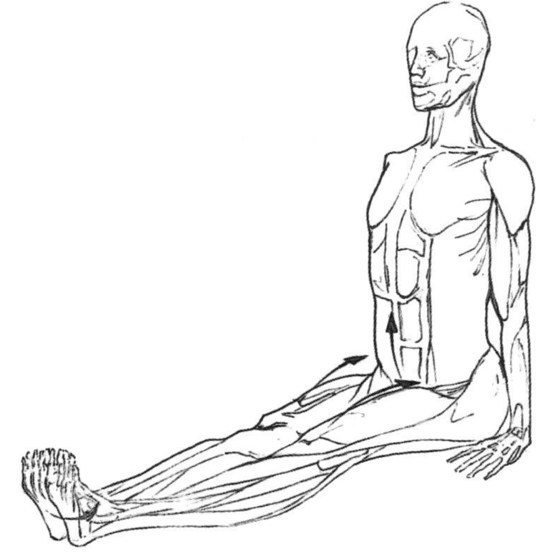

图 5-18

位于胸部前方的肌肉将肩胛骨往下拉需要用到的肌肉有：

· 胸大肌：胸部前方宽扁状的肌肉，从胸部中间的胸骨延伸到肱骨上方内侧，可细分为上、中、下三部分。

·胸小肌：带状的小束肌肉，位于胸大肌下方，从上肋骨延伸到喙突（位于肩骨前面，如鸟嘴形状的突出骨头）。

2）肩胛带上举

肩胛带上举如图5-19所示。

肩胛带上举需要用到的肌肉有：

·斜方肌：由两片宽三角形的肌肉组成，起于腰椎顶端，横跨过肩胛骨，分成上、中、下三块。

·肩胛提肌：一组管状的肌肉，从肩胛骨顶端斜走至颈部颈椎骨的侧边。

·菱形肌：两束扁平状的肌肉，分别为大菱形肌与小菱形肌，从肩胛骨内侧边缘延伸到身体中线的脊椎。

7. 肩膀与上臂

1）内收——将手臂拉向身体中线

手臂内收如图5-20所示。

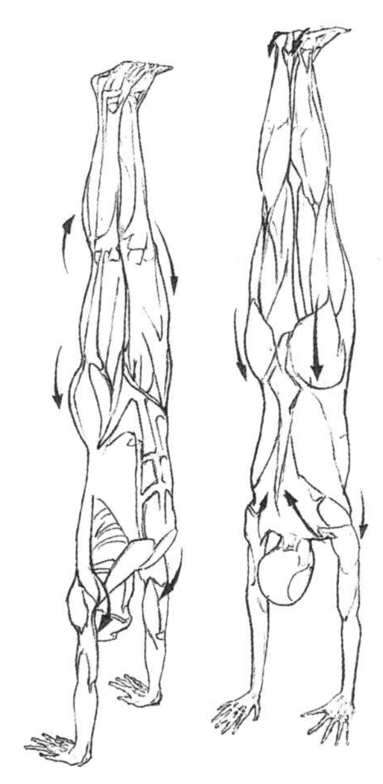

图 5-19

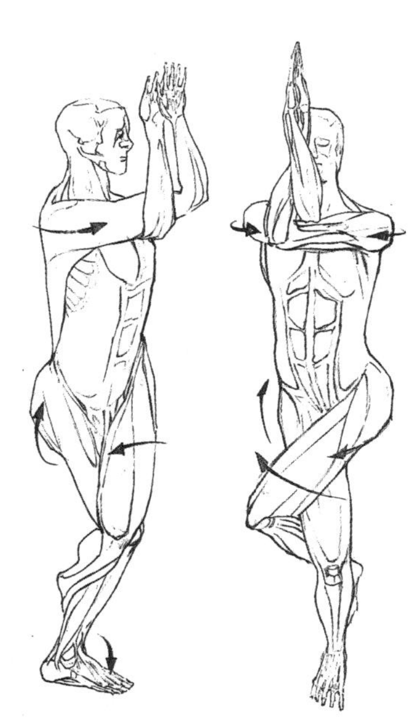

图 5-20

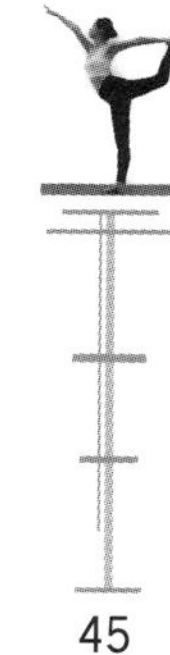

内收手臂需要用到的肌肉有：

·胸大肌：胸部前方宽扁状的肌肉，从胸部中间的胸骨延伸到肱骨上方内侧，可细分为上、中、下三部分。

·大圆肌：狭窄的带状肌肉，从肩胛骨下缘延伸到肱骨。

·背阔肌：扁平的大块肌肉，从骨盆后面与下背部延伸到上臂（肱骨）。

·肱三头肌：上臂后面的大块肌肉，共有三个头。长头起于肩臼窝的下缘，中间与外侧两头起自肱骨，三头一起止于前臂的尺骨。

2）外旋

手臂向外转动如图5-21所示。

上臂(肱骨)向外转动需要用到的肌肉有:

·后三角肌:三角肌是覆盖肩膀的大块肌肉,从肩胛骨与锁骨顶端延伸到肱骨外侧,可分为锁骨部(前束)、肩峰部(中束)及肩胛部(后束)三个部分,分别称为前三角肌、侧三角肌与后三角肌。

·棘下肌:起于肩胛骨的棘下凹槽,从肩胛骨下方脊椎方向往肱骨头方向延伸,收缩时会产生肩关节外旋动作。

·小圆肌:狭窄的小肌肉,从肩胛骨下方外侧边缘延伸到肱骨头,止端位于棘下肌下方。

3)内旋

手臂向内转动如图 5-22 所示。

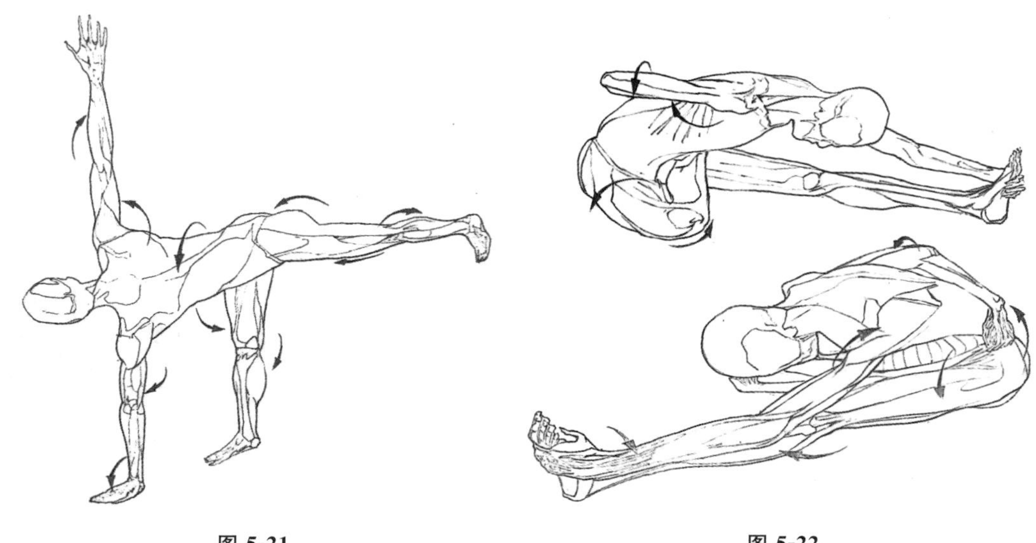

图 5-21 **图 5-22**

手臂向内转动需要用到的肌肉有:

·胸大肌:胸部前方宽扁状的肌肉,从胸部中间的胸骨一直延伸到肱骨上方内侧,可细分为上、中、下三部分。

·前三角肌:三角肌是覆盖肩膀的大块肌肉,从肩胛骨与锁骨顶端延伸到肱骨外侧,可分为锁骨部(前束)、肩峰部(中束)及肩胛部(后束)三个部分,分别称为前三角肌、侧三角肌和后三角肌。

·肩胛下肌:扁平的扇形肌肉,起于肩胛骨前表面,延伸到肩关节前方,附着在肱骨小结节上,收缩时会产生肩关节内旋动作。

·背阔肌:扁平的大块肌肉,从骨盆后面与下背部一直延伸到上臂(肱骨)。

·大圆肌:狭窄的带状肌肉,从肩胛骨下缘处延伸到肱骨。

8. 手肘

1)屈曲手肘

屈曲手肘如图 5-23 所示。

屈曲手肘需要用到的肌肉有:

·肱二头肌:上臂前方的大块肌肉。肌肉一端分裂为长头与短头,长头起于肩盂顶端,短头起于肩胛骨的喙突。两头结合后,一起止于前臂的桡骨。

·肱肌:位于肱二头肌下方,肱骨前面的手肘上方。起于肱骨,止于前臂的尺骨处。

2)伸展(伸直)手肘

伸展(伸直)手肘如图 5-24 所示。

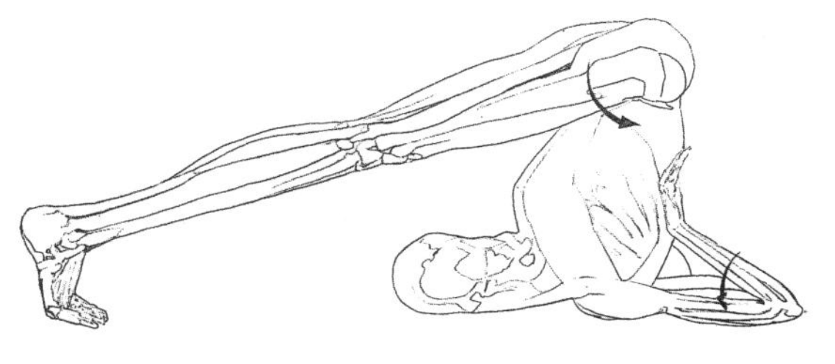

图 5-23

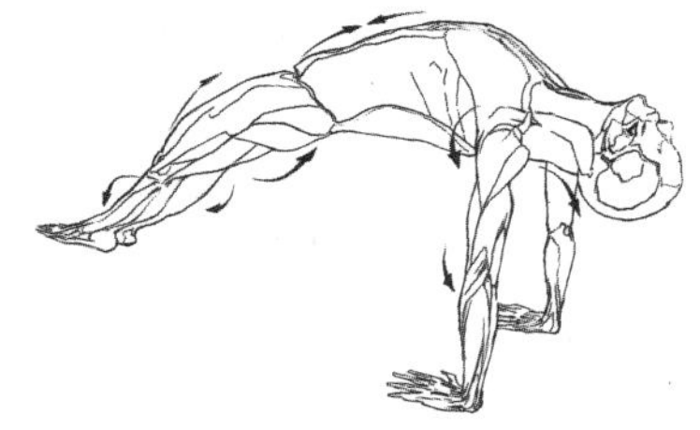

图 5-24

伸展手肘需要用到的肌肉有:

·肱三头肌:上臂后面的大块肌肉,共有三个头。长头起于肩臼窝的下缘,中间与外侧两头起自肱骨,三头一起止于前臂的尺骨。

·肘肌:手肘外侧的小束肌肉,起于手肘的外踝后面,止于前臂尺骨。

9. 前臂

1)前臂内旋——掌心朝下转动

前臂内旋如图 5-25 所示。

前臂内旋需要用到的肌肉有:

·旋前圆肌:扁平的带状肌肉,起于手肘内侧的肱骨,止于前臂的桡骨轴。

·旋前方肌:扁平的一块方形肌肉,连接前臂的桡骨与尺骨。

2)前臂旋后——掌心朝上转动

前臂旋后如图 5-26 所示。

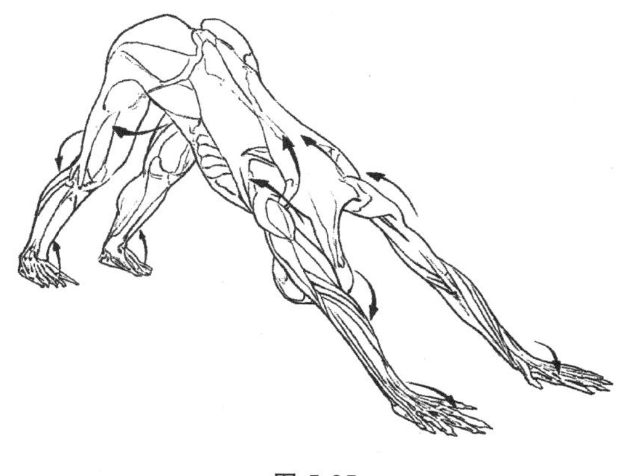

图 5-25

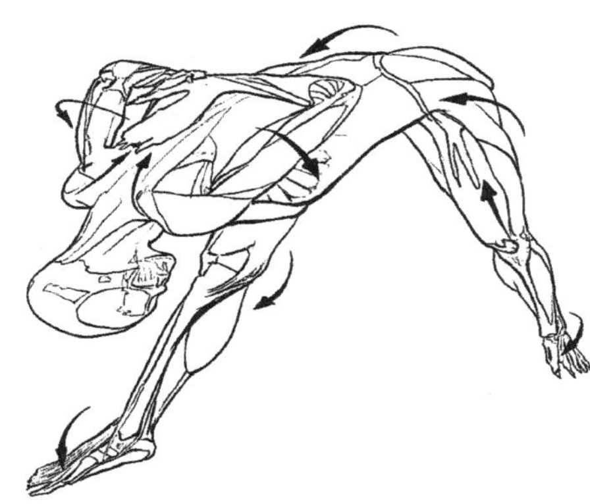

图 5-26

掌心朝上转动需要用到的肌肉有:

·肱二头肌:上臂前方的大块肌肉。肌肉一端分裂为长头与短头,长头起于肩盂顶端,短头起于肩胛骨的喙突。两头结合后,一起止于前臂的桡骨。

·旋后肌:位于前臂外侧的薄片状肌肉,起于手肘与尺骨处的肱骨外表面,止端包覆着前臂的桡骨。

10. 脚踝

1)跖屈——脚掌向下压

跖屈是把脚及小腿拉直的动作,即俗称的踏脚尖(见图 5-26 中的脚)。

脚跖屈需要用到的肌肉有:

·腓肠肌:双头的大块肌肉,起于股骨后方,止端附着在脚后跟(跟骨)上。

·比目鱼肌:位于腓肠肌下面的厚实肌肉,起于胫骨,止端附着在跟骨上。

·腓骨长肌与腓骨短肌:长肌及短肌都是管状的长薄片肌肉,起于腓骨侧边,分别止于足部外侧与脚底。

·胫骨后肌:起于胫骨后方的深层肌肉,包覆在脚踝内侧,止于脚底。

·屈拇长肌:起于骨后方的深层肌肉,包覆在脚踝内侧,止于大脚趾底部。

2)背屈——将脚背拉向胫骨

背屈是将脚背向小腿拉近,即把脚向上勾,如图 5-27 所示。

脚背屈需要用到的肌肉有:

·胫前肌:扁平的长形肌肉,起于胫骨前方,止于脚部内侧表面。

·伸拇长肌:管状的小肌肉,位于胫骨前肌下面,起于腓骨,止于大脚趾顶端。

·伸趾长肌:长而薄的肌肉,起于胫骨外侧,止于脚趾顶端。

3)内翻——脚内倾

脚内倾是将脚底板向内翻转成内侧缘向上,如图 5-28 中的左脚所示。

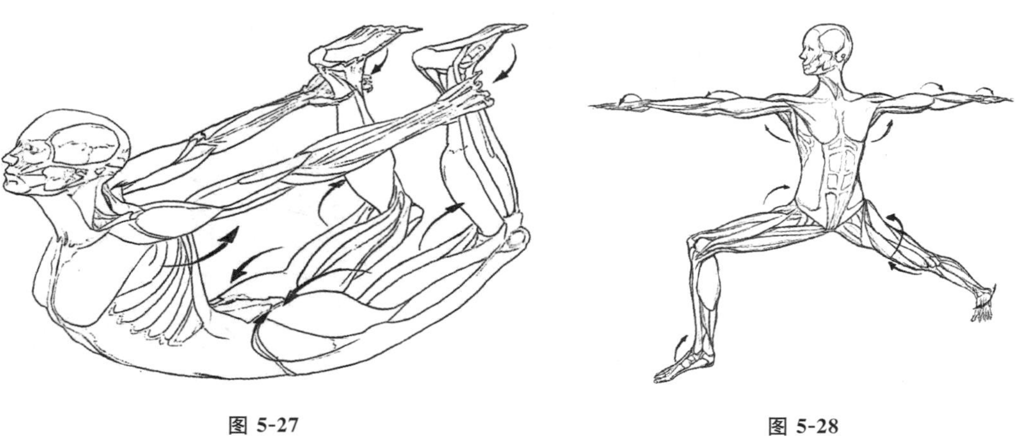

图 5-27　　图 5-28

脚内倾需要用到的肌肉有:

·胫骨前肌:扁平的长形肌肉,起于胫骨前方,止于脚部内侧表面。

·胫骨后肌:起自胫骨后方的深层肌肉,包覆于脚踝内侧,止于脚底。

4)外翻——脚外倾

脚外倾是将脚底板向外翻转,像鸭子走路状,如图 5-28 中的右脚所示。

脚外倾需要用到的肌肉有:

·腓骨长肌与腓骨短肌:长肌及短肌都是管状的长薄片肌肉,起于腓骨侧边,分别止于脚部外侧与脚底。

六、拉伸

在瑜伽中，我们经常用到“拉伸”或“拉长”这样的词汇，而在这些词汇背后，真正描述的是关节活动度的增加。我们可以假设关节活动度是基于肌肉长度的，因此要通过拉伸肌肉来增加它。而现实情况是神经系统刺激、结缔组织张力和关节结构的复杂组合，共同产生了关节活动度。因此，需要重新训练这个复杂的组合，增大关节活动度，而不只是单纯地拉伸肌肉。

拉伸身体组织的最佳时机是组织放松的时候。“放松”是指组织未收到来自神经系统的收缩指令的状态。关于拉伸，大家经常会谈论的一个话题是拉伸状态应该保持多长时间。大部分回答似乎认可保持 30 秒左右是合适的——这相当于大约 5 次深呼吸的时间。但仅以时长来探讨拉伸就过于简单了。身体内有四种基本成分会参与和限制身体的活动：结缔组织、肌肉系统、神经系统和骨骼系统。首先，要考虑拉伸的幅度有多大。如果拉伸的幅度不大，那么身体内几乎不会发生任何变化；而如果幅度过大，身体的反应又会与愿望相违背，肌肉对过度拉伸的反应可能是变得更紧张（甚至是受伤）。此外，保持适度的拉伸频率也很关键。每周练习 1 天、3 天，还是 7 天，因人而异，需要探索适合自己的拉伸方式。

第二节　瑜伽姿势解剖结构解读

一、前屈体式

（一）坐位前屈式

坐位前屈式如图 5-29 所示。

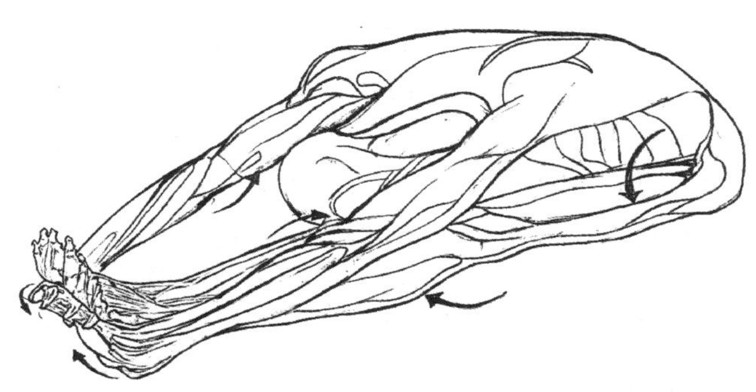

图 5-29

这个体式看起来很容易，只要将手往前伸，抓住脚趾、脚踝或者其他任何你能抓到的位置就可以了。但是，这个看似简单的体式有其复杂性，除了腘绳肌这一为我们所熟知的限制外，好几个关节都可能让我们没法如愿将自己的身体完全“对折”起来。

坐位前屈式会影响到身体后侧的整条组织链。这些组织起自足部，经过小腿肌肉、大腿后部、髋关节，向上一直延伸到脊柱，并最终止于头颈部。这条从足底至头顶的组织链存在直接的筋膜连接，这条链上任何一个部位的紧张都会使其他区域受限，即便是足部也会影响坐位前屈式动作的完成。坐位体前屈式中，把双脚拉向你（背屈），并伸展脚趾，你会注意到小腿后侧直到大腿后侧有很强的拉伸感。

坐位前屈式中，大约有三分之二是髋关节的运动，而三分之一是脊柱的运动。脊柱弓起不会对坐位前屈式中被拉伸的全部肌肉起作用。髋关节是骨盆和股骨的结合处，典型的屈髋是股骨向前上方靠近骨盆，坐位前屈式是骨盆绕着股骨头向前转动。

在骨盆绕着股骨头做屈髋动作的过程中，腘绳肌构成对屈髋最直接的限制，它们在前屈体式中最常被拉伸到。其他限制屈髋的肌肉包括所有层次的臀肌(臀大肌，以及臀小肌和臀中肌的后部)和大收肌。前屈体式更为间接的限制来自足底、小腿肌群以及脊柱上的肌肉。这些部位的组织都通过筋膜直接相连，作用于身体的整个后侧。

(二)站位前屈体式

站位前屈体式如图 5-30 所示。

最基础的做法是双腿自然站立，向前屈体，抓住脚跟或者其他部位。在基础的站位前屈体式中，身体后的张力线沿着双脚、腘绳肌和脊柱延伸，站着的时候，双腿需要发力来保持身体直立。这意味着腘绳肌和腿的肌肉要稍稍收缩发力以维持平衡。

在站位前屈体式中，身体通常会向后倾斜，要把髋关节移到腿部的轴线之后，以避免产生向前倾倒的感觉。髋关节和腘绳肌的灵活性在一定程度上决定了髋关节相对于腿的位置，如果腘绳肌过于紧张，在前屈时，腰部和腿部之间的夹角只能达到 90°左右，那么越往下弯腰，就越容易摔倒。

当身体向前或向后倾得太厉害时，会感觉到腿的肌肉都在收紧。向后倾通常会让大腿前侧的肌肉发力，而向前倾的幅度过大则会激活脚趾、小腿的肌肉和腘绳肌。

当让髋关节保持在踝关节的正上方时，那些代偿的肌肉就会得到放松。身体会与重力线更好地对齐。在这种平衡状态下，就可以拉伸肌肉，不仅是腘绳肌，还包括脊柱周围的肌肉，从而达到体式练习的真正目的。

(三)双角式

当把双腿分开超过髋的宽度时，大腿内侧的内收肌会由于腿的外展被拉伸。而当身体进一步前屈，形成双角式(见图 5-31)时，内收肌会以两种方式限制髋关节的屈曲。

首先，内收中的大收肌会限制髋关节的屈曲。另外，当双腿外展时，大收肌会被拉伸，它对髋关节屈曲的限制作用会加强。内收肌同时还是髋关节的内旋肌，当双腿分开并向前屈体时，髋关节并不是单纯发生了屈曲，它还要进行外旋。

其次，在双角式中，当骨盆绕着外展状态的股骨头前倾时，髋关节实际上是在屈曲的同时发生了外旋。此时，内收肌就会限制髋关节的动作。

(四)前屈体式中的常见问题

1. 脊柱弓起

前屈体式中最常见的问题是脊柱弓起。这个问题的背后还有不同的情况:有可能是脊柱上半段或胸椎弓起，不过更常见的是骨盆不能绕股骨头转动。做前屈体式时会弓背的练习者要保持或有意让腰部轻微弓起，努力尝试减少腰部屈曲的幅度。这个方法可以帮助练习者拉伸腘绳肌，同时逐渐过渡到前屈体式。

2. 屈膝

做前屈体式时，屈膝可以帮助练习者坐稳，还能减小腘绳肌对坐骨的拉力，从而使骨盆移动到更为中立的位置。但是做前屈体式的目的之一就是拉伸腘绳肌，屈膝时腘绳肌

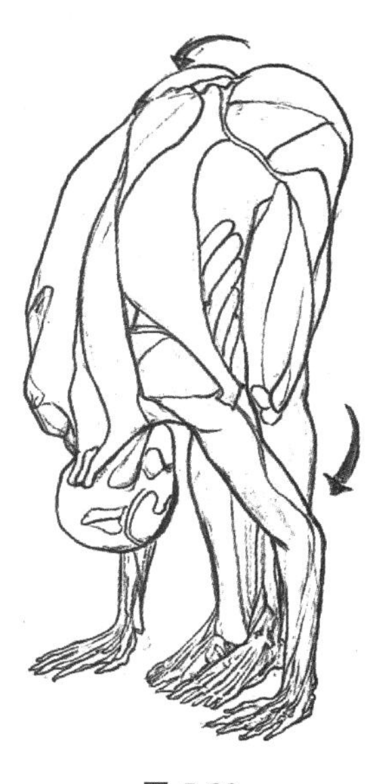

图 5-30

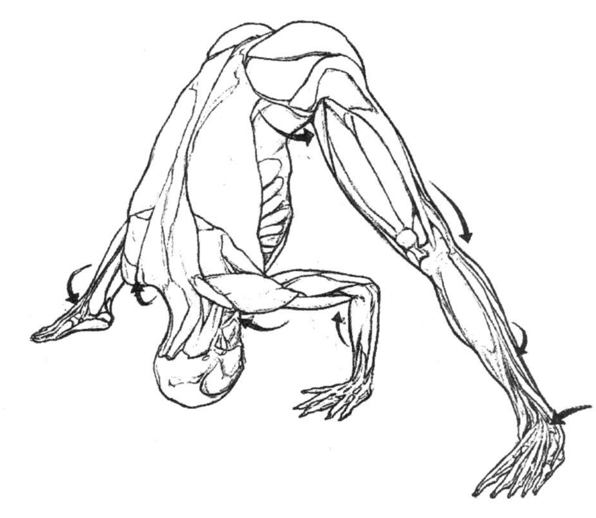

图 5-31

拉伸的幅度就会减小。那么应如何把握这两者的平衡呢？练习前屈体式时试着伸直膝关节，这个动作会重新给腘绳肌施加压力，还可以平衡腘绳肌两端的拉伸。当膝关节屈曲时，可能会过度拉伸腘绳肌的坐骨端。所以屈膝之后要尝试再次将膝关节伸直到一个合理的角度。采用这种方式进行练习，可以使拉伸的力量重新作用到整条腘绳肌上。

3. 膝关节过伸

膝关节过伸与构成膝关节的骨骼端的形状有关。由于过伸发生在骨骼层面，所以要从解剖结构上改变这一情况很困难。我们真正需要去做的是通过后天训练来避免膝关节过伸的程度加重，以避免膝关节出现长期性损伤。如果只存在轻度的膝关节过伸，通常无须担忧。严重的膝关节过伸还可能导致其他问题：软骨可能会发生不均匀磨损；后交叉韧带可能会被过度拉伸，从而导致过伸幅度加大；腘绳肌和腓肠肌的肌腱也可能会被过度拉伸。最简单的解决办法是保持膝关节微屈，以解除过伸状态，并重塑肌肉适度伸展膝关节的能力。

4. 肩部紧缩

在前屈体式中，练习者常常习惯用手臂抓住某些物体，比如脚、小腿等，在前屈时过于依赖手臂的力量，双肩往上耸，颈部后侧挤成一团。此时可以口头提示练习者让肩下沉，松开手，上半身的姿势将主要由髋屈肌来维持，引导练习者真正做好前屈。

前屈时尽可能地运用髋屈肌和股四头肌，来对抗腘绳肌（也就是拮抗肌）。当练习者能够做到脱离外部的支持，并学会调动保持前屈体式的肌肉后，再去抓之前抓住的东西，而不是靠双手来实现前屈。如果要重新调整练习者的肩部动作，主要是让肩胛骨向前而不是向后移动，这样缩颈的问题就会减轻。

5. 腹部过度收缩

在前屈体式中，很多人的腹肌常常会进行不必要的收缩。腹肌收缩可以产生两个效果：保持躯干的稳定，以及增大脊柱的屈曲幅度。腹肌的收缩往往和腘绳肌的紧张有关。腘绳肌紧张时，会牵拉骨盆，使之后倾，于是脊柱连同骨盆一起向后移动。为了不让自己向后倒，练习者便会不自觉地收缩腹肌以稳定躯干。腹肌的收缩还会导致腰部（腰椎）弓起。想要让腰椎伸展，就需要放松腹肌；而要放松腹肌，需要先增强腘绳肌的柔韧性。

二、髋外旋体式

多种瑜伽体式中都会出现髋外旋动作。三角式、侧角式、战士二式、头碰膝前屈式、束角式、莲花式、鸽子式等属于髋外旋体式。

髋关节是由骨盆和股骨接合形成的。固定这两块骨中的一块、移动另一块，髋关节就会产生运动。但练习者常常会将髋关节的运动局限于股骨的运动，因而在髋外旋时，通常会关注股骨的外旋。

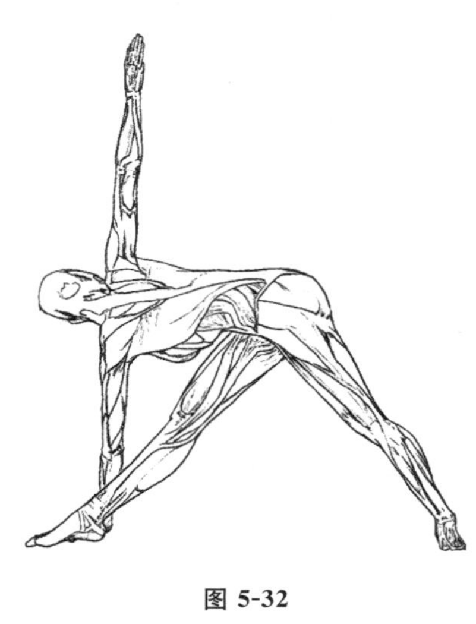

图 5-32

（一）三角式

要想做出高难度的髋外旋体式，做好三角式是第一步（见图 5-32）。在讨论三角式时可以关注两个部位——前腿和后腿。在三角式中，前腿处于外旋状态；而后腿中的某些组织被拉长，这些组织的柔韧性是我们完成更高难度体式的前提。

1. 前腿

在三角式中，髋外旋起始于前腿。髋关节相对于标准解剖学姿势同时发生外展、外旋和屈曲。对髋外旋影响最大的动作是髋外展。当我们试图让骨盆变成垂直位时，髋关节产生的动作就是外展。以这样的方式调整骨盆方向，内收肌会被拉伸。骨盆越垂直，内收肌被拉伸的幅度越大，同时髋外展外旋的幅度也越大。

2. 后腿

从标准解剖学上讲，在三角式中，后腿的髋关节处于内收状态，与前腿截然不同。但后腿的内收肌没有被拉伸，被拉伸的是外展肌，即深层的臀肌，包括臀中肌和臀小肌，它们是髋关节的内旋肌和外旋肌，同时也是髋关节的外展肌。当后腿的髋关节内收时，这些肌肉会被拉长。虽然在三角式中，后腿并不需要发生强烈的旋转，但是拉长外展肌会间接影响其他体式中腿部的旋转能力。

（二）侧角式和战士二式

侧角式和战士二式（见图 5-33 和图 5-34）具有与三角式相似的髋关节屈曲、外展和外旋动作。在这两个体式中，前腿的膝关节屈曲接近 90°。屈膝增大了髋关节的压力，加大了前腿髋关节的屈曲程度，还增强了腘绳肌近髋端和臀肌的拉伸程度。练习这两种体式时，最常见的一个问题是前腿的髋关节向体侧突出。内收肌的拉伸会限制膝关节屈曲，使膝关节的前缘无法与大脚趾对齐，与此同时，髋关节还会向体侧过分突出。内收肌的张力将耻骨向下、向前牵拉，导致骨盆前倾，从而增加了髋关节向外突出的程度。

为了纠正髋外突，可以让膝关节的前缘对齐大脚趾，这会进一步拉伸髋关节的内收肌（同时也是内旋肌）。拉伸内旋肌可以增加这类体式中髋关节外旋的程度。另外，也可以通过卷骨盆来纠正骨盆前倾。虽然卷骨盆确实会使髋关节稍稍内旋，但它也可以更明确地进行髋关节外展（从而拉伸内收肌），避免腰部受到压迫。

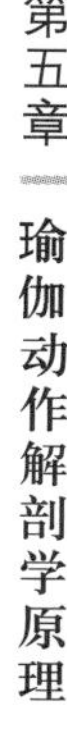

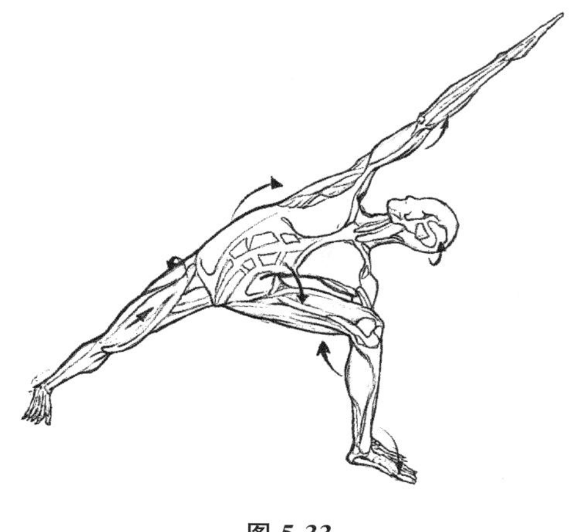

图 5-33

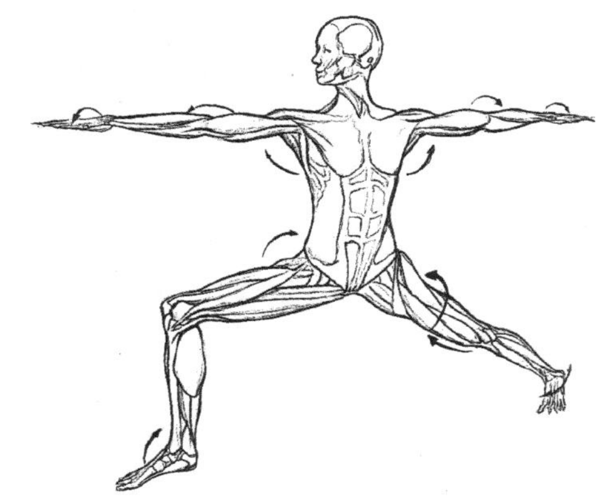

图 5-34

(三)头碰膝前屈式和束角式

头碰膝前屈式和束角式(见图 5-35 和图 5-36)中,髋关节发生了外旋。股骨或骨盆的运动就是髋关节的运动。关于头碰膝前屈式,有两点值得注意:一是髋关节的旋转,二是前屈。

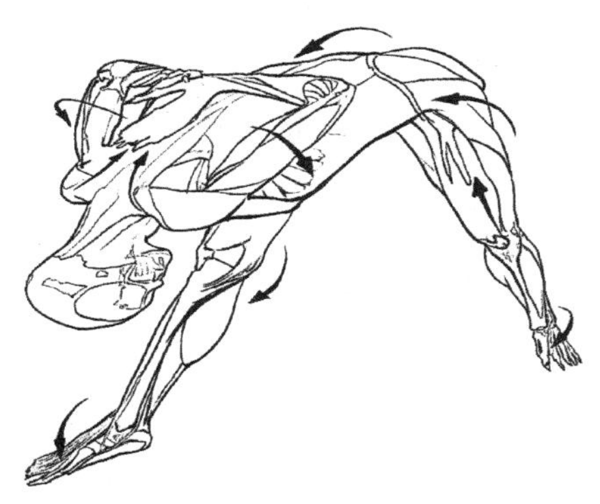

图 5-35

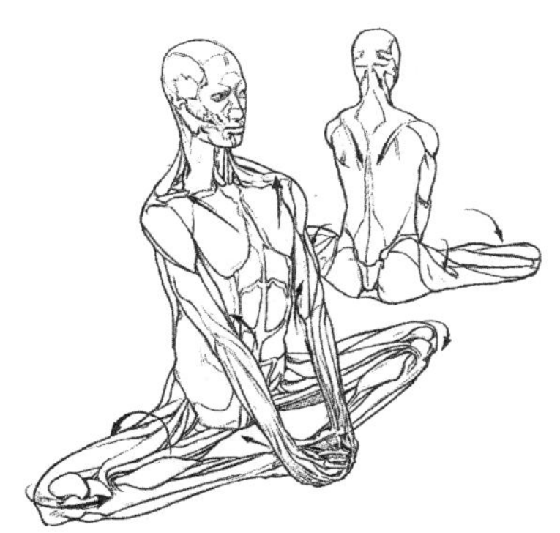

图 5-36

(四)半莲花式和全莲花式

莲花式髋关节的外旋中,小腿和大腿都发生了外旋,就像莲花的花瓣可外开那样。这时脚掌朝向天花板,而大腿或膝关节则贴在地上(见图 5-37)。

如果髋关节的旋转能力不足,我们就会感到膝关节或踝关节承受着压力。正如头碰膝前屈式那样,必须让髋关节尽可能地外旋,这意味着髋关节需要外旋的幅度会更大。如果髋关节无法实现这么大幅度的外旋,膝关节就要进行代偿。在半莲花式或全莲花式中,不仅是深层的臀肌会限制髋关节的运动,腘绳肌和内收肌也可能会阻碍髋关节外旋。大部分问题最终都与髋关节活动受限有关。

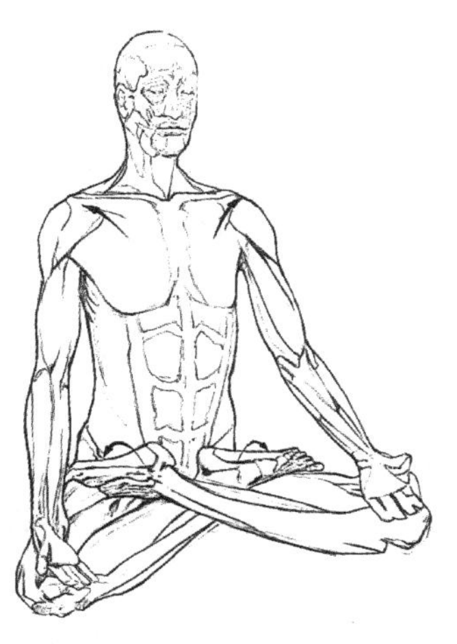

图 5-37

（五）鸽子式

鸽子式有许多变式，它能更好地帮助练习髋外旋，并帮助完成更具挑战性的体式。鸽子式较为经典的做法是将前腿的膝关节完全屈曲，并将前脚的脚趾指向后腿（见图 5-38）。

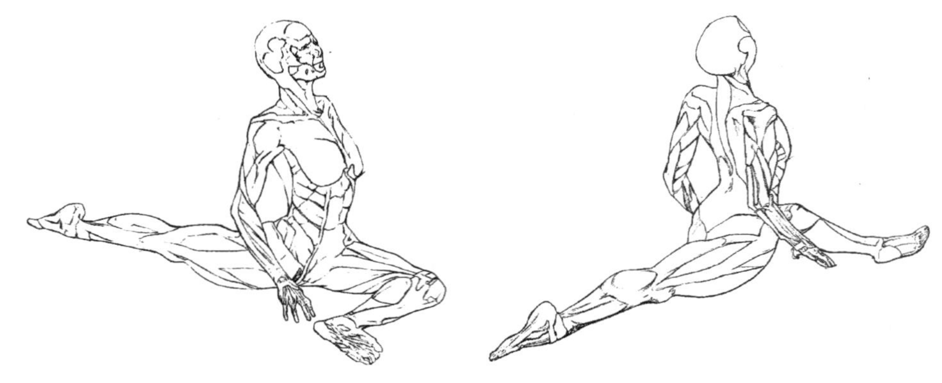

图 5-38

在经典做法里，上半身通常较为直立，并依靠双手来保持。而在变式中，会把小腿向前拉，直到它与瑜伽垫的前缘平行。这样的变式可以拉伸限制髋外旋的关键肌肉。主要关注六块深层外旋肌、臀小肌和臀中肌。在屈髋状态下，髋外旋实际上会拉伸髋外旋肌，这是因为屈髋时，外旋肌的肌纤维绕着骨盆后侧发生了折叠。由于前腿被拉开得很远，所以这个变式会更强烈地拉伸髋外旋肌。要注意的是，不要让膝关节在这个姿势下承受过大的压力。

三、扭转体式

（一）扭转体式中的骨骼解剖学

脊柱中小平面关节位于上下两块椎骨之间，其朝向决定了所在的脊柱节段能够发生的运动类型。从解剖学上，肋骨是脊柱支持结构的一部分，肋骨和肋骨间的组织（即肋间肌）会限制我们的扭转动作。当这些组织被拉伸时，就像在扭转体式中那样，我们的呼吸会变得较为困难。因为吸气时，肋骨要相互分离；而由于扭转动作的存在，肋间肌已经处于拉伸状态了，这时如果想要正常呼吸，相当于要将肋间肌拉伸为两倍长度。

扭转体式有各种不同的形态和动作幅度，这类体式对身体极为有益，即维持脊柱的灵活性和中枢神经系统的健康。脊柱是我们身体的中轴线，并且容纳了中枢神经——脊髓，身体想要完成的每一件事情都需要脊髓的参与，可以说脊柱是我们身体内“信息高速公路”的“主干道”。扭转主要发生在脊柱上，但是髋关节和肩关节也对脊柱进行深入的扭转起到了关键作用，许多体式都要求必须打开髋关节和肩关节。

（二）三角扭转式

在做三角扭转式（见图 5-39）时发生骨盆倾斜，表明脊柱达到了其扭转幅度的极限，开始依赖髋关节来加大扭转的幅度。将骨盆固定住，只让脊柱发生扭转，不让骨盆发生倾斜，有助于了解脊柱真实的活动度。在骨盆不固定的情况下，无法获知脊柱的真实活动度到底有多大。如果不允许骨盆运动，随着不断深入练习，脊柱的活动度就会逐渐增大。

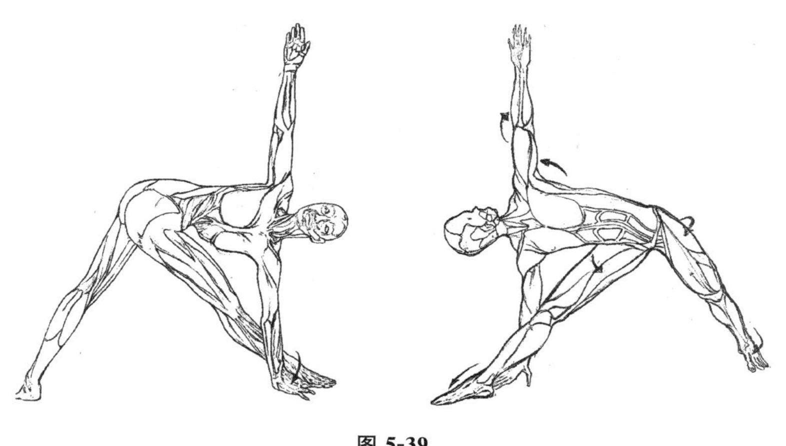

图 5-39

（三）侧角扭转式

在完整的侧角扭转式(见图 5-40)中，后脚要旋转到和战士二式中差不多的角度，而身体要前压并扭转。

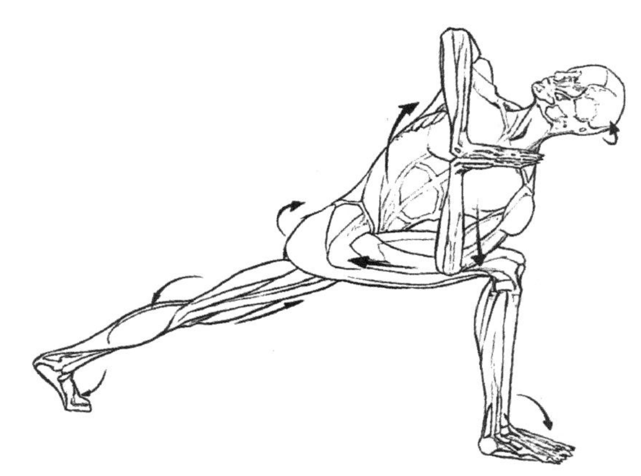

图 5-40

这个体式是有难度的，为了实现一个完整的侧角扭转式，首先来研究这个体式中的髋关节。用解剖学术语来说，这个动作包括了伴随骨盆运动的左侧髋关节内收以及脊柱的侧屈。在进一步把右臂伸向左腿外侧时，脊柱便开始扭转。为了将所有动作成功组合到一起，一些关键部位需要具备足够的灵活性，脊柱需要有足够的自由度来发生扭转。

为了让左臂更深入地挨着右腿外侧，我们要让左侧腋窝尽可能地靠近右侧大腿。如果左侧腋窝离右侧大腿越远，左手就会离地面越远。在左臂伸向右腿外侧的过程中，我们可以屈曲左侧肘关节，让肘关节带领左臂拉向地面。这有助于建立腋窝和大腿之间的联系。一旦把腋窝压到了大腿上，肘关节就可以伸直，就可能实现把手放低到地面上，或者至少比之前距离地面更近。

四、后弯体式

后弯体式分为两大类。在第一类体式中，开始时处于俯卧或者说脸朝下的姿势，以这样的姿势为起点来抬起身体，从而做出后弯体式。这类体式包括蝗虫式、眼镜蛇式、上犬式和弓式等。而在第二类体式中，开始时处于仰卧或者说脸朝上的姿势，然后四肢以某种方式支撑起后弯动作。这类体式包括骆驼式、鸽子式、桥式和轮式等。这两类体式需要通过不同的肌肉运动来完成，例如，俯卧类的后弯体式通常不要求过大的后弯幅度，而仰卧类的后弯体式则要利用四肢的杠杆作用来深化后弯。有一个例外是上犬式，它是一个俯卧的后弯体式，但是却要依靠手和脚的支撑。不管如何进行分类，所有后弯体式中更为重要的元素是它们都依赖于多关节的相互关联。

(一)蝗虫式

俯卧类的后弯体式可以帮助我们了解在无支撑的情况下身体可以达到的后弯。在练习这样的体式时，我们要用一些肌肉的力量去对抗另一些肌肉的力量。

在练习蝗虫式(见图 5-41)时，当我们将身体抬起后，位于身体后侧的所有肌肉都要收缩，也就是说，腓肠肌、腘绳肌、臀肌、椎旁肌一直向上，直到颈部后侧的肌肉都要收缩。在收缩的过程中，它们与身体前侧组织和重力产生的阻力相抗衡，身体后侧的组织必须要应对胫骨前肌、股四头肌、髋屈肌和腹肌所产生的张力。如果练习者在利用后侧肌肉力量的同时采用了辅助动作，那么身体的后弯程度就会进一步加大，就像弓式和上犬式。

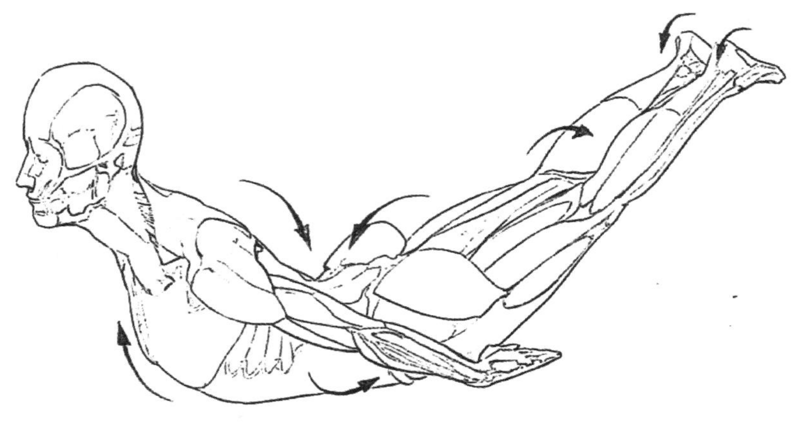

图 5-41

(二)弓式

在练习弓式(见图 5-42)时，手向后伸展，抓住脚或者脚踝。手的牵拉和脚的反推产生张力作用，这个作用加深了身体后弯幅度。如果没有手和脚的相互作用，身体就只会后弯到和蝗虫式一样的程度。臀肌和椎旁肌的共同收缩，连同用手抓脚所产生的张力，把身体后弯得更深并得以保持。

(三)上犬式

上犬式(见图 5-43)是我们需要练习的一个基础后弯体式。上犬式的关键是屈曲脊柱，让我们领悟到后弯体式的能量源自何处，以及如何在后弯中关注整体性。

上犬式一般从四柱支撑式开始。从四柱支撑式转换到上犬式要先学会如何在四柱支撑式中摆放手和脚的位置，以加深后弯。

做四柱支撑式时，手和脚之间的距离直接影响了后面的上犬式。上犬式的后弯动作必须要和四柱支撑式中支撑基础的位置相适应。如果支撑基础的位置不当，后弯时身体可能会产生代偿动作。如果做四柱支撑式时手和脚之间的距离太近，转换到上犬式时，肩

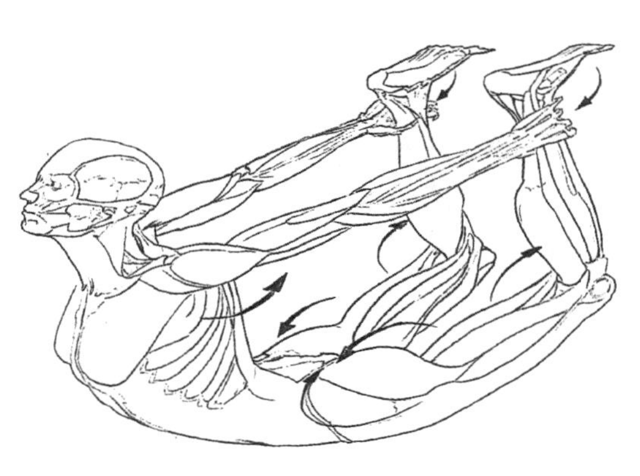

图 5-42

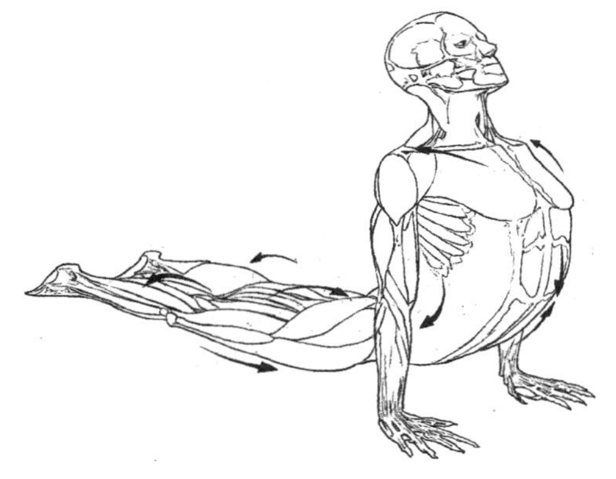

图 5-43

关节就超出手前方太远。如果肩关节超前过多，很可能会引发疼痛。导致肩关节超前过多的因素至少有四点：①四柱支撑式中支撑基础的位置也就是手和脚之间的距离；②手、肘关节和肩关节的位置关系；③翻转脚趾；④脊柱的灵活性。

在从四柱支撑式转换到上犬式时，练习者常常会在翻转脚趾的同时把身体向前推，这会让脚移动到离手更近的位置。如果你的脊柱很灵活，这个做法可能还行；但是如果你的脊柱不能很好地屈曲，那么身体就会产生代偿动作。最常见的代偿动作发生在脚上，你可能会用脚趾头把身体撑起来，或者用脚趾的趾骨间关节来撑起身体，同时脚跟向上。

（四）轮式和下犬式

为了深入地做出轮式（见图 5-44），我们需要拉伸背阔肌。这需要我们有意识地调动前锯肌，让它使肩胛骨上旋，这样背阔肌就可以得到拉伸。我们希望肩胛骨在背后相互靠近吗？不希望。我们希望在做下犬式时肘关节朝外吗？不希望。我们希望肩胛骨之间有较大的间距吗？是的。那么为了做到这一点，肩胛骨需要发生什么运动呢？答案是前伸和上旋。前锯肌的收缩可以使肩胛骨移动到正确的位置。在做下犬式时，我们旋转上臂，让肘关节不指向外侧，而是更接近于指向地面。这时，肩胛骨会绕着胸廓转动，这让我们可以拉伸背阔肌和大圆肌。

如果在练习轮式时，引入下犬式（见图 5-45）的做法，可以从中获得相同的拉伸效果。在撑起身体或者身体已经抬起呈后弯姿态时，如果让手臂做出和下犬式中类似的动作（即旋转上臂），那么双脚支撑地面所产生的压力就会传导到背阔肌和其他肩关节伸肌中。这有助于纠正轮式中相当普遍的肘关节朝外的动作。

在轮式和下犬式中，手臂的动作存在着一些相同之处。在做下犬式时，稍微屈曲肘关节能够确保在做下一步时肩关节和肩胛骨可以移动。将肘关节屈曲之后，接下来要旋转手臂，在这个过程中，肘关节会从相互背离向中间转动，此时肩胛骨绕着胸廓向前侧移动，然后慢慢伸直手臂。此时感到腋窝外缘的压力增大了，而这正是背阔肌和大圆肌所在的位置。

五、手臂平衡体式

双手是所有手臂平衡体式的基础。做倒立（见图 5-46）时，手充当了脚的角色，支撑起身体的全部重量。手部的骨骼排列方向和脚部不同。脚部骨骼的排列方式使得经由胫骨

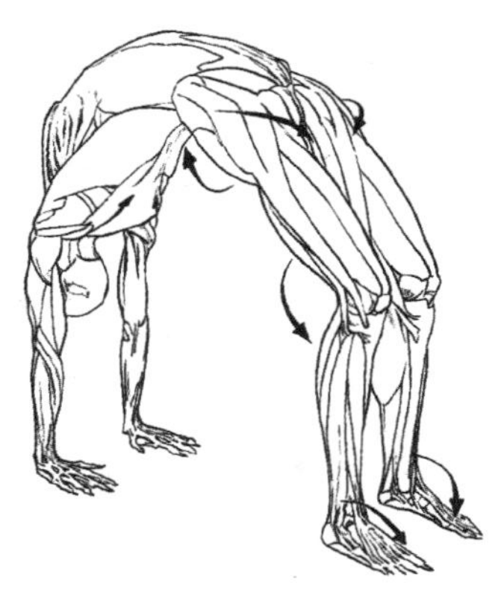
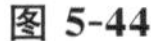

图 5-44

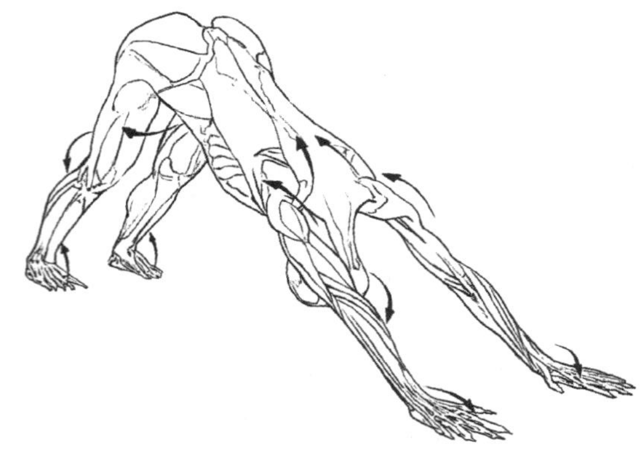

图 5-45

向下传导的体重可以均匀地分散到整个脚掌上。而手部的骨骼结构并不是这样。手部没有从前臂骨向后突出的后跟，这就意味着我们的体重几乎全部要由前臂骨的下部来承受。也就是说，大部分体重要由掌根来承受，其次是由手掌来承受，指尖帮助我们控制平衡，但不主要担负承重任务。另外，由于在倒立时体重经由手臂传导，因此腕关节会在手之前承受压力的冲击。有一些体式允许肘关节屈曲和后移，这可以减小腕关节的屈曲程度，使腕关节顶部的压力降至最低。而其他一些体式则要求肘关节伸直，这通常会给腕关节顶部施加很大的压力。如果力量和灵活性之间没有达成平衡，可能会导致疼痛和不适感。

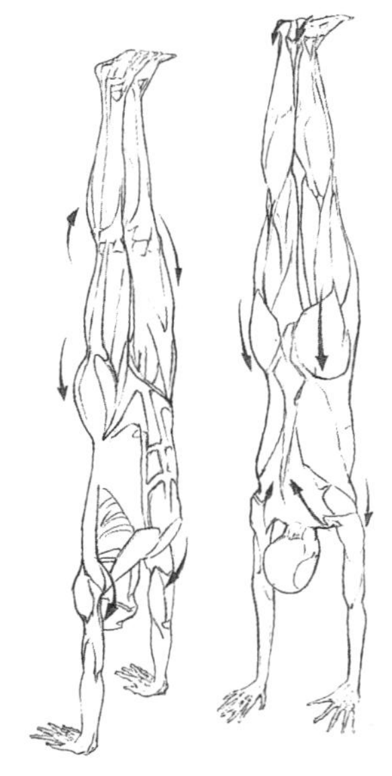

图 5-46

手指的作用就像脚趾一样，在承受重量时手指会抓紧，而在移除重量后则会放松。我们的手指不仅仅可以感受到地面，还可以让我们更清楚地认识到该如何对地面施加压力，以及如何通过手掌将自己的身体固定在地面上。

手臂平衡体式中用双手撑地时，它们一定要有发力的来源，对力量和稳定性的关注点从手部向上转移到肩胛带。在各种各样的手臂平衡体式中，肩胛骨、锁骨和肱骨在肩胛带处的组合运动是体式所需的力量与稳定性的实际来源。"上半身的髂腰肌"是此处的关键结构，它由两块肌肉构成，分别是前锯肌和背阔肌。在手臂做好动作之后，作为最为强壮的肩关节伸肌，背阔肌可以帮助稳定肩关节。

关于瑜伽姿势的解剖结构解读，本章不能面面俱到每一个姿势，目的是介绍不同体式之间以及解剖结构和体式之间的关系，引导大家将解剖学知识和瑜伽练习联系起来，在练习瑜伽的过程中有切身的实际感受。

思考题

1. 简述与瑜伽相关的基本解剖知识。

2. 用解剖知识解读前屈体式和后弯体式瑜伽姿势。

·第二篇·

瑜伽教学实践篇

第六章

瑜伽的六项基本元素

第一节　呼　　吸

呼吸被认为是人类身体机能中最为重要的一部分，指呼气和吸气不停交替的运动。我们的生命取决于呼吸，我们的活力也与呼吸习惯和规律直接相关。然而当我们的姿势不正确、含胸驼背时，我们的呼吸也变得短促而浅薄。有意识、有规律的呼吸不仅是身体姿势中必不可少的部分，其本身也是一种练习。呼吸是为了运动的顺畅而存在，它还能使大脑专注于当前的时刻。正确的呼吸是冥想的前提。

一、呼吸和生命之气

梵文中，“Pranayama”是指瑜伽中的调息法，“Prana”的意思是“能量”或“生命之气”，而“yama”的意思是“延长”。因此，调息法的主要目的，正如这个词所蕴含的意思一样，就是通过延长呼吸和更深入、更充分地训练呼吸，让我们增加活力，改善生活质量，变得更加健康。

在瑜伽的理论中，呼吸不仅是一种身体行为，还是一个从宇宙中吸取活力或生命之气的过程。“Prana”是宇宙中所有生物的生命之气，它能渗透到人类身体的每一个细胞中去，而且恢复和更新每个细胞。瑜伽认为，一个人的健康和活力取决于注入身体中生命之气的数量。所以更充分和更有效的呼吸能够增加体内的生命之气，滋养人体的组织、血脉和神经系统，并增加总体活力。不过，这并不代表越深的呼吸越好，因为有可能在太短的时间里呼吸太多空气而造成换气过度。这里所指的是学会尽量有意识地控制呼吸。

二、呼吸和身体健康

有规律的深呼吸能使神经系统平静下来，身体和大脑都得到放松，有利于防止失眠症和低质量的睡眠。呼吸能给大脑带来充分的氧气，使大脑更加清醒，同时它也给人体组织、血脉和神经系统带来充分的氧气，使它们得到足够的养分。呼吸能促进血液循环，增强免疫系统的机能，而深呼吸则能有效地治疗哮喘和支气管炎，减轻这些疾病带来的痛苦。

其原理在于：

(1)深呼吸地吸气时，肺部得到扩充，横膈膜会按摩腹部器官。这个动作能够帮助人体的消化。

(2)呼气时，横膈膜会轻轻地按摩心脏。横膈膜大幅度的收缩运动会影响到淋巴系统内体液的流通，所以横膈膜活动得越剧烈，就越能够排除体内毒素。当深呼吸的重点在延长吸气时，能帮助缓解低血压症状；当深呼吸的重点在延长呼气时，能帮助缓解高血压症状。

三、呼吸和情绪

正确的呼吸与情绪和大脑状态有密切的联系。例如，当我们受到惊吓时，会倒吸一口气并屏住呼吸；当我们感到疲劳和烦闷时，我们的呼吸会被拉得很长，于是我们会打呵欠；如果我们感到生气或难过，呼吸就变得急促而且起伏很大；当我们感到紧张、担心或焦虑时，呼吸就会没有规律，变得很浅，并且非快即慢。

由于呼吸和情绪是相互依赖的，因此如果我们能控制呼吸，就有可能减少情绪的波动。在任何时候我们都能够选择均匀、平缓的深呼吸。你将很快发现，呼吸平缓、有规律的时候，很难感到焦虑。当呼吸很急、很快、很不均匀时，你的情绪也很难平静下来；反之，当呼吸均匀、有规律、稳定的时候，心情就会平静。

四、正确的呼吸之道

在瑜伽中，除非特别指定方式，所有的呼吸都是通过鼻子来进行的。鼻子里的鼻毛能过滤空气中的尘埃，并使空气进入肺之前变得更加温暖和湿润。如果空气通过嘴巴进入肺部，就会把未经过滤的污染物直接带进肺里。

在大多数瑜伽练习里，呼吸由一个健康的姿势开始。为了让横膈膜得到最大的锻炼，必须紧缩下腹部（让肚皮尽量贴近脊椎骨），让空气进入胸腔和上腹部，存在肚脐和胸腔之间。

（1）在吸气时，扩充胸腔和上腹部，让前后胸腔都充满空气。

（2）在呼气时，放松胸腔和下腹部，运用腹部的肌肉帮助吐出废气，直到所有废气都吐出为止（腹部肌肉的收缩会导致横膈膜向上压迫，并压缩肺部，使肺部所有空气都被清除出去）。

（一）呼吸分类

瑜伽倡导的呼吸是动用整个肺进行呼吸，通过肺吸入充足的宇宙能量供给身体，促进心脏血液循环，并且通过血流将能量送至身体的各部位。它温和地按摩胸部、腹部内的器官，增强其功能，使身体和心灵得到充分的放松，对身心健康有明显的益处。正确的瑜伽练习必须先从呼吸的练习开始，而不是从体位法开始。正确的瑜伽呼吸主要有以下几种方法。

1. 胸式呼吸法

慢慢吸气，把气体吸入胸部区域，胸骨、肋骨向外扩张，腹部保持平坦。当吸气量加深时，腹部向内收紧。呼气时，缓慢地把肺内浊气排出体外，胸骨、肋骨回复原位。

【方法】

（1）双手放于十二肋两侧，不要施加压力。保持骨盆中立位（髂前上棘及耻骨在一个平面上）。

（2）收缩腹部，吸气。在保证腹腔壁内收的前提下感觉肋骨架下部升高并向两侧推出。

（3）腹腔壁持续内收，呼气，感觉肋骨架回落。

（4）在吸与呼的过程中始终收缩腹部，感觉肋骨架像手风琴那样向两侧扩张和收缩。

(5)可保持吸气 4 拍、呼气 4 拍,早晚各练习 100 次。

【功效】

加强腹肌肌力,镇静心脏,净化血液,改善循环。

2. 腹式呼吸法

吸气时,用鼻子把新鲜的空气缓慢深长地吸入肺的底部。随着吸气量的加深,胸部和腹部之间的横膈膜向下降,腹内脏器官下移,小腹像气球一样慢慢鼓起。呼气时,腹部向内、朝脊椎方向收紧,横膈膜自然而然升起,把肺内的浊气完全排出体外,内脏器官复原位。

【方法】

(1)双手放于锁骨两侧,不要施加压力。

(2)慢慢吸气,始终保持腹部和肋骨架收缩,感觉双手被锁骨推起。

(3)慢慢呼气,继续保持腹部和肋骨架收缩,感觉双手和锁骨回落。

(4)可保持吸气 4 拍、呼气 4 拍,早晚各练习 100 次。

【功效】

彻底净化和增强肺上部,有利于形成全肺呼吸。

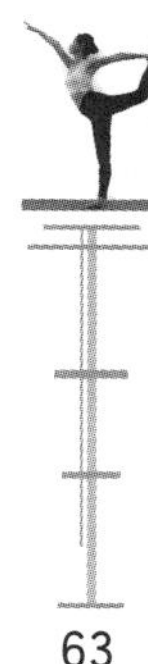

3. 完全呼吸法

这是把胸式呼吸和腹式呼吸结合在一起完成的正确自然的呼吸。轻轻吸气时,首先把空气吸入肺的底部,腹部区域起涨,然后空气再充满肺的中部、上部,这时就是从腹式呼吸过渡到胸式呼吸。当已经吸到双肺的最大容量时,这时会发觉腹壁和肋骨下部向外推出,胸部只有些微移动。呼气,按相反的顺序,首先放松胸部,然后放松腹部,尽量把气吐尽,有意使腹肌向内收紧,并温和地收缩肺部。整个呼吸是非常顺畅的动作,就像一个波浪轻轻从腹部波及胸膛中部再波及胸膛的上半部,然后减弱消失。将横膈膜、肋间肌和锁骨三种呼吸技巧结合起来就形成了完全瑜伽呼吸,也就是全肺呼吸。这三种呼吸应衔接得顺畅而自然,就像一个稳定渐进的波浪滑过胸腹。可以选择任何瑜伽坐姿或仰卧放松姿势开始这个练习。

【方法】

(1)慢慢吸气,小腹起涨,在保持小腹起涨的前提下继续吸气至肋骨扩张,保持现在的体征,放松肺上部吸气,锁骨上推,肩稍耸。

(2)慢慢呼气。肩放平,锁骨下移,肋骨回缩,小腹内收上提。

(3)可保持吸气 4 拍、呼气 4 拍,早晚各练习 100 次。

【功效】

有利于强健肺部,净化血液,改善肤色;缓解呼吸道的轻微病症,缓解身心紧张,增强身体的活力和耐力,使头脑清晰、思维敏捷。

4. 喉呼吸

在梵文中,Ujjayi 是胜利、成功、征服的意思,喉呼吸的字面含义是从束缚中获得自由。喉呼吸有不同的练习方法,这个阶段的喉呼吸完全不受调息练习程度的影响,任何人、任何时候、任何呼吸模式、任何姿势下,都可以练习。

【方法】

(1)闭合嘴巴,用双鼻孔慢慢吸气,同时收缩喉头,关闭部分声门。做得正确时,会听到像“萨”的声音。

(2)闭合嘴巴,用双鼻孔慢慢呼气,同时收缩喉头,关闭部分声门。做得正确时,会听到像"哈"的声音。

(二)调息方法

1.清凉调息法

【方法】

(1)双手做任何契合手势或双手自然地放在双膝上。

(2)张开嘴,舌头沿下唇尽可能向外伸出。两侧向中间卷起,形成一管状。

(3)通过舌头管道吸气,发出风吹过树叶的咝咝声。感觉清凉的空气经过舌头沿气管向下送。吸气应缓慢而深长。

(4)一旦完成吸气,收回舌头。闭上嘴巴,屏气4秒左右。

(5)慢慢用鼻子采取喉呼吸的方式呼气,发出拉风箱的声音。练习25~50次。

【功效】

振作精神,增强机体能力,让各肌肉群放松,起到全身清凉的作用,产生宁静安详的感觉;促进肝脏、脾脏和胆囊的活动,增强消化能力,有解渴作用。

【注意事项】

心脏病患者不应做这个练习。高血压患者不要屏息,练习不要超过10次。吸气时用嘴巴,呼气时用鼻子。这个练习应安排在所有瑜伽练习结束之后(包括体位、休息、呼吸等)。若无法卷起舌头,可将舌尖和嘴唇贴放在牙齿上,留下小的狭窄缝隙吸气。

2.蜜蜂调息法

可采用任何瑜伽坐姿练习蜜蜂调息法(Bhramari Pranayama)。Bhramari的梵文意思是"嗡嗡叫的蜜蜂的样子",用这个名字的原因是呼吸时模仿蜜蜂的嗡嗡声。练习蜜蜂调息法时,感觉上腭和头颅正中有一根空心管子,声音的发出是鼻腔同这根管子产生共鸣。声音要平稳。可安排在冥想时或睡前练习。

【方法】

(1)以完全呼吸结合喉呼吸,吸气,发出打鼾的声音。

(2)呼气,在共鸣状态下发出平稳的"嗡嗡"声。

(3)练习10~15次。

(4)以胎息契合配合此呼吸为加强式。

【功效】

这个练习给大脑一定的声波按摩,可以缓解精神压力、焦虑和失眠。

3.狮子调息法

狮子调息法是最活跃的瑜伽呼吸,也被称为"狮子的呼吸"。狮子的呼吸可以激活喉咙脉轮。这种充满活力的狮子调息法还可以改善体内循环,缓解面部紧张。

从雷电式开始,坐在你的脚后跟上。深呼吸几次,以净化肺部和鼻窦。下一次呼气时,张开嘴,伸出舌头,喉咙后部发出"haaaa"的声音。呼气时,将眼睛抬往额头,伸展面部的所有肌肉。再次深呼吸,不要拉伸面部,呼气时伸出舌头,再次拉伸面部。进行5轮狮子呼吸后停下来,注意自己的感觉。5~10轮或1分钟的狮子调息法非常适合任何形式的冥想或体式练习之前。任何一种调息练习都适合初学者和高级瑜伽练习者。呼吸练习前、中、后的感觉是很重要的,有助于盘点你的思想、身体、情感和精神直觉。若能连接到你的Prana,将会是一个非常好的体验。

4. 交换鼻孔调息法

呼吸交替地通过左、右鼻孔进行调息，以平衡左经和右经中生命之气的流动。

初级功法：用大拇指闭住右鼻孔，通过左鼻孔吸气；闭住左鼻孔，通过右鼻孔呼气；又通过右鼻孔吸气，用大拇指按住右鼻孔，通过左鼻孔呼气。重复做 25 次。

高级功法：在吸气和呼气之间与之后都要悬息。用左鼻孔吸气，悬息；用右鼻孔呼气，悬息；用右鼻孔吸气，悬息；用左鼻孔呼气，悬息。重复做 25 次。

这个练习最重要的好处就是创建和保持人体的阴阳平衡。通过双鼻孔气流的控制，大脑的左右半球、身体的左右侧、交感神经和副交感神经系统、身体的循环和环境的循环达至平衡。规律的练习使身体的每个细胞重获活力，唤醒体内休眠的能量，血液中的毒素和肺中的浊气被彻底清除。在镇定神经系统、提高思维能力的同时，它还有利于治疗某些严重的头疼。

第二节 冥 想

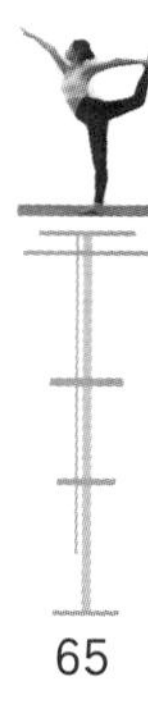

冥想是一种有意识的思维活动，是在精神或注意力集中时自然产生的一种状态。要在练习中努力达到这种专注的状态，提升把注意力集中在当下时刻的能力，使大脑安静下来。

一、练习冥想的好处

冥想能培养一种满足和平静的情绪状态，它促使人的精神放松，脑电波平静，并且能调节血压。它还能启动副交感神经系统，从而平息体内的躁动情绪，清除肌肉中不必要的张力，帮助调节呼吸频率。如果每天练习五分钟到一个小时的冥想，对于应对生命中当前的挑战或压力很有帮助。

在精神方面，保持注意力集中和大脑活动平静能把你带入真正的冥想状态，此时的你抛弃了所有的感觉，也不会被任何东西打扰。冥想的最终目的是进入天人合一的精神状态，让人能够洞悉世事或直觉地感悟到自我的本质。

二、放松和冥想的区别

放松不需要大脑保持警觉或注意力集中，它与健康的睡眠状态非常接近，而且持续的放松状态会让人入睡。而冥想则通过把注意力集中在当前的时刻(会把注意力集中到一个特定的物体、图像、词语或情绪上)，训练大脑进入一种更高的意识和警觉状态——清醒而又警觉、平静而又专注的状态。在瑜伽中，放松和冥想都是非常有用的技巧，而且都需要保持一种平静的状态来面对生活中的压力。为了能从瑜伽中获得最大的益处，我们必须同时修炼哈他瑜伽和冥想。

传统上一般认为，哈他瑜伽是为了更好地冥想而进行的准备运动，因为姿势、呼吸和放松能消除身体的紧张情绪，调理神经系统，从而使冥想时身心更加安宁。姿势和呼吸还能让大脑注意力更加集中，并专注于当下，从而达到冥想的最终目的。相应地，冥想练习对哈他瑜伽的修炼也有帮助，因为冥想能更深入地调理神经系统，从而营造出一种宁静祥和的状态，冥想还能帮助我们识别身体中妨碍姿势练习的紧张区域，控制大脑的重复活动，从而让修炼者真正地放松，更好地练习瑜伽。

三、练习冥想的要点

(1)在冥想前练习一段时间的瑜伽、散一会儿步或者进行其他某些活动,这样能让修炼者的身体有一段缓冲和休息的时间。

(2)在冥想前练习 5 分钟左右的调息,大脑和身体都能够安静下来。

(3)每天尽量在同一时间进行冥想练习,这样大脑就会知道每天要在这个时间段安静下来。在清晨练习冥想可以帮助大脑准备好迎接新的一天,而在晚上练习冥想则可以在睡觉前清除体内的张力和大脑的精神活动。

(4)如果有可能,尽量在同一地点练习冥想。

(5)在练习冥想的初期不要强迫自己进行长时间的练习,5~10 分钟就可以了,这样你就能逐渐建立起自己忍耐寂寞的毅力。

(6)逐渐加长练习的时间(比如制定每个月的目标,先从 5~10 分钟到 20 分钟)。最终的目标是每天至少练习 45 分钟,每周至少 3 次。

(7)坐下以后,用大脑进行全身检查,让自己从头到脚都放松下来。不要忘了检查自己面部的肌肉,它们经常处于紧绷的状态。

(8)处于放松的状态中,让大脑或者眼睛专注于某个想法或物体。

(9)如果大脑游离不定,有些思绪和情绪会突然涌现出来(这种情况时有发生),让它们在你的大脑(和身体)中过一遍,然后放开这些思绪和情绪,把注意力转回到原来选定的主题或物体上。我们的目的是要在不生气的前提下,把注意力转回到原来的想法或物体上,慢慢地,我们就能轻易地让某种思绪和情绪在大脑中一闪而过,而不会被持续困扰

(10)最好把所有从脑子里冒出来的思绪和情绪都当成“想法”,这样就会把它们放在平等的位置上,而且你既能意识到思考过程,又能意识到想法和想法之间的间隔。冥想的目的就是要延长间隔的时间。

(11)如果觉得昏昏欲睡,原因可能有很多种。首先问问自己前一晚睡好觉了没。有时人们会把瞌睡误认为是身体喜欢减除压力的征兆,有时人们又把瞌睡理解为潜意识对清醒大脑的抵抗行为。无论是什么原因,千万不要真睡着了,这样随着时间的推移,注意力将得到长期的改善,神经系统也将习惯保持静态。

四、瑜伽语音冥想

瑜伽冥想的最终目的是培养精神之爱。每个人原本的精神之爱及智慧早就存在心中。瑜伽语音与普通的声韵有着根本的不同,它是全然纯洁又具净化作用的,是达到净化目的的最佳途径。随着心在语音冥想中得到净化,人们会逐渐体验到内在的安宁。在这种平和的心态下,精神之爱萌发。培养精神之爱及智慧是自我认知的一个过程。当精神之爱及智慧增长时,我们能够看清自己,辨别他人和周围世界的本质,并开始认识到人生的真谛;我们还会开始关心他人,这就是自我认知的觉悟境界。瑜伽语音冥想能消融压力和根深蒂固的焦虑,给予人们内在的安宁以及深层的快乐。瑜伽语音冥想常被视为瑜伽练习中的精髓。

瑜伽语音冥想呼吸技法在任何时候都可以练习,它对消除考试、面试时的紧张焦躁特别有帮助。练习者每天清晨可以练习这个技法 10 分钟,以此开始新的一天。在白天随时

抽空练习,也能让人恢复精神、平静下来并获得宝贵的洞察力。

瑜伽语音冥想呼吸的练习步骤如下:

首先,舒适地坐好或平躺,缓慢地呼吸,把意念集中在呼吸上。吸气时,心里对自己说:“我知觉到我正在吸气。”呼气时,在心里对自己说:“我知觉我正在呼气。”

然后,把语音“尼太戈尔”带入呼吸。随着每次呼气,出声地念“尼太戈尔”,语音长度要和呼气时间一样长(尼—太—戈—尔),把意念集中在语音上,在出声念“尼太戈尔”的同时,专心聆听从口中发出的语音,用心体会喉咙中、舌头上、双唇间和脸颊上的声颤。吸气时在心中默念“尼太戈尔”,要保持语音长度和吸气时间一样长(尼—太—戈—尔)。内心完全地沉浸在具有精神抚慰效力的语音中。

要注意的是,这不是深呼吸练习,所以吸气和呼吸都不要太深,只要按照个人舒适的深度和长度来呼吸即可。

学会了瑜伽语音冥想呼吸练习,在进行专注于呼吸的冥想的基础上,反复发出“欧姆”的声音,吸气的时候说一遍,呼气的时候也说一遍。既可以在脑子里默念,也可以大声说出来。它能让人体验到内在的喜悦和幸福,并有效地缓解焦虑。

五、冥想的坐姿方法

1. 简易坐

简易坐代表着舒适和稳固的坐姿,所以只要坐下来,双腿交叉就可以了(见图 6-1)。你可以根据自己的情况稍微改动这个坐姿(例如,如果膝盖受过伤,那么在坐下来时可以把腿伸直)。

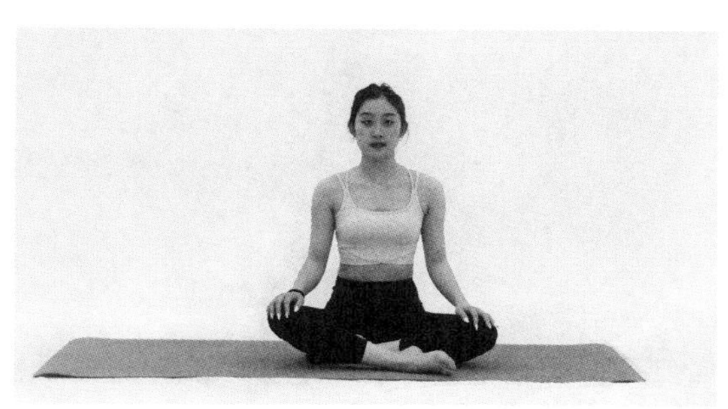

图 6-1

2. 至善坐

从简易坐开始,把一只脚放在另一只脚的上面,最好让抬起脚的脚背压住腹股沟(见图6-2)。我们也可以简化这个坐姿,把一只脚的脚踝放在另一条大腿上,或者把一个脚踝或小腿放在另一个脚踝或小腿上面。这个坐姿是为莲花坐做准备。如果经常使用这个坐姿,要记住不时地交换两条腿的姿势,这样可以让大腿和髋部的两边都具备相同的灵活性。

3. 莲花坐

莲花坐如图 6-3 所示。

从简易坐开始,逐渐转到至善坐。抬起另一条腿,把脚背放在相对的腹股沟里。握住

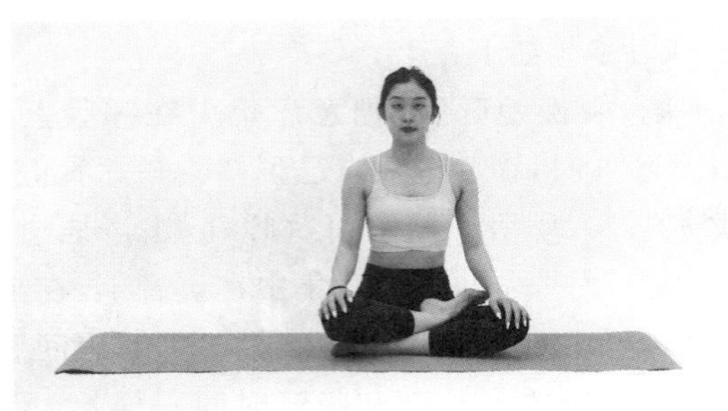

图 6-2

你的脚,把它们慢慢移到腹股沟区域里,尽量保持一个平衡、对称的姿势。

手的姿势是专门为聚积体内能量而设计的,手的姿势是一个闭合的圆形,这样能量就能在体内循环。将手肘放在身体两侧,肩膀放松,可以选择以下两种姿势中的一种:左手握住右手,双手放在大腿或膝盖上,掌心向下;或者采取印度古典舞中的手势,双手放在大腿或膝盖上,掌心向上,大拇指和食指尖合到一起。

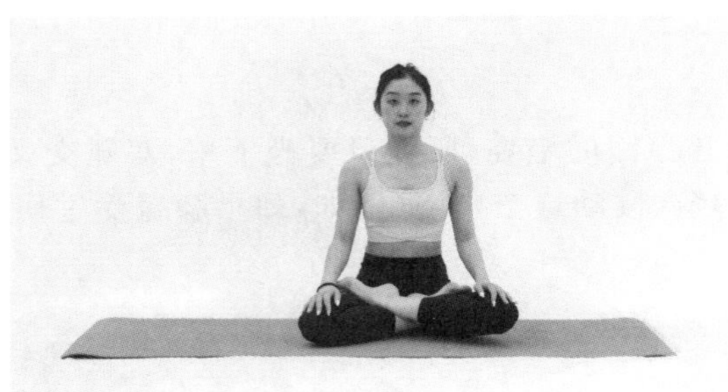

图 6-3

六、冥想的技巧

第一,把注意力放在呼吸上。

只要不停地观察你的呼吸,就能把全部注意力放在呼吸上,而且完全不会改变它的方式。要通过鼻子来呼吸,而且把注意力放在呼气和延长呼气时间上,而不是吸气。在每一次呼气时,感觉自己正在释放所有的压力、所有的思绪和情绪,特别是在呼完气、准备再吸气的那一刻。

练习这个技巧时,既可以把眼睛睁开,也可以把眼睛闭上。如果眼睛是睁开的,让目光停留在某个焦点上,例如离身体 1 米左右的地上,或者眼睛水平位置的蜡烛火苗上;如果眼睛是闭上的,就把注意力全部放在呼吸上。

这项技巧对安定情绪和保持大脑清醒非常有效,它能释放由焦虑和疑惑引起的精神压力。

第二,把注意力放在一个物体上。

点燃一支蜡烛(或者使用任何一个物体),不要放在面前与眼睛水平的位置上(例如一张矮桌上),就放在离人 1 米左右的地面上,这样当背部挺直后,眼睛会稍微向下注视,注视的位置既不会离身体太近,也不会太远。注视蜡烛时,眼睛一定要盯着火苗。如果大脑的思绪游离不定，一旦发现自己走神，要及时把注意力重新集中在火苗上。

如果你愿意，盯着蜡烛几分钟后，闭上眼睛，想象那簇火苗就在你的眉心之间。在脑海里一直保持这幅画面，直到重新睁开眼睛盯着火苗。可以一会儿睁开眼睛，一会儿闭上眼睛，但每段时间应该保持在一分钟以上。盯蜡烛的技巧能延长注意力的时间跨度。这个练习可以使用任何一个物体，比如一朵花、一块石头等。这个物体越简单越好，这样大脑就不会被细节搞得心烦意乱。

第三节 姿 势

一、瑜伽的健康姿势

瑜伽所有动作的基础和起始点都是姿势，人的姿势应该是舒服和稳定的。从生理角度来说，一个不健康的姿势有可能让肌肉必须分担骨头的一部分支撑作用，它还会过度疲劳，并引起慢性脊椎疾病，椎间盘突出，脚踝、肩膀或髋关节损伤等问题。从心理角度来说，一个姿势可以反映人的气质、心理或情绪的状态。例如，保持含胸缩背的姿势是不自信的表现。一个自信的人通常都会把头抬得高高的，腰杆挺得笔直，心胸开阔的样子。不过如果把这个姿势做过了头，则会显得这个人过于自负。所以健康的姿势能够反映出人们内心的平衡和安宁。

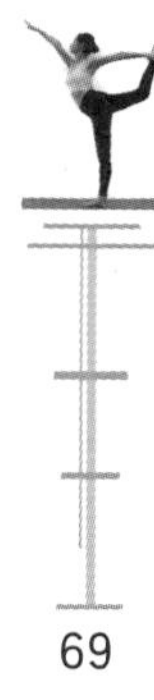

健康的姿势是指肌肉提供必要数量的张力来支持身体保持竖直状态。换句话说，就是不会给肌肉带来多余的、不必要的压力。肩膀放松，挺胸，这样会让呼吸更加顺畅。手臂轻松地垂在肩膀下。双脚稳固地支撑身体，膝盖放松，把身体的重量平均地分配到腿和脚上。这样的姿势还与身体两边的对称有关，能促进肌肉的平衡和骨架的生长。它使腰以上的部位得到充分的伸展，头部和上半身轻松自如，而且腿脚有力，身体处于一种平稳的状态。瑜伽姿势是为促进稳固和健康的姿势而设计的，在修炼瑜伽时，身体必须做出各种不同的姿势，其中任何一种姿势都能帮助伸展和调理身体，使身体更健壮，更有灵活性，特别是脊椎部分。

保持健康的姿势能让我们更加驾轻就熟地练习瑜伽姿势。在站着或坐着的时候，在能力允许的范围内，试着拉长你的脊椎（从脊椎顶端一直到尾骨），想象自己被一条看不见的绳子在空中悬挂起来。

（1）双腿并拢或稍微张开地站立着，努力使你的眼睛、耳朵、肩膀、髋部、膝盖、脚踝与地面平行。

（2）从侧面看，头顶、耳根、肩、髋部中间、膝盖侧面和踝骨后应该成一条直线，记住要放松膝盖，把全身的重量平均分配到两条腿上。颈部后面要伸直，下颌与地面平行，也可以下颌稍微向下一点点，这样能使脊椎的上半部拉长，而且使身体获得一种前软后硬的平衡。

（3）脚承受的重量应该均匀地分配到每只脚的三个点上：一是脚大拇指的跗骨上，二是小脚趾的跗骨上，三是脚后跟上。收缩腹部，使腹部对脊椎造成一定的挤压，这样能使脊椎的下半部分得到拉长和伸展。

（4）当人坐着的时候，也可以从头部到髋部使用相似的技巧。为了让背部挺直，需要坐在一个椅垫上，这样髋部就会比膝盖高了。

健康的姿势如图 6-4 所示。

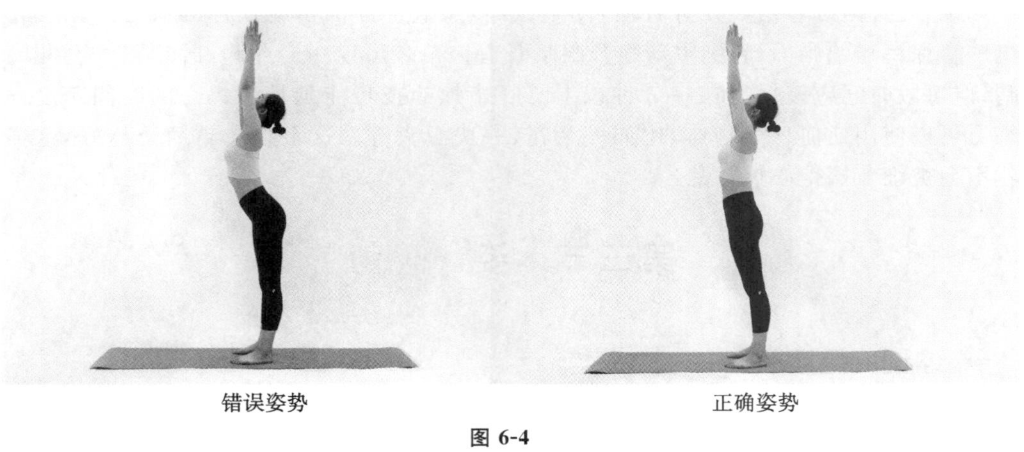

错误姿势　　正确姿势

图 6-4

二、瑜伽姿势的种类

初学者每个姿势的难度从一星到九星级不等，最简单、最适合初学者姿势的难度是一星，而最高级的姿势的难度往往是九星级。难度的标准取决于这个姿势所要求的灵活性、力量、平衡感和协调性。当身体中的某些区域比其他区域要更加有力或更加灵活，在做某些姿势时只能完成初级版本，而做另外一些姿势时却可能完成难度更高的版本。

(1)初学者永远从难度为一星的姿势版本开始做起，直到能轻松地保持这个姿势建议的时间长度。当更加有自信时，再尝试难度在二星以上的版本。从一个姿势进行到下一个姿势时，也要遵从相同的原则。

(2)如果一个姿势的起始难度为二星以上，这就意味着这个姿势不适合初学者，你应该在自己更有经验以后再去尝试。一般来说，在这种情况下，会提议练习其他姿势，从而帮助身体准备好在不久的将来完成这个姿势。

(3)不需要一定完成一个姿势的最高级版本。根据自己的实际能力，轻松地完成相应难度的姿势，就能从中获得最大收益。

(4)随着时间的推移，自己越来越进步，而且逐渐能够完成难度更高的版本。

(5)如果受一些生理条件的限制，例如肌肉僵硬、关节不灵活或旧伤，并且阻碍身体练习难度更高的版本，也不要沮丧或自卑。确保自己在能力范围内获益，没有必要经受任何类型的生理痛楚。

(6)仔细阅读所有说明，并理解透彻。在自己刚开始练一个新姿势时，最好请别人把详细说明念给你听，使你不需要把注意力同时放在阅读说明和做动作上。

(7)注意千万不要在执行任何姿势时进行弹跳，应该缓慢小心地进入和退出一个姿势。

第四节　休息术-放松

放松能给身体补充能量。尽管为了让身体挺直，必须保持身体适当紧张，但是为了让动作和机能运转得更加顺畅，适量的放松同样也很有必要，因此，放松可以是在我们躺着或静坐时完全放开身体，它将帮助我们去除不必要的紧张情绪，并使我们更加集中精神，全神贯注。在瑜伽中，放松练习能使身体吸收和整合不同姿势释放的能量和不必要的强力，让肌肉恢复到平衡的休息状态。

一、放松的作用

消除肌肉张力的过程是一个渐进的过程，特别是在这些张力已经累积了许多年的情况下。另外，学习如何在有压力的情况下保持一个放松、平衡的状态，也需要一定的时间。

瑜伽修炼把对放松技巧的修炼当成整个练习的一个重要环节。对姿势、呼吸和注意力的修炼能让大脑和身体平静和安抚下来，从而启动副交感神经系统（起到镇定的作用）。此外，还有一些专门释放肌肉张力的放松练习，这些练习可以放在一整套瑜伽练习之前、之中或之后，使瑜伽的修炼过程变得更加轻松容易和不费力。

二、放松的大脑

放松大脑，使大脑平静下来，并消除大脑的紧张情绪所需要做出的努力，与放松身体肌肉张力所需要的努力是一样多的，或者更多一些。因此许多修炼者认为，放松的姿势是所有瑜伽姿势中最难掌握的姿势。

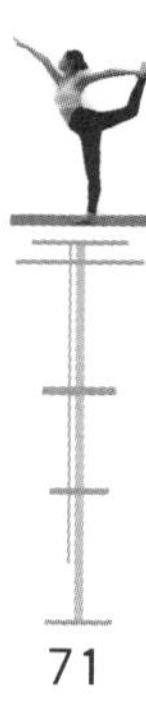

我们不能把大脑放松与大脑呆滞相混淆。给自己一定的时间放松大脑，与放松身体一样，都能让你的精神焕然一新，其结果是思维清晰、大脑平静和注意力集中；而呆滞的大脑不具备以上的能力。

集中精神进行深呼吸是使大脑平静的最有效的方法之一。这么做能让大脑只注意当下，而不去理会过去或未来的恐惧和希望。

第五节　瑜伽与正确的思维方式

为了能在瑜伽的修炼中获得最大的益处，我们需要对生活的各种方面抱着仁慈的心态。瑜伽旨在打造健康的身体，以及增加任何关乎健康的身体、大脑和精神的活力。我们思考和说话的方式以及行为举止都很重要，它们既可以阻止也可以加快瑜伽修炼的进展。我们还应该关心他人，不要在思想、言辞和举止上伤害其他任何生物。通过个人的提升和由内而外散发出来的仁慈光辉，我们不仅能改善自己的生活品质，还能影响到其他任何与我们接触的人群。

帕坦伽利在《瑜伽经》中描述了某些基本的道德规范（Yama），从而建立起瑜伽的基本准则，并向人们提出了社会道德行为的指导性原则。其中包括不杀生和非暴力主义（Ahimsa），即不对自己、他人和各种形态的生命施加暴力。我们生活在一个充斥着暴力、胁迫和战争的世界，人们总是通过这样的方式改变情感，这种暴力源自思想（对其他人产生负面想法或希望坏事情发生在他们身上），并通过语言表达出来，转换成一种行为。情感开始改变的发源地在每个人的大脑和心中。暴力倾向还从个人的层面上显现出来，有些习惯专门针对自己，例如自我谴责和自我批判。如果你这样对待自己，就很有可能也这样对待他人。所以你应该开始培养一种对自己关心、体贴和友善的态度。即使是只有向这方面发展的意愿，也能够影响到思维、言语和行为习惯，从而使自己越来越朝好的方向发展和改变。

个人的修炼或行为准则（Niyama）能够帮助你遵循道德规范。

· 干净的大脑和身体（Saucha）——一个人内在和外在的卫生。

·知足常乐(Santosa)——如果你对自己的大脑和现状不满足,就很难慷慨大方地对待自己,也很难关心他人;教育自己,充实自己。

·朴素节俭(Tapas)——有强烈改善自己的愿望,并且在任何情况下都努力去做。

第六节　瑜伽的健康饮食习惯

瑜伽哲学认为,食物同时具有生理和心理的作用。有些食物对身心有益,而另外一些食物对身心有害。

刺激性食品,瑜伽称为"激性食物",在提供热量的同时也刺激身心,这种食品具有刺激性,并且含有咖啡因。例如提炼过的糖、洋葱、大蒜、辣椒,以及任何具有强烈味道,如甜、酸、苦、辣、咸的原料或作料。如果消耗过多刺激性食品,将刺激内分泌和神经系统,使大脑激动起来,从而与瑜伽的平静知足状态背道而驰。

压抑性食品,瑜伽称为"惰性食物",此类食物扰乱身心安宁,使人易怒、易妒,变得懒惰萎靡等。这类食品具有一定的抑制作用,让我们丧失能量,毒害我们的身体系统。压抑性食品包括不新鲜的、没味道的腐烂或过熟的食品,例如罐头,冷冻、经过加工或含防腐剂的食品,肉类和酒精类饮品。

健康食品,瑜伽称为"悦性食物",这种食品非常干净鲜活,给身心带来纯净和愉悦,促进生长。例如新鲜水果、蔬菜、坚果、豆制品、奶制品和蜂蜜等,都是有助健康的瑜伽饮食。自古至今,瑜伽文献和瑜伽导师们都曾描述过,吃某些食物就能让人活力十足、心境澄明、精神愉悦。

一、瑜伽饮食符合人体构造

瑜伽科学将人的身体比作汽车,食物则比作引擎的燃料,燃料质量越高,汽车性能越高。食物对我们身心和精神的健康有巨大的影响,饮食在瑜伽生活方式中是至关重要的一环。在现代生活方式下,人们的饮食开始以肉食为主,而在瑜伽人看来,这种饮食习惯隐藏着巨大的危机。

瑜伽文献和达到自我认知的瑜伽圣贤说,吃肉会扰乱我们的情绪,扼杀我们的智慧和精神之爱,对身、心、灵的健康都不利。有关科学研究也证明,以肉为主的饮食不利于健康。2009年《内科学文献》杂志上曾发表过这样一项研究结果,科学家通过对超过50万美国人所做的研究,发现大量吃肉与心脏疾病、癌症有着密切的联系。近年来,癌症、心脏病、糖尿病、肥胖症等疾病在中国呈现上升的趋势。《新英格兰医学杂志》发表的一项研究结果显示,癌症和心脏病已成为中国人健康的最大杀手。这本杂志上的另一篇研究报告说,有10%的中国成人遭受着糖尿病之苦,还有16%的人则正往朝糖尿病的路上奔去。

瑜伽饮食包括水果、蔬菜、奶制品、谷物、果仁瓜子类、豆类、蜂蜜和原糖等,不含肉、鱼、蛋及其副产品,属不排除乳制品的素食。它是一种更适合人体的饮食,对人的身、心都大有裨益。

此外,人类唾液中含有唾液淀粉酶,谷物一放进嘴巴,消化过程就开始了。因此,包括了果蔬、谷物和植物蛋白的瑜伽饮食在人体内很容易被消化和吸收。

瑜伽饮食多甜而多汁、美味可口、营养丰富且易于消化(例如水果,它自身含酶,下肚后只需30分钟就能完成消化)。食用此类瑜伽食物,有利于身心达到深度和谐的状态。

因此，对每一个希望生活得更健康快乐的人来说，瑜伽饮食都是最为理想的选择。

二、瑜伽饮食提供充足的体力、精力和耐力

瑜伽饮食富含营养，能够增强力量并补充精力，是人体最佳的能量来源。

绿色蔬菜(如菠菜、芦笋、西兰花)中含有丰富的镁元素、铁元素、叶绿素等。镁元素是重要的矿物质，参与身体的能量代谢；铁元素有利于补充精力；叶绿素的结构与人体内运送氧气的复合蛋白——血红蛋白相似，能够充分补充我们的精力；干豆类和全谷物食品都富含我们的活力维生素——复合维生素；谷物(如小米、燕麦、大米、荞麦)是精力补充剂铁元素的好来源，还有助于减轻动脉硬化，促进血液流动，这意味着心脏无须为了氧气和养分的运输而过度劳动，我们将感到更年轻、更有活力；钾、镁等矿物质则是提高耐力，让肌肉能够快速恢复的关键。

三、瑜伽饮食培养肌肉组织

瑜伽素食中几乎所有的食物都含有蛋白质，而且豆腐、乳制品、豆类、南瓜子和其他橘色瓜类的种子中蛋白质含量更高。

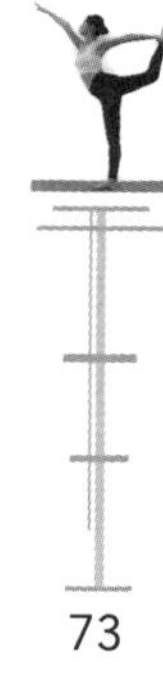

谷类、蔬菜、水果、奶制品等高蛋白瑜伽食品中所含的乳蛋白和植物蛋白比肉类中的蛋白质对人体更为有利。

奶制品是极好的蛋白质来源，其所含蛋白质品质非常高，也很容易消化。但有些人很难消化牛奶，比如乳糖不耐受者，他们缺乏足够的乳糖酶，无法很好地消化牛奶中的乳糖。这类人适合喝酸奶，因为酸奶本身就含有乳糖酶，更易消化。

乳清是牛奶凝成乳块的副产品，是极好的无乳糖蛋白质来源。它通常以粉末形式出售，目前流行的许多蛋白质补充品就以它为基础。乳清蛋白不仅易于吸收，而且被吸收进入血液的速度比其他蛋白质都快。它含有最高水平的支链氨基酸，是负责肌肉生长的营养补剂。乳清蛋白还能促进肌肉和骨骼的生长、减少肌肉酸痛、抵抗感染，已经受到众多健身者和运动员的喜爱。

在果仁、瓜子和植物油等的植物蛋白中发现的健康脂肪，容易转变成可用的能量。此外，与肉类蛋白相比，瑜伽素食食品一般都含有比较高的营养和低热量，它们不会使体重增加。

四、瑜伽饮食增加免疫力和抗衰老

为了将动物养肥供人食用，现在相当一部分动物饲料里包含了抗生素、激素、杀虫剂等化学成分，这些有害物质让动物的肉像一块吸满了毒素的海绵。当肉在肠道腐烂时，我们就摄取了这些有害物质。经常吃肉的人，体内几乎总是残留着腐烂的肉糜及其有害的毒素，这也是导致癌症等一系列严重健康问题的潜在因素。

而瑜伽饮食不仅不会伤害我们的身体，还会对身体的疾病起到预防和减轻的作用。研究调查显示，瑜伽饮食有助于预防高血压、2 型糖尿病、中风、心脏病、癌症、关节炎等多种疾病，并有助于降低恶质胆固醇的指数。调查还显示，这些食物有助于减肥和维持健康的体重，增强免疫力和抗衰老。当然，我们无法保证遵循瑜伽饮食习惯就能长寿或百病不侵，但是，吃有营养的瑜伽食物能保证我们充分获取每日所需的天然维生素，并因此极大地增进健康，降低生病率。

五、瑜伽饮食使我们思维敏捷

我们吃的食物不仅会对身体健康产生重大影响，还会对心理健康产生深远的影响。

瑜伽的饮食能使习练者的心境更加平和安宁，能更加清晰地思考。当心灵处在祥和、清静、警醒与平衡的状态中，生产力与生产效率会得到提高，创造性也能得到更好的发挥。而且也较少存在情绪问题，如抑郁和焦虑。2010 年《营养学杂志》上发表的一项研究结果表明，素食者与肉食者相比，情绪更为稳定和良好，患抑郁症的概率更小。

六、瑜伽饮食种类

（一）谷类

谷类是大地之母提供的一种最基本的，同时也最能满足我们所需的主要食物。谷类是大部分传统饮食的基础，益处良多，长期以来被人们视为维持健康和体力不可或缺的“生命支柱”。

1. 大米

大米常被叫作谷类之王，是制作很多美味佳肴的基础原材料，也是身体能量的重要来源。未经加工的天然大米能够为人体提供必要的纤维素，保持肠道健康，还能提供蛋白质、维生素（如维生素 B）和矿物质（如钙、钾、镁等）。常吃大米有助于降低胆固醇，改善消化系统，使排泄有规律，减轻腹泻和呕吐，维持心脏和神经系统的健康等。

2. 小米

小米是维生素 B、钾、磷、镁、蛋白质等重要营养成分的重要来源，它不含谷胶，是谷胶过敏者的理想选择。它有助于减轻偏头痛，促进消化，对心脏也有益处。小米被广泛用来治疗消化疾病，改善食欲，减轻呕吐和腹泻。

3. 大麦

大麦有助于身体的康复，能增进心脏的健康，降低心脏病的发病率，防止低密度脂蛋白过多，预防癌症，还常常被用来治疗腹泻。将大麦制成茶饮，清凉爽口，有提神醒脑的功效。

4. 燕麦

因营养价值和广泛用途而风靡全球的燕麦，含有铁，膳食纤维，维生素，能促进睡眠的色氨酸，以及锰、硒、磷等微量元素。它有助于稳定血糖，降低胆固醇，降低心脏病患病率。

燕麦消化起来比较缓慢，可维持长时间的饱腹感，让人自然而然减少进食量，因此它还有助于控制体重。

（二）豆类

豆类与谷类、水果、蔬菜、奶制品一样，也是瑜伽饮食的重要组成部分。豆类富含营养，能增强体力、耐力、稳定性和平衡感。它富含的纤维素有助于预防便秘、降低胆固醇、稳定血糖、预防冠心病。

常见的豆类包括绿豆、大豆、红豆、扁豆、鹰嘴豆、豇豆、芸豆（四季豆）、花斑豆等。其中绿豆富含营养，易于消化，有排毒的功效，有助于减轻高血压、高胆固醇和动脉硬化。将绿豆与大米一起煮，再按个人口味加上各种调味料，味道很好，对身体虚弱或处于疾病康复期的人还有强健身体的功效。

（三）果仁、瓜子

果仁和瓜子含有蛋白质、纤维、维生素（如维生素 E）和硒等营养物质以及人体不可或缺的脂肪酸（其中，ω-3 脂肪酸对大脑的记忆和执行功能有极大的帮助），有助于改善心情，消除情绪低落，降低心脏病、糖尿病、老年痴呆症、重度黄斑退化和胆结石的患病率。果仁和瓜子还有润肠的功效，有助于预防便秘，保持正常体重。炒香的芝麻撒在各种蔬菜上都很好吃（打碎或碾碎可提高营养的吸收率），还能补充人体的钙元素；向日葵子富含维生素 E；亚麻子能提供丰富的脂肪酸。

（四）奶制品

1. 牛奶

在瑜伽知识中，牛奶被认为是一种完美的食物，因为它包含人体所需的各种营养，帮我们维持身体健康。在培养良好的大脑组织以提高学习理解能力方面，牛奶扮演着重要的角色。牛奶中含有蛋白质、钙、B 族维生素（如维生素 B_{12} 等）、维生素 D、钾、色氨酸等，能够维护血细胞健康，镇静神经，所以全世界都流行以热牛奶作为助眠放松的饮品。牛奶还被证实能够增加好的胆固醇，增强力量。

2. 酸奶

酸奶里含有蛋白质、钙、钾、维生素（如维生素 B_2、维生素 B_6 和维生素 B_{12}），营养丰富。它还含有几百万的“好细菌”——益生菌，能抑制肠道内引起细菌感染和疾病的有害菌，增强免疫力，促进消化，减轻胀气、腹泻和其他消化问题。它几乎是人体最容易消化的奶制品。此外，酸奶中含有乳糖不耐症病人所缺乏的消化酶——食物酵素，因此，乳糖不耐症病人也能很好地消化酸奶。

（五）水果、蔬菜

瑜伽饮食包括大量种类繁多的新鲜蔬果。不同颜色和口味的水果与蔬菜好看、美味，还富含营养。水果是真正的健康食物，它不仅易于消化，还能够洁净身体并补充精力。营养丰富的果蔬给人带来活力和精力，有助于身心的平衡与和谐。每一种蔬菜和水果都具有一定的功效，例如预防和减轻疾病、平衡与协调各种器官或身体系统等。

不同颜色的果蔬有不同的作用，将各色水果和蔬菜列入日常饮食中，长期坚持下来，就会使身体受益无穷。

1. 红/紫色果蔬

红/紫色水果和蔬菜富含抗氧化剂，有助于保护细胞、防御癌症，还能消炎，提升记忆力，改善循环系统和免疫系统功能。

日常可得的红/紫色水果品种多样，如樱桃、番石榴、石榴、葡萄、草莓、西瓜、梅子等，红/紫色蔬菜则包括甜菜、西红柿、辣椒、红椒、紫甘蓝、红色洋葱、芋头、红薯等。

2. 绿色果蔬

绿色果蔬具有抗癌特性，还含有对心脏有益的植物化学物质以及能改善消化系统的纤维。此外，它们对维持良好的视力也有很大的帮助。绿色水果包括哈密瓜、猕猴桃、青柠、葡萄、苹果、鳄梨等，绿色蔬菜则包括西兰花、抱子甘蓝、高丽菜、绿叶菜、芦笋、芹菜、黄瓜、生菜、豌豆、荷兰豆、四季豆、西葫芦等。

3. 白色果蔬

白色果蔬有助于滋润皮肤，减轻便秘、干咳等与干燥有关的身体问题。这些果蔬内含大蒜素，有助于降低胆固醇和血压。此外，它们还具有强大的抵抗病毒和细菌的性能，能帮助身体抵御感染。

白色水果包括桃子、荔枝、山竹、西番莲、椰子、番荔枝、火龙果、红毛丹、苹果等，白色蔬菜包括花菜、白萝卜、山葵、大葱、莲藕、大白菜、洋葱、大蒜等。

4. 黄/橘色果蔬

黄/橘色的蔬菜富含β-胡萝卜素，有助于维持皮肤黏膜和眼部的健康，能改善免疫系统，预防某些癌症和心脏病。

好吃的黄色水果种类丰富，有杏子、甜瓜、醋栗、葡萄柚、杧果、柠檬、橙子、甜桃、木瓜、黄桃、柿子、菠萝、橘子、黄肉西瓜、波罗蜜、阳桃、金橘、榴梿等，黄色蔬菜则包括胡萝卜、山药、南瓜和玉米等。

（六）酥油、芝麻油

食油入菜不仅是为了提味，更是为了身体所需。酥油和芝麻油是瑜伽饮食中的珍品，酥油还被冠以“拉撒雅纳”的称号，意为这是一种能够促进全面健康、使人长寿的食物。

1. 酥油

酥油是牛奶的精华，因为它是从纯净的黄油中提炼出来的。

关于酥油对健康的益处，瑜伽文献中有一处值得注意的描述：酥油能够增强身体的消化和吸收能力，润滑结缔组织，增强灵活性，改善脑部功能和记忆力，并将草药的药性运送到全身的组织内。此外，酥油在牛奶提炼的过程中已去除了全部的乳蛋白，因此，它是乳糖不耐症者极好的替代乳品。

2. 芝麻油

芝麻有黑色和白色两种。白芝麻增强肺部功能，黑芝麻健肾。

芝麻油也因其良好的疗效而受到重视。芝麻油中含有芝麻酚、芝麻素和不饱和脂肪酸。芝麻酚和芝麻素是强力的抗氧化剂，不饱和脂肪酸有助于降低血压和胆固醇。芝麻油还有助于润滑关节和内脏、预防脱发、减轻便秘、消除炎症等。此外，芝麻油还具有容易深层渗透肌肤的特性，因此它也是最著名的按摩油之一，经常使用有助于保持肌肤的柔滑。

（七）蜂蜜

瑜伽饮食包括天然健康的甜味剂，如蜂蜜和粗糖。这些食物能给身体带来活力，并增进健康。

蜂蜜含有抗氧化剂、B族维生素（如维生素 B_2）、维生素C以及少量的矿物质（如镁、钾、钙、铁和磷酸盐）。它具有强大的杀菌功效（局部使用对外伤有疗效），有助于减轻哮喘或感冒（每天一汤匙温热的蜂蜜与1/4茶匙桂皮粉混合冲水，连喝3天可以有较好的效果），有助于治疗胃溃疡，对长期便秘也有疗效。蜂蜜水有利于补充精力、清洁肾脏、净化血液，还能明目健齿。感冒的时候，在蜂蜜水中加点桂皮和姜末可以帮助缓解症状。

蜂王浆是一种饱满的乳状分泌物，具有很高的营养价值。它有助于缓解疲劳和乏力，改善皮肤和发质，降低血压和胆固醇，减轻过敏，改善肾脏和免疫系统功能，调节荷尔蒙激素分泌，减轻更年期的症状，还有助于人体抵抗病毒和细菌的感染，并帮助解决不育的问题。

七、健康饮食习惯的一般性指导原则

瑜伽习练者健康的饮食习惯是指不吃刺激性和压抑性食品。健康饮食习惯中最重要的一点是，尽量在食品处在最自然状态时摄取它，这时食品是最新鲜，也是最有营养的。这样的食品不仅容易消化，而且还能加快缓慢的消化过程，使肠胃更健康。

(1)选择新鲜的食品，避免经过防腐处理加入色素和添加剂的食品。

(2)适量地摄取坚果和种子类食品，它们能提供身体必需的脂肪酸和蛋白质。

(3)尽可能地选择全麦面包或面条。

(4)选择原汁原味的酸乳酪。

(5)用蜂蜜取代白糖，用枣和干果制品取代甜品。

(6)摄入各种不同的食品。

(7)避免油腻或油炸过的食品。

(8)减少红肉和鸡肉的摄取，主要摄取鱼肉，因为鱼肉更容易消化。

(9)无论吃什么，都要缓慢仔细地咀嚼食物。

(10)适量进食，换句话说，吃到八分饱就可以了。填满胃三分之二的容量，空出三分之一的容量，这样胃可以更好地吸收食物的营养。

(11)戒掉吸烟、喝酒、摄取咖啡因和任何其他刺激性或压抑性食品的习惯。这些物质会妨碍健康。

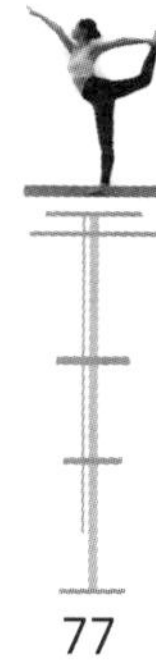

第七节　呼吸与瑜伽姿势的配合

一、呼吸与瑜伽姿势配合的方法

瑜伽流派不同，对呼吸的处理也会有所不同。但是不可否认，呼吸和体式之间会互相影响，有可能是互相促进，也可能是互相拖后腿。好的呼吸可以让体式更深入、更完美，糟糕的呼吸会连累体式的完成度，反之体式的精准正位会让呼吸更饱满有效，而错误的体式会限制呼吸的完成和顺畅。呼吸和动作之间要如何配合，总结如下。

1. 吸气时延展，呼气时进入或加强

这一点在涉及脊柱的运动方向时都适用。跟脊柱运动方向相关的瑜伽体式类型有前屈、后弯、扭转和侧弯。不管是前屈、后弯、扭转和侧弯，都需要先延展脊椎，创造空间，这时配合吸气，可以让脊柱延展更充分，获得更多空间。这里有一个特殊情况就是后弯，有人更喜欢吸气进入后弯，因为吸气时可以更好地向上提胸腔，帮助后弯更多。大家可以找到自己的习惯和喜好。

2. 吸气准备，呼气进入

除了按照脊柱运动方向分类，瑜伽里面还有很多其他类型的体式。而且很多体式也不仅仅是单一的脊柱运动，还要有一系列的准备动作，比如双手平举、双手向上、双脚分开、双腿伸直等。然后再进入最终体式。

一般都是吸气准备，呼气进入最终体式。比如吸气双手上举，呼气屈膝下蹲进入幻椅式；再比如双脚大大地分开转脚，吸气双手起侧平举，呼气屈膝进入战士二式。

3. 吸气回正，呼气落下

这是退出体式时的一般规律。回正大多是指躯干从后弯、扭转、前屈、侧弯中回到立直，落下大多指双臂从平举、上举落到身体两侧回到山式状态。比如从站立前屈式退出时，吸气从身体前屈回正到直立，呼气手落下；再比如三角式中，吸气躯干回正，呼气手落回。

除了上面的三点，关于呼吸还想提几个建议：

(1)分不清楚呼吸的时候不要慌，自然呼吸。既不要让动作扰乱呼吸，也不要让呼吸扰乱动作。分不清的时候就自然呼吸，身体自己会调整。

(2)不要屏息，更不要在屏息时做任何动作。特别是初学者在做动作时，一不小心就会屏息憋气，有时可能连你自己都觉察不到屏息憋气了，严重的甚至会出现恶心头昏的现象。所以在你能力范围内练习，不要总是咬牙切齿地去完成动作。

二、呼吸与动作配合的原则与规律

1. 呼吸与动作配合的原则

(1)将身体折下(前弯类)的动作呼气为佳。

(2)打开前胸(以后仰为代表)的动作吸气为佳。

(3)扭转类的动作也是呼气来做。

但是，瑜伽的动作不是只有单一的停留式，还包括准备式与离开式，因此吸气呼气是一气呵成的。比如：做前弯时，先吸气把脊椎拉长、胸腔打开(准备式)，呼气往前弯，可停留在这做几次呼吸换气，等到要往上回到原本的站姿(离开式)时，用吸气来配合。

另一重点是，我们若停留在某一个地方时，千万不要憋气，要顺畅地呼吸，而且可以透过呼气让身体做得更深一点。拿扭转式来说，身体往后转去之后，就用自然呼吸法，可是在呼气时，可以把腹部再转紧一点，胸腔再打开一点，吸气时停在原地，只要拉长背脊就好了。如此可配合几次呼气，身体能往后转得更多。

2. 呼吸与动作配合的规律

(1)在所有背离地心引力的动作中吸气，在顺应地心引力的动作中呼气。例如，抬手臂、抬头时应吸气，身体前屈、落手臂、低头等向下运动时呼气。

(2)在呼气中做扭转。例如，在做扭转体式中，要先吸气延展脊柱，然后在呼气中扭转身体，还原时吸气，再呼气放松。

(3)进入体式后保持体式时，要始终保持匀速缓慢深长的呼吸。如出现呼吸急促或屏息，要立刻还原体式。

思考题

1. 简述瑜伽六要素构成及其内容。
2. 如何培养健康的瑜伽饮食习惯？
3. 常用的瑜伽呼吸和姿势配合的规律有哪些？

第七章

瑜伽热身动作及方法

第一节　瑜伽热身的价值

任何运动都需要热身，瑜伽热身与正式的瑜伽训练同等重要。高质量的热身活动能有效唤醒肌肉细胞，增加血液中的含氧量，提升全身的新陈代谢，大脑神经传导反应速度也会随之增快，最大限度减少受伤的可能。

一、瑜伽热身的作用

练瑜伽前热身的一个重要作用是，它能把注意力集中到呼吸上，并通过深呼吸增加吸入的氧气，从而增强体力，为练习瑜伽做准备。这些热身练习还能在清晨唤醒身体，或在忙碌的一天结束后让身体平静下来。身体末端的血液循环也能够通过热身得到改善，这对感觉身体姿势的伸展很有帮助。

热身的第二个作用是，它能减轻练习瑜伽后身体的僵硬程度，因为增加的氧气供应和循环能减少肌肉产生的乳酸。热身的最大好处是让我们更好地完成瑜伽动作，并且对自己身体的摆放有更强烈的意识，这个过程会帮助大脑专注于将要练习的瑜伽姿势。

热身练习是很好的放松运动，而且可以在一天的任何时间和任何地点进行。例如，简单的伸展动作可以在办公室或旅途中完成，这些动作既可以放松肌肉，减轻疲劳，还可以刺激血液循环，增强活力。

热身的第三个作用是防止运动伤害。热身能够充分活动关节，打开关节的空间，同时让身体产生一定的热度，让肌肉产生一定的热塑性和伸展性，从而保护身体在后续的强化运动中不至于受伤。

二、瑜伽热身的意义

在练习瑜伽之前先做热身对身体和注意力都是很好的准备过程。瑜伽前热身的意义有以下几点。

（1）提高中枢神经系统兴奋水平。热身的过程可以帮助大脑专注于将要练习的瑜伽姿势，对身体的摆放有更强烈的意识（激活更多的肌肉参与将要进行的瑜伽动作）。

（2）增强氧运输系统的机能，使肺通气量、摄氧量和心输出量增加，心肌和骨骼肌中毛细血管扩张，有利于提高工作肌的代谢水平。

（3）降低肌肉和关节的黏滞性，增加弹性，预防肌肉损伤。

（4）增强皮肤血液流动，利于散热，防止热应激伤害。一般准备活动必须做全身的热身活动，从拉伸开始，使人体的运动系统和参与运动的呼吸、血液循环等系统都调动起来，让我们更好地完成瑜伽动作。

第二节　设计瑜伽热身动作

一、需要热身的身体各关节的活动范围

颈椎:屈、伸、侧弯、扭转、环绕。

肩关节:屈曲、后伸、外展、内收、外旋、内旋、环绕。

肘关节:屈、伸。

腕关节:屈、伸、环绕。

脊柱:前屈、后弯/展、侧屈/弯、扭转。

髋关节:屈、伸、外展、内收、外旋、内旋、环绕。

膝关节:屈、伸。

踝关节:屈、伸、内翻、外翻、环绕。

二、设计热身动作的思路

热身在瑜伽中是开始训练的暖身环节,顾名思义,就是让身体热起来。一般选择脊柱、关节的活动和低强度序列组合用于暖身环节,达到热身的目的。

热身动作不管如何设计编排,最终目的是提高心率,让身体快速升温,刺激身体从平静状态进入运动状态。有效的热身可以降低肌肉和关节的黏滞性,预防受伤。

热身的常规程序既可以是一组序列,也可以是身体各个部分从头到脚的练习。一般不会有那么多的时间在一次练习中完成所有的动作,可以经过一段时间的尝试,结合需要练习的瑜伽体式,找到自己觉得最需要的热身动作。

三、设计热身动作的注意事项

(1)如果身体的某一处曾经受过伤、有问题,或者很僵硬,建议增加专门针对这些区域的热身练习。

(2)如果身体受过伤或患有疾病,在热身练习前先咨询医生或者瑜伽老师,他们会建议应该专攻哪些动作、避免哪些动作。如果在瑜伽中挑选了某个或某类的姿势加以练习,那么一定要记住在热身时也要专门锻炼与这类姿势相对应的身体区域。

(3)从头到脚的热身练习。所有的动作都需要以缓慢、温和、克制的方式来进行,并让呼吸和动作相协调(除非特殊情况)。呼吸也要缓慢和克制。不要强迫自己进行某个动作或伸展,这样做有可能伤到自己。

第三节　面部、颈部、手臂和肩膀的瑜伽热身动作

一、面部的瑜伽热身动作

面部的肌肉一般都很紧张,但是我们很难清晰地感觉到这一点,下面的动作能帮助你在练习瑜伽前放松面部。

(一)眼睛

动作1:头部保持在中间位置,眼睛向上、下、左、右及对角线的方向转动眼球。顺时针

转动眼球 3～4 次，再逆时针重复这个动作。

动作 2：闭上眼睛，将双手搓热覆盖在眼睛上，随后睁开眼睛看着黑暗处，在 2～3 个呼吸中眼睛适应黑暗。保持双手覆盖在眼睛上，闭上眼睛，随后松开双手后睁开眼睛，慢慢地停留在眼前的物体上。

每个动作重复 2～3 次，也可以按照自己的喜好和需要重复更多次。

（二）面部肌肉

面部肌肉的热身如图 7-1 所示。

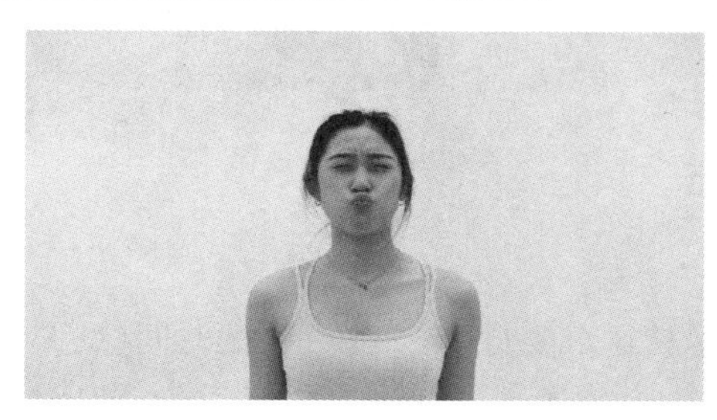
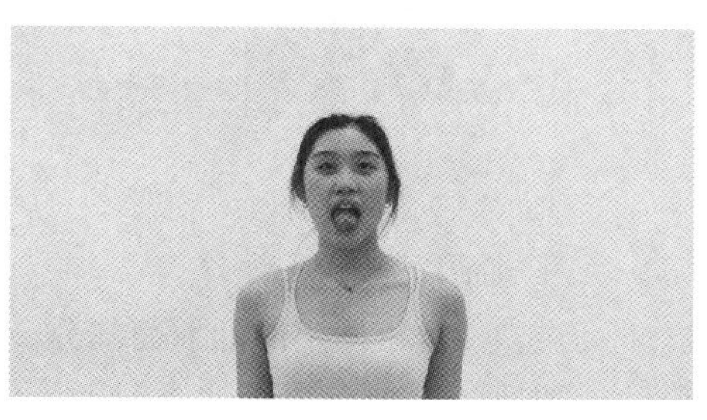

图 7-1

动作 1：活动面部的肌肉，向鼻子方向收紧所有面部肌肉，紧闭双眼，嘴唇向上翘。

动作 2：做和动作 1 相反的动作，眼睛和嘴巴尽量张大，同时伸出舌头并向下颌方向伸长。

二、颈部的瑜伽热身动作

颈部的瑜伽热身动作可以在练习瑜伽前放松颈部。如果颈部受伤或者感觉颈部很不舒服，就不要做这些动作。

（一）颈部转动的热身动作

简易盘坐或站立，挺直脊柱，将注意力放于颈部。吸气，头部尽量向右边转。呼气，将头部回到正面，再向左重复这个动作（见图 7-2）。你也可以先向左转，再向右转。交替连贯进行这个动作 2～3 次。转动时下颌与地面始终保持平行，不要上抬或者下压下颌。

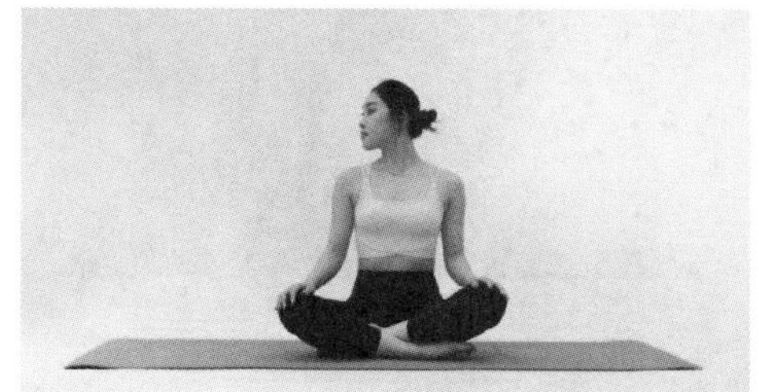
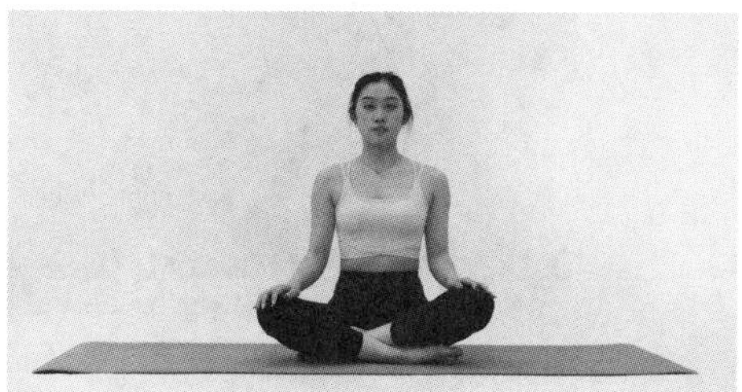
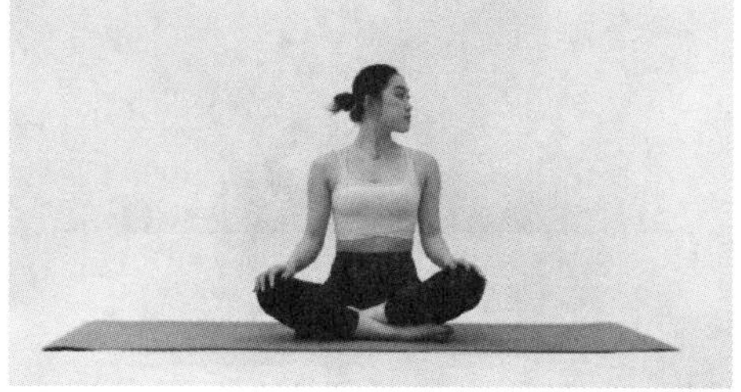

图 7-2

（二）颈部后面的热身动作

呼气，将头低下，下颌向胸部靠近，保持这个姿势最少 2 个呼吸的时间。恢复原状时吸气，把头重新伸直向上延展（见图 7-3）。交替连贯进行这个动作 2～3 次。

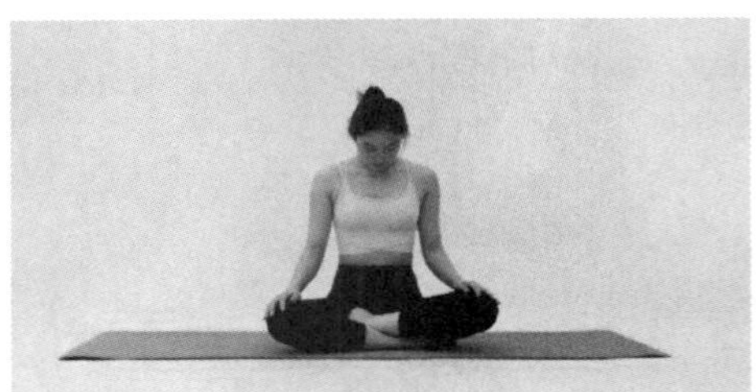
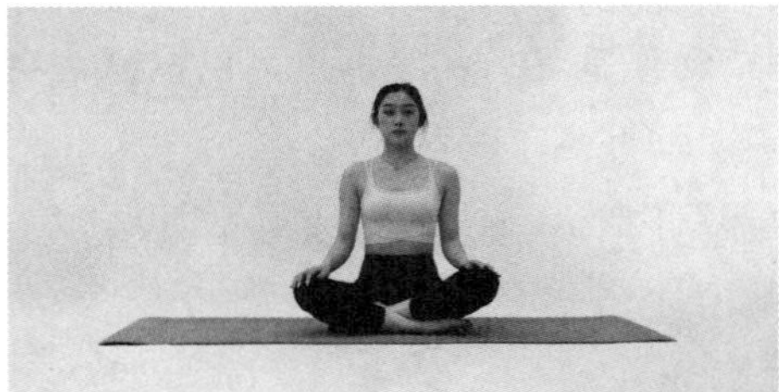

图 7-3

（三）颈部前面的热身动作

吸气时抬起下颌，拉伸颈部的前面部分。保持这个姿势 1～2 个呼吸的时间（见图 7-4）。恢复原状时呼气，把头重新伸直向上延展。交替连贯进行这个动作 2～3 次。

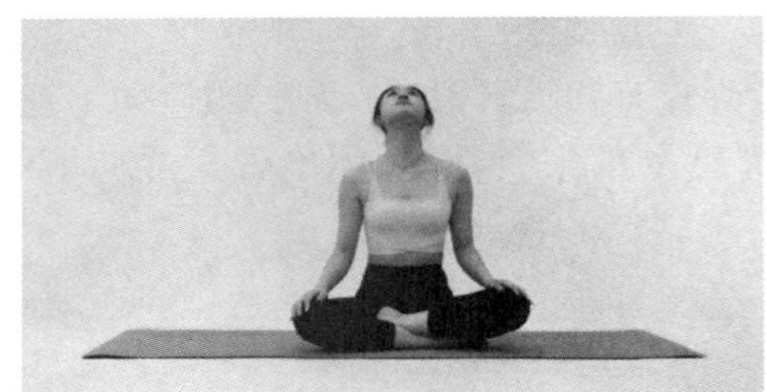
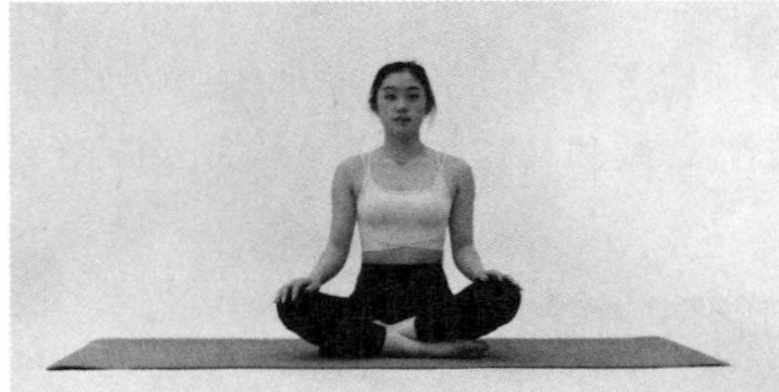

图 7-4

（四）颈部侧弯的热身动作

呼气时颈部侧弯，让一侧耳朵靠近肩膀。同时放低另一侧肩膀，从而加大这一侧颈部的伸展程度。此时你的眼睛和脸部正对前方。保持这个姿势 1～2 个呼吸的时间（见图 7-5）。

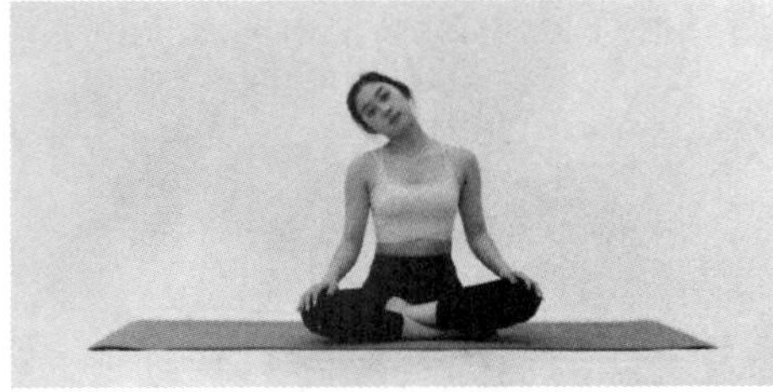
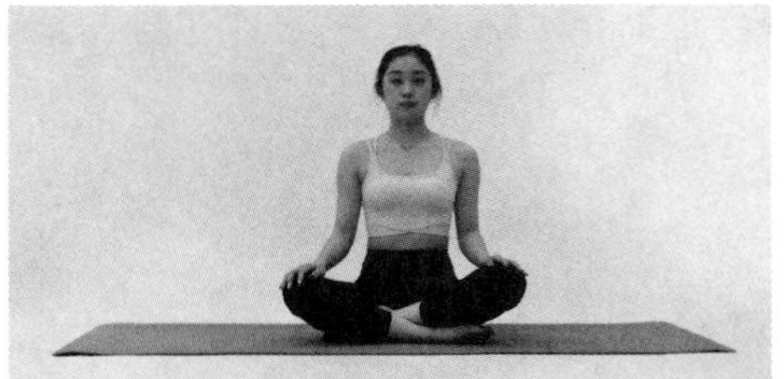
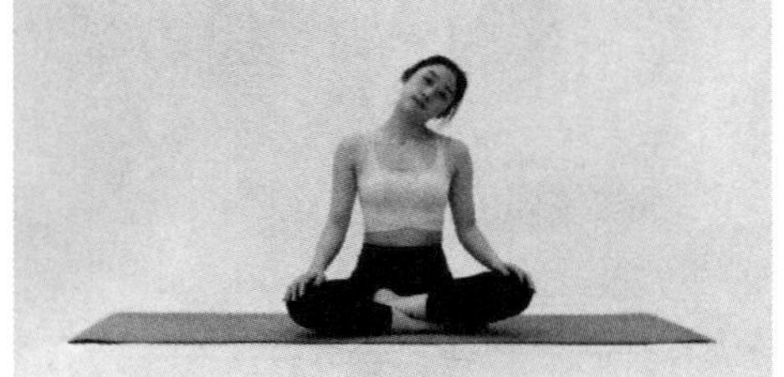

图 7-5

恢复原状时，缓慢地呼气，头部从中间低下，让下颌靠近自己的胸部，然后吸气，再把头抬起来伸直，颈部朝相反的方向侧弯。重复这组动作 2～3 次。

三、手臂和肩膀的瑜伽热身动作

手臂和肩膀的瑜伽热身动作可以在练习瑜伽前放松肩膀和手臂，增加灵活性。动作开始时，简易盘坐或站立，挺直脊柱。

（一）指关节的热身动作

双臂前展，与肩等高等宽，吸气用力伸展手指，呼气握拳（见图 7-6）。重复这组动作 10 次。

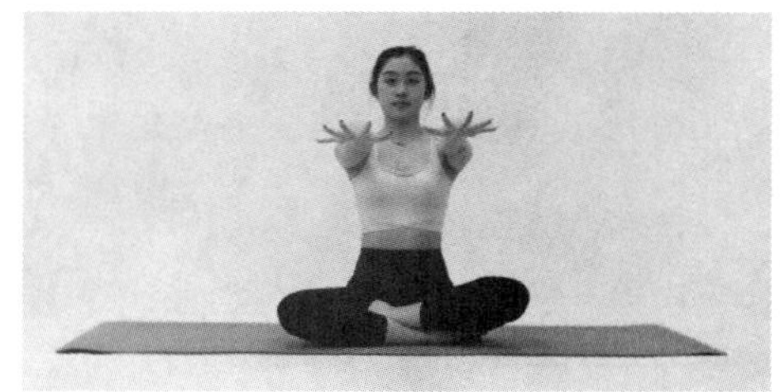
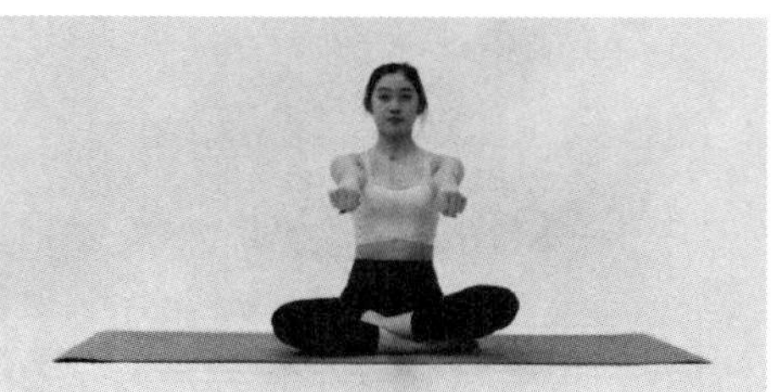

图 7-6

（二）腕关节的热身动作

动作 1：手指并拢，吸气，指尖向上；掌心朝前，呼气，指尖向下，掌心朝后，重复 5 次。

动作 2：内收大拇指，握拳；以手腕为轴，顺时针转动，再逆时针转动，顺逆各重复 5 次。

腕关节的热身动作如图 7-7、图 7-8 所示。

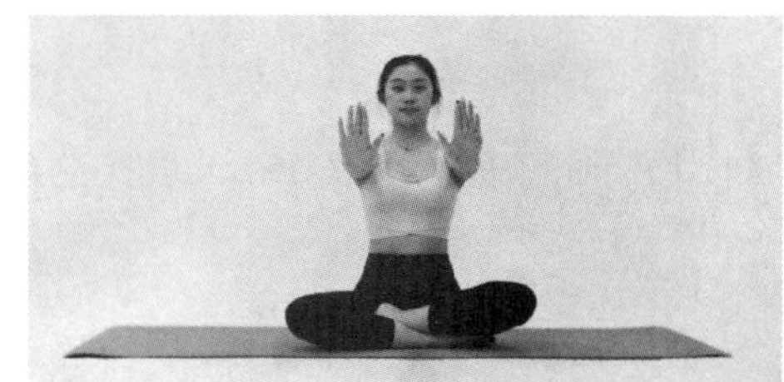
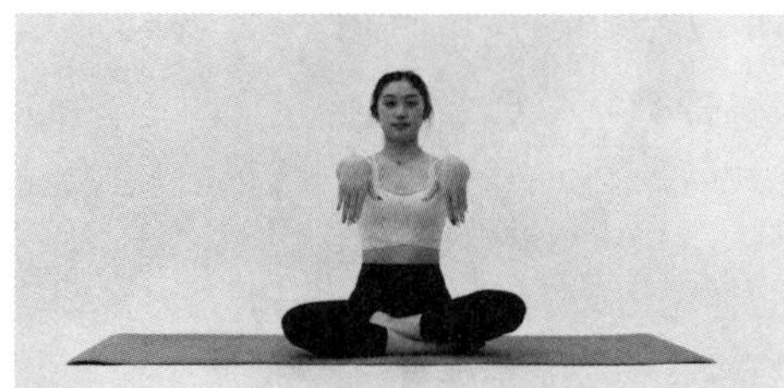

图 7-7

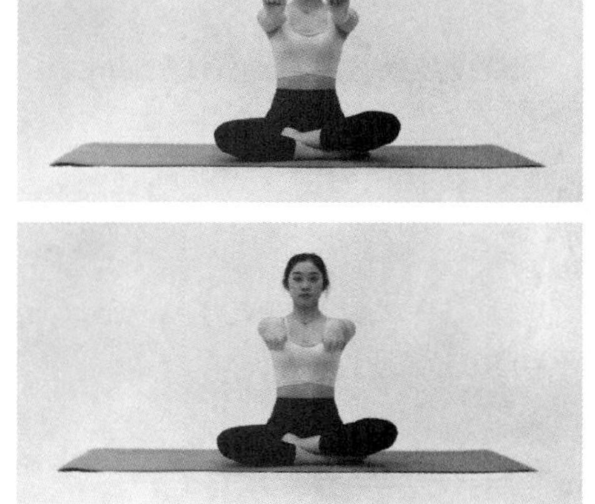
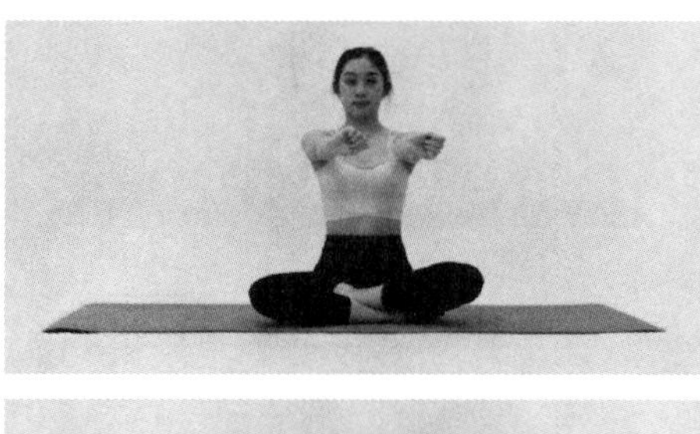
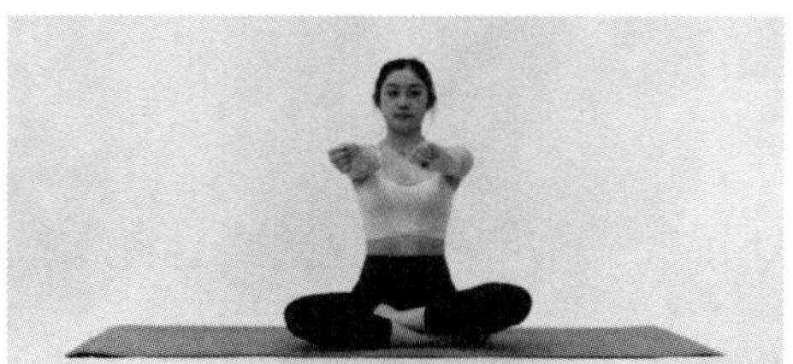

图 7-8

（三）肘关节的热身动作

双臂向身体两侧平举，掌心朝前，保持顺畅呼吸。屈肘，指尖朝上，小臂经上向下，屈肘，指尖朝下，小臂再经前向上，屈肘，指尖朝上至侧平举（见图 7-9）。重复这组动作 2～3 次。

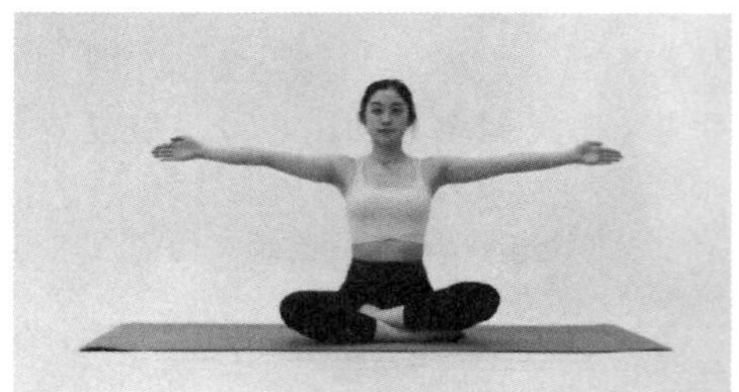
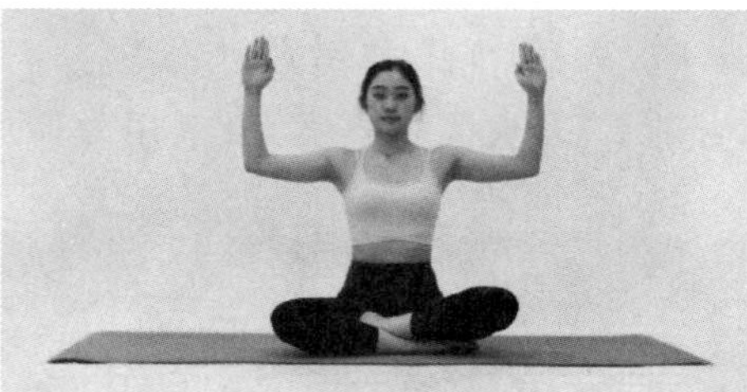
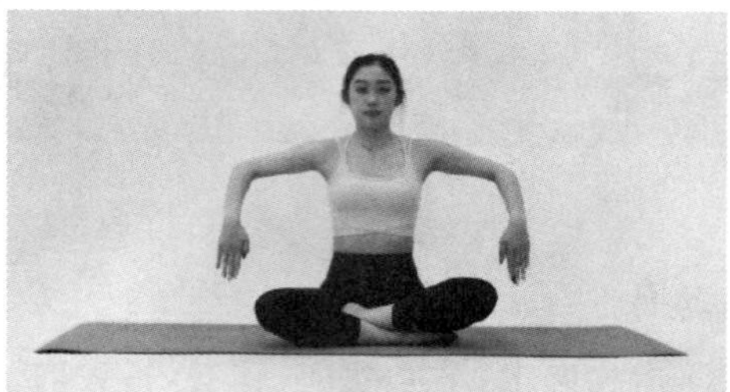

图 7-9

（四）肩膀和手臂的瑜伽热身动作

1. 肩膀绕环吸气

肩膀向前和向上，朝耳朵靠拢。呼气，肩膀向后、向下压（见图7-10）。重复这组动作2～4次。

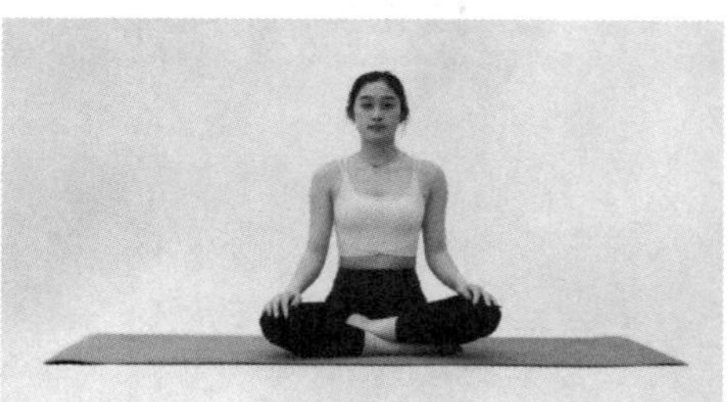
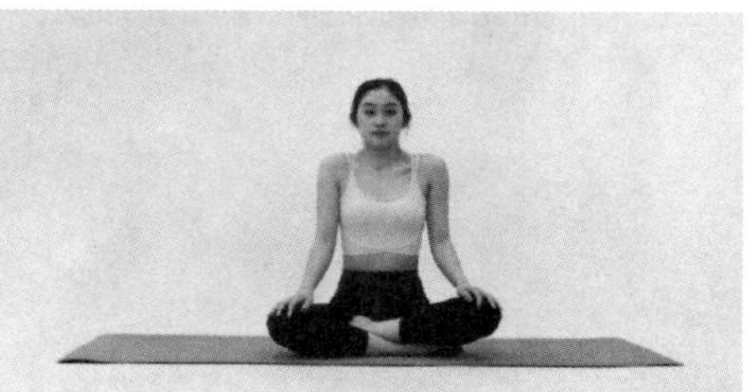
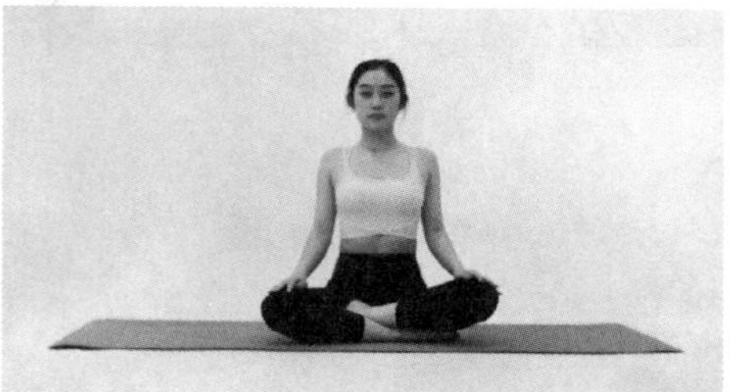

图 7-10

2. 上臂绕环

屈肘将手指放在肩上，绕环肘关节，保持肩膀压低。吸气，将手肘向前抬高。呼气，将手肘向后压低（见图 7-11）。重复这组动作 2～4 次。

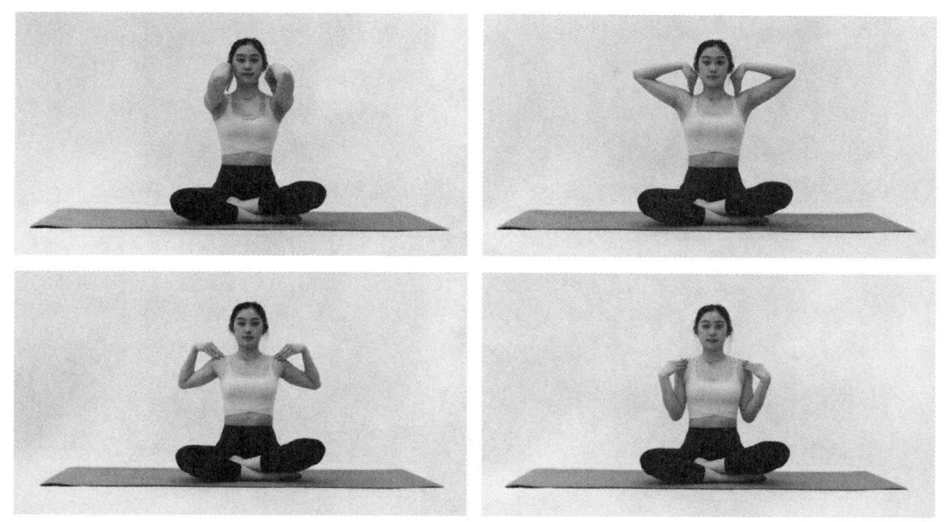

图 7-11

3. 全部手臂绕环

将手臂伸直，然后双臂进行环绕。吸气，将手臂向前抬高。呼气，将手臂向后压低(见图 7-12)。重复这组动作 2～4 次。

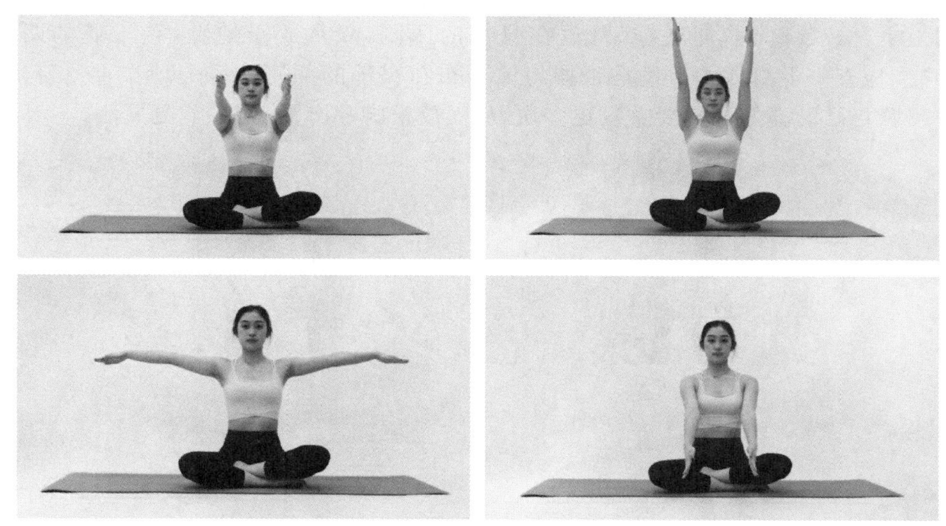

图 7-12

4. 鹰式手

双脚开立，双脚间距一腿，双臂侧平举打开向远延伸。双臂伸直在胸前交叉。先收起下面的手臂、指尖朝上，再收起上面的手臂、指尖朝上。双手掌心相对靠拢，慢慢向上抬大臂，保持 3～4 个呼吸的时间。放下手臂放松(见图 7-13)。交换上下手臂重复练习。注意双臂肘关节收起时，大臂肘关节的位置保持在水平线的高度。

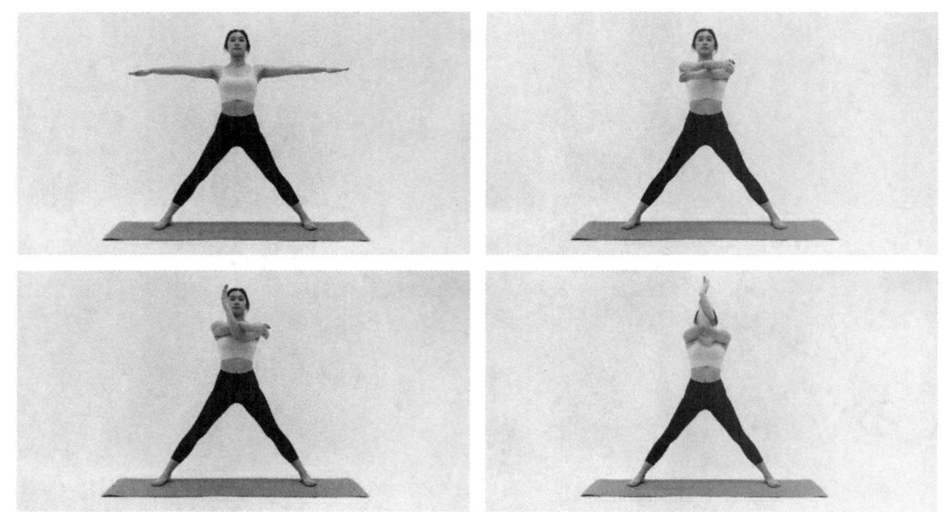

图 7-13

第四节　脚、腿部和髋部的瑜伽热身动作

一、脚和脚踝的瑜伽热身动作

端坐笔直，双脚向前伸展，双臂放在身体的两侧，双掌放于地上，置于髋的两侧（见图 7-14）。检查一下身体的重量是否均匀地分布在臀部的两侧。每个动作重复 2～3 次，也可以按照自己的喜好和需要重复更多次，从而放松脚和脚踝，让关节更灵活。

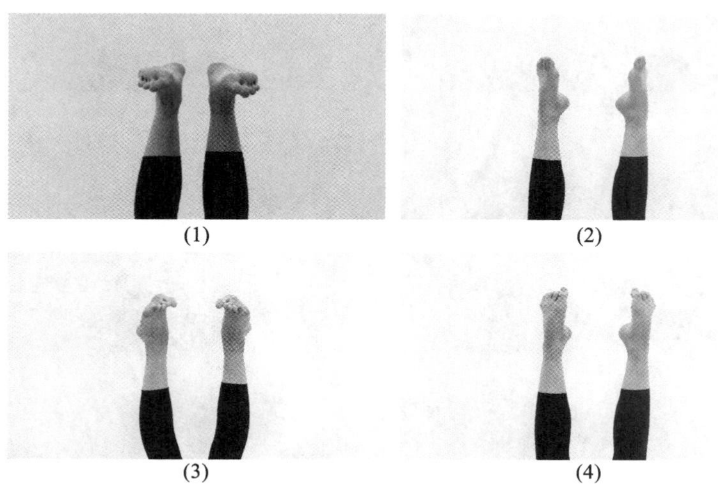

(1)　(2)　(3)　(4)

图 7-14

动作 1：呼气，双脚脚背屈，同时脚趾展开。

动作 2：吸气，双脚脚跖屈，同时脚趾收拢。

动作 3：吸气，双脚脚踝外翻（脚掌向外）。

动作 4：呼气，双脚脚踝内翻（脚掌向内）。

注意保持顺畅呼吸，顺、逆时针旋转双脚脚踝。

二、腿部和髋部的瑜伽热身动作

腿部和髋部的瑜伽热身动作能够拉伸大腿、小腿和髋部的肌肉与筋膜，放松骶骨，增加双腿和髋部关节的灵活性，促进腿部和髋部血液循环，加强肠胃蠕动。

（一）膝关节的热身动作

动作 1：屈右膝，双手十指交叉抱住大腿后侧。吸气，膝关节伸直；呼气，膝关节弯曲（见图 7-15）。左右各重复 5 次。

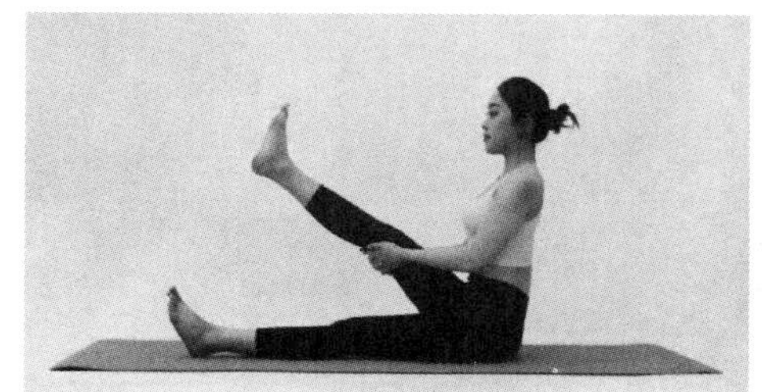

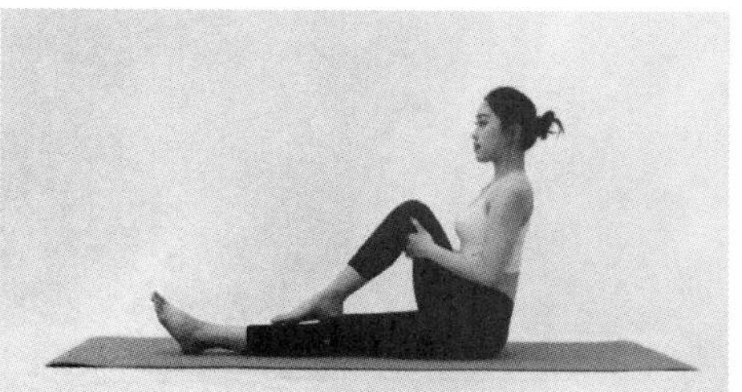

图 7-15

动作 2：膝与手的位置不变。吸气，直膝。呼气，小腿向右画圈（顺时针）。最后落回到屈膝位置（见图 7-16）。左右各重复 5 次。

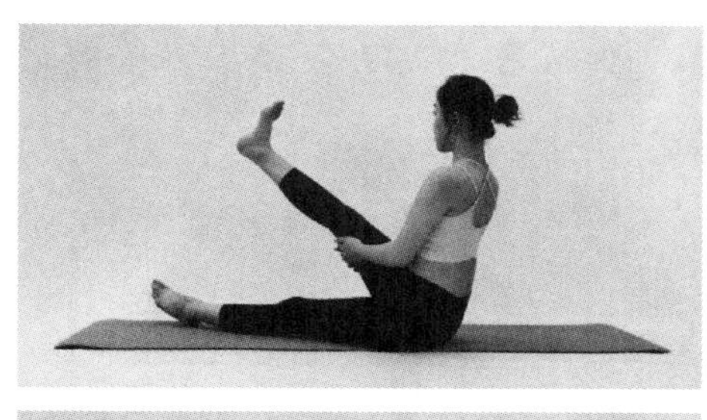

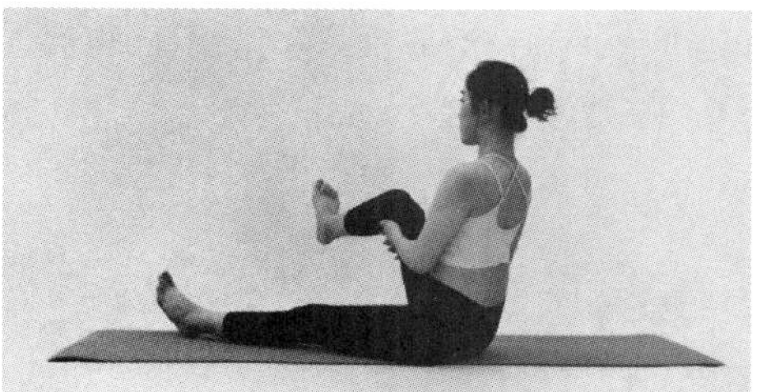

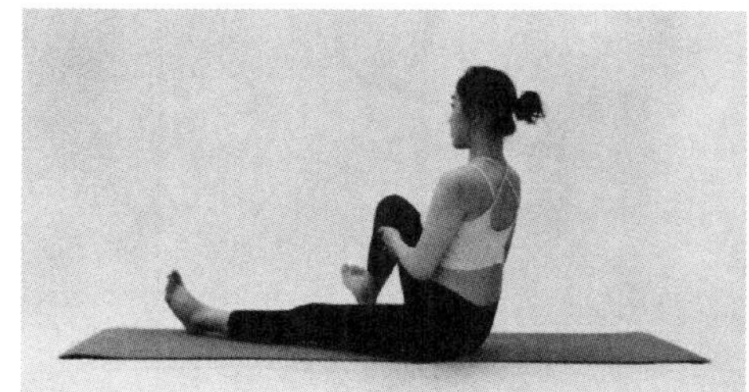

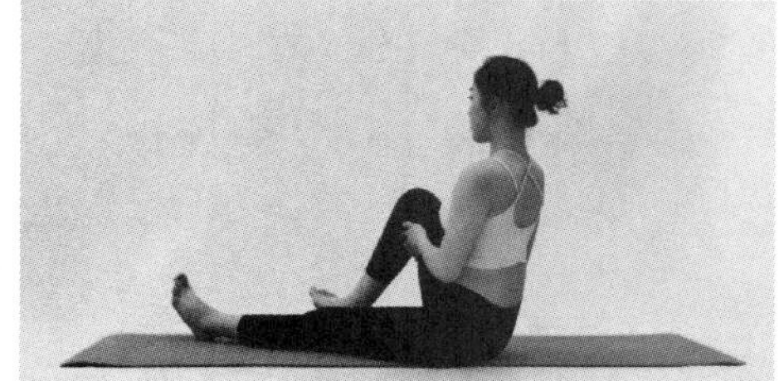

图 7-16

（二）腿部和髋部的热身动作

起始姿势，平躺在垫上，双腿伸展平行地合拢在一起，膝盖窝靠近地面，勾脚，脚跟压住地面。手臂平放在地面上，靠近身体，除非特别说明，手心应该向下。

不要在练习过程中拱起背部或抬起臀部，这里可以想象让腹部肌肉紧贴地面。除非特别说明，头部需要始终保持在地面上。所有动作都必须与呼吸相协调，注意不要匆忙地完成任何动作。

绳子辅助抬腿练习会很有用。如果使用绳子，让它穿过你的脚底或包住脚踝，双手拉住绳子的两头。

1. 单脚抬高动作

吸气，尽量抬起右脚，呼气，让脚回到起始的状态(见图 7-17)。左脚重复这个动作。交替抬高双腿 2～4 次。

如果后背感到任何不适，或者腹部肌肉比较弱，那么在一条腿抬高时，让另一条腿弯曲，脚底踩在地面上。

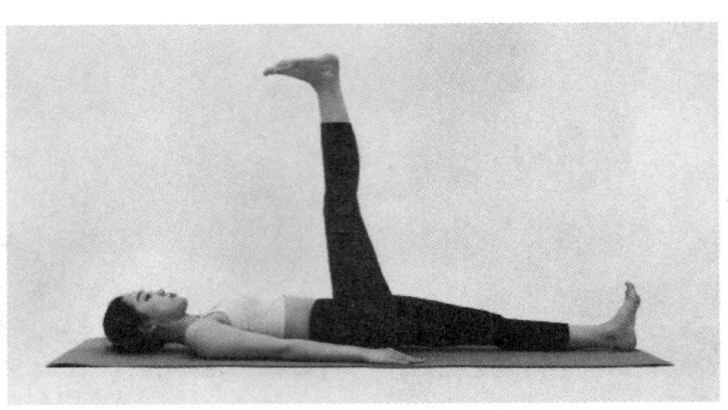

图 7-17

2. 单脚抬高加强版本

抬起右脚。双手握住脚踝，或者用绳子拉紧脚底。保持双腿伸直，勾脚。左侧臀部向膝盖窝延伸。每呼吸一次，右腿向上伸展一点。保持这个姿势 2～6 个呼吸的时间(见图 7-18)。左腿重复这个动作。

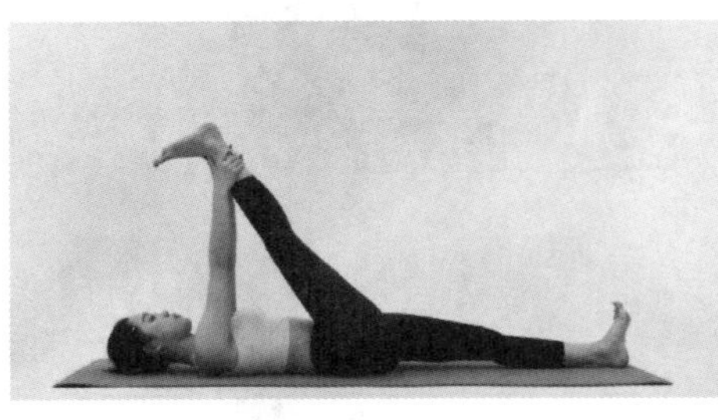

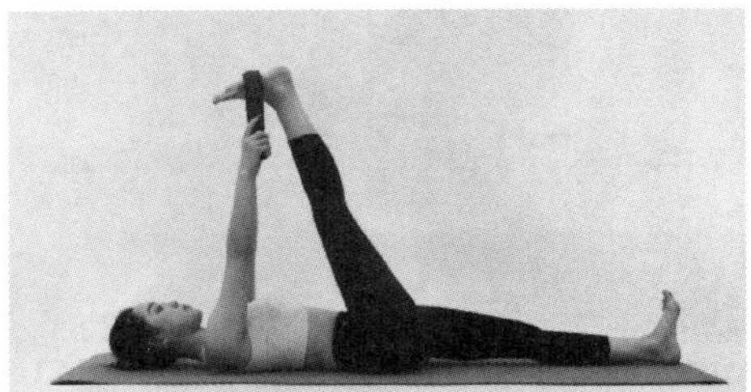

图 7-18

3. 双脚抬高动作

吸气，抬高双腿且并拢伸直。呼气，放下双腿，回到起始状态。重复 2～10 次。如图 7-19所示。

只有在腹部和后背肌肉足够强壮时才可以尝试双腿抬高的动作。做这个动作时，要时刻防止自己的后背拱起或臀部抬高。先练好单脚抬高的动作，直到自己的能力提高后再做双腿抬高动作。

4. 双脚抬高加强版本

抬起双腿，按照单脚抬高加强版本那样双手握住双腿。将双腿慢慢朝自己方向拉，让它们伸直，并让脊椎和臀部保持与地面接触。保持这个姿势 3～6 个呼吸的时间。(见图 7-20)。

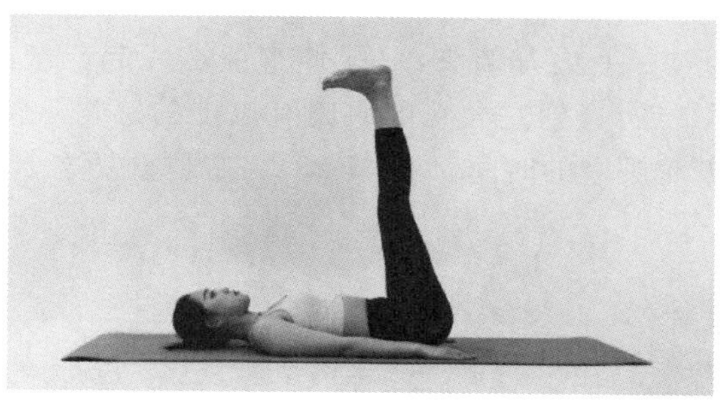

图 7-19

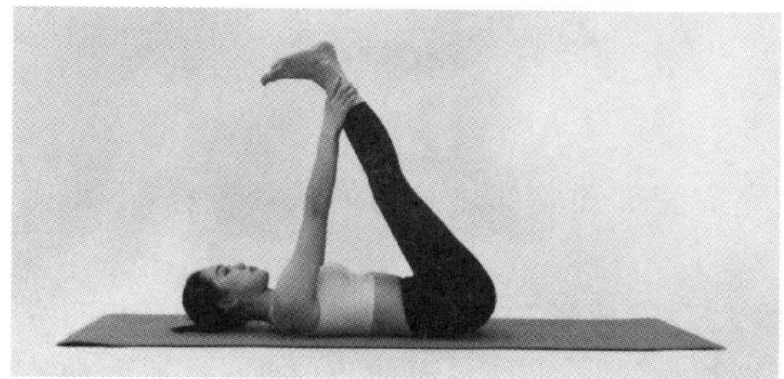

图 7-20

5. 大腿内侧和髋部弯曲动作

动作 1：开始时，双腿抬高。弯曲膝盖，双腿向外打开，让脚底相互接触，膝盖指向两侧。双手握住脚和脚踝，慢慢将脚朝自己的方向拉。保持这个姿势 2～6 个呼吸的时间。如图 7-21 所示。

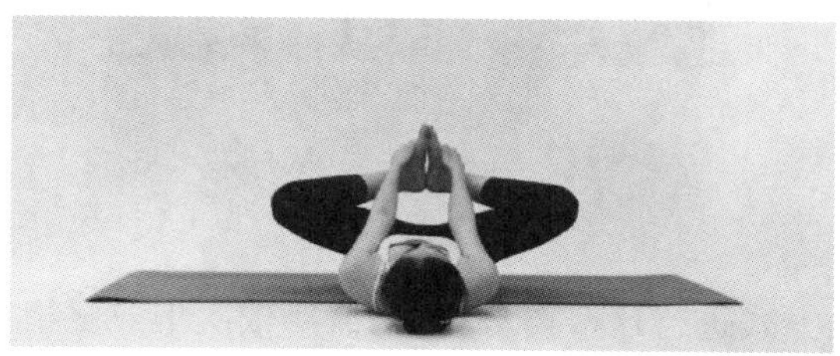

图 7-21

动作 2：双腿向外打开伸展，同时用手压住大腿内侧。保持这个姿势 2～6 个呼吸的时间。如图 7-22 所示。

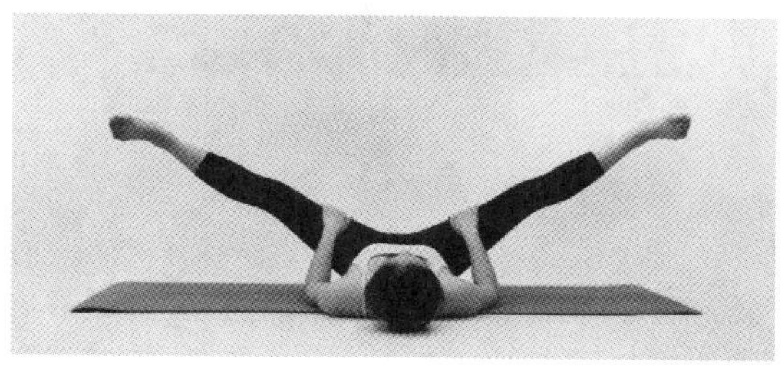

图 7-22

6. 大腿伸展动作

趴在地上，腹部向下，右手垫着额头，双腿伸直并在一起。弯曲左腿，用左手抓住左腿。脚后跟尽量朝臀部靠近，直到左大腿的肌肉有拉扯的感觉。膝盖一直与地面保持接触。保持这个姿势 3～6 个呼吸的时间(见图 7-23)。右腿重复这个动作。

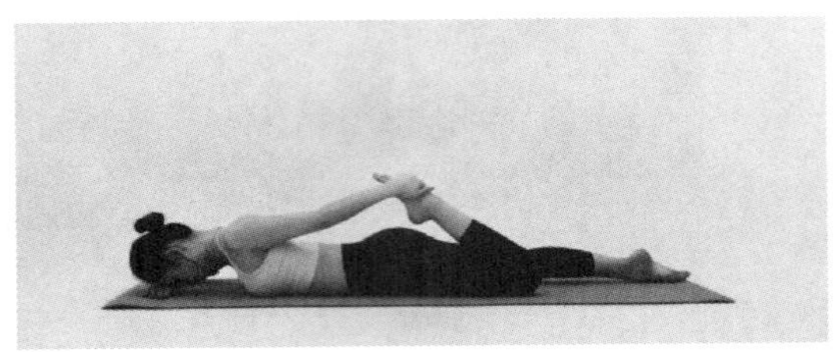

图 7-23

7. 放气姿势

以下的姿势都是在完成腿部和髋部热身后的放松姿势，不要让自己的臀部抬离地面。

1)不对称版本

弯曲右腿，注意不要大力折叠压迫膝盖窝，大腿向脸的方向靠近，把膝盖抬到腹部上方位置，双手环抱小腿，脚踝放松。此时左腿伸直贴地，大腿面向脚背延展，脚踝向脚趾延展。保持这个姿势 3～6 个呼吸的时间，然后换左腿重复这个动作(见图 7-24)。总是从右腿开始，这样会轻轻地挤压大肠顶端，帮助这部分肠胃按照反重力的方向消化食物。

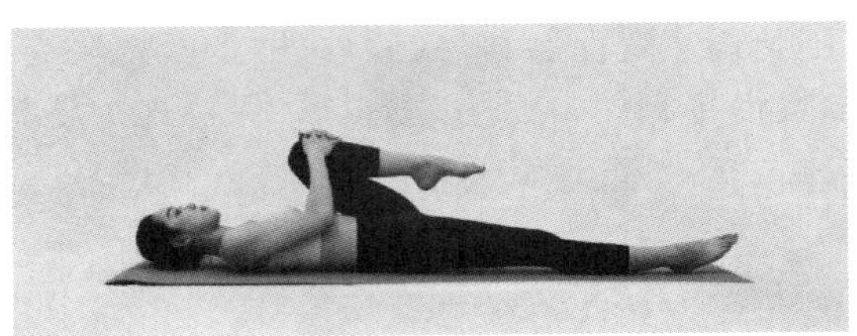

图 7-24

2)对称版本

按照不对称版本的方式进行这个姿势，但是需要依次把双腿抱在胸前(见图 7-25)。

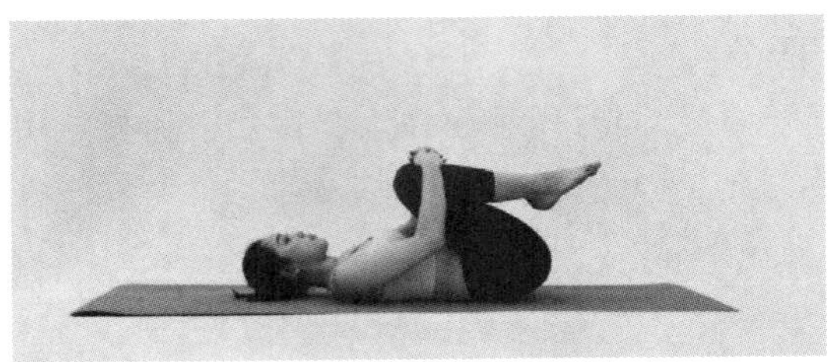

图 7-25

3)大腿张开版本

按照对称版本的方式进行这个姿势，大腿张开，双脚大脚趾靠在一起(见图 7-26)。

放气姿势的这个版本能锻炼髋部的灵活性，放松骶骨，而前面两个版本锻炼的是腹部和后背区域。

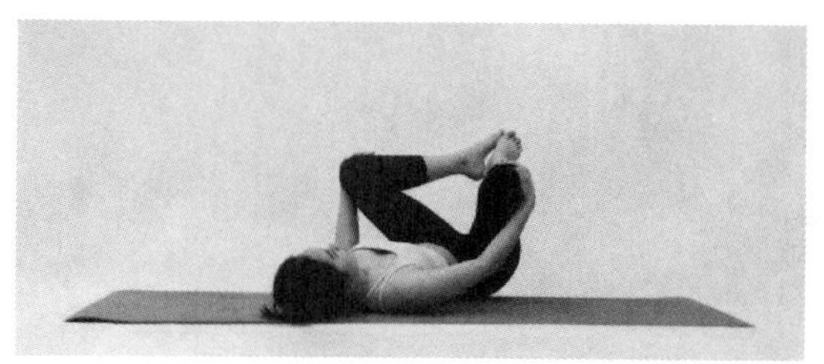

图 7-26

第五节　躯干部位的瑜伽热身动作

一、脊柱的热身动作

脊柱的热身动作能够提升脊柱的灵活性，促进身体的血液循环，活动胸廓，为更好地呼吸创造条件，提高神经系统的兴奋水平。

（一）脊柱灵活热身动作

简易坐姿坐于地面上，双手扶双膝，吸气时脊柱向后向上延展打开胸廓，呼气时弓背低头（见图 7-27）。重复这组动作 2～4 次。

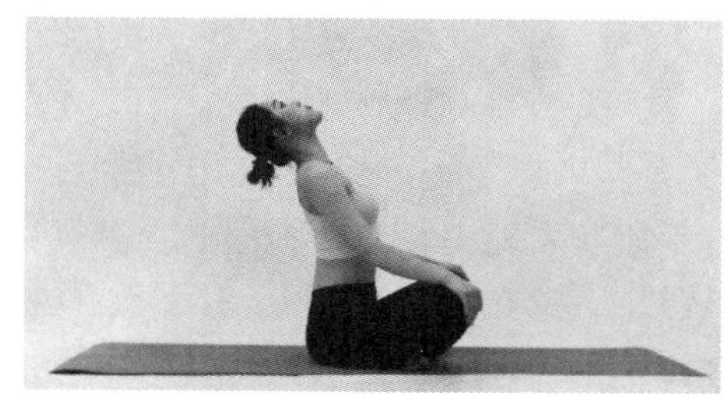

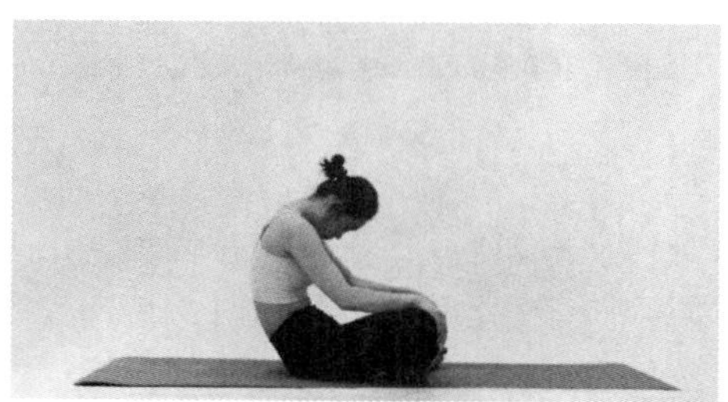

图 7-27

（二）脊柱侧屈热身动作

简易盘坐，左手于体侧撑地，肘微屈；吸气右臂上举，拉长脊柱右侧；呼气，保持手臂与脊柱的伸展，躯干缓慢向左侧曲，右臀不要抬起；吸气，身体缓慢回正，右臂落回（见图 7-28）。左右交替重复 5 次。

（三）脊柱扭转热身动作

1. 简易坐扭转

双腿盘坐于垫上，双手扶双膝。呼气时身体向右扭转，同时右手放在腰后侧，左手放在右腿膝盖上，手掌根推膝盖，保持 3 个呼吸的时间，吸气转身还原。呼气时身体向左扭转，同时左手放在腰后侧，右手放在左腿膝盖上，手掌推膝盖，保持 3 个呼吸的时间，吸气转身还原（见图 7-29）。重复这组动作 2～4 次。

2. 坐角扭转

坐姿，双腿伸直在地面上打开，双腿的距离以舒服为主。脚尖朝上，脚跟压住地面。

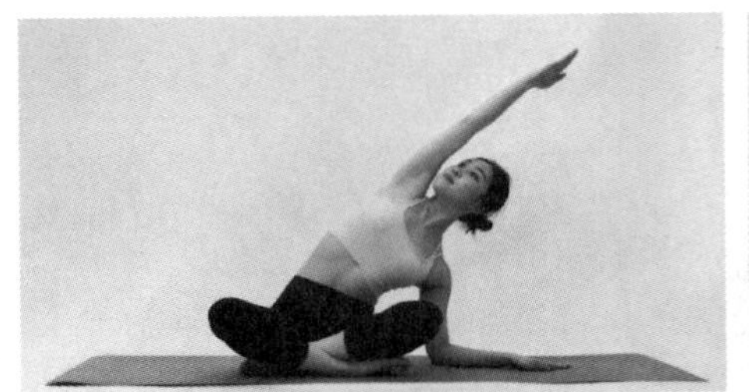
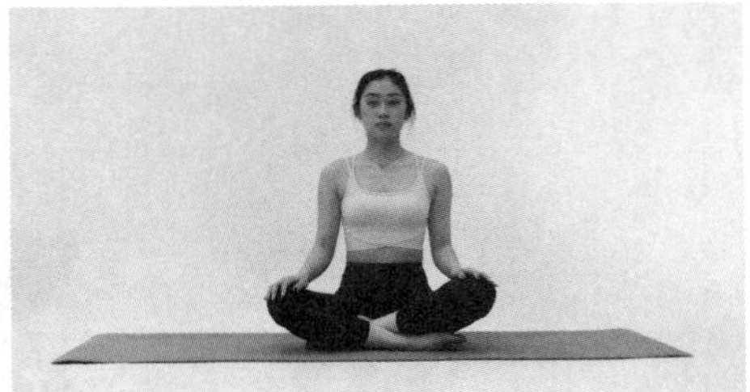
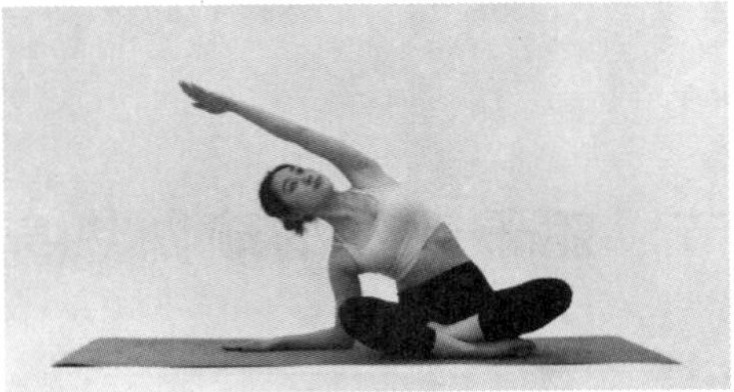

图 7-28

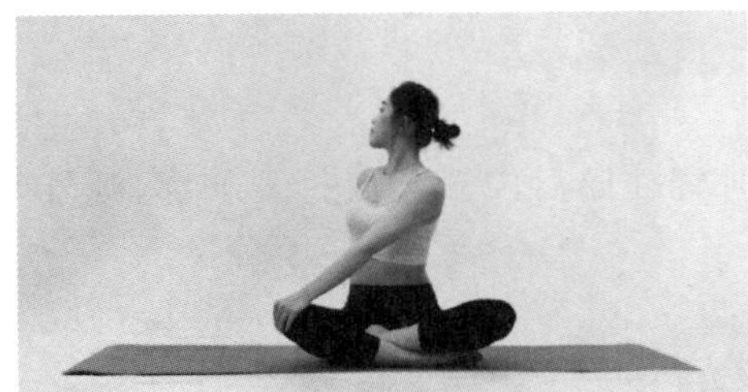
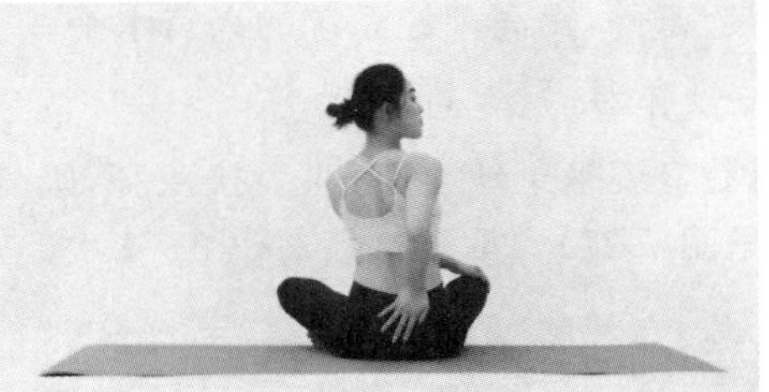

图 7-29

呼气时身体向右扭转，右手放在身旁地面上，左手放在右腿上，手臂自然伸直，保持 3 个呼吸的时间，呼气转身还原。呼气时身体向左扭转，左手放在身旁地面上，右手放在左腿上，手臂自然伸直，保持 3 个呼吸的时间，呼气转身还原（见图 7-30）。重复这组动作 2～4 次。

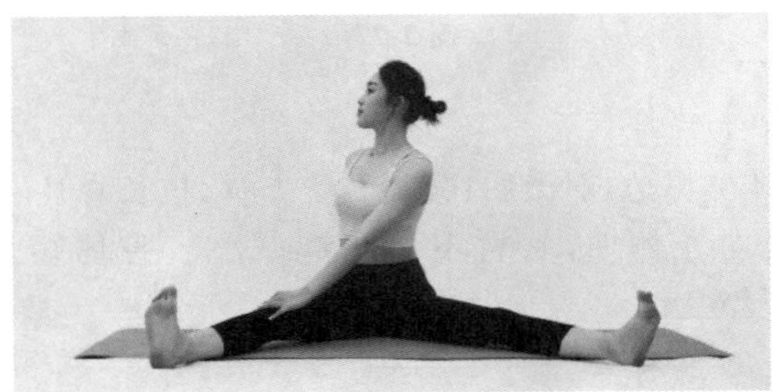

图 7-30

3. 简易巴拉瓦加扭转

坐姿，左腿内侧贴地，小腿向后折叠，右腿外侧贴地，小腿向左大腿方向收回，右脚脚掌靠向左大腿。呼气时身体向右扭转，右手从腰后侧绕向左侧手背，尽量贴在左侧腰上，左手放在右膝上，手掌推住膝盖。保持 3 个呼吸的时间，呼气转身还原（见图 7-31）。反方向时坐姿双腿的位置交换，向左扭转，重复同样的动作。重复这组动作 2～4 次。

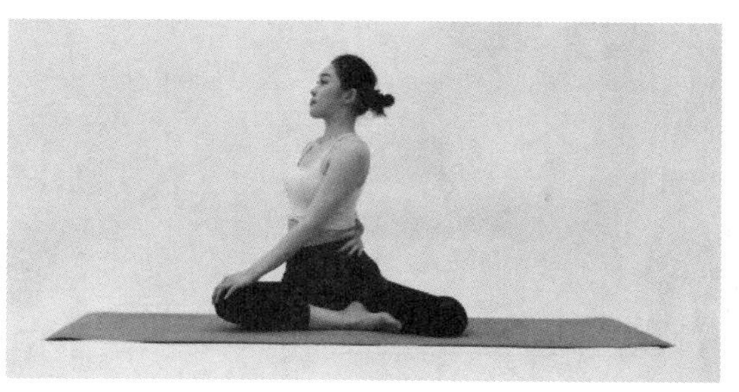

图 7-31

4. 简易双角扭转

站立姿势，双脚开立一个腿长，呼气屈髋，身体向右扭转，脸转向右侧，左手抓住右腿小腿外侧，右手臂向上延展伸直，眼睛看向右手方向。保持 3 个呼吸的时间。呼气时转头回正，收回右手，身体直立（见图 7-32）。反方向重复这个动作。重复这组动作 2～4 次。

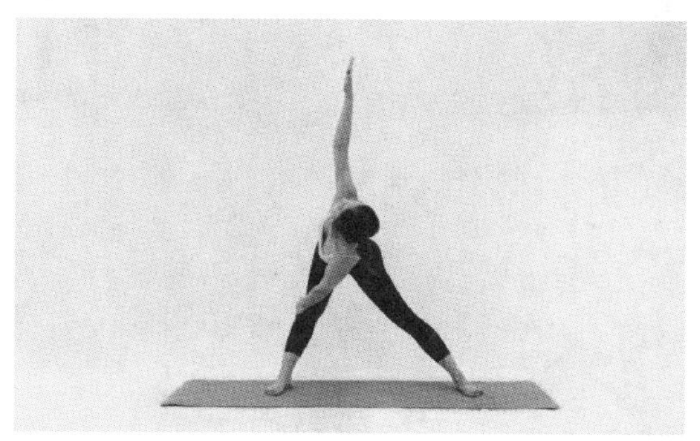

图 7-32

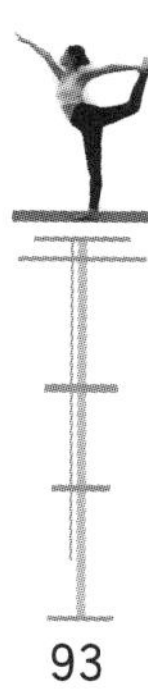

二、身体的热身动作

（一）站立身体伸展动作

1. 山式举手（踮脚）

双脚开立，和髋关节同宽，眼睛看向高于平视的方向，双臂在身体两侧斜下方顺着指尖方向延展。吸气时双臂抬至侧平举方向，胸廓随吸气上升，保持 1 个呼吸的时间。呼气时胸廓不要下降。再次吸气，双臂上举至额前上方，同时踮脚，向上延长侧腰和手臂。保持这个姿势 2～3 个呼吸的时间。呼气时落脚跟，双臂放松落至身体两侧（见图 7-33）。重复这组动作 2～4 次。

练习时需要踮脚来延长侧腰和手臂，手臂向斜前上方延长（关注肩胛骨后侧的延伸感）。

2. 双角预备位置

双脚开立，脚间距离一腿长度，双手放在两侧髋关节上，眼睛看向前方高于平视的位置，伸髋，呼气时脊柱沿头顶方向延展，吐气时保持延展姿势，保持 4～6 个呼吸的时间（见图 7-34）。

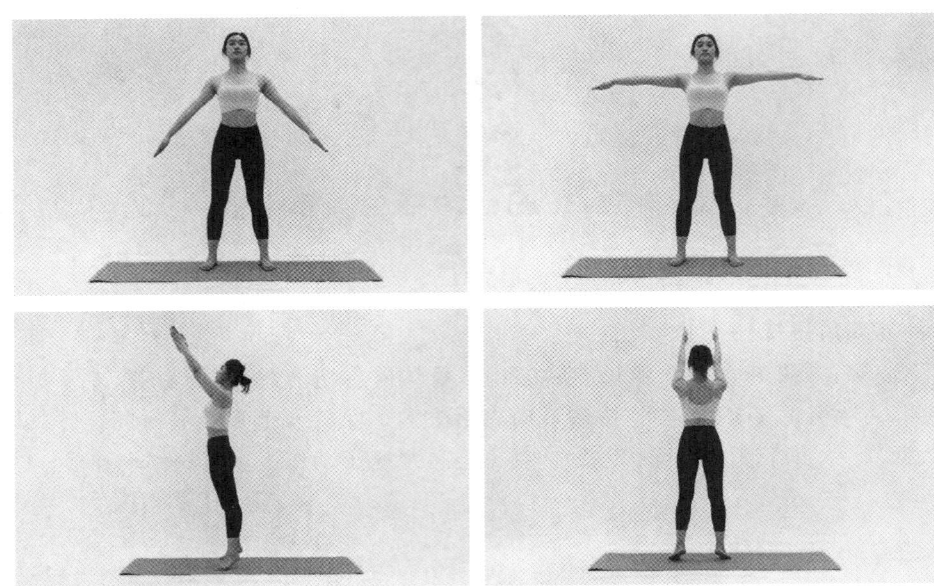

图 7-33

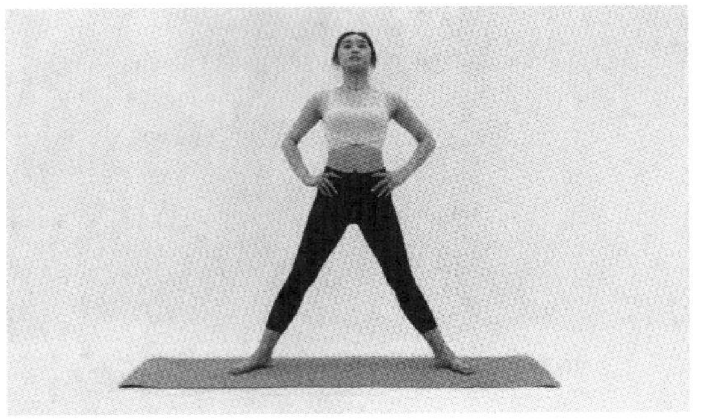

图 7-34

（二）仰卧身体伸展动作

平躺在地上，手臂贴向耳朵朝头顶的方向伸展，腿部朝脚的方向伸展。吸气，伸展手臂、腿部和脚部，让身体得到全面的伸展，腿部和手臂伸展的方向是相反的。呼气，放松。然后先伸展身体的右侧，再伸展身体的左侧。再次同时伸展身体两侧，使身体恢复对称状态（见图 7-35）。

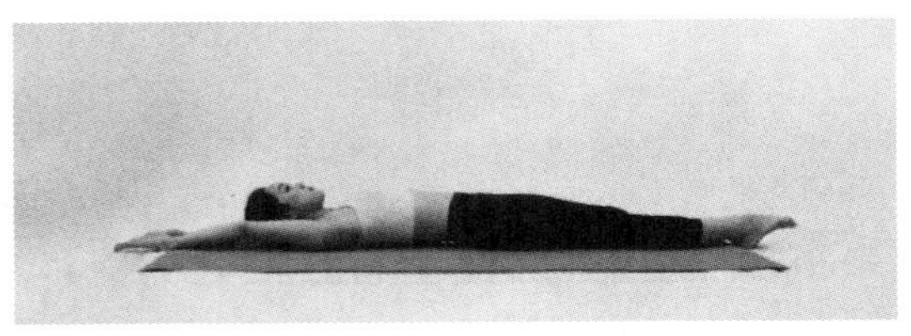

图 7-35

（三）仰卧身体伸展和卷曲动作

平躺在地上，手臂贴向耳朵朝头顶的方向伸展，腿部朝脚的方向伸展。吸气，伸展整个身体。呼气，将身体蜷曲成一团，膝盖靠近额头，双手手臂抱住双腿（见图 7-36）。重复这组动作 2～3 次。

这组动作能加速背部的血液循环，让脊柱变暖，并加强腹部的肌肉力量。

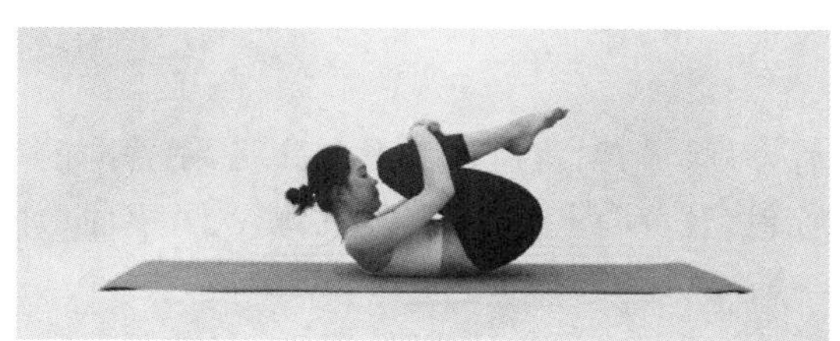

图 7-36

（四）仰卧呈对角线的身体伸展动作

分开双臂和双腿，呈 V 字形。吸气，伸展右臂和左腿，呼气并放松。吸气，伸展左臂和右腿，呼气并放松。吸气的同时伸展身体两侧，使身体恢复对称状态，呼气并放松（见图 7-37）。

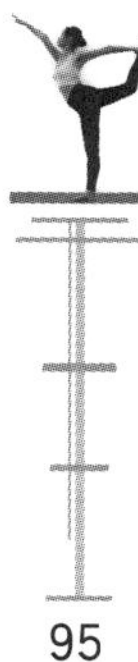

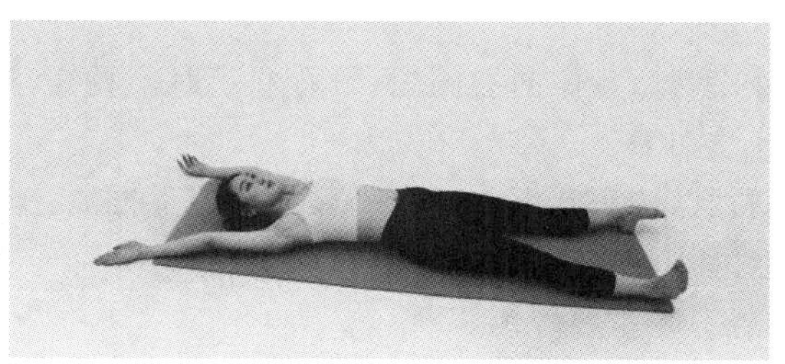

图 7-37

（五）滚球动作

平躺在地上，弯曲膝盖，让它们靠近胸部，双手从膝盖后面抱住弯曲的膝盖。尽量弯曲整个脊柱，在整个过程中让下颌靠近胸部（见图 7-38）。

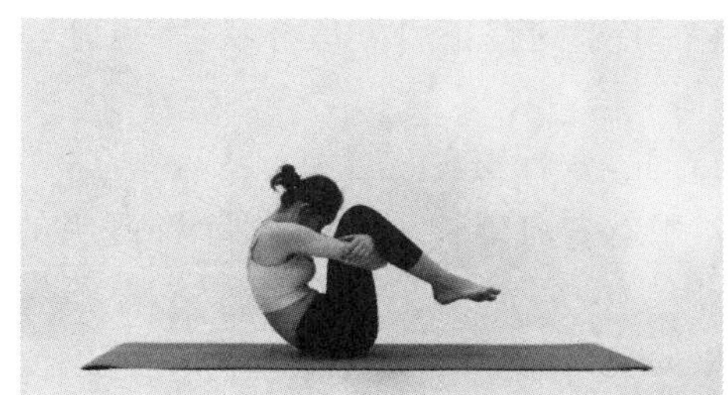

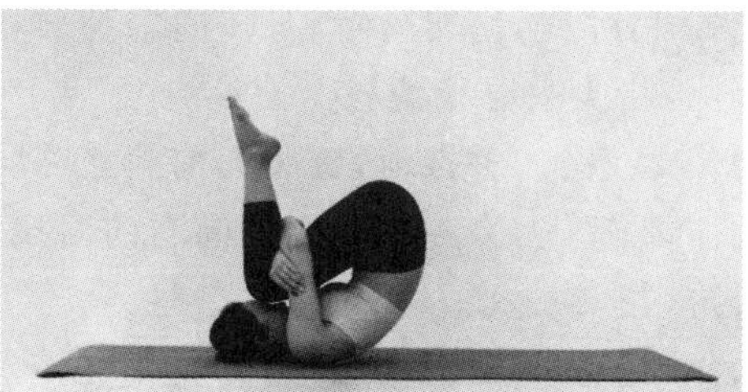

图 7-38

进行前后滚动的动作，向后滚时腿部达到头部上方，再向前滚。这个动态的动作可以让脊柱变软，并排列整齐脊柱。

如果无法弯曲脊椎骨，就不要做这组动作。在做的过程中感到任何不适，马上停止。

三、脊柱热身序列

选择简易盘腿坐，调整坐姿，臀肌向后向上，坐骨坐实，胸腔上提展开。盘腿坐有困难，可以选择用瑜伽砖或者软垫、毛毯垫高臀部。

1. 坐立摩天十坐立拱背

脊柱热身

动作1：吸气，双手胸前十指交扣，翻转掌根向前向上推向天空，大臂伸直有力，胸往上提，肩膀下沉。

动作2：呼气，卷尾骨，弓腰弓背，沉肩低头看向肚脐，手臂向前下对抗。

动作3：吸气，坐骨推地，脊背向上伸展，展肩沉背，大臂靠向中间，掌根有力推，肋骨向下向里。

动作4：呼气，卷背低头，背部向后拱到极致，肩往回拉，手臂向前向下压，看肚脐。

动作5：吸气，延展脊柱向上，大臂靠向耳朵向后向上，胸腔向前向上。

动作6：呼气，含胸弓背，手向前向下对抗，肩膀回拉，看向肚脐。吸气，拉直脊柱向上，展臂有力，提胸展肩，颈部拉长，准备侧屈。

2. 坐立侧屈

动作1：呼气，身体向右侧屈，落右手于右臀外侧2/3手臂处。眼看右手肘，吸气，提胸腔展肩，进入侧屈。

动作2：呼气，松肩松手肘，身体向右侧屈，眼看左手肘。吸气，指腹推地，提胸腔展肩，进入侧屈，左手向右斜上方伸展。

动作3：呼气，旋臂屈肘，转头看下方，加深侧屈，保持手推地，坐骨压实。

动作4：吸气，回正脊柱，双手十指交扣，翻转掌根向上，大臂伸直。

动作5：呼气，反侧落手于左臀外侧。

动作6：吸气，手推地，延展脊柱向上，手臂伸展向左斜上方，大臂夹耳，胸腔向前向上推，转头透过大臂看斜上方。

动作7：呼气，屈臂看下方手，坐骨压实。

动作8：吸气，回正身形，十指交扣翻转掌根向前向上，提胸沉肩，准备扭转。

3. 坐立扭转

动作1：呼气，松腰松背，身体向右扭转，落右手来到臀正后方呈杯状，手点地，左手在右膝外侧，指尖去寻找地板。

动作2：吸气，手推地，胸腔向前向上，延展脊柱，坐骨压实。

动作3：呼气，胸腔带动脊柱向右向后扭转，眼看右肩延长线，保持3个深呼吸的时间，手膝对抗，扭转加深。

动作4：吸气，回正身形，十指交扣翻转掌根向上。

动作5：呼气，身体向左扭转，左手落臀正后方，手指点地，右手落左膝外侧。

动作6：吸气，提胸腔展开，延展脊柱向上，肩往下。

动作7：呼气，胸腔带动脊柱向左向后扭转，保持2个深呼吸的时间。

动作8：吸气，回正身形，脊柱向上。

动作9：呼气，落双手到膝上方，回简易坐姿。

思考题

1.简述瑜伽热身的作用和意义。

2.简述瑜伽热身动作的设计思路。

3.讨论如何结合自己的实际需求设计一套适合自己的瑜伽热身动作。

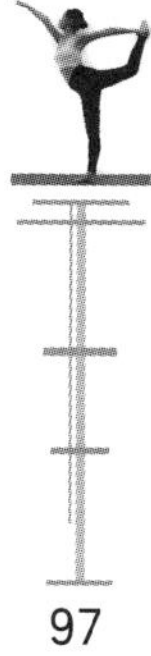

第八章

瑜伽基本姿势

第一节　瑜伽前倾类基本动作要领、做法及功效

前倾类基本动作的好处：瑜伽前倾类姿势不仅能安抚使整个神经系统，还能使大脑镇定下来。前倾类姿势可以同时对身体中的许多能源中心和重要器官产生影响。在快节奏的时代，人们越来越难放松自己，经常练习前倾类姿势，可以帮你达到身体的放松和大脑的平静。

一、雷电坐

雷电坐

【动作要领】

膝盖低于臀部，减轻腿部压力，防止腿部发麻。

【做法】

跪坐，背部平直，调息；跪立，双膝微分，脚尖踮起，打开与肩同宽；慢慢将臀部落到脚后跟上，还原，放松调息（见图 8-1）。

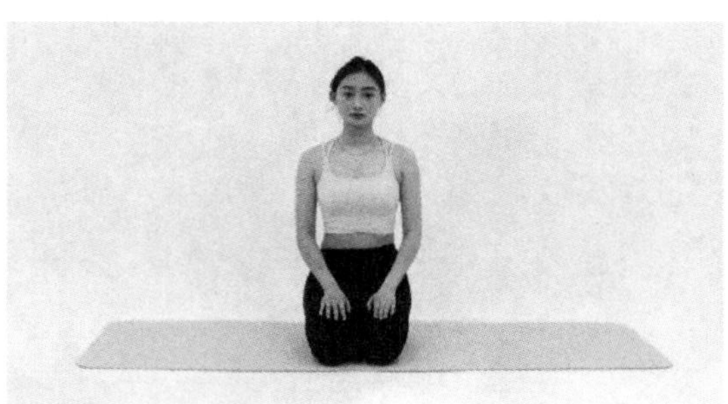

图 8-1

【功效】

刺激下半身血液循环，使腿部经络舒畅，美化腿部线条。

【注意事项】

如果臀部坐在脚跟上时，脚背脚踝区域出现疼痛，说明足底筋膜很僵硬，下半身血液循环不畅通，在静态的基础之上可以做动态练习。臀部抬起时，需将脚背脚踝压向垫子，将臀部抬起，可以感受到大腿前侧股四头肌的伸展和强化，而不是用膝关节去代替，不然膝关节容易代偿。脚背脚踝下方有压力的话，可以在其下方垫上毛毯，缓解压力。

二、牛面式

牛面式

【动作要领】

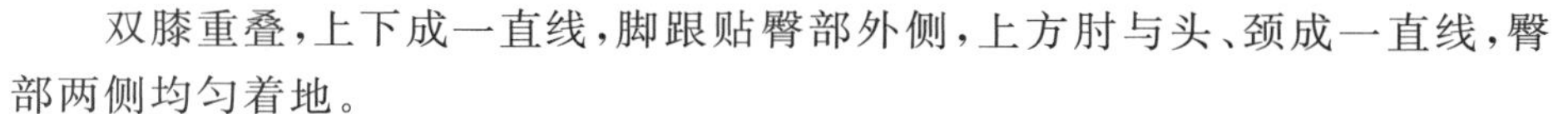

双膝重叠，上下成一直线，脚跟贴臀部外侧，上方肘与头、颈成一直线，臀部两侧均匀着地。

【做法】

双腿屈膝交叠，左膝位于右膝正上方，脚跟贴近臀部两侧，脚心向后。左臂经体侧向上举过头顶，屈肘，左手掌心贴于后背，同时右臂经体侧打开向后旋绕，屈肘，双手在背后相扣，脊柱延伸。抬头，目视前方，保持自然呼吸（见图 8-2）。

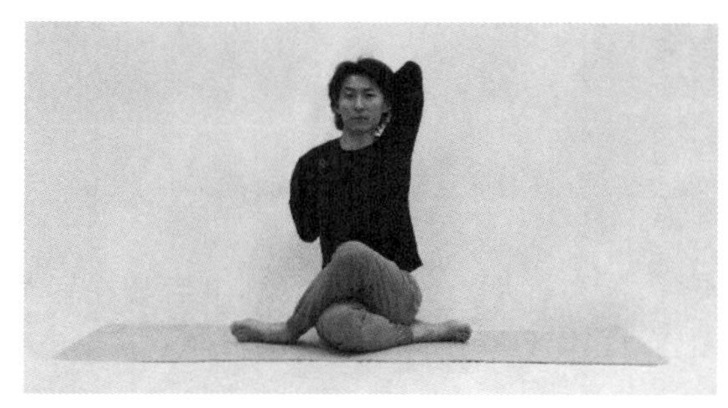

图 8-2

【功效】

打开肩关节，增加肩关节灵活性。伸展大腿肌肉，增加膝盖的灵活性。

【注意事项】

练习此式时常出现弯腰驼背，这样不仅达不到练习效果，长此以往还可能加重驼背、高低肩等不良体态，甚至可能诱发肩周炎、颈椎痛等病症。应避免此类错误。

三、蝴蝶式

蝴蝶式

【动作要领】

脊背挺直，双腿像蝴蝶翅膀一样上下有节奏地扇动。

【做法】

坐在地上，让两个脚心相对，保持上体直立。双手十指交叉，放在脚趾的前方，尽可能让脚跟往会阴的地方内收。练习者需将身体尽可能向上立起，然后将双手手掌放置在两侧膝盖的上方，随着匀速呼吸慢慢压动两侧膝盖，保持动作 30～60 秒。吸气，将两侧膝盖内收，双手抱住小腿前侧，放松一下背部，准备第二次练习（见图 8-3）。

【功效】

有助于打开髋部，促进骨盆区域的血液循环，促进血液流入背部和腹部。有助于消除泌尿功能失调和坐骨神经痛，预防疝气，纠正月经周期不规则的现象，对于前列腺疾病的康复和治疗有一定的作用。

【注意事项】

不要让肌肉过于用力而疲累，循序渐进地伸展肌肉。初学者若两侧髋部打不开，可在臀部下方垫入一个厚垫子。柔韧性较好或是熟练者，可让两侧手臂向上十指交叉，同时振动腿部来完成这个练习。

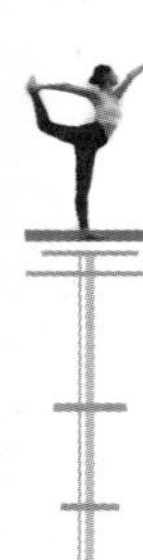

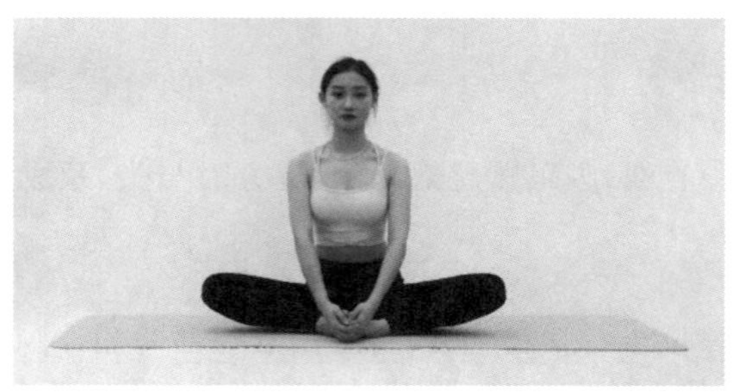

图 8-3

四、单腿交换伸展式

单腿交换
伸展式

【动作要领】

吸气时有控制地延展一次脊柱，呼气时慢慢地放松，向下沉。

【做法】

按照支柱式坐着，吸气，把左臂尽力向前向上抬，最后放在耳朵旁边，手指指向上方。呼气，从髋部开始向前倾，脊椎伸直(见图 8-4)。重复 3 次。

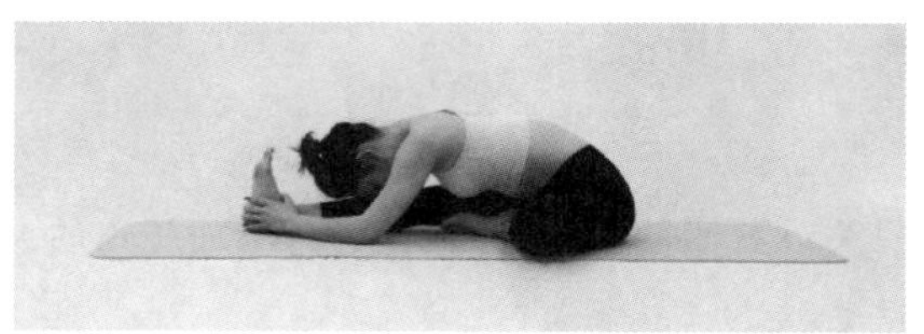

图 8-4

【功效】

增加大腿肌肉和小腿肌肉的灵活性。伸展背部，使背部更强壮。轻柔地挤压和按摩腹部器官，从而帮助消化和排泄。

【注意事项】

如有背部问题，在练习这个姿势前，请先咨询医生或瑜伽老师。单腿交换伸展式可以作为热身动作，也可以单独练习。在整个练习中，要保持肩膀放松，避免耸肩。保持姿势时，为了进一步伸展和强健伸直的腿，可收缩大腿肌，将膝盖窝向地面推压。

五、双腿背部伸展式

双腿背部
伸展式

【动作要领】

腹、胸、额贴腿，背部充分伸展，双腿伸直，脚尖向上。

【做法】

双臂从体侧举过头顶，髋屈曲，上体自然伸展向前，腹、胸、额依次贴近双腿前侧，手抓脚掌或另一侧手腕。吸气时伸展，呼气时前屈。保持几组呼吸，然后还原(见图 8-5)。

【功效】

拉伸股后和背部肌群，提高髋关节灵活度，增强内脏器官的消化等功能，促进脊柱血液循环。

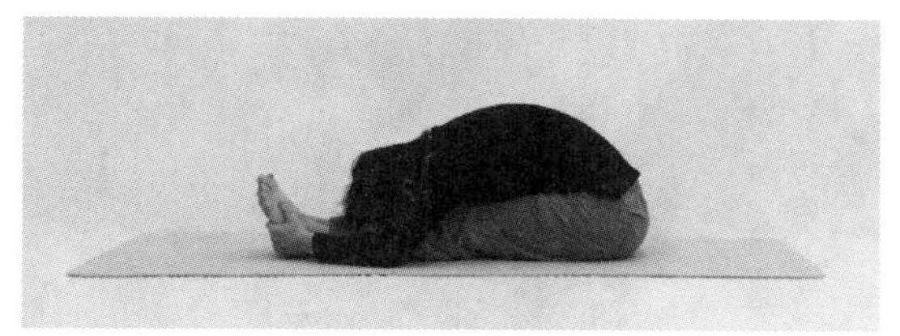

图 8-5

【注意事项】

如果腘旁肌和臀大肌绷得很紧，髋关节就无法充分弯曲，屈髋肌（腰大肌、髂肌、耻骨肌和股直肌）和腹肌也会试图收缩，把身体往前拉。可在坐骨下垫一块折叠的毯子，抬高臀部，让重力更有效地把上半身往前拉，这个方法比使用屈髋肌和腹肌更好，因为不会使髋关节充血。

六、跨骑式（坐角式）

跨骑式
（坐角式）

【动作要领】

随呼吸下压身体，保持背部挺直，双腿伸直。

【做法】

由山式坐姿将双腿打开，随吸气将脊柱拉直向上延伸，双手扶于地面，呼气将身体下压至下颌触地，双手向前延伸，下颌触地后抓住双脚脚趾（见图 8-6）。

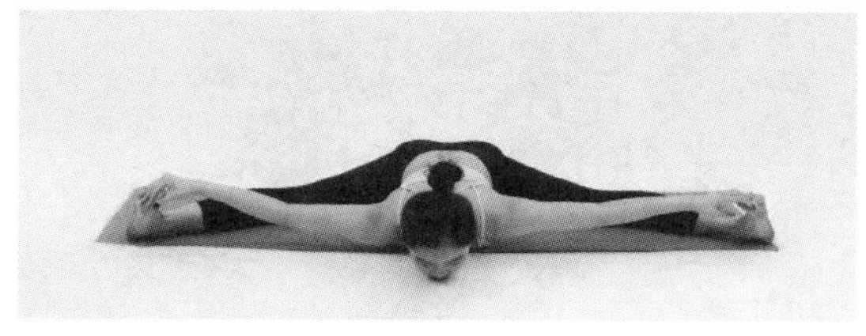

图 8-6

【功效】

拉伸大腿内侧肌肉群，缓解肌肉疲劳。活动髋关节，增加柔韧性。

【注意事项】

不要用腰的力量代偿腿部力量，一开始的时候可以坐得稍微高一点，比如坐在瑜伽砖上来做这个动作。不要弯腰拱背来做这个动作，始终保持骨盆端正、脊柱立直。

七、射箭式

射箭式

【动作要领】

微微弓背，未抬起的那条腿要保持伸直，保持自然呼吸。

【做法】

由山式坐姿下压身体，用双手食指与中指勾住双脚大脚趾，随吸气将左（右）脚抬起并屈左（右）膝，呼气用手臂将左（右）脚向后拉伸，同时右（左）手向后拉伸右（左）脚脚趾（见图 8-7）。

【功效】

拉伸腿、臀部肌肉，有效缓解肌肉疲劳，提高双腿柔韧性，锻炼手臂力量。

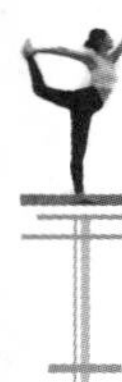

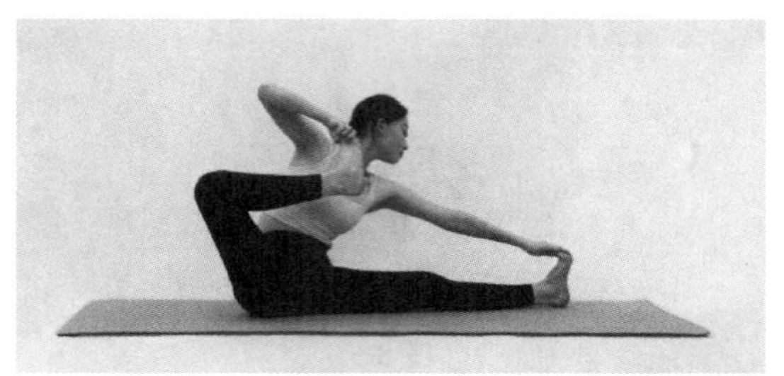

图 8-7

【注意事项】

初学者如果身体后侧比较僵硬,可以先做好前屈、单腿背部前屈的体式,再练习这个动作。腿部筋腱受伤者应该避免做这个体式。

八、船式

船式

【动作要领】

双臂与脚尖等高且平行于地面,脚尖向前,后背平直。

【做法】

双手、双脚和躯干同时上抬,重心放于坐骨,双臂向前伸直平行地面,掌心向下,脊柱延伸,背部展平,目视脚尖方向。吸气时准备,呼气时抬起,保持几组呼吸,然后还原(见图 8-8)。

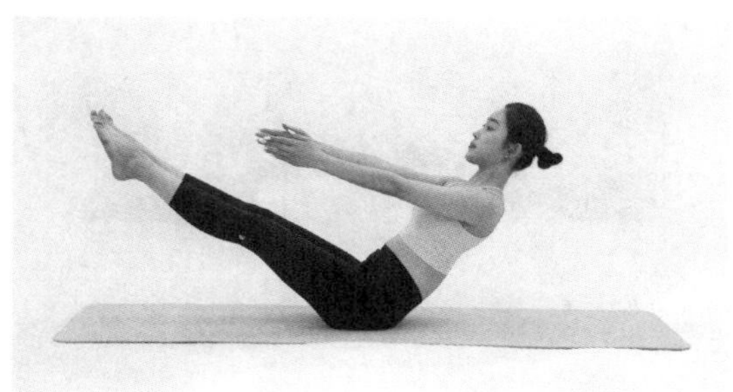

图 8-8

【功效】

增强腹部肌肉力量,紧实腹部,有助于提高身体平衡能力。

【注意事项】

孕妇、哮喘病患者和腹泻群体不宜做这个体式,鼻塞头晕及感冒患者也不宜做这个体式。练习过程要始终保持背部挺直,切忌耸肩弯腰。初学者可以先学习小腿与地面平行,保持腰背部挺直,脊柱伸展开来,保持身体平衡。

第二节　瑜伽后仰类基本动作要领、做法及功效

瑜伽后仰类动作的好处:后仰类动作要求身体强而有力,能加固背部、腿部和臀部的力量,增加脊椎骨的灵活性,伸展腹部区域,改善胰腺和脾功能。但在动作开始前,确保已经完成热身,尤其是背部和肩膀的热身。

一、猫伸展式

猫伸展式

【动作要领】

尾骨在拱背时内收，在背部凹下时则抬高。想放缓节奏，可在练习中采用轻细的呼吸。配合呼吸，连贯顺畅地完成动作。

【做法】

双膝跪下，四肢着地，手臂伸直，双手下压。脚背着地，脚趾自然朝后。脊柱轻缓下凹，臀部稍微抬高。往前看或稍稍往上，接着脊柱拱起，下颌和臀部轻轻内收，正常地呼吸，重复5～10次。脊柱进一步往下凹，同时慢慢吸气。胸部和臀部上提，双手用力下压，保持手肘伸直，直视前方或稍往上看，慢慢地呼气，拱起整个背部，头下垂，臀部内收。交替背部一凹一拱的动作，平稳顺畅地呼吸，重复5～12次。双手逐步收回，坐到脚跟上，放松（见图8-9）。

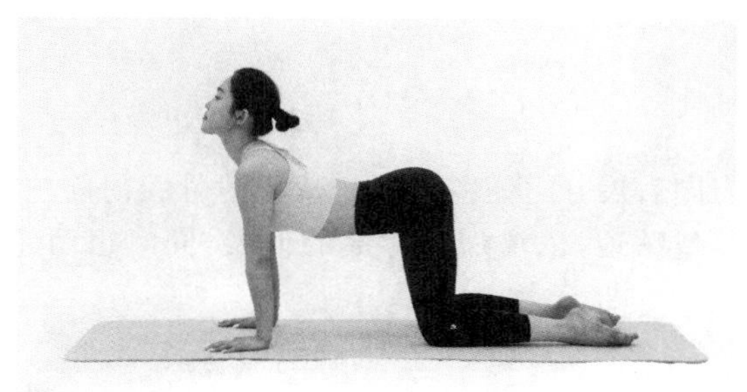

图 8-9

【功效】

增强脊柱的弹性和髋部的灵活性，缓解轻微背疼，帮助子宫恢复正常位置。

【注意事项】

练习此式时，最容易出现肩部耸起，使颈椎、脊椎得不到充分伸展的情况；同时，身体也得不到充分的放松，反而可能增加肩颈压力，造成肩颈疲劳与酸痛。应避免此类错误。

二、骆驼式

骆驼式

【动作要领】

胸肩打开，保持自然呼吸，身体放松，保持腹部内收，大腿保持与地面垂直。

【做法】

由雷电坐随吸气将身体直立，双手扶髋并分开双膝与髋同宽。吸气，将胸腔向上打开；呼气，收腹，将胸腔向后伸展，双手慢慢抓住脚跟。头部自然向下放松，眼睛看向上方，双手向下推脚跟，胸腔向上打开（见图8-10）。

【功效】

增强脊椎和肩膀的灵活性，伸展腹部，扩胸，帮助解决含胸驼背的问题。打开咽喉区域，放松颈部。

【注意事项】

练习此体式错误时，由于需要尽量用双手抓到双脚脚掌，会导致大腿后仰，不再与地

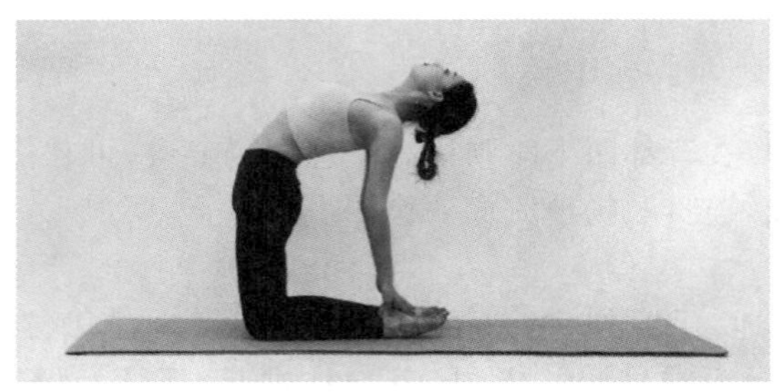

图 8-10

面垂直，髋部向后压也起不到拉伸腿部前侧、收紧臀部的效果，还会让初学者感到头晕，容易过度挤压腰部、颈部的脊椎。应避免此类错误。

三、眼镜蛇式

眼镜蛇式

【动作要领】

手臂尽量伸直，双肩向后展开，保持身体放松，将肋骨腔向前向上推送，以加大脊柱的伸展，肚脐尽量贴地，以增加下背部的伸展，同时也防止身体抬得太高而拉伤背肌。

【做法】

选择俯卧的姿势，下颌点地，双臂自然放于体侧，双手握空拳。曲手肘，双手掌心向下，指尖向前，放于胸的两侧，下颌抵于垫子上。吸气，慢慢抬高上身，尽量将上半身与地面保持垂直，伸直双臂，视线看向上方，尽量抬高下颌。呼气，屈手肘，上半身慢慢地还原为初始姿势（见图 8-11）。

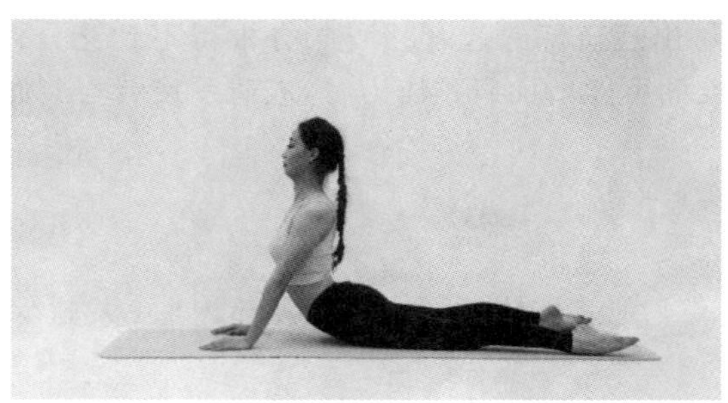

图 8-11

【功效】

促使胰脏、肝脏等器官加强活动，增强脊柱的柔韧性，缓解背部酸痛。活动胸部、肩部、颈部、面部和头部，活跃表皮血液，具有柔嫩肌肤之功效，对女性月经不调有辅助疗效。

【注意事项】

当支撑的手臂靠近骨盆，一部分练习者的双肩就会不由自主地耸起，这样既不利于身体的向后伸展，还可能造成肩部压力过大和呼吸不畅等不良后果。应避免此类错误。

四、蝗虫式

蝗虫式

【动作要领】

双手向后延伸时打开肩部，双眼目视前方，保持大腿肌肉绷紧使双腿伸直。

【做法】

俯卧于垫子上，下颌紧贴垫子，双脚并拢。背部肌肉收紧，双脚、小腿、膝盖依次抬起，离开地面，同时抬起上身使胸部离开地面，双手向后延伸，指向双脚（见图 8-12）。

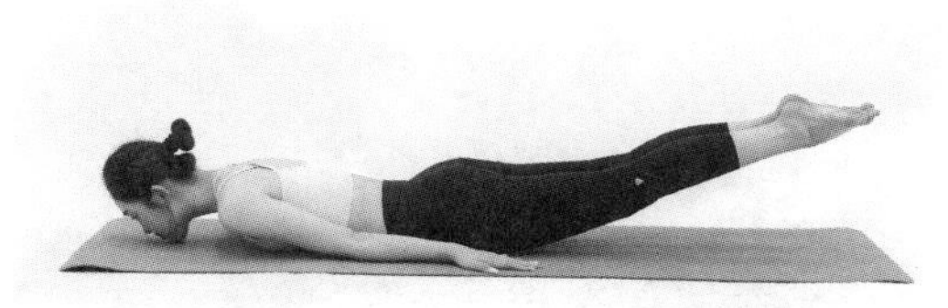

图 8-12

【功效】

强化背部、腰部肌肉，改善不良体态，缓解由不良体态导致的腰酸背痛。

【注意事项】

容易出现胸部、双手未一同提起，手臂弯曲，双腿没有并拢并向两边分开或者一高一低的现象。应避免此类错误。

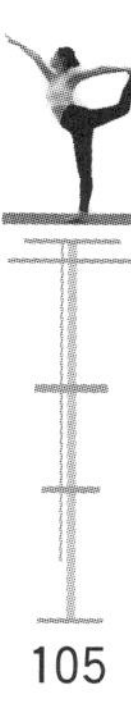

五、弓式

弓式

【动作要领】

保持手和脚对抗的力，双脚高度要超过头顶高度，臀部保持放松。

【做法】

俯卧于垫子上，随吸气弯曲双腿，双手抓住脚踝，呼气，将胸腔与双腿同时抬离地面（见图 8-13）。

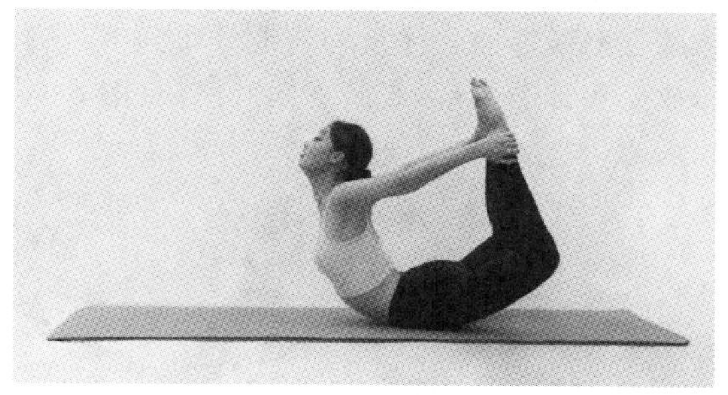

图 8-13

【功效】

拉伸腹部肌肉，塑造肌肉线条，活动肩、背、腰部关节，改善驼背等不良体态。

【注意事项】

胸口不离地，身体的双脚没有尽力向上抬起，出现错误的两端下垂的姿态，如同一张松弛的弓，完全发挥不了弓式应有的功效。应避免此类错误。

六、鱼式

鱼式

【动作要领】

保持均匀呼吸，肩部展开，腿部并拢放松。

【做法】

平躺于垫子上，双手自然放在身体两侧，双腿并拢。吸气，延展脊柱向上；呼气，手臂推胸腔向上，头顶点地（见图 8-14）。

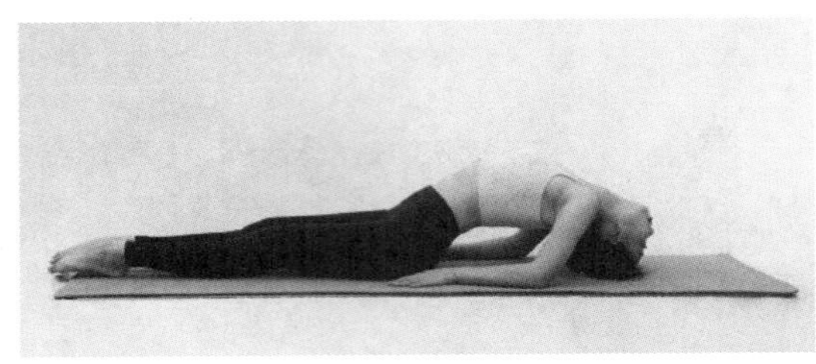

图 8-14

【功效】

美化颈部线条，缓解肩颈、背部酸痛。

【注意事项】

初学者或胸腰力量不够的练习者往往觉得胸部很难向上抬起，而造成突腰弓腿的状况，既不利于达到练习效果，还会给脊椎造成不必要的压力。应避免此类错误。

七、下犬式

下犬式

【动作要领】

膝盖伸直，脚跟不踮起，背部平直延伸。

【做法】

四点着地，双腿并拢或分开，膝盖在髋部的正下方，双手在肩膀的正下方（或者稍微向前一点的位置）。手指指向前方，脚趾点地，脚掌与地面垂直。吸气，手向后推，抬起臀部，脚后跟向下压到地面上，膝盖稍微弯曲。体重均匀地分布到手和脚上，身体呈 V 字形。呼气把胸口往腿的方向推，放松头部和颈部，眼睛看向肚脐（见图 8-15）。

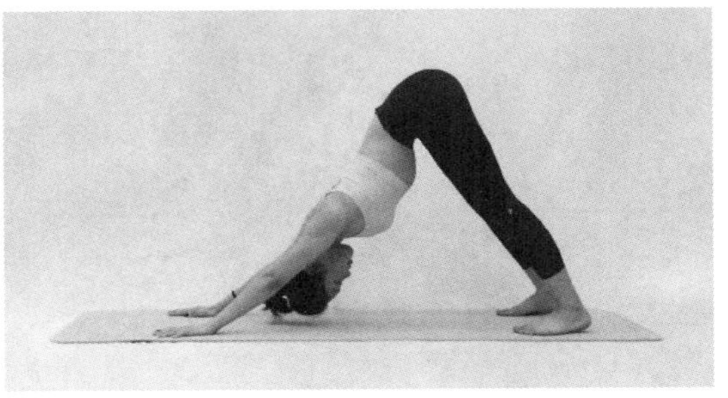

图 8-15

【功效】

增加脊椎、大腿和小腿肌肉以及肩膀的弹性，用更多的血液供应来滋养大脑，在反地吸引力的姿势下，心脏和呼吸系统能够休息片刻。

【注意事项】

练习过程中意识上联想手臂变细长。把身体的重量放在手掌跟脚趾上，肩远离耳朵，不耸肩。

八、半桥式

半桥式

【动作要领】

准备推起身体时手肘指向天空，保证推起时双手双脚垂直于地面发力。

【做法】

平躺于垫子上，双手压实在身体两侧。弯曲双膝使脚跟正好碰到手指尖，双腿打开至与髋同宽，双手举过头顶至与地面重合。抬高骨盆，弯曲手肘，指尖指向肩膀方向。手脚同时向地面发力，胸腔上提，将身体完全推离地面(见图 8-16)。

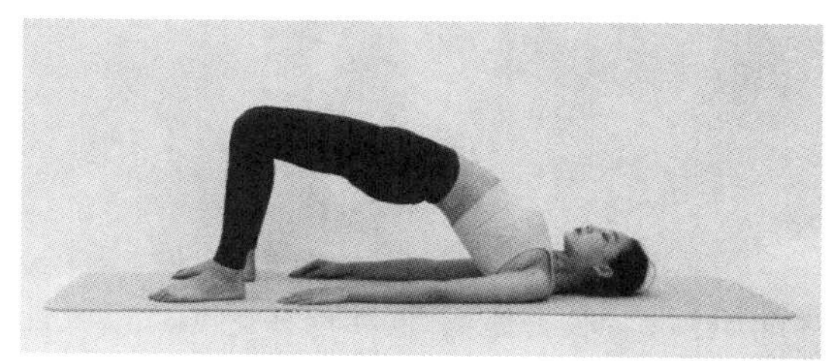

图 8-16

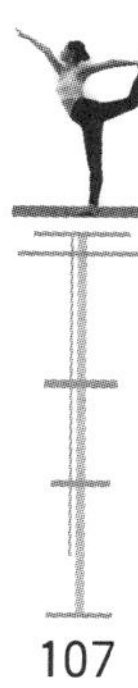

【功效】

使大腿和臀部肌肉更加强壮，打开胸腔，有利于释放压力，并锻炼到全身肌肉的协调能力。

【注意事项】

练习中如果出现腰疼，是因为向上抬起臀部时把后弯的压力都给了腰椎，没有打开胸腔，上提胸椎；其次是因为股直肌和髂腰肌紧张，伸展度不够，导致骨盆不能很好地向后转动，腰椎的压力无法得到释放。臀肌需要启动激活，但激活的同时又出现夹紧的状态，要避免夹臀，大腿具有非常重要的作用，使大腿肌肉稍向内旋，让臀肌稍微释放一点。膝盖不要内扣，应正对着脚尖，双膝盖保持平行的状态，双脚内侧用力踩地，将骨盆向上提。

第三节　瑜伽扭转类基本动作要领、做法及功效

瑜伽扭转类动作的好处：扭转类姿势能有效地扭曲腰部以上的脊椎，让神经系统的神经中枢重新焕发活力，能够温柔地按摩腹部区域的内脏，平衡交感神经系统的活跃、刺激性作用。

一、脊柱扭转式

脊柱扭转式

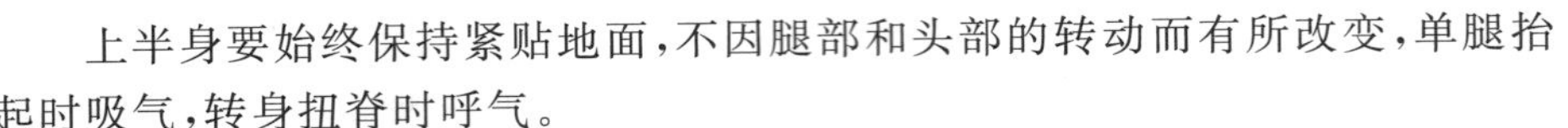

【动作要领】

上半身要始终保持紧贴地面，不因腿部和头部的转动而有所改变，单腿抬起时吸气，转身扭脊时呼气。

【做法】

仰卧，双脚伸直并拢，双臂打开成一条直线，紧贴地面。吸气，抬右腿，使其与地面垂直，保持数秒。呼气，头向右转，眼睛看向右手指尖，右腿下压，尽量朝左伸展，左手抓住右腿裤脚，保持数秒（见图 8-17）。换另一侧练习。

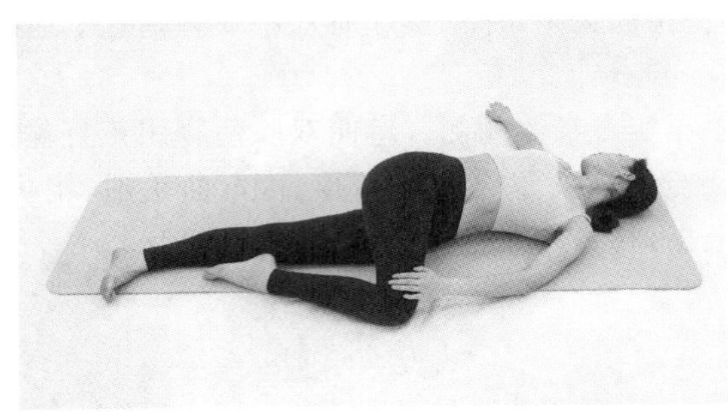

图 8-17

【功效】

放松脊椎骨，锻炼背部肌肉群，缓解腰背部紧张和不适，按摩腹部脏器。矫正脊椎、肩部、髋骨的不平和扭曲。拉伸腿部肌肉，收紧臀部，美化臀型。

【注意事项】

关注胸廓的扭转，避免颈部过度扭转，关注脊柱的舒展，胸廓略向上提升，避免椎骨间的过度挤压。初学者刚开始练习时，应该尽量保持身心的放松；整个练习过程中，更多关注自己的呼吸，始终保持自然顺畅的呼吸；始终保持脊柱、胸廓略向上提升，不要下沉。该体式会给盆腔的子宫增加强烈的挤压，不适合孕妇练习。

二、坐扭曲式

坐扭曲式

【动作要领】

双肩、手肘不离地，膝外侧及大腿贴地，头部转向与膝关节相反方向，扭转不可强行。

【做法】

背挺直坐着，左腿伸展，右腿弯曲。把右脚底放在左腿外侧的地面上，让右腿的胫骨挤压左膝和左大腿，尽量把右脚后跟靠近左髋。弯曲左腿，让左大腿外侧紧贴地面，尽量让左脚后跟靠近臀部。吸气，向上伸展脊椎和头部，同时把右手放在脊椎根部的位置。把左臂放在右大腿的外侧，伸直，手心向前。头向右转，让视线看向右肩的方向。在整个过程中，肩膀保持水平（见图 8-18）。

【功效】

按摩肠道，促进腹部、骨盆区域和背部血液循环，保养脊柱，消除腰背部疼痛，促进腿部、背部和肩部的血液循环。

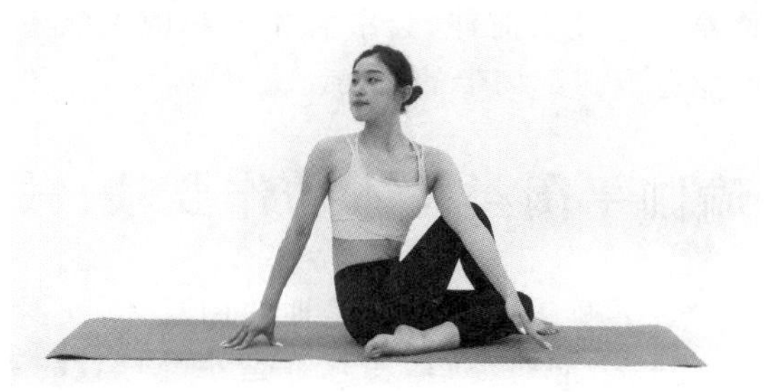

图 8-18

【注意事项】

部分人由于髋和腿后肌群较紧，后侧肩膀不能保持水平，这时可以将手外移一点。

三、新月式

【动作要领】

新月式

后膝膝盖可以不下沉着地，保持膝盖伸直即可，手臂十字交叉向后延伸，拉长脊椎。

【做法】

以站姿或下犬式为起始姿势。吸气，左脚向前迈出一大步，左脚掌紧贴地面，左腿膝盖弯曲，不要超过左脚前侧。右脚伸直，脚尖点地，朝前推送髋部。上身弯曲向前，腹部紧贴左前腿，双手撑地。背部保持平直，向前延伸，呼气。吸气，身体向上伸展，双手置于髋部。左脚紧压地面，右脚伸直向前靠，髋部摆正。保持 2～3 个呼吸的时间。吸气，双臂上举过头顶，贴紧双耳，扩张肩部和胸部，手臂伸直带动身体向上，继续延伸脊柱，稳固双脚，下沉小腹。右腿膝盖着地，扩展左右髋部。自然呼吸，眼睛看向前方，保持身体稳定。继续吸气，双臂带动上身往后仰，髋部、腿部保持不动，体会脊椎后侧的挤压感。停留 5～8 个呼吸的时间，双手带动上身缓慢回复（见图 8-19）。调整呼吸后，换腿练习。

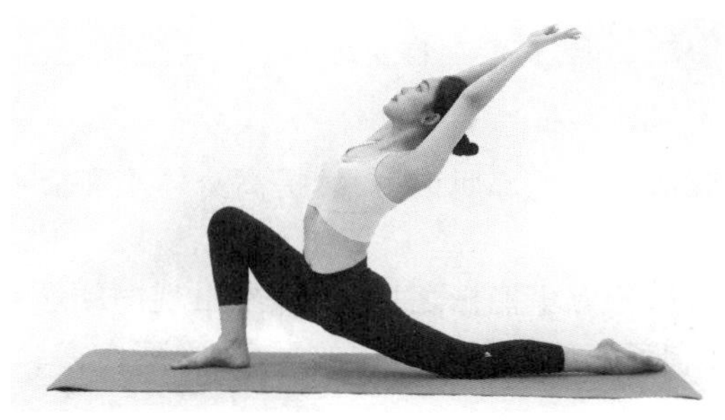

图 8-19

【功效】

有效强化双脚、脚腕、小腿、膝部和大腿的力量，增强肌肉耐力。舒展髋部和肩部，纠正各种不良体态。增强循环系统的功能，增加肺活量，提高身体的平衡控制能力。

【注意事项】

前脚跟不能离地，膝盖不能过于前伸，会给髋关节和前大腿带来十分大的压力，不利于身体向上伸展，也有可能造成腿部韧带的拉伤。

第四节　瑜伽平衡类基本动作要领、做法及功效

瑜伽平衡类动作的好处：平衡是指通过均等地使用身体，使身体灵活地移动、摆姿势和协调四肢。平衡看起来像一个静态姿势，实际上是一个悬置的动态过程。保持平衡姿势时身体应该居中，充满力量、活力和平静，你的大脑应该平静安详、注意力集中。

一、基本平衡

树式

(一)树式

【动作要领】

脚掌置于对侧大腿根部，骨盆保持中正，身体在同一平面，脊柱充分向上伸展。

【做法】

屈左膝，将左脚置于右大腿内侧，脚跟靠近会阴，髋外展，双手合掌于胸前或伸展至头顶上方，目视前方。吸气时伸展，呼气时还原。保持几组呼吸，然后还原(见图 8-20)。

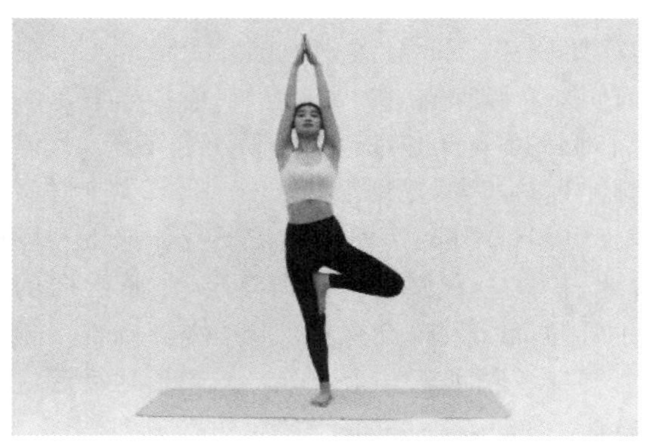

图 8-20

【功效】

提升肩部灵活度，增强脚踝与腿部肌肉力量，提高身体平衡能力和专注度。

【注意事项】

练习此式时要循序渐进，千万不能操之过急，容易出现的问题是抬高的那条腿无法打开髋部，脊柱弯曲，这些都有可能使人失去身体的平衡，受到伤害。应避免此类错误。

(二)鹰式

鹰式

【动作要领】

双膝指向正前方，骨盆中正，背部平直。

【做法】

屈膝，左腿缠绕于右腿上，左脚勾住右小腿。双臂前平举，左臂在上，双臂缠绕，双手合掌，右手大拇指在左手小指的前面。尽可能将双手手掌压紧，并提高肘部，将手指向天

花板伸展。吸气时脊柱延展，呼气时屈膝下蹲(见图8-21)。

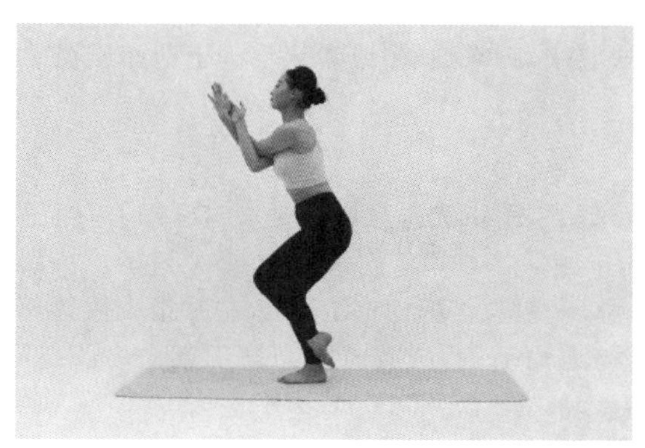

图 8-21

【功效】

提高平衡能力和专注力，灵活四肢关节，强化肌肉力量，放松背部。

【注意事项】

弯曲抬高的腿松松地搭在另一条腿上，这样对双腿起不到拉伸收紧的作用；上身往前倾，容易造成脊椎扭伤；手肘部交叠不正确的话，也不能很好地修饰手臂线条，还使身体失去平衡。应避免此类错误。

(三)战士三式

【动作要领】

战士三式

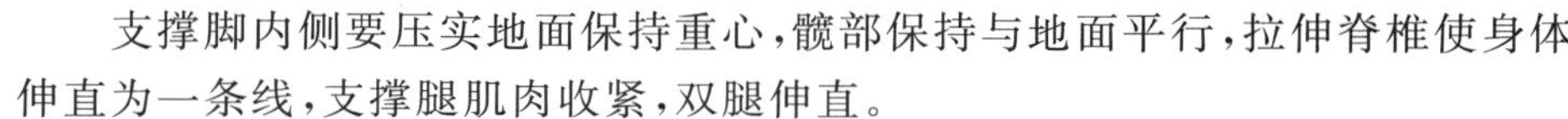

支撑脚内侧要压实地面保持重心，髋部保持与地面平行，拉伸脊椎使身体伸直为一条线，支撑腿肌肉收紧，双腿伸直。

【做法】

山式站姿，右(左)脚向后撤一小步，脚跟不着地。随吸气将双手向上延展并合十；将重心转移至左(右)脚，随吸气将双手向前伸展，身体下压至与地面平行，同时右腿向后向上抬离地面使身体成为一条线，其间保持自然呼吸(见图 8-22)。

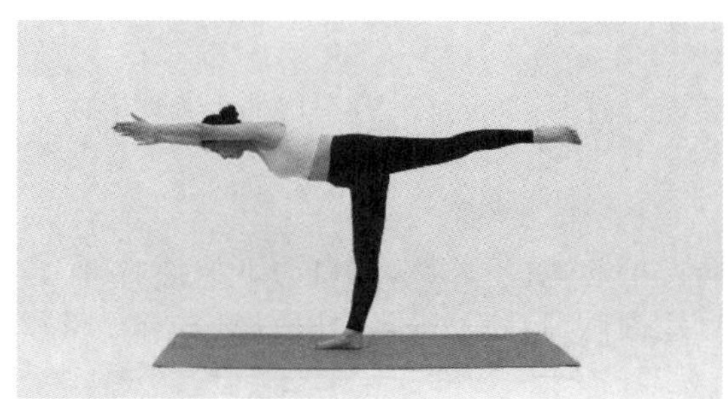

图 8-22

【功效】

锻炼身体稳定性，打造臀、腿部肌肉线条，改善不良体态，使背部挺拔。

【注意事项】

可以直接通过战士三式提升自己的平衡能力，弯曲膝盖降低重心，更有利于平衡。不要转髋、翻髋，需要让上抬腿向内旋转，把腿收到中心线。手臂收于胸前更容易保持平衡，伸直合掌最难保持平衡。如果感觉保持平衡有难度，可以适当降低难度，也可以通过一些辅助来帮助平衡，比如扶墙壁，脚掌贴墙，或者双手垂于地面压在瑜伽砖上。

（四）半月式

半月式

【动作要领】

髋部向后打开，肩膀打开，手指尖垂直向上延展，支撑脚内侧压实地面。

【做法】

由战士二式将重心移至左脚并身体向前下压，左手指尖放置于面部正下方，左脚正前方，扶地面，抬起右腿至与地面平行，胸腔打开与髋部朝向右脚足弓所对的位置。换另一侧练习（见图 8-23）。

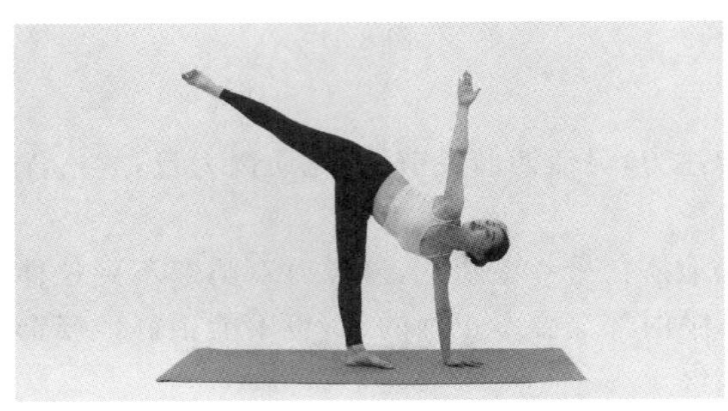

图 8-23

【功效】

增强身体稳定性、平衡力，塑造臀部肌肉线条。

【注意事项】

练习中身体若过于前倾，会使双臂失去正位，不再朝两边延伸，也使肩部没有完全向外扩张，致使头颈部血液循环不畅。错误姿势保持时间过长会让练习者感觉头晕。撑地的腿弯曲，也容易使身体无法保持平衡。应避免此类错误。

（五）舞蹈式

舞蹈式

【动作要领】

髋部不可外翻，胸腔充分打开，延展脊柱，头触脚，双肘尖向上，避免膝关节过伸。

【做法】

山式站姿，屈右膝向后抬起，右手外旋，虎口向下抓握右脚，转肩使右肘尖指向上方。左臂向上伸展，屈肘，抓握右脚。胸腔上提，脊柱后展，右脚尽量靠近头部后侧，保持身体平衡，目视前上方（见图 8-24）。

【功效】

扩展胸部，加强肩背、髋、腿以及手臂肌群力量，提高平衡力和专注力。

【注意事项】

练习中身体失去正位容易发生摔倒等事故。站立的腿部向外翻，导致身体整个向一边倒；抬升的腿没有在身体的后侧往上延伸，身体无法在牵引中保持平衡。应避免此类错误。

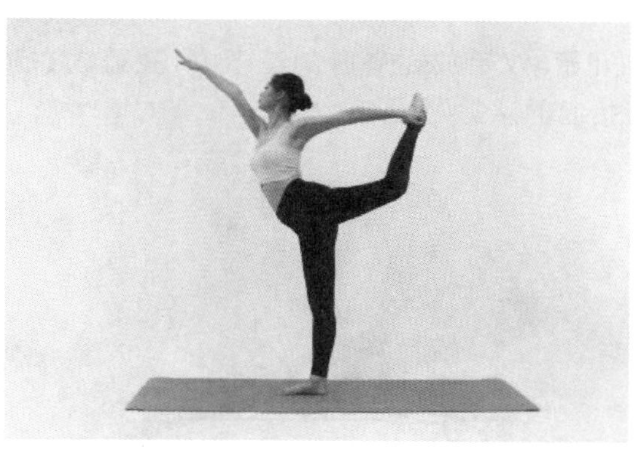

图 8-24

（六）站立抓趾平衡式

站立抓趾平衡式

【动作要领】

保持重心稳定，支撑脚内侧踩实。

【做法】

山式双手扶髋，屈右（左）膝向胸腔抬起，右（左）手以食指和中指勾住大脚趾并伸直右（左）腿，打开髋部并将重心转移至支撑脚内侧（见图 8-25）。

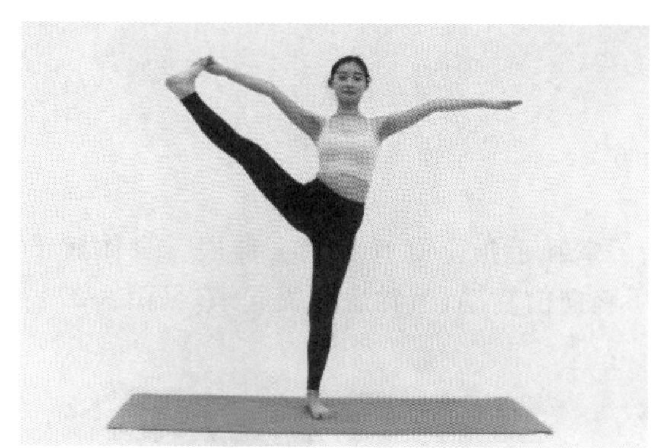

图 8-25

【功效】

锻炼身体稳定性，对大腿后侧肌肉形成拉伸，放松肌肉疲劳。

【注意事项】

练习中不要向前伸展腿，而是弯曲膝盖，抓住大脚趾。简单地抬起并伸展腿，用手掌抱住大腿。将手指交叉放在大腿下方，保持向前伸展后，抓住大脚趾，将腿向天花板方向伸展，抬起另一只手来保持平衡。

二、手平衡类

支架式

（一）支架式

【动作要领】

身体保持一条直线，眼睛看着地面上双手之间稍微靠前的位置。

【做法】

以四点着地的姿势开始，双手放在肩膀的正下方，膝盖放在髋部的正下方。踮起脚尖，伸直双腿，肩膀保持抬起的感觉(见图 8-26)。

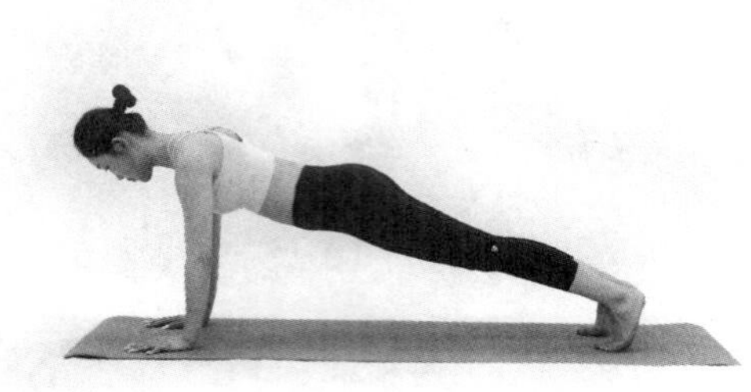

图 8-26

【功效】

锻炼手臂和腹部的力量，使整个身体保持平衡。

【注意事项】

练习中核心力量不够则容易塌腰，导致腰部代偿。我们可以缩短一次练习的时长，多练习几次，循序渐进。

(二)斜支架式

【动作要领】

头部和眼睛看向前方。

斜支架式

【做法】

抬起右臂，让手臂、手掌和手指全部垂直向上伸展。身体躯干、髋部与双腿保持一条直线，左手手腕向前转动，感觉肩膀提起来(见图 8-27)。

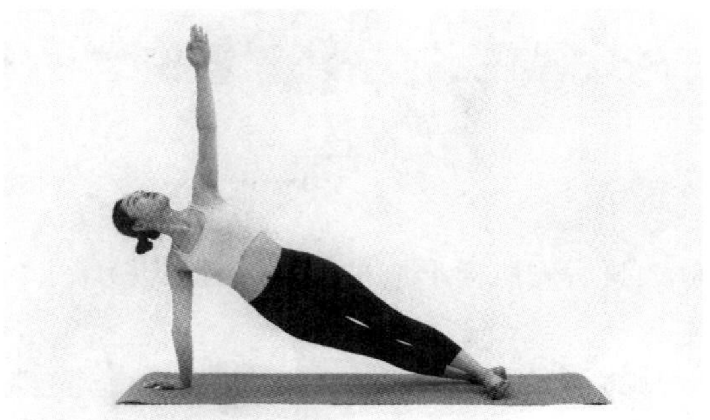

图 8-27

【功效】

身体保持平衡，锻炼侧腰肌。

【注意事项】

要进一步考验臂力和平衡力，可尝试挑战这个难度的升级版，即左脚屈膝，膝盖朝上方，左手往下捉紧左脚拇趾，然后向上提，手脚同时伸直，眼望上方。

（三）后仰支架式

后仰支架式

【动作要领】

双脚尽量绷直，脚掌放平在地面上，头部向后仰。

【做法】

以双腿向前伸展并拢的坐姿开始。双臂放在身后，手指指向身体后方或前方。胸口深深地吸气，尽量把髋部和胸部抬高，同时让双腿保持伸展，头部后仰（见图8-28）。

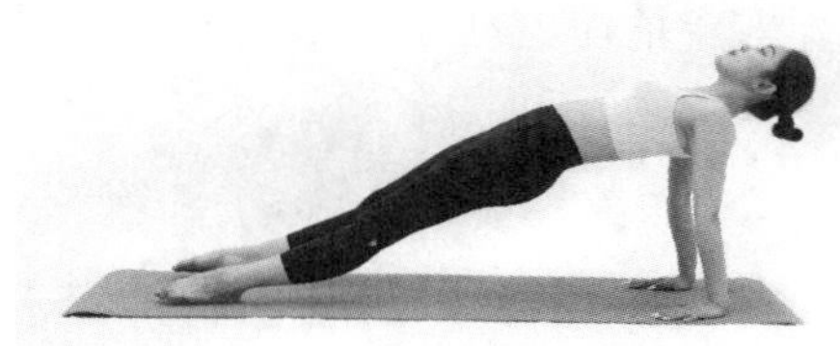

图 8-28

【功效】

放松颈椎，锻炼下腰部肌群。

【注意事项】

注意不能耸肩，臀部不能往下掉，腹股沟伸展开，腕关节易受压迫，腿部易丢失力量，注意回勾脚尖。

（四）乌鸦式

乌鸦式

【动作要领】

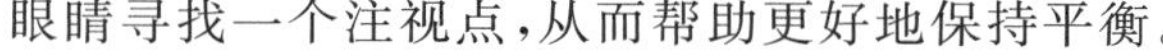

眼睛寻找一个注视点，从而帮助更好地保持平衡。

【做法】

蹲地上，双脚并拢，双膝向两侧分开。手放在身体前面的地面上，张开十指。弯曲手肘，身体向前倾。抬起脚后跟，身体进一步向前倾，胫骨放在上臂后端，重心放在手臂和手掌上，保持手臂弯曲，同时把双脚抬离地面，让它们靠近臀部。如果有能力，伸直双臂，并保持平衡（见图 8-29）。

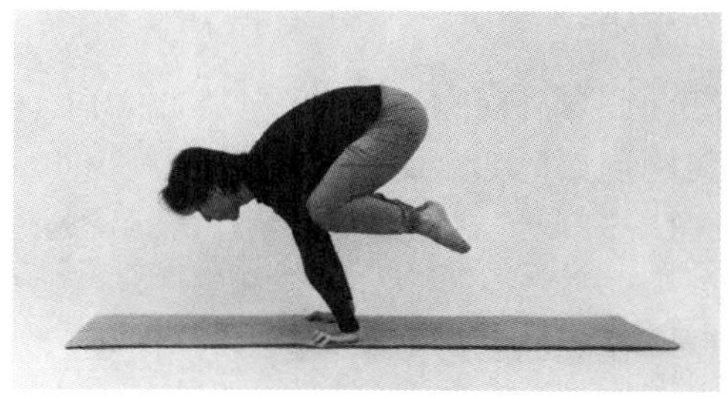

图 8-29

【功效】

锻炼上肢力量和核心稳定性。

【注意事项】

练习中让脚跟与臀部尽量靠近并且收紧。抬起双脚离开地面时，手推地面并且把腹股沟向骨盆的方向内收。辅助练习可以借助瑜伽砖或吊绳。

（五）孔雀式

孔雀式

【动作要领】

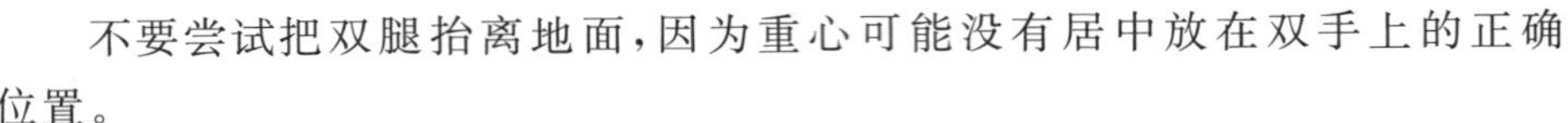

不要尝试把双腿抬离地面，因为重心可能没有居中放在双手上的正确位置。

【做法】

跪在地上，臀部坐在腿上，双手并排放在地面上，手指指向身体，前臂面向前方，手肘相互靠近。身体向前倾，弯曲手肘，腹部放在手肘上。进一步向前倾，重心放在双手中上的位置，脚尖点地。把重心放在双手前面，身后的双脚抬起来，保持呼吸（见图8-30）。

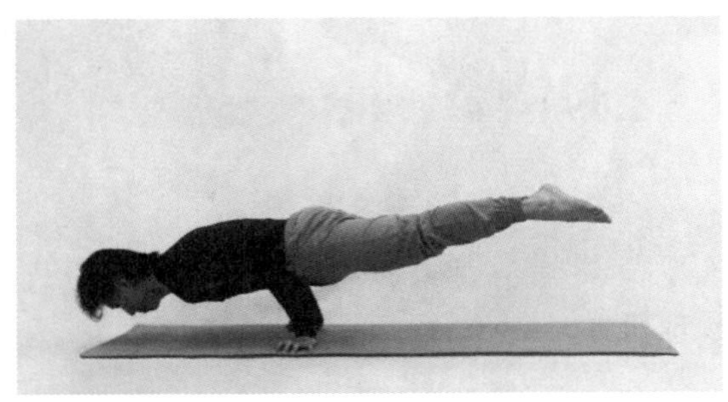

图 8-30

【功效】

手肘对腹部的压力可以给腹部区域带来剧烈的按摩，帮助消化。

【注意事项】

初学者上身容易倾斜，不能保持身体的平衡；伸直贴地面的那条腿容易出现屈膝的情况。应避免此类错误。

（六）手倒立式

手倒立式

【动作要领】

双腿并拢，保持平行，眼睛看前方或双手。

【做法】

面朝墙站立。双手置于地，与肩同宽，手指指向墙的方向。伸直手肘，让双脚走到靠近双手的位置。呼气，单腿跳起，靠着墙面，然后抬起另一条腿。肩膀向上伸，使双臂伸直，双手支撑在地面上（见图 8-31）。

【功效】

锻炼手臂、肩部力量和核心稳定性。

【注意事项】

压力自上而下地压在掌根处，而不是整个手掌。初学者手掌的中段（掌根到手指间）往往是中空的，而五个手指（特别是指尖）则紧紧按压地面控制身体的稳定。要尽力避免这种情况。可将手指稍微弯曲抓地，但不是所有的手指弯曲，大拇指和食指、小手指要压实地面，这样做可以更加稳定。

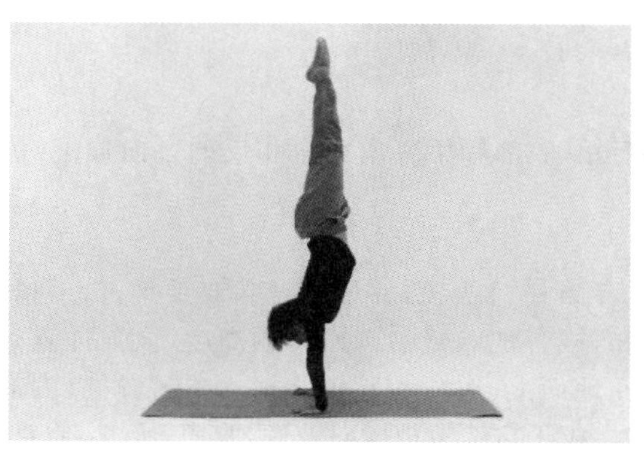

图 8-31

第五节　瑜伽站姿基本动作要领、做法及功效

站姿基本动作的好处:瑜伽站姿能让人产生力量和稳定的感觉,伸展髋部、肩部,加强双腿肌肉力量;调理肾脏、调理神经系统;增加头部和脸部的血液供应;增强平衡感。

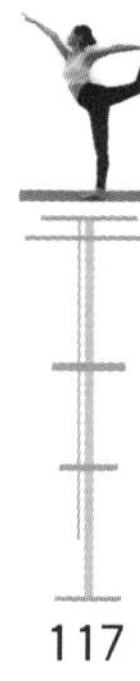

一、山式

山式

【动作要领】

要让自己觉得身体的中间部分在向上伸展,手臂则向下伸展。

【做法】

双腿和双脚并拢站好,膝盖往大腿方向拔起,把双腿挤到一起,使之形成一个支撑身体其他部分的坚固柱子。加大脊椎和颈部后端的伸展幅度,让下颌与地面平行。收腹,用胸部呼吸,吸气时扩大胸腔的前后部分(见图 8-32)。

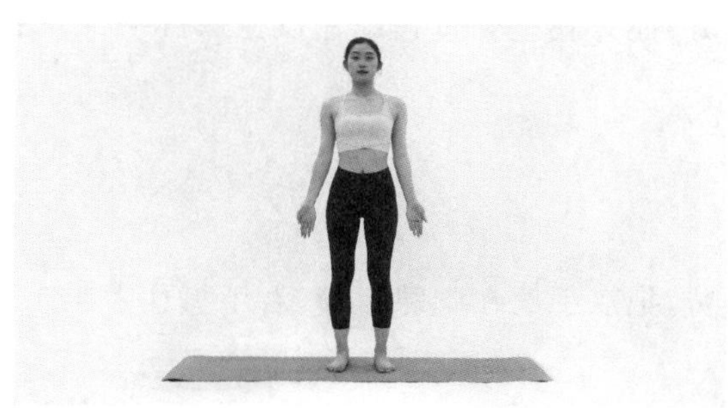

图 8-32

【功效】

这个姿势能让人产生力量和稳定的感觉。由于稳定性是所有基础的重要组成部分,所以山式是站姿的起始姿势。

【注意事项】

基本站立式能够让人在进入下一个姿势以前找到身体的平衡,体重均匀地分布到身体两侧。从一个好的起始姿势开始,可以更轻易地进入其他姿势并找到平衡,也不易伤到自己。

二、蹲伏式

蹲伏式

【动作要领】

身体呈之字形，脚后跟、髋部和手臂向完全相反的方向伸展，仿佛要坐在一把假想的椅子上一样。

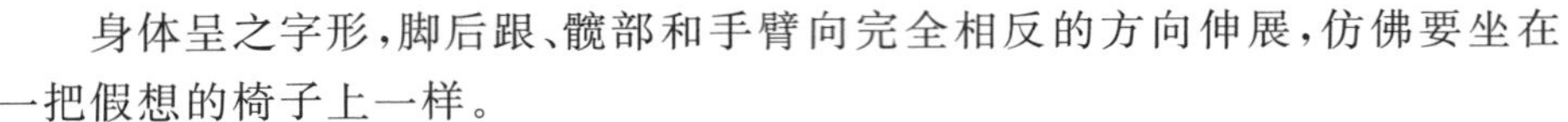

【做法】

从山式开始，吸气，手臂举过头顶，并使双臂和双手平行，手指指向上方；还可以双手合十举过头顶，十指紧扣，或者把双臂抬到肩膀的高度，向前伸直，双手握紧。呼气，尽量弯曲膝盖，把脚后跟压在地面上，双腿和膝盖并拢。抬高脊椎、胸部、头部和手臂的位置，并且向对角线方向伸展。躯干自然地稍微向前倾，收腹，吸气，伸直双腿，回到竖直的姿势（见图 8-33）。重复这组动作 4～8 个呼吸的时间。

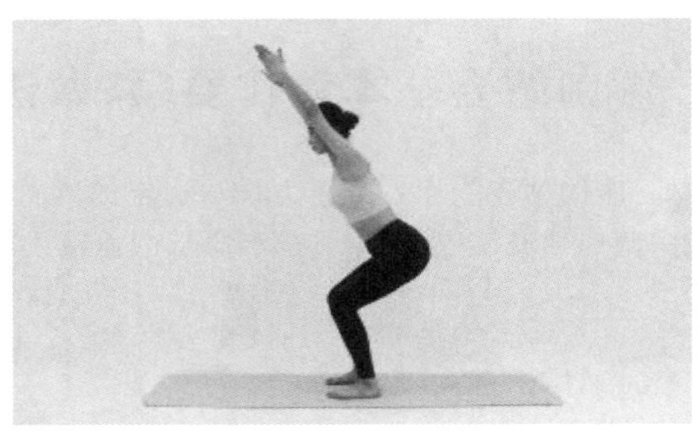

图 8-33

【功效】

伸展跟腱，使大腿肌肉更强壮。伸展脚踝、膝盖和髋部关节，增强这些部位的灵活性。

【注意事项】

站立时双腿稍微分开，注意在整个过程中让双腿保持平行。不要在保持这个姿势时屏住呼吸。

三、弯腰伸展式

弯腰伸展式

【动作要领】

如果想延长这个姿势，把双手放在脚踝后面，右手抓住左手手腕，身体的重心放在双脚的脚掌上。

【做法】

从山式开始，双脚并拢，在整个过程中，让双腿挤在一起，相互平行。吸气，手臂举过头顶，双臂贴近耳朵，手指指向上方，掌心相对。呼气，上半身向前再向下弯，始终让双臂贴近耳朵，伸展脊椎，同时让头部、颈部与脊椎形成一条直线。在不弯曲脊椎的情况下，无法使上半身再向下弯时，用手抓住脚踝外侧，或者把手平放在脚边可以轻松达到的位置。双腿伸直或稍微弯曲，用手臂的力量把头部和胸部推向双腿的方向，让上半身保持在双腿中间。吸气，反向执行这组动作的步骤，先伸展脊椎，双臂贴耳朵，伸向前方，直到回到竖直的站姿（见图 8-34）。

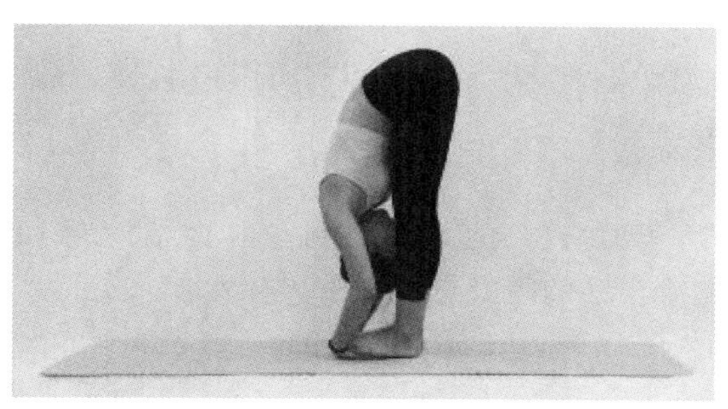

图 8-34

【功效】

温柔地按摩腹部器官，例如肝脏和脾，并且帮助消化，调理肾脏。调理神经系统，对抵抗沮丧和消沉有帮助，能够使大脑精神饱满，增加体能。

【注意事项】

如果患有任何不允许头部放到心脏以下位置的病症，则只弯一半的腰，用手支撑在墙上。如果伸直双腿前倾身体会让自己扭伤，可稍微弯曲双腿。

四、战士一式

战士一式

【动作要领】

手臂举过头顶，双手合十，大拇指互扣，其他手指相互接触。

【做法】

从山式开始，把双腿分得越开越好，同时保持身体的稳定性，两个脚后跟形成一条直线。吸气，双臂举过头顶，把手臂、手掌和手指向上伸展，并保持双臂平行，肩膀下压，扩胸，在固定双腿和双脚的同时自然地呼吸，把右腿和右脚外转 90°，左脚内转 45°，保持双腿笔直。脚后跟稳扎在地上，转动上半身和髋部，面向正右方，不要移动双脚的位置。吸气，用手臂的力量把腰部以上的身体向上拉；呼气，弯曲右膝，努力让大腿与地面平行。注意让右膝对着身体的前方，膝盖在脚后跟的正上方，脚背抬起。尽量让腹部提升，并向上伸展头部、胸部和双手，保持肩膀在髋部的正上方，并让两个部位尽量持平。身体躯干应该垂直，并在正中位置。通过拉升腹部肌肉，顶起髋部，交替进行吸气和呼气，并在吸气时伸直右腿，呼气时弯曲右腿进入战士式，注意保持脊椎伸直和拉升腹部肌肉（见图 8-35）。

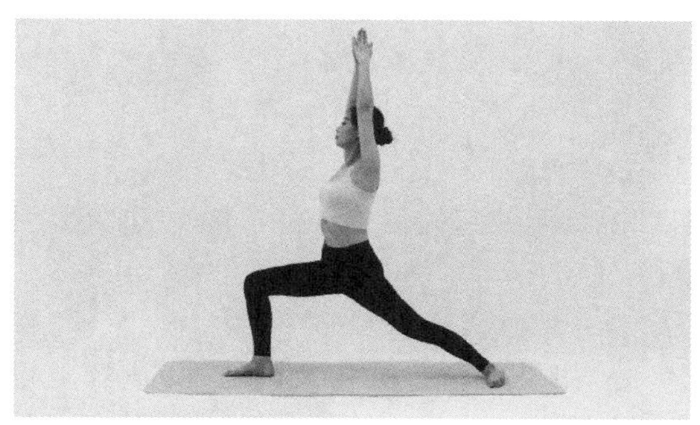

图 8-35

【功效】

加固和调理腿部、髋部、腹部、背部和颈部的肌肉，让它们更强壮，同时增强身体两侧的平衡感。

【注意事项】

保持这个姿势时千万不要扭伤自己。检查自己的脸部、咽喉和腹部，看看有没有任何绷得太紧的信号，还要检查自己的呼吸是否轻松和有规律。

五、战士二式

战士二式

【动作要领】

注意不要把腿分得太开，让两个脚后跟贴地面，并且轻松地保持这个姿势。

【做法】

面向前方，双腿和双脚位置如战士一式，注意双腿伸直，脚后跟向地面方向压。把双臂从两侧举到与肩膀同高的位置，手心向下，手指指向身体内侧的方向。吸气，脊椎和头部向上伸展。头部向右转，看右手的方向。呼气，右膝弯曲，注意让膝盖对着身体一侧的方向，膝盖在脚后跟的正上方，脚背抬起。右腿形成一个直角，双脚稳扎在地面上，保持肩膀在髋部的正上方，并让两个部位尽量持平，把髋部向后缩，从而使髋部两侧持平，对着正前方。身体躯干应该垂直，并在正中位置。双臂向相反的方向延伸，从右手指尖到左手指尖形成一条笔直水平的直线，在整个过程中肩部下压，保持平和放松。吸气，伸直右腿，保持身体、双脚和头部的方位。呼气，右膝弯曲，回到这个姿势。重复 3～6 次，交替进行吸气和呼气，同时弯曲和伸直右腿。以吸气为结束，腿部伸直，回到面向身体前方的姿势，双脚回到平行的起始姿势，左腿重复一遍(见图 8-36)。

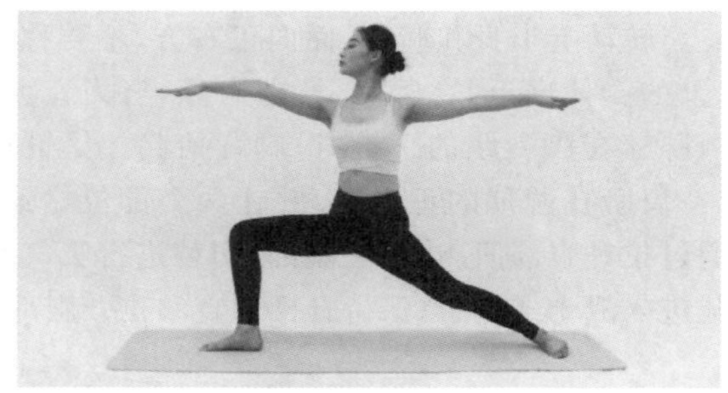

图 8-36

【功效】

塑造脚踝、膝盖、髋部和肩膀，使它们更强壮。扩胸，更加容易进行深呼吸。增加平衡感和注意力。

【注意事项】

做这个姿势会比较费力，如果患有心脏病或高血压，或者觉得保持这个姿势很不舒服，请一定小心。完成身体两侧的练习后进行一个反姿势，恢复身体的对称。

六、三角伸展式

三角伸展式

【动作要领】

用胸部右侧开放的部分呼吸，手臂保持伸直。

【做法】

从山式开始，臀部和肩膀紧贴墙面，双脚平行分开一段距离，稳扎在地面上，体重均匀地分布在脚后跟和脚趾上。右脚向外转 90°，指向身体右侧；左脚向内转 45°，也指向身体右侧。髋部和肩膀对着身体的正前方，提升腹部，使髋部稍微抬高。吸气，将双臂举到与肩膀同高的位置，掌心对着正前方，肩膀下压，手臂和手指靠墙，尽量伸展。呼气，把手臂伸向右侧，与地面平行。在身体向一边倾斜时，肩膀要持平，髋部不动。吸气，手臂和手指向内侧伸展。呼气，身体向一侧弯曲，把右手放在右腿前端，或放在右脚后的地面上，不要向前或向后倾斜，或者扭曲身体。左臂尽量向上伸，掌心向前，使身体稳定下来，眼睛看向左手。如果颈部有伤病，或者觉得头部保持这个姿势很困难，那么就让头部面向正前方，或者看看下面的右脚，保持这个姿势，同时轻松地呼吸。双腿伸直，膝盖不要弯曲，保持身体的稳定性（见图 8-37）。

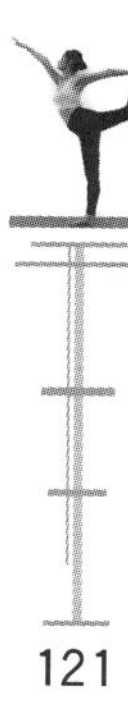

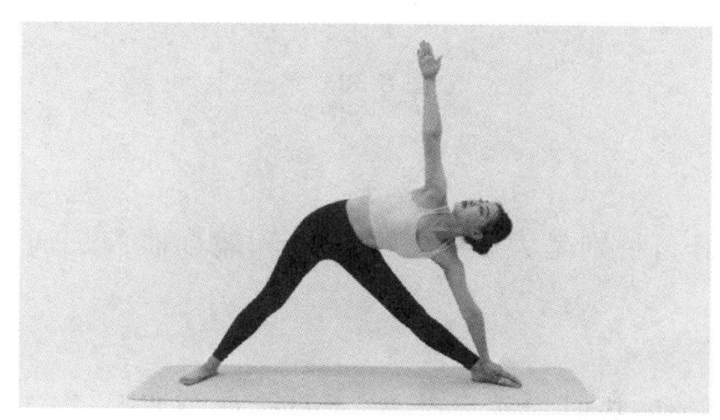

图 8-37

【功效】

让脊椎得到侧面的伸展，增加髋部、肩膀和大腿的弹性，强壮调理双腿肌肉。

【注意事项】

完成这个姿势时不要向前向后倾斜，或扭曲身体。身体两侧的运动幅度要相同，增加身体两侧的平衡。所有动作都要在自己能力范围允许下进行。

七、翻转三角式

翻转三角式

【动作要领】

如果想恢复原状，吸气后缓慢和流畅地反向执行这个姿势的步骤，然后进行一个反姿势。

【做法】

按照三角式那样开始，双臂举到与肩膀同高的位置，保持双腿伸直，膝盖不要弯曲，身体稳定，在整个过程中，双脚稳扎在地面上，特别是左脚后跟，使它成为帮助支撑身体的点。为了使身体更加稳固，把左脚后跟靠在墙上。吸气，伸展脊椎，伸长右腿，在做以上动作的同时，把右脚后跟向下压。左大腿向内旋转，同时身体转向右侧。提升腹部，使髋部向上抬，身体躯干、头部、手臂随着髋部一起转动，直到胸口对着后墙，右臂回左侧伸展，左臂向右侧伸展。肩膀保持水平，手骨与地面平行。头部和眼睛朝后看，转到能力允许的范围内。呼气，腰部向左侧弯曲，把左臂放到右腿下，双臂还是保持一条直线。伸直右手，直到指尖尽量向一侧弯曲，把左手放在右腿外侧，或者平放在右脚的外侧/内侧。眼睛看向自己的右手（右手指向垂直向上的方向），如果闭上右眼，还是可以看见右手。如果颈部不舒服，可以看向后方或左手下方。头部、颈部与脊椎保持一条直线（见图 8-38）。

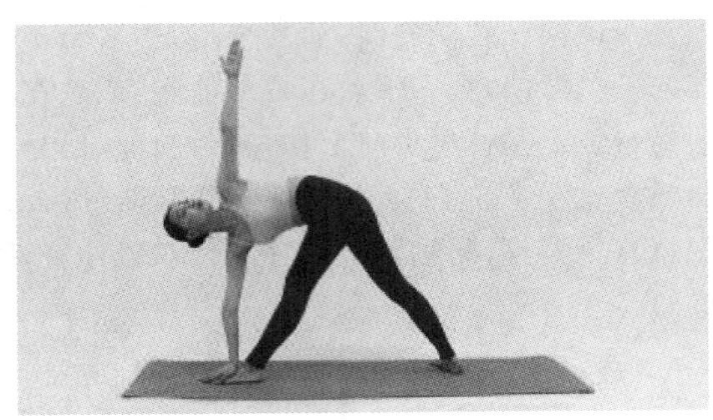

图 8-38

【功效】

调理和加强腿部肌肉，特别是大腿、小腿、腿窝和髋部肌肉。通过扭曲姿势，增加对背部和脊椎神经血液供应。

【注意事项】

注意不要在进行这个姿势时扭伤自己，检查自己的呼吸是否轻松、脸部肌肉是否绷得太紧，让头部、颈部与脊椎保持一条直线。

八、侧三角伸展式

侧三角伸展式

【动作要领】

身体两侧尽量伸展，从一侧脚趾一直伸展到另一侧手指尖。在练习这个体式时，注意保持身体的稳定性，尽量把左髋向上和向外打开。如果可以，继续把髋部向下压，增加伸展的幅度，但不要移动双腿的位置。眼睛看正前方，也可以沿着左臂的方向向上看。

【做法】

以山式开始，双腿尽可能分开，左脚顺时针转 90°（指向左方），右脚从平行的位置稍向内转一点，指向左方，双腿伸直。吸气，双臂经侧举至肩膀同高。呼气，左膝弯曲，左腿形成一个直角（左大腿与地面平行）。吸气，身体保持平衡。呼气，向左侧弯曲身体，左手放在左腿前方或后方的地面上，与左脚保持在一条直线上。吸气，右臂从头顶举过，伸向左侧，掌心向下，使右脚的外侧和右手及右手手指形成一条直线。保持这个姿势 2～3 个呼吸的时间（见图 8-39）。

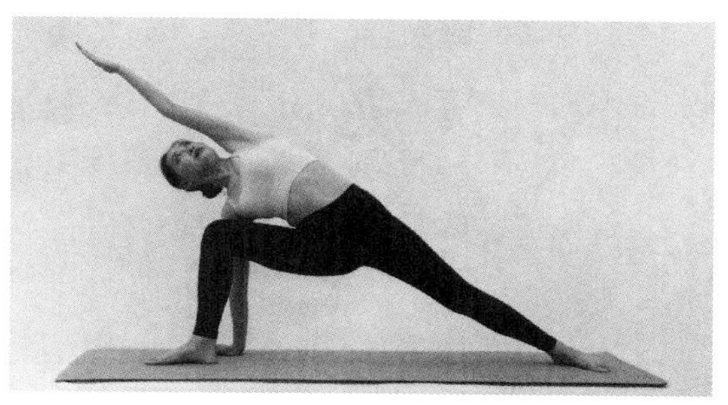

图 8-39

【功效】

通过供应新鲜的血液，滋养脊椎和脊椎神经，帮助调理和修整腰部。

【注意事项】

能轻松完成三角伸展式后才可以尝试这个姿势，完成这个姿势后必须再做一个反姿势。

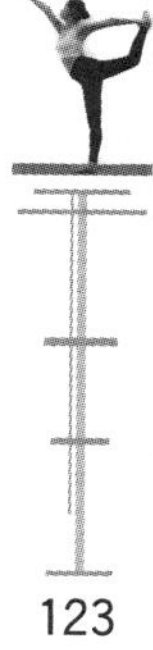

思考题

1. 简述瑜伽基本姿势的分类及各自的特点。
2. 瑜伽各类姿势具体包含哪些动作？
3. 简述瑜伽各基本姿势的功效。

第九章

拜　日　式

第一节　拜日式起源与特点

拜日式是瑜伽体位练习的初级入门方法，一般由十二个姿势组成，可用于热身，有利于舒展身体，平和内心。据说这是古印度人为感激太阳赐予人类光明和能量而创造的十二个姿势，所以做拜日式时，心中要满怀感激之情。

一、拜日式的概念

拜日式(Sun Salutation)，即是向太阳致敬的十二个姿势，是哈他瑜伽的经典体式，主要用于热身练习，在呼吸的配合下，可以舒展肢体，活化脊柱，促进周身血液循环，使头部供血、供氧充足，增强记忆力。拜日式堪称有效的全身调试法，试用于各种运动前的热身，许多练习者都把它作为每日瑜伽常规功课开始之前必做的前奏，先后运动了头、胸、腰、腿、臀，从而对全身进行了彻底的按摩。

拜日式一系列动作应该是按顺序一个接一个地完成。我们不仅能从每个体式的姿势中获益，还能从姿势之间的动作转换中获益，如可以灵活身体各个部分的关节，伸展周围的韧带，提高身体的灵活性，培养肌肉的力量。呼吸和动作的协调对于我们很有帮助，而且当我们顺畅地完成瑜伽体式练习时，身体会有平衡舒展的感觉。

拜日式适合所有年龄、所有身体状况的人，但不要练习自己身体无法承受的版本。

需要注意的是，这个系列的动作不适合有高血压和心脏病的人，如果你患有眼睛和耳朵疾病，建议不要进行任何倒置的动作。为了能最大限度地受益，应把拜日式当成习练过程中的一部分，经常练习。开始时做2～3个回合，一直练习到能进行12个回合。

二、拜日式的分类与串联

拜日式的分类与串联如表9-1所示。

表9-1　拜日式的分类与串联表

哈他传统12式 拜日式 (向太阳致敬式)	站立祈祷式—上举展臂式—站立前屈式—右侧骑马式—斜板式—八体投地式—眼镜蛇式—下犬式—左侧骑马式—站立前屈式—上举展臂式—站立祈祷式
阿斯汤加 拜日式A	山式—上举式—站立前屈—站立半前屈—四柱支撑式—上犬式—下犬式—站立半前屈式—站立前屈式—上举式—山式
阿斯汤加 拜日式B	山式—幻椅式—站立前屈式—站立半前屈式—四柱支撑式—上犬式—下犬式—战士一式—四柱支撑式—上犬式—下犬式—战士一式—四柱支撑式—上犬式—下犬式—站立半前屈式—站立前屈式—幻椅式—山式

第二节 阿斯汤加拜日式 A/B

拜日式是一种古老的表示感谢或尊重太阳的方法，太阳是地球所有生命的源泉。拜日式是阿斯汤加初级里的一个固定串联序列。阿斯汤加的练习有三个重要的因素：呼吸和动作的配合、收束法、凝视点。只有三位一体，你才能体会串联的真正精髓，才能在练习中达到身心合一。在瑜伽中凝视点大致有 9 个，它们分别是鼻尖、大拇指、第三眼（眉间）、肚脐、向上天空、手、脚趾、左侧远方、右侧远方。

一、拜日式 A

瑜伽
拜日式 A

拜日式 A 有两种练习方法：一种是按照阿斯汤加的练习方法，串联起来练习，一呼一吸一个动作，流畅干净；另一种是把它们当成正常体位法来练习，在每一个体位停留保持 3～5 组呼吸，再继续下一个。拜日式 A 如图 9-1 至图 9-3 所示。

【动作】

第一组：如图 9-1 所示。

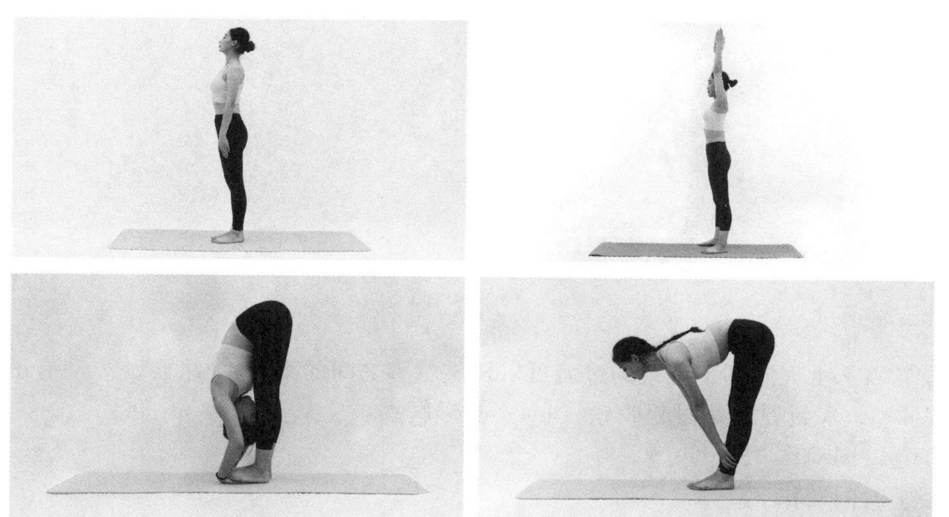

图 9-1

动作 1：山式站立，建议初学者双脚分开，与骨盆同宽。

动作 2：手臂上举时收紧腹部，收腹也是收束法的一种，保持腰曲自然，不要过分翘臀。

动作 3：从举臂式开始，上半身往前往下折叠，手臂从两侧放下。确保是从髋部往下折叠，而不是从背部，髋部折叠加深。手掌压平撑平，手指和脚趾成一条直线。头自然垂挂，看大脚趾。

动作 4：从站立前屈开始，抬头，向前延伸脊柱，看眉心。

第二组：如图 9-2 所示。

动作 5：从前屈式到四柱支撑式的过程中，根据自己的情况，可以向后走，也可以向后跳。但不管是走还是跳，都要收紧核心，保持腰曲自然，在整个过程中不要让腰掉下去。

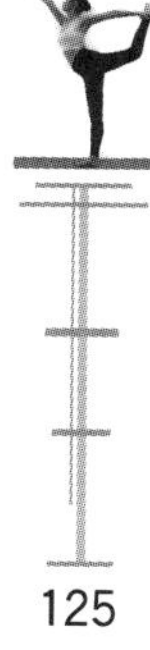

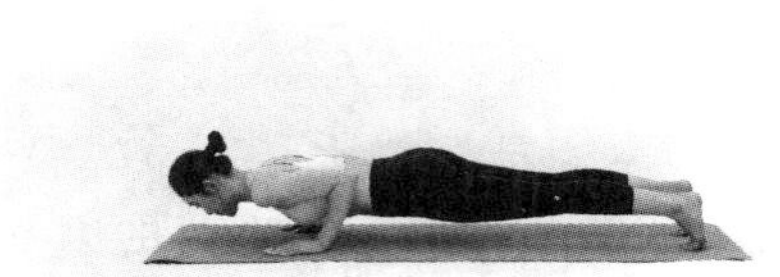
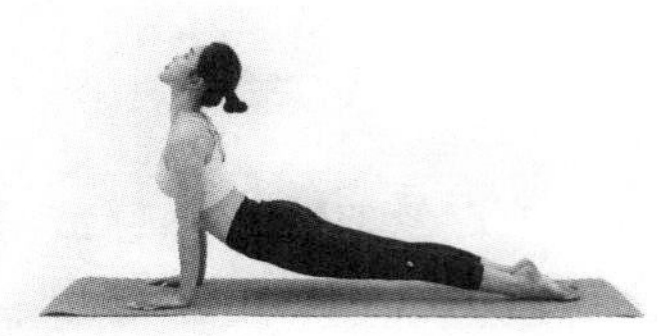

图 9-2

动作 6:从四柱支撑式到上犬式的过渡当中,如果力量不够,可以先到眼镜蛇式,然后再到上犬式,或者膝盖落地来做。

第三组:如图 9-3 所示。

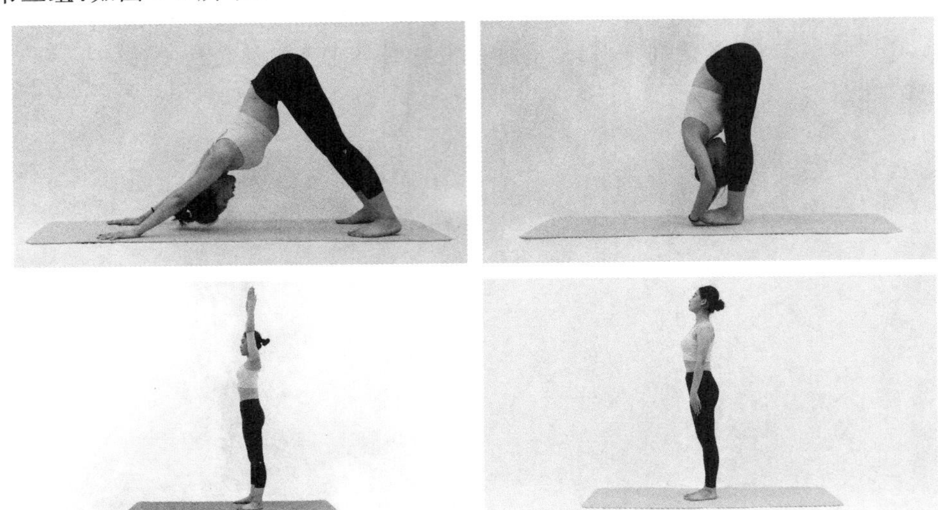

图 9-3

动作 7:从上犬式到下犬式的过渡可以调整双脚之间的距离,如果脚趾滚动有困难,可以抬脚调整。关键是整个过程收紧核心,不要塌腰。

动作 8:同动作 3。

动作 9:同动作 2。

动作 10:山式站立。

串联和停留这两种练习方法可以穿插起来练习,在日常练习中可以先练 4 遍串联的,让身体迅速热起来,然后再练 4 遍停留的。动作慢一点,感受身体和呼吸,同时也做一些轻微的调整。

二、拜日式 B

瑜伽
拜日式 B

拜日式 B 整体排列为山式—下犬式—右脚在前的战士一式—做一遍串联—左脚在前的战士一式—做一遍串联—山式。

【动作】

除去前后的山式,身体要转换 17 次,动作较多,分 5 组来讲动作。

第一组:动作 1—4,如图 9-4 所示。

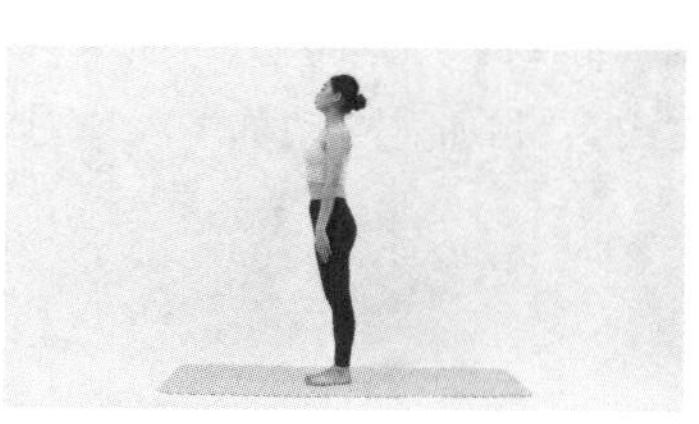
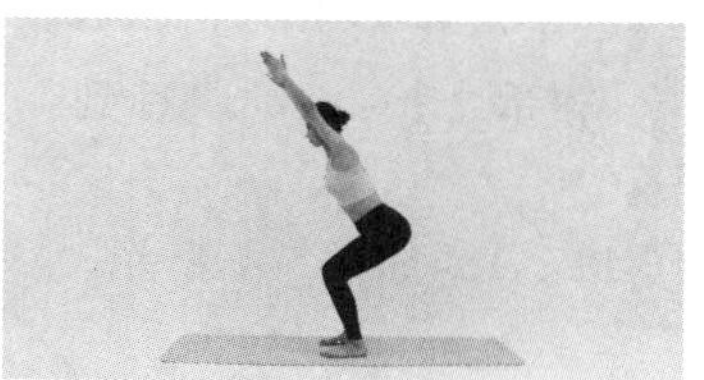
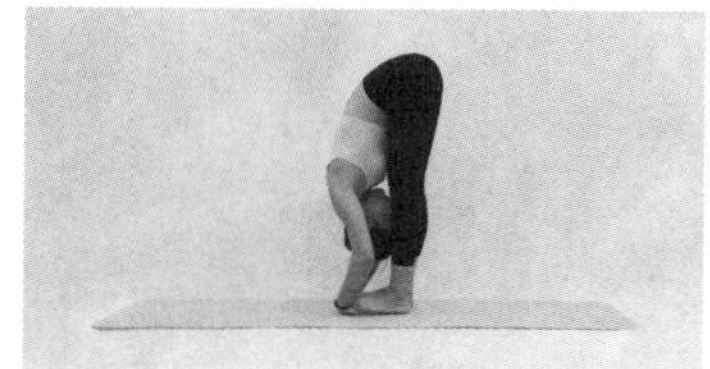
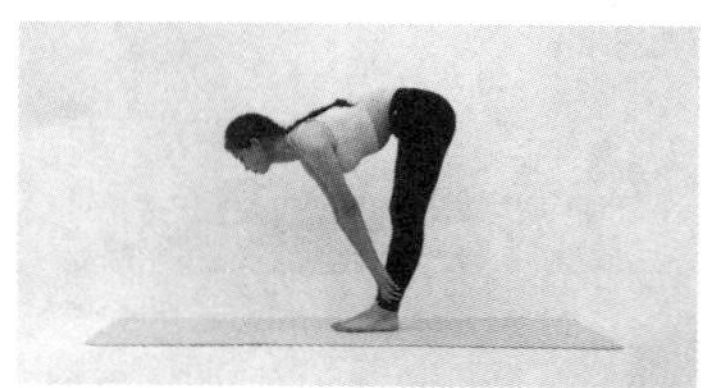
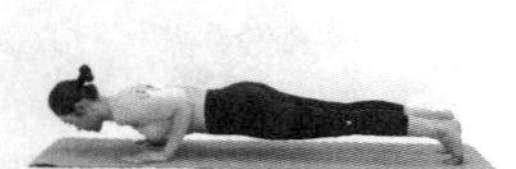

图 9-4

起始姿势:呼气,站到垫子中间,山式站立,看鼻尖。

动作 1:吸气,曲膝下蹲,双手上举,看拇指。

动作 2:呼气,抬臀部向上,身体前屈,双手放脚两侧,看鼻尖。

动作 3:吸气,抬头,伸展脊柱,看第三眼。

动作 4:呼气,双脚向后走或者跳到四柱支撑式,看鼻尖,在自己能力范围内做。从前屈式到四柱支撑式的转换过程中,可以屈膝做。

第二组:动作 5—7。如图 9-5 所示。

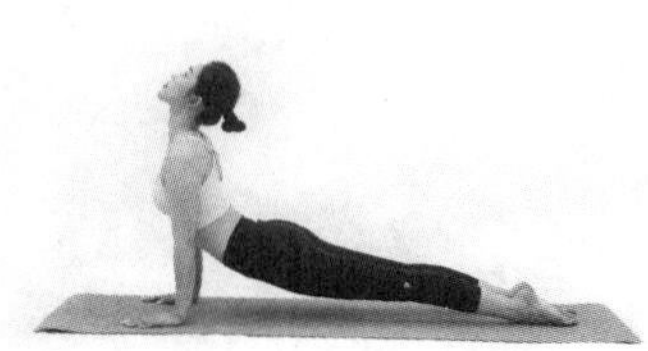
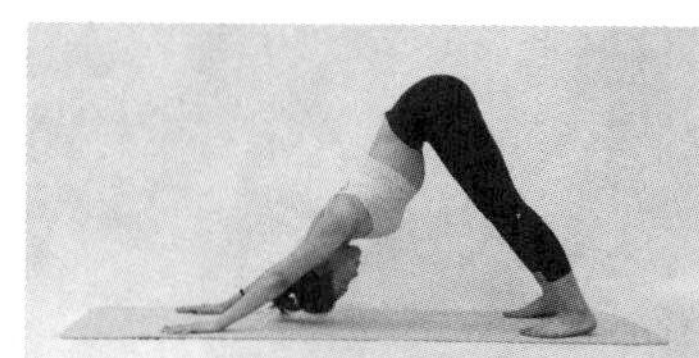
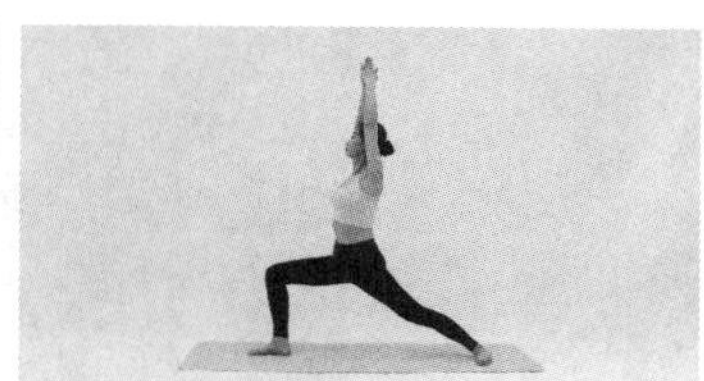

图 9-5

动作 5:吸气,伸直手臂,脚背压地,上半身从双手之间穿出,进入上犬式,看第三眼。

动作 6:呼气,抬臀部向上,双手推地,脚趾滚动到下犬式,看肚脐,左脚后跟内旋,右脚向前迈到右手内侧。

动作 7:吸气,右膝弯曲 90°,髋摆正,双手向上举,看拇指方向。右脚向前迈的时候,不要迈到双手中间,而是迈到靠近右手的方向,这样双脚之间的距离差不多与髋同宽,髋容易摆正;加大根基面积,身体也比较稳。

第三组:动作 8—10。如图 9-6 所示。

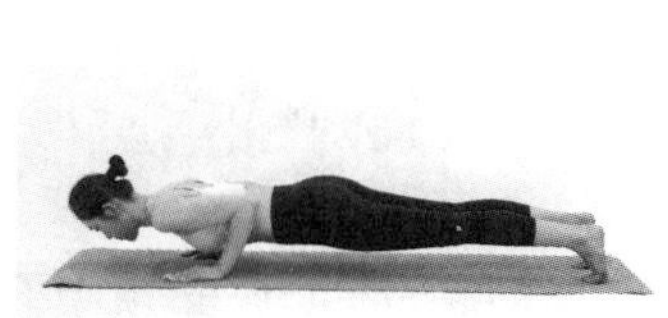
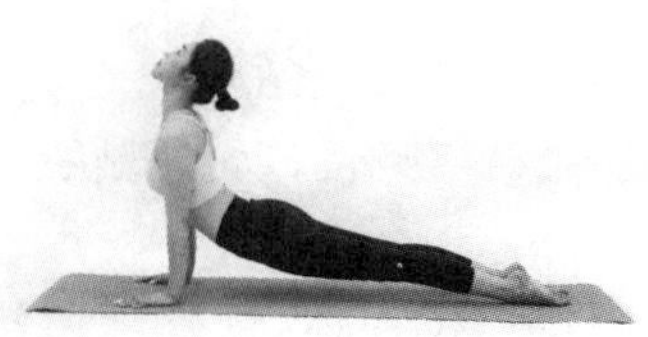
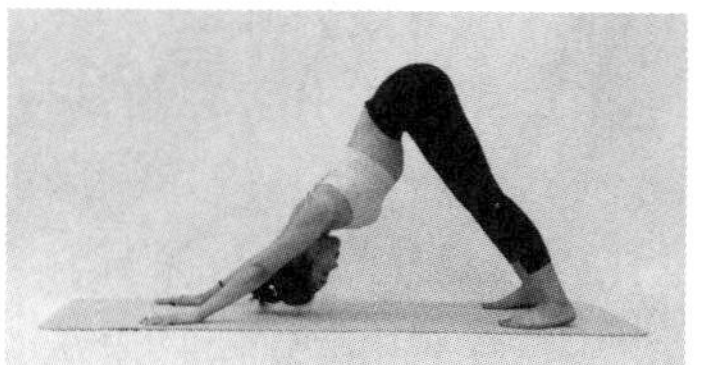

图 9-6

动作 8:呼气,手放右脚两侧,右脚向后撤,进入四柱支撑式,看鼻尖(同动作 4)。

动作 9：吸气，滚动脚趾到上犬式，看第三眼（同动作 5）。

动作 10：呼气，臀部上抬，滚动脚趾到下犬式，看肚脐（同动作 6）。右脚后跟内旋，左脚向前迈放在左手旁。

第四组：动作 11—13，如图 9-7 所示。

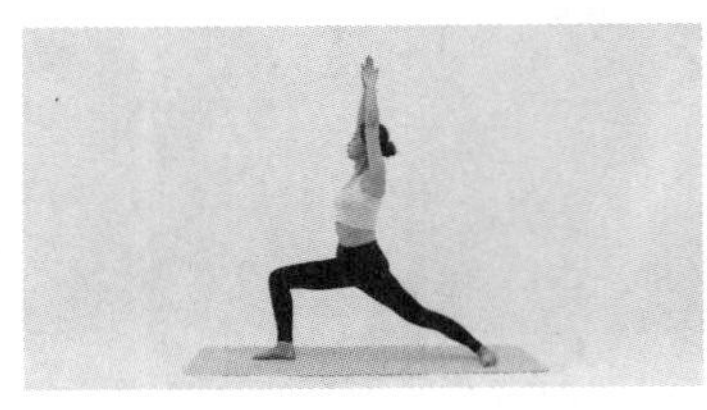
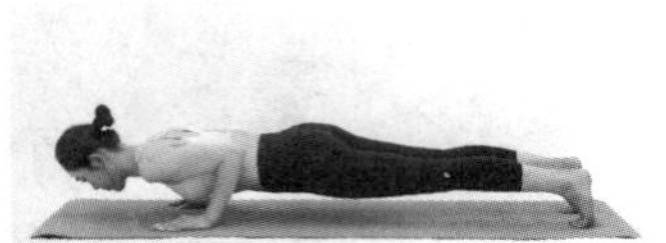
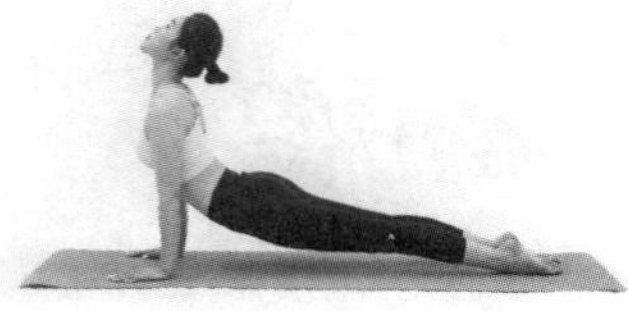

图 9-7

动作 11：吸气，左膝弯曲 90°，双手上举手，看拇指（与动作 7 反侧）。

动作 12：呼气，双手放左脚两侧，左脚向后撤到四柱支撑式，看鼻尖（同动作 4、动作 8）。

动作 13：吸气：滚动脚趾，伸直手臂，抬起身体到上犬式，看第三眼（同动作 5、动作 9）。

第五组：动作 14—17，结束，如图 9-8 所示。

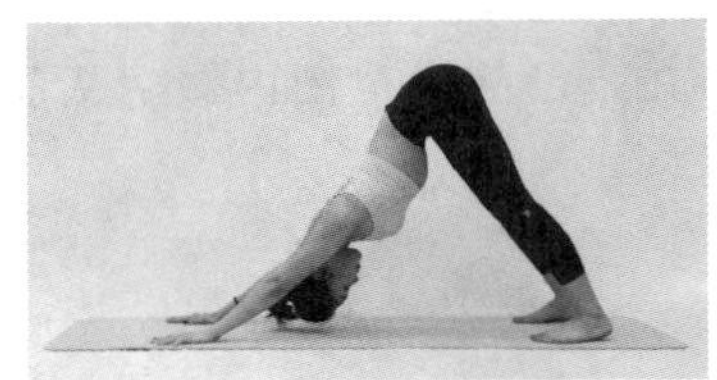
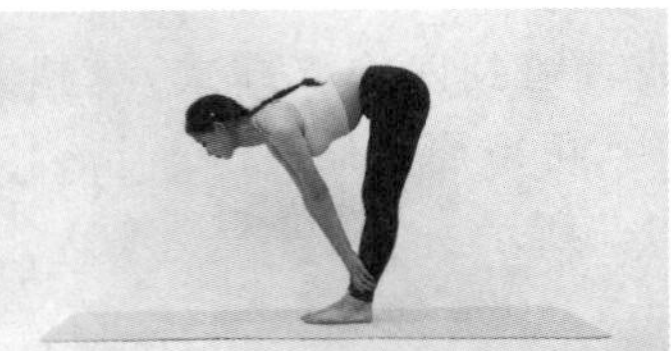
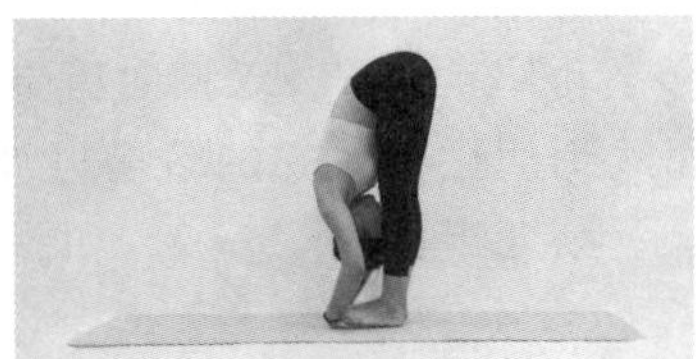
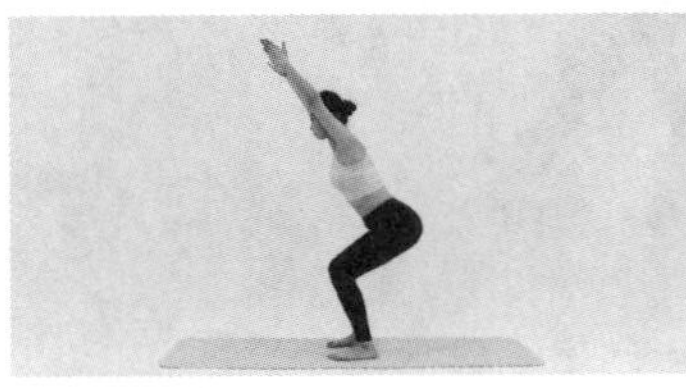
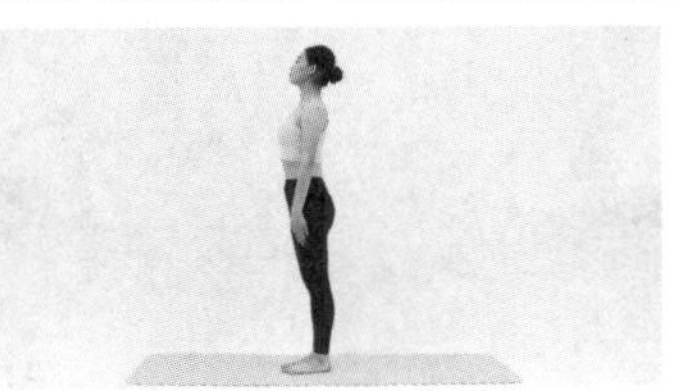

图 9-8

动作 14：呼气，抬臀部向上，滚动脚趾到下犬式，看肚脐（同动作 6、动作 10，保持 5 个呼吸的时间）。

动作 15：吸气：双脚向前走或者跳到双手中间，抬头，脊柱延展，看第三眼。

动作 16：呼气，加强前屈，腹部找大腿，看鼻尖。

动作 17：吸气，曲膝下蹲，双手上举，进入幻椅式，看拇指。

结束姿势：呼气，回到山式，看鼻尖。

【注意事项】

（1）拜日式 B 可以腹式呼吸和自然呼吸相结合。

（2）学着一个呼吸一个动作。如果呼吸快，动作就快一点；呼吸慢，动作就慢一点。尽量让呼吸稳定、均匀、深长。

（3）呼吸和动作、收束法、凝视点三位一体，这是阿斯汤加瑜伽的精髓，因此必须结合起来做。如果可以的话，一直收紧核心和腹部。

（4）拜日式 B 是有一定的强度的，练习过程中如果觉得累，随时进入下犬式或者婴儿式休息。

第三节　太阳式十二式

太阳式十二式是伸展、调理和巩固整个身体和脊椎的有效方式，它还能让身体和脊椎变得更加柔软。这一系列动作中的每个姿势都经过精心安排，以至于任何一个伸展和打开胸部区域的姿势后面肯定紧接着一个收紧胸部的姿势，这会让呼吸系统更加自由地进行深呼吸。它还能促进身体各个部分的血液循环。当血液循环得到促进，深呼吸让氧气供应更加充足后，精力更加充沛，大脑的注意力也更加集中。

这一系列动作应该一个接一个流畅地完成。呼吸和动作的协调对我们特别有帮助，而且当我们顺畅地完成所有动作时，会给人平衡优雅的感觉。它是最好的热身运动，因为它能有效地在练习开始时唤醒身体，使身体精力充沛。它还可以在瑜伽练习过程中的任何一个阶段完成，或者如果你只有很短的时间练习，也可以单独完成。

一、初级版本

初级十二式成套动作

太阳式是古印度瑜伽师的串联练习动作。初级版本由十二个动作组成：祈祷式—展臂式—前屈式—骑马式—下犬式—八体投地式—眼镜蛇式—下犬式—骑马式—前屈式—展臂式—祈祷式。如图 9-9 所示。

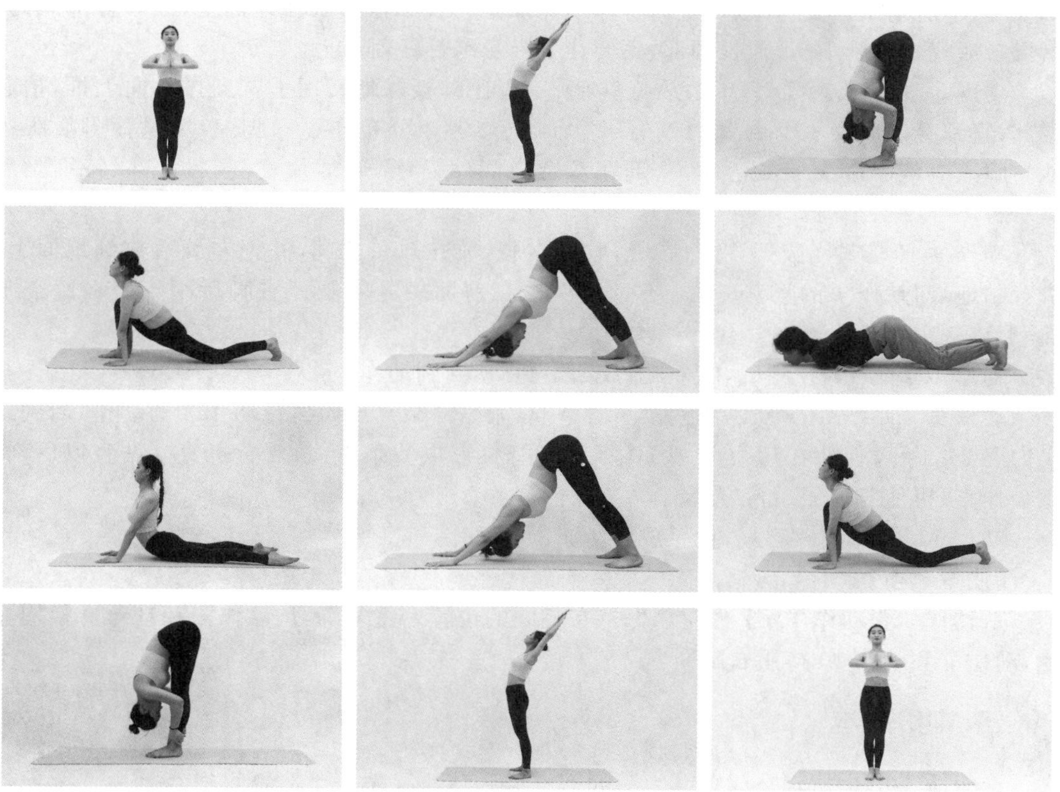

图 9-9

【动作】

动作 1：祈祷式。站直，脊椎伸展，腿部伸直，双脚并拢。双手做祈祷的姿势，手肘向外，手掌合拢，放在肋骨的位置。体重均匀地分布在双腿上。

动作2：展臂式。吸气，把两只手臂举过头顶，手臂伸直，身体稍微向后弯，手臂也跟着向后。分开双手，掌心相对，两只手臂平行，靠近耳朵。头朝上，随着身体移动的方向移动；不要让颈部弯曲。

动作3：前屈式。呼气，手臂和手掌向前向下伸出，手臂要靠近耳朵，尽量伸直。弯腰向前时，头部、颈部和脊椎保持一条直线。在脊椎骨不弯的情况下，上半身无法再向下移动时，将手放在地上双脚旁，膝盖可以适当弯曲。头部向内收，额头对着膝盖或胫骨。

动作4：骑马式。吸气，右腿向后伸展，把右脚背和右膝盖放在地上，脚趾指向身后的方向。左腿弯曲，脚后跟正好在膝盖下方，形成一个直角。臀部右侧向下压，让自己感觉到臀部右侧前端拉紧的肌肉。抬头向上看，伸展颈部的前面部分，抬起下颌。

动作5：下犬式。屏住呼吸，左腿摆出与右腿相同的姿势，这样体重就全部分散到四个点上，膝盖在臀部稍微后面一点的位置。头部、颈部和脊椎形成一条直线，眼睛看向地面双手之间的位置。手臂伸直。注意不要让肩膀“向上升”，避免拉伤肩膀和颈部。

动作6：八体投地式。呼气，膝盖、胸部和额头贴地（也称毛虫式）。手臂保持弯曲，手肘收放在身体两侧。

动作7：眼镜蛇式。吸气，伸直双腿，上半身沿地面向前滑动，直到髋部接触到地面为止。头部向前和向上伸展，让上半身抬离地面，腰向后弯。用手掌支撑地面来帮助保持这个姿势，手肘稍微弯曲，并且尽量向身体两侧靠拢。臀部依然放在地面上，收紧臀部肌肉，以保护后背。肩膀下压，伸长颈部，不要让上半身承受任何压力。

动作8：下犬式。呼气，一边放低胸部，一边让脚板踩地。用手臂支撑并向上推，抬起臀部，直到身体成为一个倒置的V字形。体重均匀地分布在手和脚上，尽量让脚后跟挨地。膝盖应该伸直或稍微弯曲，头部在双臂之间（手臂靠近耳朵）。拱起背部（特别是后背），将尾骨尽量抬高。

动作9：骑马式。吸气，弯曲右腿，收回右腿，放在双手之间，并把左膝盖放到地面上。脚背贴地，与动作4的姿势一样，不过这次放在前面的是右腿。右脚后跟正好在膝盖下面，形成一个直角。

动作10：前屈式。呼气，收左腿，放回右腿旁，回到动作3。

动作11：展臂式。吸气，将两条手臂举起，紧贴耳朵。反向执行动作2的动作，回到站直的姿势。手臂保持在耳朵旁，头部、颈部和脊椎形成一条直线，后背挺直。站直以后，将膝盖伸直，再使身体向后弯，同动作2。

动作12：祈祷式。呼气，把手放回祈祷的姿势。

【注意事项】

从动作3到动作10，手都应该保持在相同的位置。重复练习，动作4和动作9换用左腿，动作5和动作10换用右腿。

二、中级版本

中级十二式成套动作

中级版本由祈祷式—展臂式—前屈式—骑马式—支架式—八体投地式—眼镜蛇式—下犬式—骑马式—前屈式—展臂式—祈祷式十二个动作组成。如图9-10所示。

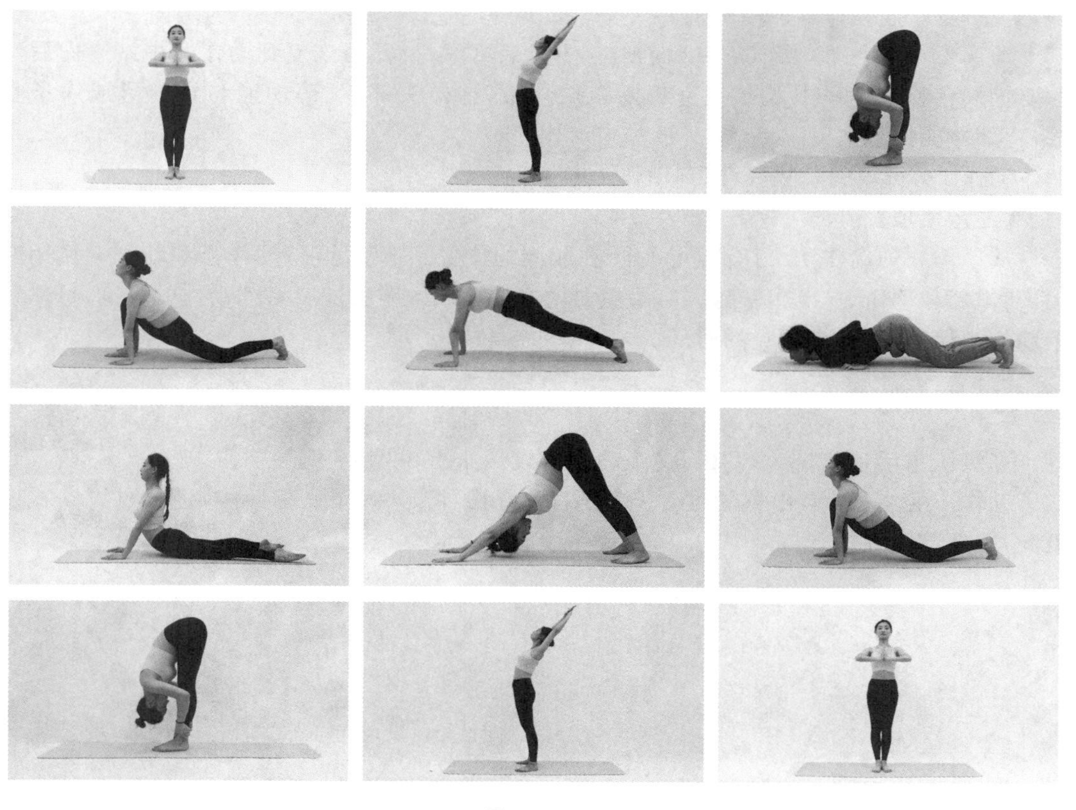

图 9-10

【动作】

动作 1:祈祷式。站直,双手做出祈祷的姿势(手肘向外,手掌合十)。

动作 2:展臂式。吸气,身体向后弯,让头部与运动轨迹一同朝上和朝后。

动作 3:前屈式。呼气,身体向前弯,双腿伸直(如果觉得有困难,可以让膝盖稍微弯曲)。

动作 4:骑马式。吸气,右腿向后伸展,用右脚的脚趾支撑身体,让右腿保持笔直的状态。

动作 5:支架式。屏住呼吸,左腿也向后伸,放在右腿旁边,用手掌和脚趾平衡身体。双腿并拢,臀部与身体保持在一条直线上,头部、颈部和脊椎也保持在一条直线上。眼睛看着双手之间的地面,或者直接看着双手。手臂伸直。不要让肩膀向上抬,避免肩膀和颈部受伤。

动作 6:八体投地式。呼气,膝盖、胸部和额头贴地(毛虫式)。手臂弯曲时,手肘尽量保持在身体两侧。

动作 7:眼镜蛇式。吸气,上半身尽量向后弯,可以让手臂稍微弯曲,臀部贴地。由于这个姿势会挤压腰部区域,所以在练习时一定要多加注意。可以让瑜伽老师帮助你。

动作 8:下犬式。呼气,把身体向上拱,同初级版本的动作 8。

动作 9:骑马式。吸气,弯曲右腿,往前放到双手之间,回到动作 4,不过放在前面的脚与动作 4 不同。左腿伸直,脚趾点地。

动作 10:前屈式。呼气,左脚放在右脚旁边。双腿站直,上半身向下,双手放在双脚旁，支撑地面，同动作 3 的姿势。

动作 11：展臂式。吸气，手臂向前伸，并保持在耳朵旁边，恢复到动作 2 中站直向后弯的姿势。在整个过程中双臂一直都要紧贴耳朵，这样头部、颈部才能与脊椎形成一条直线，背部才能挺直。

动作 12：祈祷式。呼气，回到动作 1 的祈祷姿势。

【注意事项】

从动作 3 到动作 10，手都应该保持在相同的位置。重复练习，动作 4 和动作 9 换用左腿，动作 5 和动作 10 换用右腿。如果想要增加向太阳致敬式这一系列动作的难度，可以每个动作都保持 2～6 个呼吸的时间。

三、高级版本

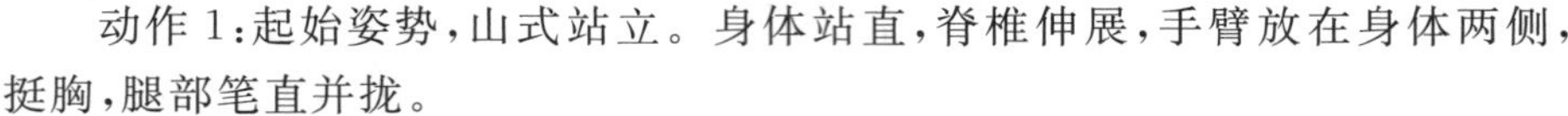

高级十二式成套动作

高级版本活动量极大，共由 11 个动作组成。如图 9-11 所示。

动作 1：起始姿势，山式站立。身体站直，脊椎伸展，手臂放在身体两侧，挺胸，腿部笔直并拢。

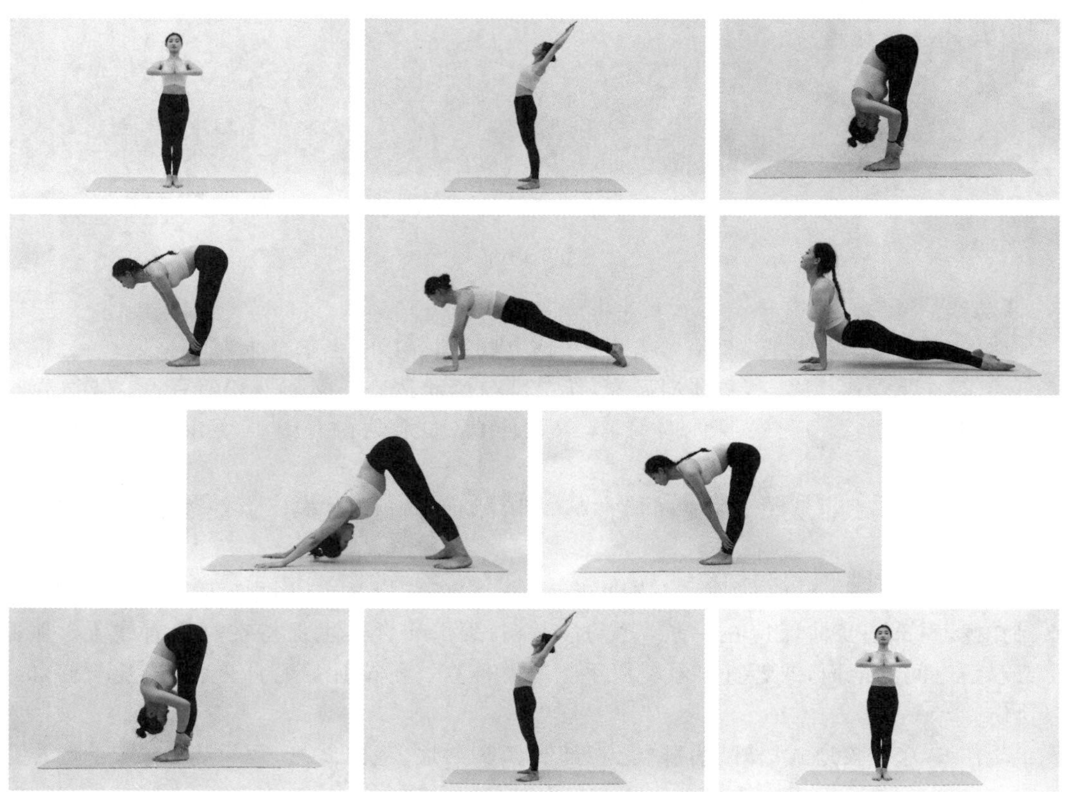

图 9-11

动作 2：吸气，手臂伸直，从两侧举起，直到手掌在头顶相遇。眼睛看向手掌。

动作 3：呼气，手臂向前伸，并让它们保持在耳朵旁边。当上半身向前弯时，脊椎要保持笔直，直到无法再弯下去为止。然后把手放在地面上双脚的旁边，腿部伸直（如果有必要，可以稍微弯曲膝盖），眼睛看向肚脐。

动作 4：吸气，头向前伸，在做这个动作时脊椎尽量不要弯，眼睛看着前面的地面。

动作5：呼气，双腿往后蹬，脚趾着地，身体形成支架式（臀部与上半身和下半身保持在一条直线上，腿伸直）。头部向前伸，这样颈部与余下的脊椎骨形成一条直线。

动作6：吸气，弯曲手肘，在双手之间放低胸部，为吸气做准备。吸气，手肘伸直，头、胸和下颌向前伸，上半身向后弯，眼睛向上看。脚背着地，把重心放在前面。让臀部脱离地面。

动作7：呼气，手肘稍微弯曲，放低胸部，为呼气做准备。呼气，手肘伸直，抬起臀部，把中心往后放，身体形成一个倒置的V字形，所有的体重均匀地分布在双手和双脚上。试着让脚后跟贴地。拱起后背。眼睛看向肚脐。保持这个姿势5个呼吸的时间。

动作8：吸气，把腿蹬回双手之间的位置，弯曲膝盖，让跳跃动作有个缓冲。在蹬腿时，头尽量向前伸，这样脊椎也能稍微得到伸展，眼睛看向前面的地面。腿伸直，回到动作4的姿势。

动作9：呼气，回到动作3，眼睛看向肚脐。

动作10：吸气，伸直脊椎骨，直到完全站直，然后把双臂从两侧向上伸，直到两个手掌在头顶相遇。眼睛看向手掌，

动作11：呼气，从两侧放下手臂，反向执行动作2，恢复到动作1的姿势。重复这组动作3～12次。

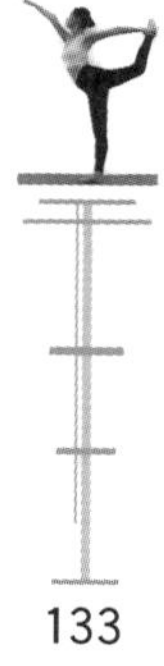

思考题

1. 简述拜日式起源及动作特点。
2. 简述太阳式十二式初级、中级和高级串联动作。
3. 简述阿斯汤加瑜伽拜日式A、拜日式B的串联动作。

第十章

流 瑜 伽

第一节 流瑜伽介绍

流瑜伽(Hatha Vinyasa Flow Yoga),以行如流水般流畅的动作组合来强健身体,侧重伸展性、力量性、柔韧性、耐力、专注力的全面锻炼,让每个核心体式都能使用不同的连接体式(vinyasa)进行紧密串联,体式之间的衔接给人一气呵成之感。plow 意为流动、流畅,所以称"流瑜伽",也称为"流水瑜伽",是瑜伽传播到西方后诞生并确立的流派,是哈他瑜伽与阿斯汤加瑜伽的混合体。它的练习风格和难度介于两者之间。

流瑜伽中动作的序列性被称为 vinyasa-krama。在梵语中,vinyasa 翻译为"以特殊的方式到达某处",krama 的意思是"步骤"或"过程"。vinyasa-krama 合起来的意思就是"通过一步步特殊的方式到达某处",所以 vinyasa-krama 也称为科学和艺术的安排——循序渐进。

流瑜伽有四大核心。

1. 凝视点

九个凝视点(意念集中的地方)是鼻尖、大拇指、第三眼(眉间)、肚脐、向上天空、手、脚趾、左侧远方、右侧远方。

2. 三把锁

会阴收束(根锁):会阴三角区域肌肉群沿脊柱垂直向上收束,类似憋尿的感觉(或双手撑起身体向上,抬离臀部离开垫面)。

收腹收束(脐锁):控制肚脐以下区域,下腹水平面向脊柱收束。

收颌收束(喉锁):喉部区域肌肉微微向内收缩。

3. 喉呼吸(乌加依)

有意识地控制喉部肌肉收缩,令声带和气管壁变窄,在吸气和呼气的过程中,气息经过声带洗刷气管壁发出"沙沙"的声音。

4. 连接体式

连接体式的意思是呼吸和动作同步,一个呼吸串联两个动作。

流瑜伽常见练习大多从传统太阳式开始,用太阳式进行身体预热练习,使身心达到统一和谐状态,再进入不同体式的练习。标准练习中,核心体式须多为跨立类型,用 vinyasa 进行每一个核心体式的串联,同时严格保证核心体式和连接体式间的紧密性,以倒立或比较大的伸展结束。

流瑜伽比较自由与随意,练习过程中强调呼吸与动作的对应。与阿斯汤加不同的是,流瑜伽只使用普通的腹式呼吸状态即可。流瑜伽主要降低了练习连接部分的难度，降低了动作的难度和强度，提高了练习的可编程性，不强制约束在某些范围内，也考虑到练习者的体力、情绪的变化对练习的影响。所以练习者可以在过程中创造出符合自身条件的顺序组合，大大提高了练习者的兴趣。

流瑜伽和哈他瑜伽一样强调运动与呼吸的协调，同样以练习为重点。但更注重体式间的连接，每个核心体式的保持时间可为3～5个完整的呼吸，而连接体式不会超过1个完整的呼吸，多为一吸或一呼之后就会变换，只有当呼吸需要调整衔接的时候才会停留1个完整的呼吸。也正由于标准流瑜伽这样的呼吸配合，所以我们需要保证在练习中对呼吸节奏的掌控，让呼吸更深长缓慢。

第二节　流瑜伽动作组合

根据针对不同练习者有不同的难度和风格调整，流瑜伽的串联可以分为三级。

(1)一级串联：使用 vinyasa 连接每一个独立体式，区分左右。

注意：vinyasa 不要跳跃，不用阿斯汤加的跳跃连接，而均是单腿移动串联。

(2)二级串联：放弃 vinyasa，让每个核心体式之间进行紧密连接的变化串联，但必须保证体式均为站立跨立类型。

(3)三级串联：本级别串联针对年龄过大、体质过弱类型的人群，为了依然能让练习保持流畅的感觉，并且能让很多身体素质不是很好的人群可以参与而设立。只需要保证体式间的变换流畅即可，可简化使用坐姿态、站立姿态等标准流瑜伽不会出现的姿态体式。

vinyasa 是呼吸和动作同步，指的是在每次吸气或呼气的同时，从一个动作转换到另一个动作，简单来讲就是体式串联组合。

一、流瑜伽(一)

流瑜伽(一)

(一)流瑜伽(一)成套动作

流瑜伽(一)动作由山式开始，依次为三角伸展式—战士二式—战士二式后仰变式—侧角伸展式—三角扭转式—战士一式—战士三式—前弯后举腿式—树式—鹰式，最后又回到山式。如图10-1所示。

(二)流瑜伽(一)单个动作

1.三角伸展式

【做法】

山式开始，手臂与肩平，双脚大开立，右脚尖向外开，左脚稍往内收，吸气，身体向右侧水平伸展，呼气，身体下落，右手指尖着地，左手上举，眼睛向上看，保持姿势5～8个呼吸的时间(见图10-2)。

【功效】

让脊椎得到侧面伸展，去除腰间赘肉，增加髋部、肩膀和大腿的弹性，通过伸展脊椎调理脊椎周围神经。

【注意事项】

身体不要向前、向后倾斜或扭曲身体，头部、颈部、脊椎保持一条直线，髋部面对正前方。如果练习中难以平衡，先靠墙练习。

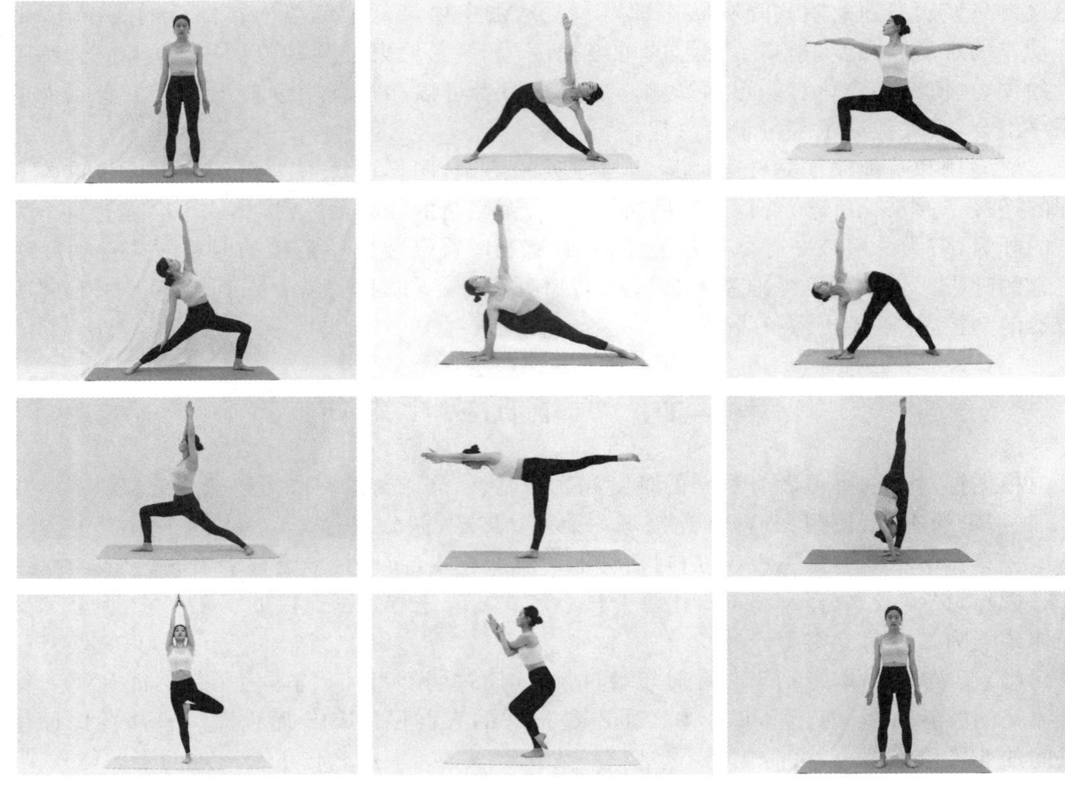

图 10-1

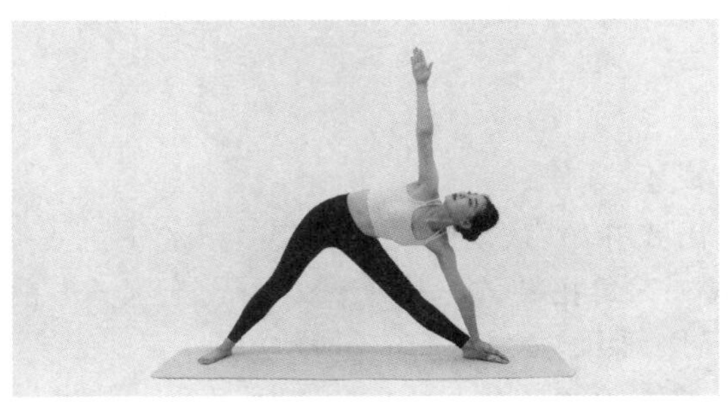

图 10-2

2. 战士二式

【做法】

右脚尖向外侧打开，左脚尖稍往内收，吸气，双臂展开，拔伸脊柱，呼气，弯曲右膝，眼睛注视右手指，保持姿势 3～6 个呼吸的时间(见图 10-3)。

【功效】

加固调理腿部、髋部、腹部、背部和颈部肌肉，使得更加强壮，增强身体平衡感。扩胸，使练习者更加容易进行深呼吸，提高注意力。

【注意事项】

心脏病、高血压患者如果觉得保持这个姿势很不舒服，可缩短停留时间，或者改为动态版本。初级练习者不要把腿分得太开，应该让两个脚后跟贴在地面上，轻松保持这个姿势。

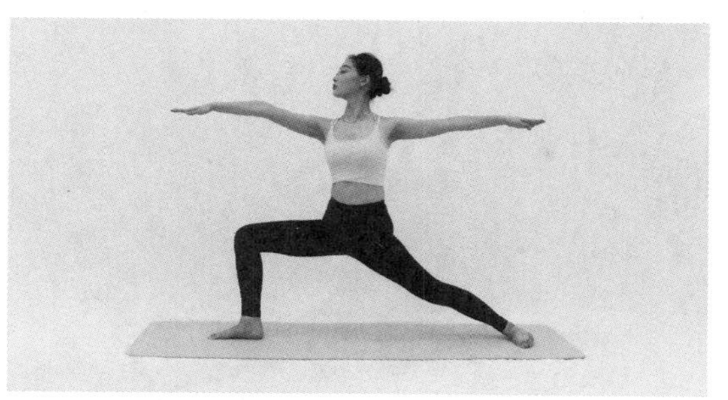

图 10-3

3. 战士二式后仰变式

战士二式后仰变式

【做法】

吸气，双臂展开，拔伸脊柱，呼气，身体向后仰，左手撑在左后腿膝盖处，右手上举，眼睛注视右手指，保持姿势 3～6 个呼吸的时间（见图 10-4）。换另一侧练习。

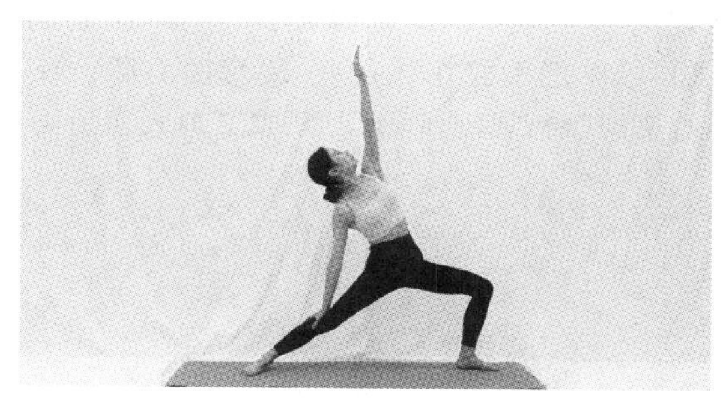

图 10-4

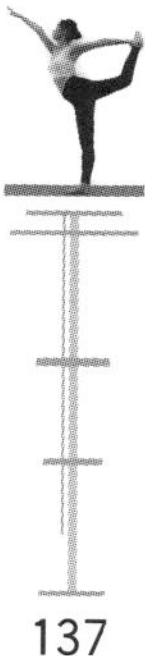

【功效】

加固调理腿部、髋部、腹部、背部和颈部肌肉，使它们更强壮，增强身体平衡感，塑造脚踝、膝盖、髋部、肩膀。扩胸，使练习者更加容易进行深呼吸，提高注意力。

【注意事项】

心脏病、高血压患者，如果觉得保持这个姿势很不舒服，可缩短停留时间，或者改为动态版本。初级练习者不要把腿分得太开，应该让两个脚后跟贴在地面上，轻松保持这个姿势。

4. 侧角伸展式

【做法】

三角式开始，左脚尖向外侧打开，右脚尖稍往内收，吸气，双臂展开，拔伸脊柱，呼气，弯曲左膝，上身向下弯，左手掌着地，右手向头顶方向伸展，眼睛向前看，保持姿势 5～8 个呼吸的时间（见图 10-5）。

【功效】

具有三角式所有益处，更加强调脊椎的侧面伸展和按摩腹部器官，增加腿部、髋部、肩膀、腰部的弹性，使它们更强壮。

【注意事项】

只有在能够轻松完成三角式时才可以尝试这个姿势。如果觉得身体某部分绷得太

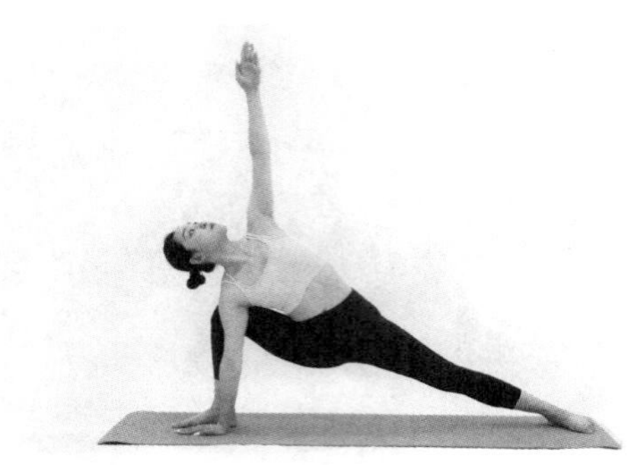

图 10-5

紧，应吸气，缓缓从这一姿势恢复原状，然后执行一个反姿势或婴儿式，休息片刻。

5. 三角扭转式

【做法】

三角式开始，手臂与肩平，双脚分开，右脚尖向外开，左脚稍往内收，吸气，上身水平向右扭转，呼气，身体下落，左手掌在右脚外侧着地，右手上举，眼睛向上看，双臂保持一条直线。如果右手撑不到地面，可以把手放在膝盖处，或弯曲右腿。保持姿势 3～6 个呼吸的时间。吸气后缓慢流畅地反向执行以上步骤，还原成三角式初始姿势(见图 10-6)。

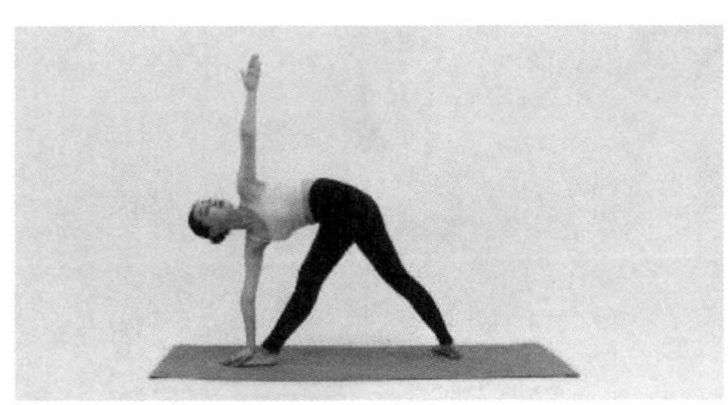

图 10-6

【功效】

具有三角式所有益处，通过扭转姿势增加对背部和脊椎神经的血液供应，缓解背部疼痛，按摩腹部器官，并帮助脊椎排列整齐。

【注意事项】

如果背部或颈部有伤，练习时请注意缓慢进入，不要扭伤自己。让头部、颈部与脊椎保持一条直线。在进行三角扭转式前，先进行简单的脊椎扭曲式作为热身动作。

6. 战士一式

【做法】

山式开始，右脚向后大弓步，左脚尖朝前，屈膝，保持大腿与地面平行，吸气，双臂向上伸展，掌心相对，呼气，肩膀下压，扩胸，保持姿势 3～6 个呼吸的时间。收回右脚，还原成山式(见图 10-7)。换另一侧练习。

【功效】

加固调理腿部、髋部、腹部、背部和颈部肌肉，使它们更强壮，增强身体平衡感，塑造脚踝、膝盖、髋部、肩膀。扩胸，使练习者更加容易进行深呼吸，提高注意力。

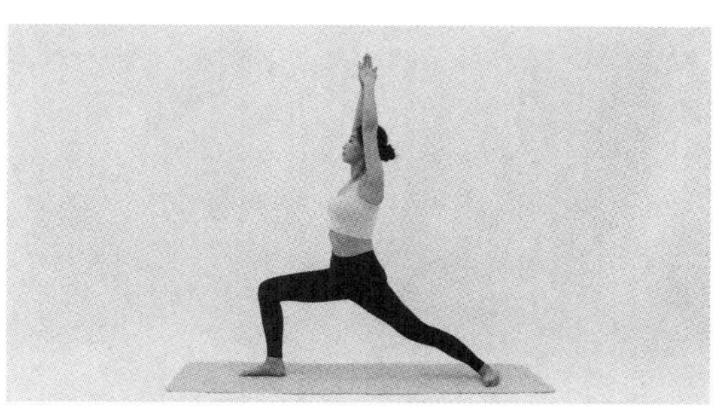

图 10-7

【注意事项】

心脏病、高血压患者如果保持这个姿势很不舒服，可缩短停留时间，或改为动态版本。初级练习者不要把腿分得太开，应该让两个脚后跟贴在地面上，轻松保持姿势。

7. 战士三式

【做法】

山式开始，左腿放在前面，弯曲成直角，保持大腿与地面平行，双臂上举，身体前倾，双臂向前伸，让身体躯干双臂与地面平行。把重心移到左腿与左脚上，眼睛看向地面，右腿向后抬起伸直，脚趾指向后方，感觉手指和右脚脚趾反向伸展，保持姿势 3～6 个呼吸的时间。收回右脚，还原成山式（见图 10-8）。换另一侧练习。

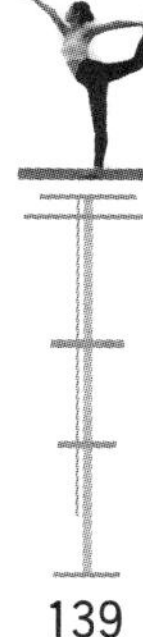

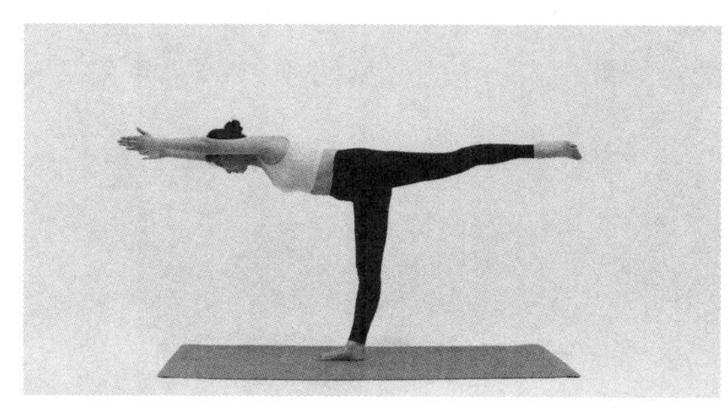

图 10-8

【功效】

调理腿部、膝盖、脚踝和脚部肌肉，使它们更强壮。有助于身体躯干、腹部和背部的肌肉平衡发展，增强身体的平衡感。

【注意事项】

踝关节、膝关节及髋关节有损伤或者高血压患者避免练习。

8. 前弯后举腿式

【做法】

身体前屈，双手撑在地面上，低头，眼睛看向脚尖，左腿站立尽量伸直，右腿向上举伸直，保持姿势 3～6 个呼吸的时间（见图 10-9）。

【功效】

调理腿部、膝盖、脚踝和脚部肌肉，使它们更强壮。有助于身体躯干、腹部和背部的肌肉平衡发展，增强身体的平衡感。

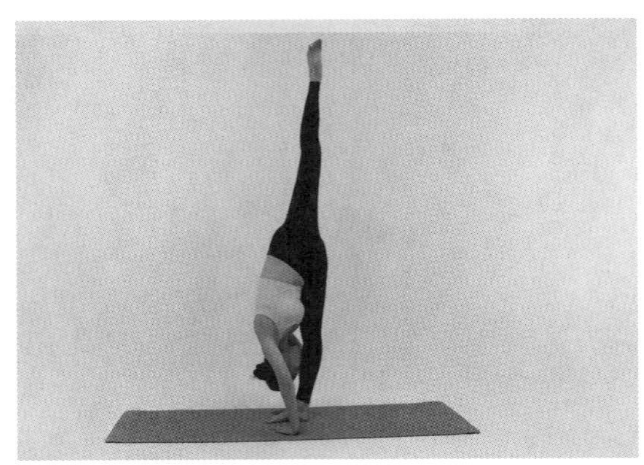

图 10-9

【注意事项】

平衡姿势比较费力，练习时应格外小心，特别是患有高血压、心脏病的人群。

9. 树式

这个姿势使身体向上伸展，如果刚刚开始学习平衡的艺术，则最好以这个姿势开始。

【做法】

从山式开始，把右脚放稳在左大腿上，双掌合十，双臂伸直，高举过头，保持3～6个呼吸的时间，合十的双掌收到胸部便分开放下（见图10-10）。重复2～3次。

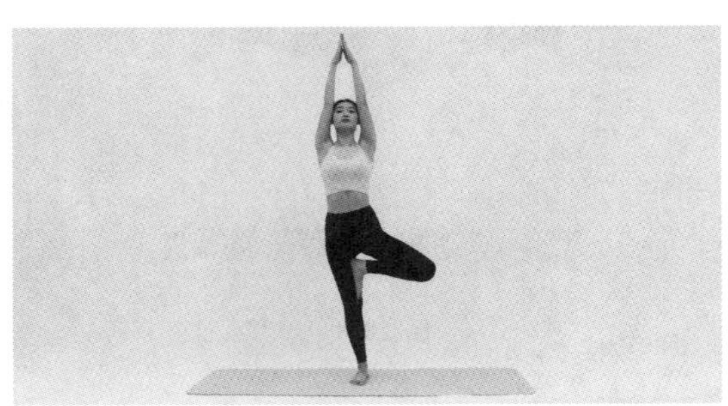

图 10-10

【功效】

调理腿部、膝盖、脚踝和脚部肌肉，使它们更强壮。有助于身体躯干、腹部和背部的肌肉平衡发展，增强身体的平衡感。

【注意事项】

腿部静脉曲张者尽量少练习树式。有高血压等心脏和血液循环问题者，双手在胸前合掌代替举臂。

10. 鹰式

【做法】

山式开始，稍微弯曲膝盖，让左腿在右腿前方交叉，两条大腿相互接触，左脚勾住右腿的后小腿或脚踝处，弯曲手肘与肩同高，让前臂和双手向上伸展，左臂在右臂下方交叉，右臂向右前移动，并与左臂前端交叉，双掌接触，手指伸直。保持姿势 3～6 个呼吸的时间后，回到山式（见图 10-11）。换另一侧练习。重复 3～4 次。

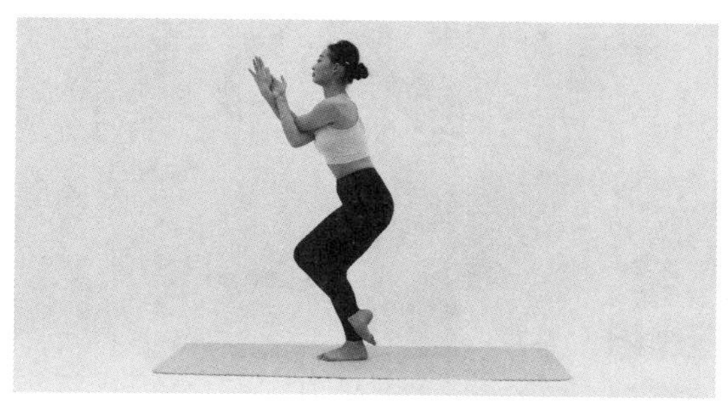

图 10-11

【功效】

调理腿部、膝盖、脚踝和脚部肌肉，使它们强壮。有利于身体躯干、背部、腹部的肌肉平衡发展，增强身体的平衡感。

【注意事项】

膝盖损伤者不能练习这个姿势。

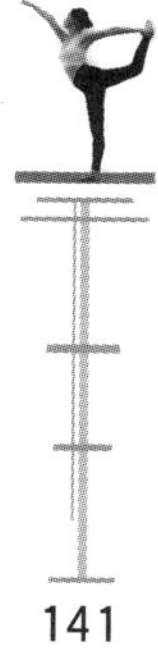

二、流瑜伽（二）

流瑜伽（二）

（一）流瑜伽（二）成套动作

流瑜伽（二）由雷电坐开始，依次动作为下犬式—鸽子伸展式—坐扭转式—虎式平衡—骆驼式（换边）—背部伸展式—后支架式—犁式—肩倒立式—船式—门闩式—支架式—翔鹰式—婴儿式。如图 10-12 所示。

（二）流瑜伽（二）单个动作

1. 起始姿势：雷电坐

雷电坐如图 10-13 所示。

2. 下犬式

下犬式如图 10-14 所示。

【做法】

（1）四足式进入，双腿分开与髋同宽，大腿垂直于地垫，脚背贴地，脚趾朝身体正后方，双手分开与肩同宽，手掌在肩膀正下方，大臂外旋，小臂内旋，头顶心朝前，微收腹，背部伸展。

（2）吸气，十指指跟、指腹用力压地垫，膝盖慢慢离地，将臀部推送至最高点，脊柱延展。

（3）呼气，脚后跟向下落压实地垫，小脚趾外侧与脚后跟成一条直线，眼睛看双脚之间，腹部收紧，肩胛骨靠近脊柱，双肩远离双耳，停留 5 组呼吸。

（4）呼气，双膝落于地垫，脚背贴地，臀部坐于脚后跟，大拜式放松。

【功效】

长时间保持这个体式可以消除疲劳，恢复精力。对于跑完比赛感到疲劳的跑步者尤其有好处，有助于腿部轻盈，提高速度。此体式还可以缓解脚跟的僵硬和疼痛，帮助软化脚后跟的跟骨刺。增强脚踝，使腿部更均匀。练习此体式有助于根除肩胛骨区域的僵硬，

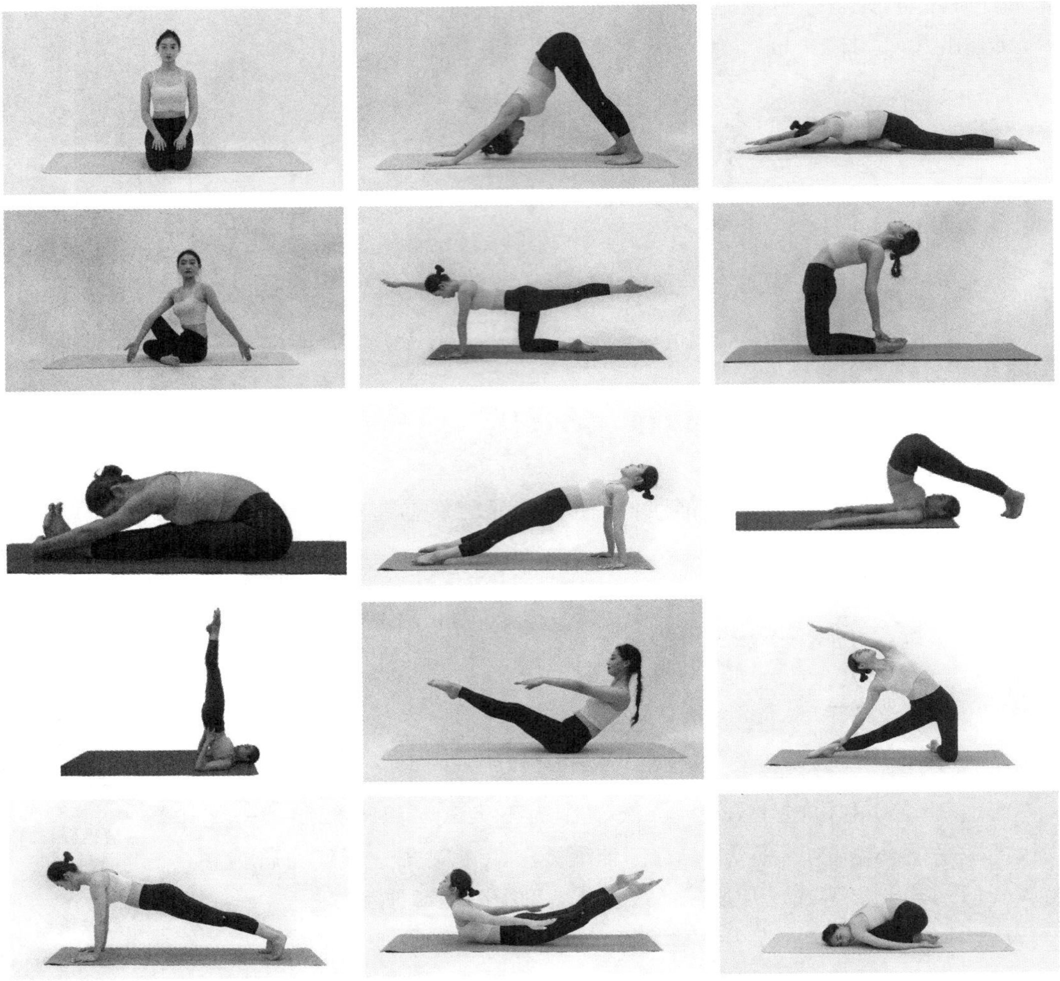

图 10-12

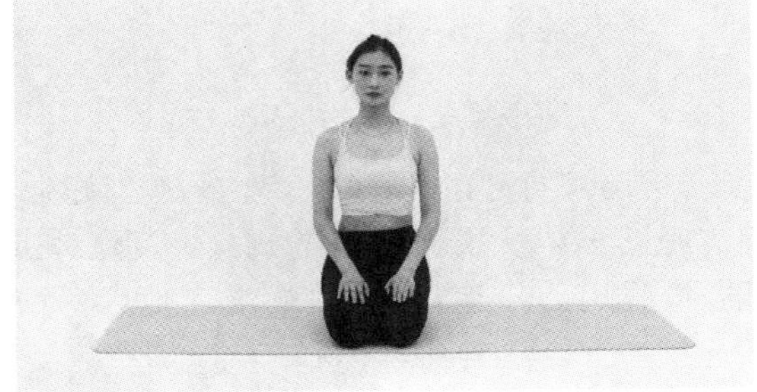

图 10-13

缓解肩关节炎症。腹部肌肉向脊柱方向拉伸从而得到增强。由于横膈膜被提升到胸腔，因此心跳速度减缓，这是一个令人愉快的体式。

【注意事项】

背部与手臂在一条直线上，整个脊柱延展。臀部和腿部成一条直线，腿部肌肉充分收紧，去感受大腿后侧韧带的拉伸。

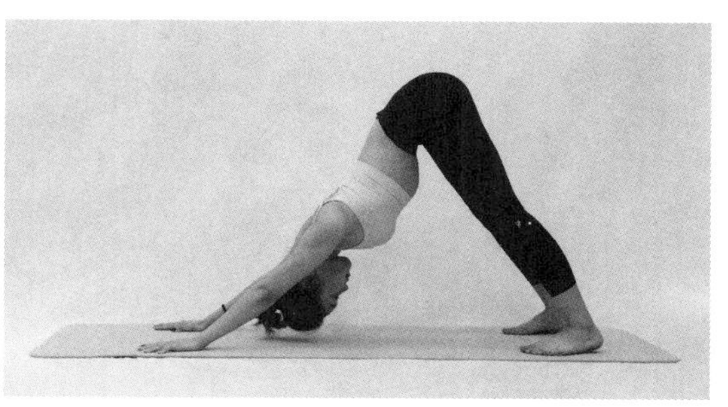

图 10-14

3. 鸽子伸展式

鸽子伸展式如图 10-15 所示。

鸽子伸展式

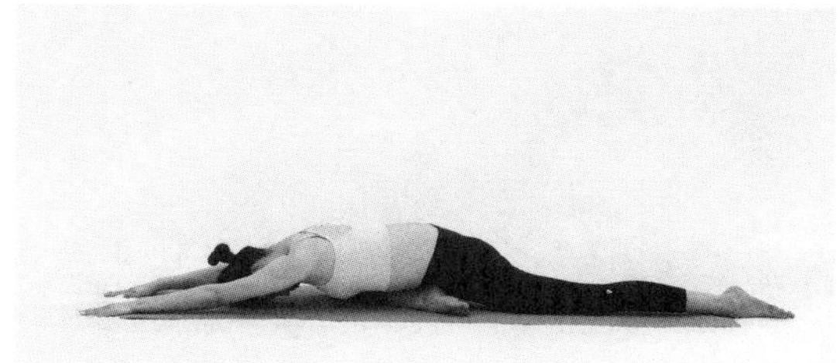

图 10-15

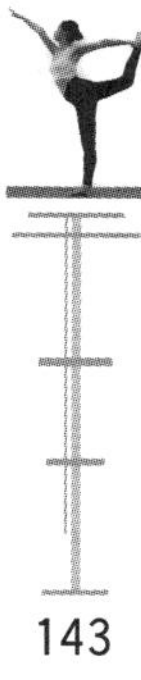

【做法】

(1)下犬式进入。吸气,抬右脚,屈右膝,右小腿横放于左手腕的后方,臀部向下坐,左腿伸直,脚尖脚背贴地。呼气,左髋向下沉,使髋部摆正。吸气,双臂由前向上举至头。

(2)呼气,双臂带动身体以髋部为折点向前向下延展,手臂落回地面,额头贴地,缓慢闭上双眼。

(3)吸气,抬头,双手掌心推地,使身体由前向上回正。

【功效】

臀部外侧和腹股沟得到拉伸,开髋,滋养脊柱。按摩腹腔,促进消化。伸展梨状肌,改善生殖系统。

【注意事项】

保持顺畅的呼吸,髋部摆正,后腿伸直,脊背延展展平。

4. 坐扭转式

坐扭转式如图 10-16 所示。

【做法】

(1)直角坐姿进入,屈右膝,右脚踩在左膝外侧,身体前移,左手肘抵住右膝外侧,右手放在臀部后侧呈杯状。

(2)吸气,脊柱向上延展,腿部带动胸腔、右肩向右后方扭转。眼睛看向右肩的延长线上。

(3)呼气,左肩向下沉,保持均匀呼吸。

每次吸气时脊柱延展,呼气时胸腔加深扭转。停留几组呼吸。

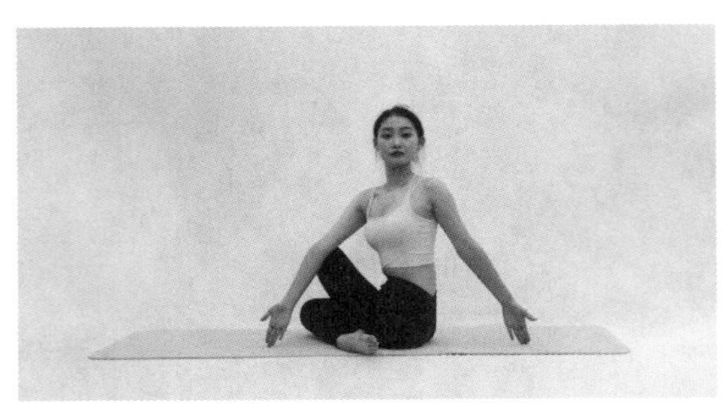

图 10-16

【功效】

灵活髋关节、膝关节，减少腹部赘肉的产生。按摩腹腔器官，促进消化吸收。灵活脊柱，滋养脊柱。

【注意事项】

腹部带动身体向后扭转。

5. 虎式平衡

虎式平衡如图 10-17 所示。

虎式平衡

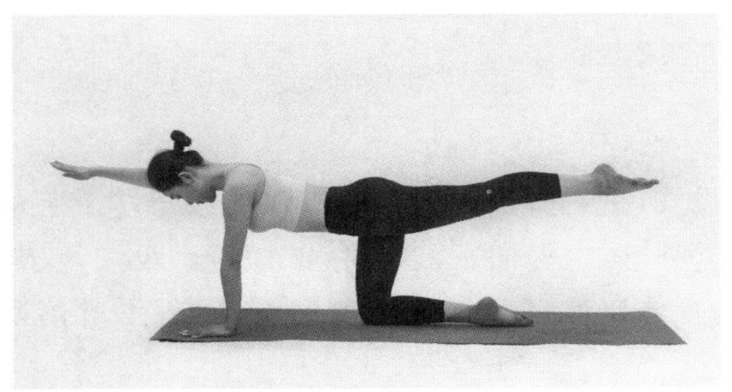

图 10-17

【做法】

(1)四脚板式进入。吸气，右腿向后伸直，脚尖回勾，左臂向前伸直，掌心向内。

(2)呼气，腹部内收，重心稳定，眼睛看向地面，左脚脚背贴地。保持均匀的几组呼吸，右腿水平伸直，髋部和左臂保持平行。

(3)呼气，右腿回落，左手回落地垫。反侧练习。

【功效】

增强身体平衡感，增强核心力量。

【注意事项】

腹部内收，抬离地面的腿、手臂和髋部保持在一条水平线上。小腿和脚背压实地面，右掌压实地面，保持平衡。

6. 骆驼式

骆驼式如图 10-18 所示。

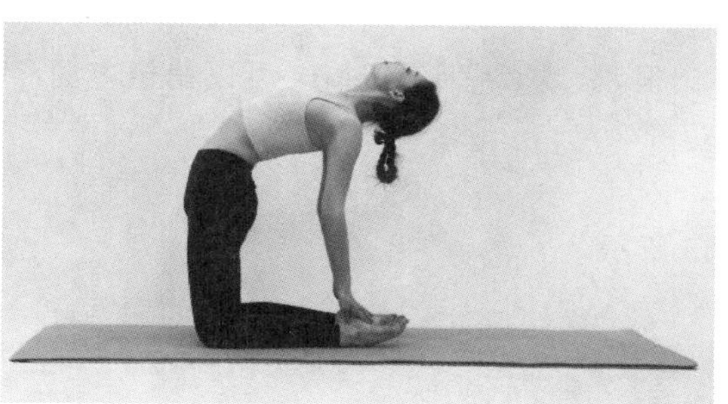

图 10-18

【做法】

(1)雷电坐姿进入,双膝分开与髋同宽,大腿与地面垂直,髋部朝正,双手扶髋。吸气,胸腔上提,髋部向前顶。

(2)呼气,脊柱向后延展,右手向后寻找右脚跟。吸气,左手向上,指尖朝天花板。双肩胛骨收拢,眼睛看上方手指。保持流畅的呼吸。

(3)吸气,右手主动推脚后跟,让胸腔向上打开,收腹部,保护腰椎。大腿垂直地板。停留几组呼吸。

(4)吸气,双手扶髋,屈髋向下,还原颈部。身体向上回正,反侧练习。

【功效】

灵活髋关节,滋养脊柱,拉伸胸肌,改善圆肩驼背、双肩下垂不良体态。

【注意事项】

髋部向前顶,大腿前侧向前。大臂外旋,双肩向下沉,肩胛骨内收。

7. 背部伸展式

背部伸展式如图 10-19 所示。

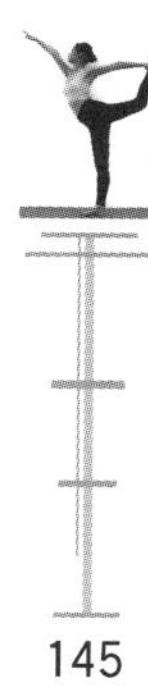

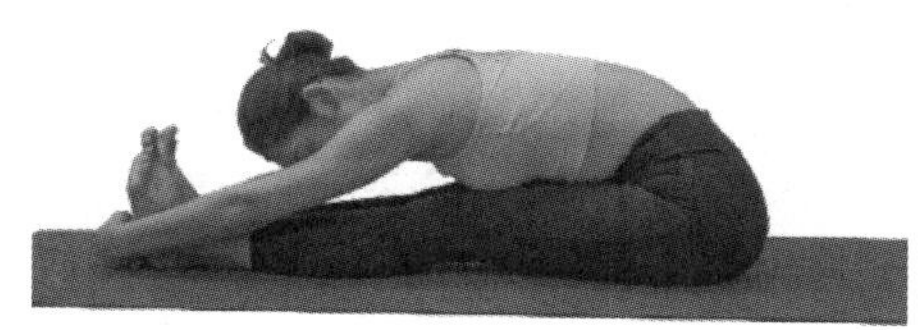

图 10-19

【做法】

(1)直角坐姿进入。吸气,双手由前向上举过头顶,收小腹,腰背挺直。呼气,以髋为折点身体向前向下,双手抓住双脚脚趾,保持腰背挺直。

(2)吸气,抬头挺胸,脊柱延展。呼气,身体再一次向下,腹部去贴靠大腿,双手环抱脚掌,感受大腿后侧的拉伸感。

(3)吸气,抬头,腹部发力,引领身体慢慢回正。呼气,双手落回体侧,回到坐柱式。

【功效】

拉伸大腿后侧韧带,灵活髋关节,伸展腰背。

【注意事项】

如果背部或腿部肌肉很紧，或者背部受过伤，可以稍微弯曲膝盖，在向前倾时保持背部伸直，逐渐让双腿伸直。

8. 后支架式

后支架式如图 10-20 所示。

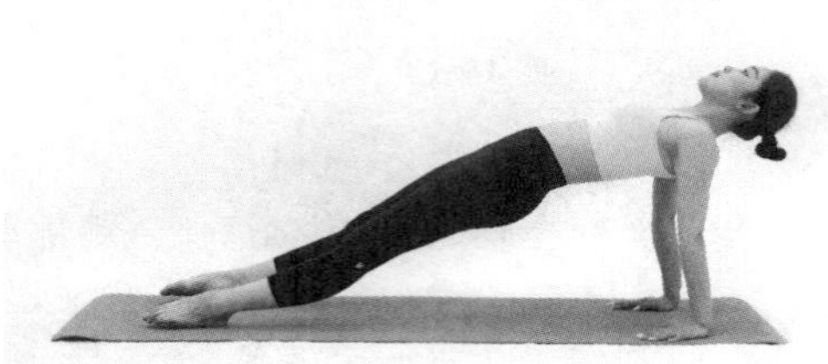

图 10-20

【做法】

(1)直角坐姿进入。吸气，弯曲双膝使大小腿成 90°夹角，脚掌压实地垫，重心后移，双手放在臀部后方 20 厘米处，指尖朝前，腹部收，腰背挺直。呼气，双肩下沉，肩胛向后收拢。

(2)吸气，四肢发力向上抬起髋部，躯干成直线平行地垫，双手双脚紧压地面。呼气，依次将双脚向前伸直，脚掌贴地，双腿肌肉收紧，臀部尽力向上抬。充分伸展上半身，头部微微后仰。保持几组呼吸。

(3)吸气，臀部再次向上抬高。呼气，臀部有控制地缓慢落回地垫，回到坐柱式放松。

【功效】

调理腹部和背部的肌肉，有时还包括腿部肌肉，使它们更加强壮。

【注意事项】

手腕、肘部或者肩膀严重损伤者避免练习。

9. 犁式

犁式如图 10-21 所示。

犁式

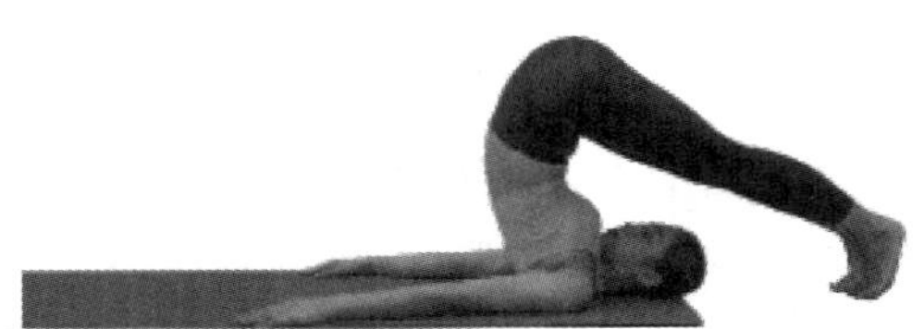

图 10-21

【做法】

(1)仰卧进入,双脚回勾,双腿并拢,双手位于臀部的两侧,五指张开,掌心贴地。

(2)吸气,曲双膝,腹部发力,双手推地,使双脚缓慢抬离地垫,越过头部置于正前方,腿部肌肉收紧,脚尖点地。呼气,双肩贴地,颈部放松,肩胛骨向内收,双手放于背后两侧。

(3)吸气,脊柱充分向上延展,背部尽量与地面保持垂直。双手在背后地垫上握拳相扣,手臂伸直,肩胛骨内收。保持这个体式均匀地进行几组呼吸。呼气,解开双手,弯曲双膝,四肢放松,腿部带动身体回落于地垫之上。

【功效】

拉伸脊柱,伸展肩部,缓解背痛,治疗失眠。

【注意事项】

脊椎不好者需要在老师监督下练习,高血压、心脏病患者谨慎练习。

10. 肩倒立式

肩倒立式

肩倒立式如图 10-22 所示。

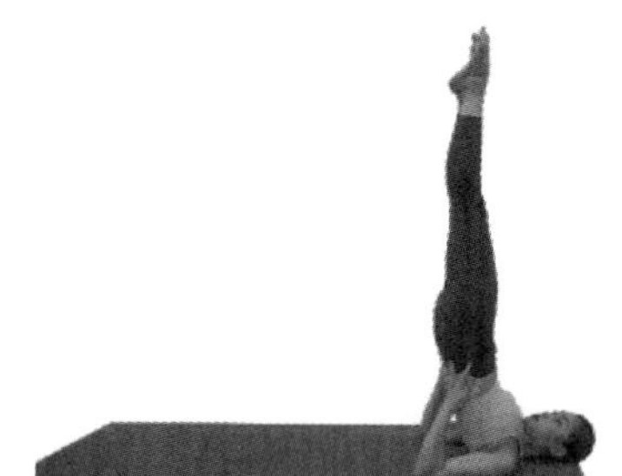

图 10-22

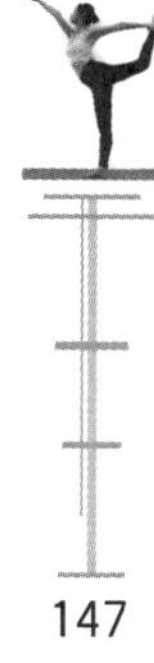

【做法】

(1)仰卧进入,双脚回勾,双腿并拢,双手位于臀部的两侧,五指张开,掌心贴地。

(2)吸气,曲双膝,腹部发力,双手推地,使双脚缓慢抬离地垫,置于臀部的正上方,腿部肌肉收紧,脚尖回勾,双腿伸直向上。呼气,双肩贴地,颈部放松,肩胛骨向内收,核心稳定。双手置于臀部两侧。

(3)吸气,腿部内收,脊柱充分向上延展,臀部抬离地面,双腿笔直向上伸展,使背部与地面保持垂直。呼气,弯曲双膝,脊柱慢慢回落地面,双脚回落于地垫之上,身体回到仰卧。

【功效】

锻炼并伸展颈部、肩部肌肉,促进循环系统功能,缓解失眠。

【注意事项】

脊椎不好者需要在老师监督下练习,高血压、心脏病患者谨慎练习。

11. 船式

船式如图 10-23 所示。

【做法】

(1)吸气,屈双膝使大小腿成 90°夹角,脚后跟贴地,双手放于双膝内侧上方处。呼气,双肩外展下沉,肩胛收拢。

(2)吸气,重心后移,腹部发力,抬起双小腿与地面平行,脚尖回勾。双手向前伸直与

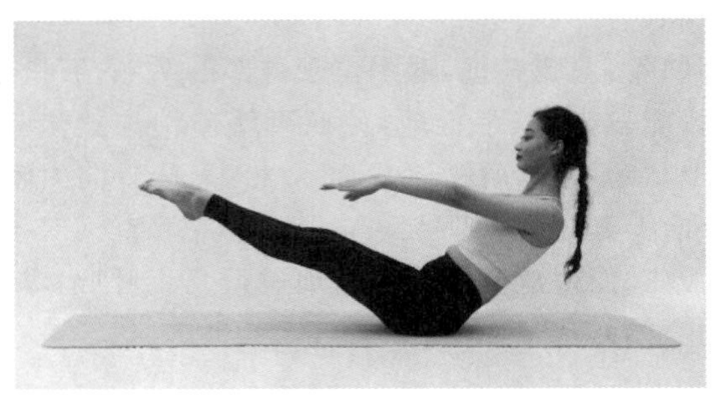

图 10-23

地面平行，手在双膝侧，掌心相对。呼气，身体向后，充分伸直双小腿，保持脚尖回勾，腰背部挺直，眼睛看向正前方。保留几组呼吸。

(3)吸气，抬头延展脊柱。呼气，双手双腿放松，回到直角坐姿。

【功效】

加强核心力量，消除腿部赘肉。

【注意事项】

收紧腹部和核心，腰背部展平。双腿伸直，双脚回勾。

12. 门闩式

门闩式如图 10-24 所示。

门闩式

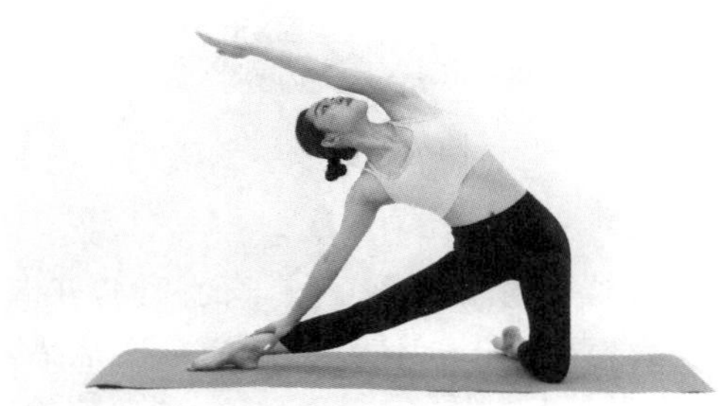

图 10-24

【做法】

(1)双膝跪地，脚背贴地。

(2)吸气，左脚向左侧打开，并与右膝在一条直线上，趾尖指向左侧。呼气，双手侧平举与肩平行，掌心朝下，收小腹，胸腔打开，肩膀向后向下沉。

(3)吸气，向上延展脊柱。呼气，右手推动身体将重心向左侧移，到极限后，左手推动身体缓慢向下，放于左腿前侧，掌心朝下。吸气，右手臂去寻找右耳，掌心朝下，头部转向右上方，眼睛看天花板，保持骨盆中立。停留 5 组呼吸。

(4)吸气，右手带动身体慢慢回正。呼气，双手落回体侧，撤回左脚，回到跪姿。反侧练习。

【功效】

充分拉伸侧腰，消除腰部赘肉，美化腿部线条，柔韧脊柱。

【注意事项】

如果膝盖损伤无法跪在地面上，可以坐在椅子上，向一侧伸展一条腿，模仿这个姿势。

13. 支架式

支架式如图 10-25 所示。

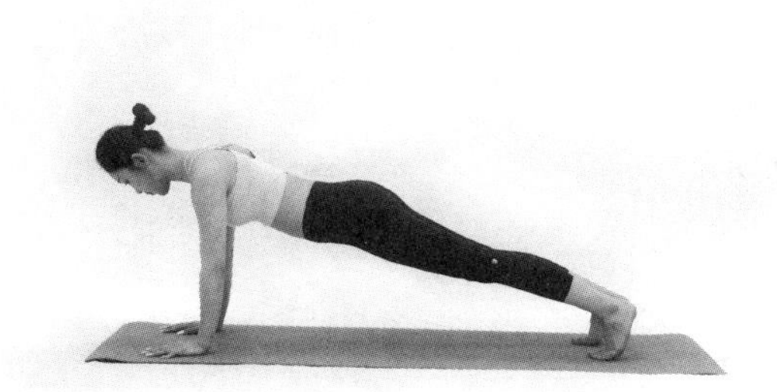

图 10-25

【做法】

(1)俯卧进入,任一侧脸贴地,双手自然放于体侧,手心向上,双腿向后伸直,脚背贴地。

(2)吸气,转动头部,下颌或额头点地,双手放于胸腔两侧,五指大大打开,虎口压实地垫,指尖朝身体正前方,大臂夹紧肋骨。呼气,臀部、腿部肌肉收紧,趾尖点地。

(3)吸气,双手撑地将身体抬离地垫,大小臂垂直,双脚并拢,脚后跟用力向后蹬,腹部内收,身体成一条直线。保持几组呼吸。

【功效】

调理腹部和背部的肌肉,强壮腿部肌肉。

【注意事项】

手腕、肘部或者肩膀严重损伤者避免练习。

14. 翔鹰式

翔鹰式如图 10-26 所示。

翔鹰式

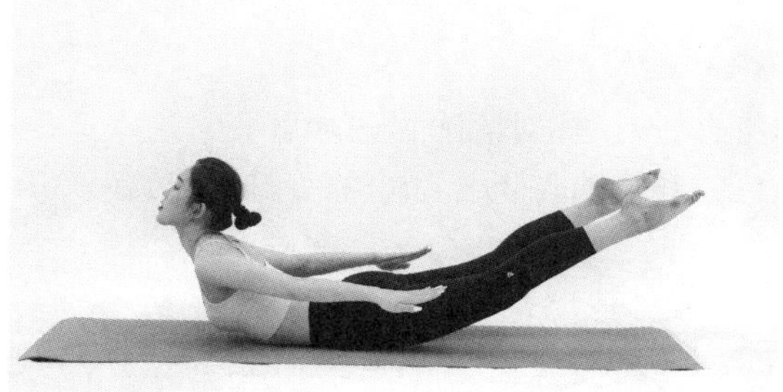

图 10-26

【做法】

(1)俯卧于垫子上,身体躺成一条直线,下颌点地,双手放于身体两侧,掌心朝上。

(2)吸气,双手五指张开抬离地垫,向后向上延展,腰臀收紧,腿、膝盖伸直,同时双腿抬离地垫向后向上延伸,髋部向上向后伸展。呼气,双肩远离双耳。停留 5 组呼吸。

(3)呼气,双腿有控制地慢慢落回地垫,双手放回体侧,回到俯卧。

【功效】

帮助消化,并消除胃部疾患和肠胃胀气。脊柱向后充分伸展,有助于增强脊柱的弹性，消除腰部的疼痛。患有椎间盘突出的人经常练习这个体式可以获得很大的益处，避免被强制休息或者手术治疗。膀胱和前列腺也能获得很大的益处，并保持健康。

【注意事项】

肩胛骨充分收紧，手臂肌肉、腿部肌肉、臀大肌收紧，核心稳定，重心平稳。

15. 婴儿式

婴儿式如图 10-27 所示。

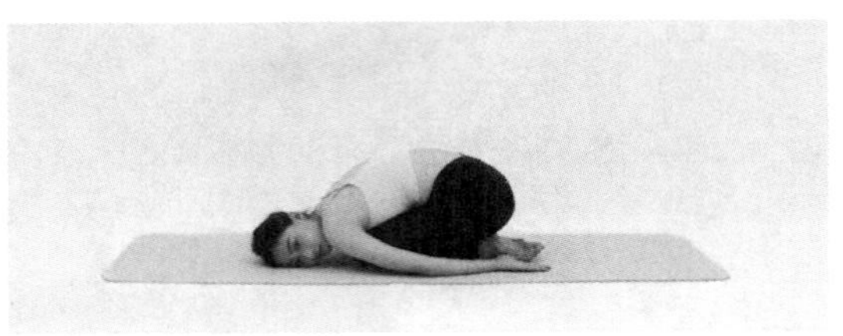

图 10-27

【做法】

(1)跪姿进入，双手打开与肩宽，双脚打开与髋同宽，脚背点地。

(2)呼气，双手推动臀部坐于脚后跟之上。

(3)吸气，脊柱向前延伸，额头自然轻触地面。呼气，双手掌心向上，自然放于小腿两侧，正常呼吸，完全放松。

(4)保持这个体式，均匀呼吸。

【功效】

这个体式一般会放在比较激烈的动作完成后或者作为冷身练习来用。可以缓解全身的紧张，使身体尽快得到调整和恢复。

【注意事项】

整个背部延展放松，均匀呼吸。

思考题

1. 结合流瑜伽动作组合，谈谈你对流瑜伽的理解。

2. 浅谈流瑜伽组合(一)和流瑜伽组合(二)的编排特点。

第十一章

球 瑜 伽

第一节 球瑜伽介绍

一、球瑜伽的起源

瑜伽球也称瑞士球。20世纪70年代，瑞士的物理治疗师发现，瑜伽球是可以帮助人疗伤治愈的有效工具。20世纪90年代，瑞士球的使用从治疗和康复领域传播到训练场，根据传统瑜伽体位法，把球的弹性和滚动性结合起来，形成了球瑜伽，并且在健身领域和体能训练中呈现出蓬勃发展的态势。而今，瑞士球已经被广泛运用到各个领域，包括医学领域的治疗和康复、健身领域的力量训练。随着它在协调与康复腰、背、颈、髋、膝盖等功能作用的发挥，逐渐被延伸推广为一种流行的健康运动，并流传至美国、欧洲、澳洲等世界各地。由此也产生了一项颇为有趣、优美的运动，那就是球瑜伽。

球瑜伽(Ball Yoga)是将传统瑜伽体位法和健身球结合起来的一种新兴的瑜伽健身运动。它的动作简单易学，是一种方便、有效、有趣的健身活动。球瑜伽可以训练胸、腹、背、臀、腿等处的肌肉群，而这些肌肉群在保持身体平衡、改善身体姿势以及预防运动损伤等方面发挥着重要作用。

二、瑜伽球的材质与选择

瑜伽球多是由柔软的PVC材料制成，当人体与之接触时，内部充气的瑜伽球会均匀地抚摸人体与球的接触部位从而产生按摩作用，具有强弹性，有益于促进血液循环。

挑选瑜伽球时，一看瑜伽球的材料是否安全无毒。需使用优质材料。二看材质。现在市场上常用两种材质的瑜伽球——防爆材质、珠光材质。防爆瑜伽球，采用高档防爆材质，手感柔软，同时又具备抗压性和柔韧性以及高弹力，一般可以承受300斤左右的重量，安全放心。珠光材质的瑜伽球表面光滑，反光性良好，但在工艺上，里面只是加入了一些珠光粉，厚度相对于防爆材质也薄了点。因而推荐防爆材质的瑜伽球。三看瑜伽球的手感。球的表面应该细腻、柔软、高弹性。四看瑜伽球的尺寸是否适合自己。瑜伽球的尺寸一般按球直径划分为45厘米、55厘米、65厘米、75厘米等。可以根据个人的身高体重选择大小。一般身高在1.6米以下的用55厘米以下的球，超过1.6米的可以用65厘米，超过1.7米的女生或者男生就可以用75厘米的球。具体地说，如果是身材娇小的女士，可以选择45厘米或者55厘米的瑜伽球，而65厘米和75厘米的瑜伽球更适合于高大的男士。课堂中选择瑜伽球时可以先坐在瑜伽球上，双脚放于地垫，观察自己的大小腿是否处于一个垂直的状态，如大腿与地垫平行，身体几乎不用力就可以保持稳定的状态，这个瑜伽球的大小就是适合的。另外坐于球上时，髋关节建议和膝关节在同一水平面，若不等高，髋关节高于膝关节的更适合练习。

三、瑜伽球的充气与保养

1. 充气流程

(1)拔出瑜伽球上充气口的塞子。

(2)把配套的塑料管子的小头插进去，大瑜伽球则用大头。

(3)管子的另一侧接上充气泵，一个是进气口，一个出气口。

(4)用力按压充气泵充气，"八分饱"最好，这样球身更有弹性，方便体式练习。

2. 清洁及保养

由于瑜伽球的形状与型号比一般瑜伽辅具要占地方，可以选择用完之后直接撒气，注意不要放在高温的地方。为了练习者的舒适以及保持清洁，瑜伽球应该定时清洗。清洁时，用清水或肥皂水清洗球的表面，不能使用化学溶剂，以免毁坏球体表面。为了延长球的寿命，应保持房间地板的清洁，去除尖锐的物体。

四、球瑜伽注意事项

(1)提前调整瑜伽球的充气量。

(2)去除身上所有的装饰，以免扎破球。

(3)使用球前后用抹布擦干净，放在阴凉通风处，避免阳光直晒。

(4)进入练习时，先控制球的弹性，稳定好重心，再配合呼吸做体位。

(5)做到身体极限即可，应循序渐进地练习。

(6)建议空腹练习，最佳为饭后 2 小时。

(7)练习中出现以下情况，请停止练习：呼吸困难，头晕头痛，恶心呕吐，腹痛；心跳加快，胸闷疲劳；足、膝、髋关节疼痛，手脚无力，脸色苍白等。

第二节　球瑜伽热身动作

球瑜伽热身动作针对腹部、背部、腰部、腿部等主要部位，练习时要配合缓慢，在有节奏的呼吸下进行伸展、挤压等动作，使肌肉得到有效的按摩、放松，消耗脂肪。同时它也是一种提高专注能力、减轻精神压力、提升身体协调性、增强四肢和脊椎承受耐力的健身运动。

一、热身组合(一)(按身体的部位)

1. 手臂上举的坐山式

手臂上举的坐山式如图 11-1 所示。

【体式准备】

坐在瑜伽球的中间。

【体式口令】

双脚放于垫面并打开与肩同宽的距离，大腿和小腿成直角，保持躯干直立，双手扶髋准备，脚掌下压。吸气，双臂向上举，双手打开与肩同宽，伸展脊柱向上。呼气，气息下沉，

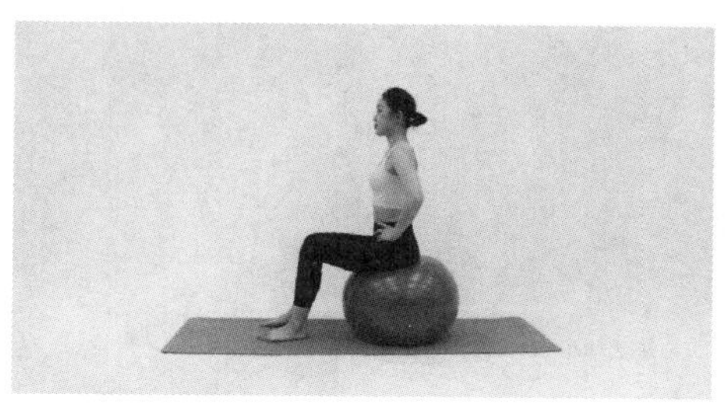
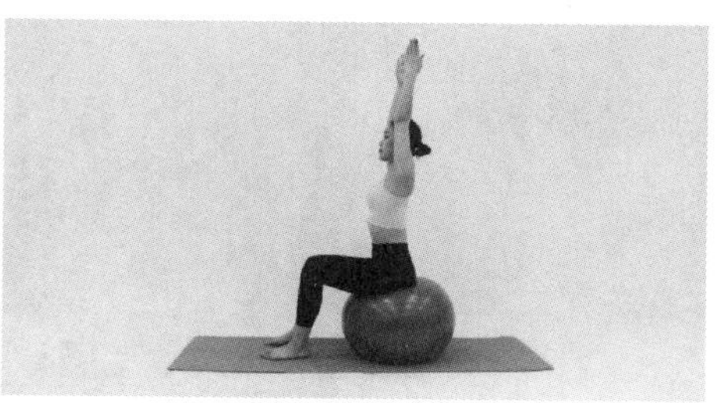

图 11-1

手臂向上伸展。保持 5 个呼吸的时间，感受整个躯干的延展。退出口令：呼气时双臂落于身体两侧。

【体式关注点】

手臂上举时骨盆重心容易偏离，收紧核心并下沉斜方肌，以保持稳定。双肩远离双耳，保持坐骨重心一致，肋骨向内回收。

【功效】

增加身体平衡感，增加核心力量。

2. 风吹树式

风吹树式如图 11-2 所示。

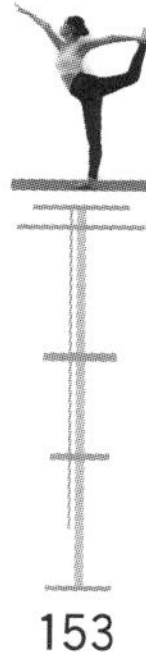

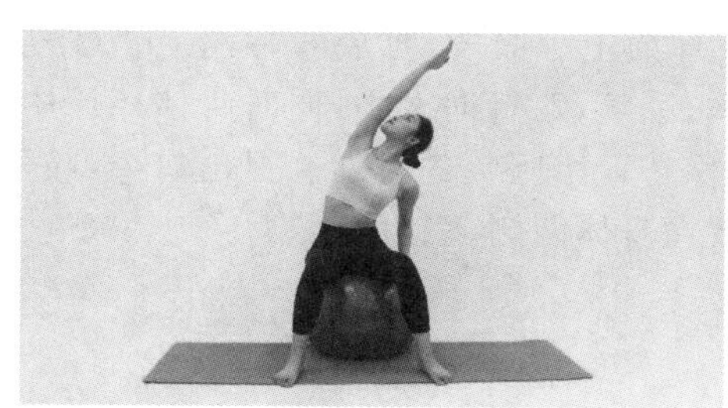
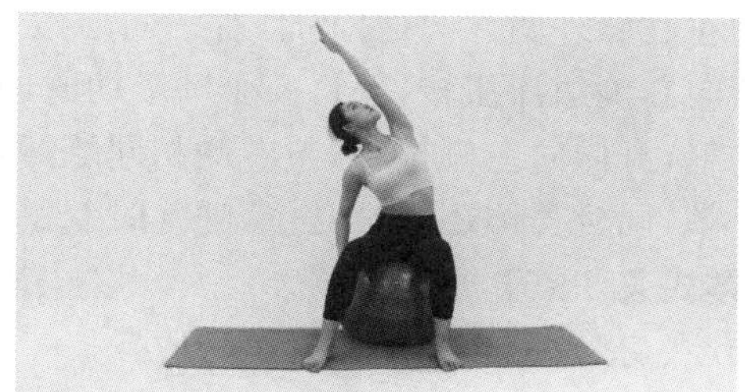

图 11-2

【体式准备】

坐在瑜伽球的中间。

【体式口令】

先进入坐山式。呼气，左手落下，身体向左侧弯，右臂尽量贴靠耳朵，转头眼睛看向右上方，逐渐使右侧躯干进一步伸展，保持 5 个呼吸的时间。呼气，身体还原中立位。呼气，右臂落下。再次吸气，抬起左臂向上举。呼气，向右侧侧弯，保持 5 个呼吸的时间。退出口令：吸气时身体回正垂直地板，呼气时将上举的手还原至体侧。

【体式关注点】

脊柱延伸后做侧弯，保持坐骨重心一致。

【功效】

伸展侧腰，灵活脊柱。

3. 坐立扭转

坐立扭转如图 11-3 所示。

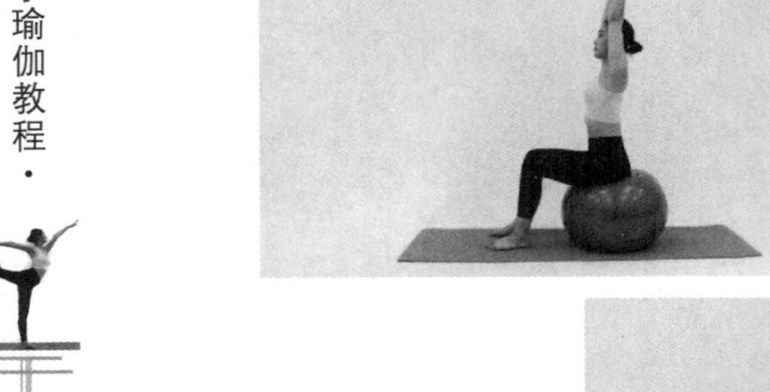
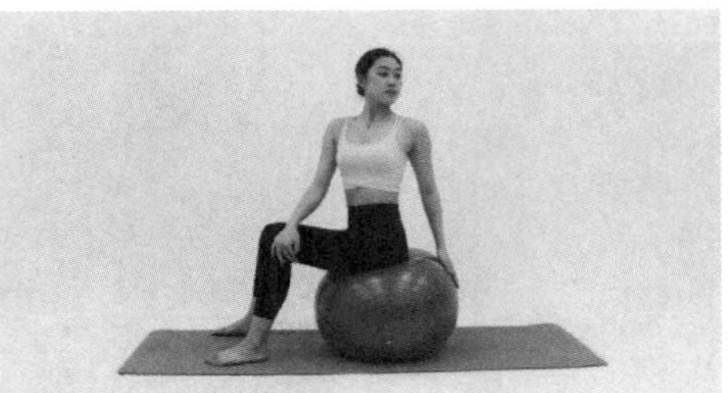
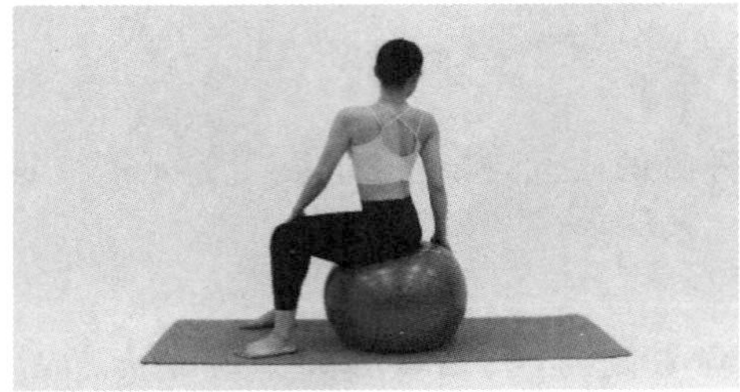

图 11-3

【体式准备】

坐在瑜伽球的中间。

【体式口令】

吸气,双臂向上举,双手打开与肩同宽的距离。伸展脊柱向上呼气,身体向右侧扭转,左手扣在右膝外侧并与之对抗,右手向后放在球面上。吸气,延展脊柱向上。呼气,收肋骨逐渐向右侧加深扭转,保持5个呼吸的时间。吸气,双臂向上举,同时身体还原中立位。再次呼气,身体向左侧扭转,与右侧相同练习,保持5个呼吸的时间。退出口令:吸气时双臂向上举,同时身体还原中立位,呼气时双手放在身体两侧。

【体式关注点】

胸腔、肩膀一起扭转,保持核心收紧。

【功效】

增加脊柱的灵活性,按摩腹内器官。

4. 幻椅式

幻椅式如图 11-4 所示。

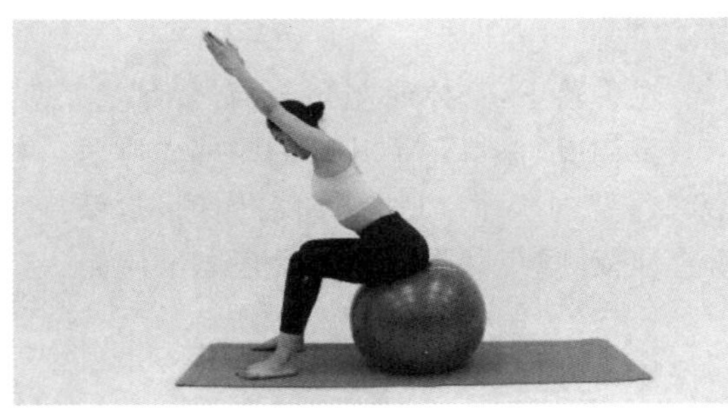

图 11-4

【体式准备】

坐在瑜伽球的中间。

【体式口令】

双脚放于垫面并打开与肩同宽的距离，大腿和小腿成直角。吸气，双臂向上举，双手打开与肩同宽的距离，伸展脊柱向上。呼气，以髋部为折点身体向前，延展背部，保持 5 个呼吸的时间。退出口令：吸气时手指间带动身体还原垂直地板，呼气时双手放在身体两侧。

【体式关注点】

斜方肌下沉，否则会造成耸肩，肩膀活动空间不足，后背力量也会造成错误的代偿。

【功效】

美化背部线条，增加后背肌肉力量，改善体态。

5. 幻椅式变体

幻椅式变体如图 11-5 所示。

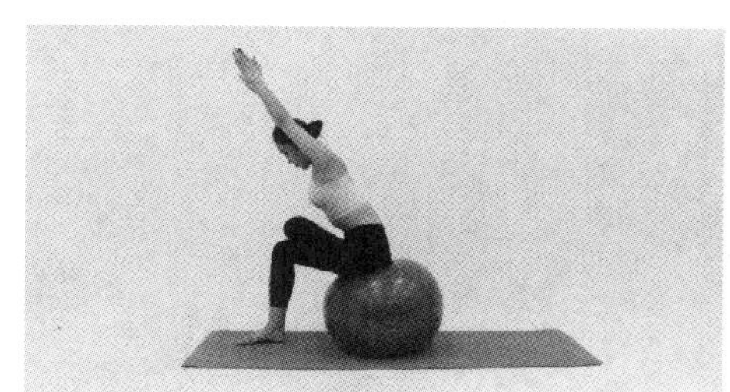
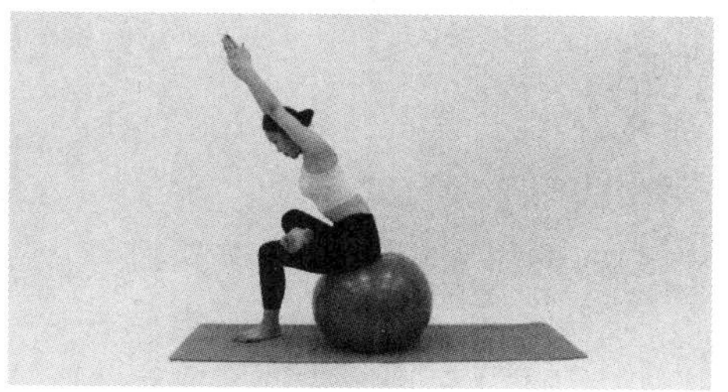

图 11-5

【体式准备】

坐在瑜伽球的中间。

【体式口令】

幻椅式还原体式后，将右髋打开外展，右脚放在左膝上方，回勾脚趾。吸气，双臂向上举。呼气，以髋部为折点身体向前，感受髋部的拉伸，保持 5 个呼吸的时间。吸气，还原体式，换左脚在右膝上方。呼气，身体向前感受另一侧髋部的拉伸，保持 5 个呼吸的时间。退出口令：吸气时双手带动身体还原垂直地板，呼气时双手还原体侧，再将脚心还原地板。

【体式关注点】

将脚放在膝盖上方做前屈时，髋部容易紧张使得膝盖向上翘起，髋外侧甚至腿内侧会有拉伸感。如果太痛，将双手放在脚心及膝盖上保持即可。

【功效】

改善体态，滋养骨盆，灵活髋部。

6. 手抱头女神式

手抱头女神式如图 11-6 所示

【体式准备】

坐在瑜伽球的中间。

【体式口令】

屈膝，双腿向两侧打开，抬起脚跟，使小腿垂直地面，双手相扣放在后脑勺处。吸气，延展脊柱向上，保持 5 个呼吸的时间。退出口令：呼气时双手落在身体两侧，双脚跟踩地板，左右腿依次还原与髋同宽。

【体式关注点】

脚跟上提后更加关注核心以及后背的稳定，髋部自然下沉，和头顶形成相反的力量。

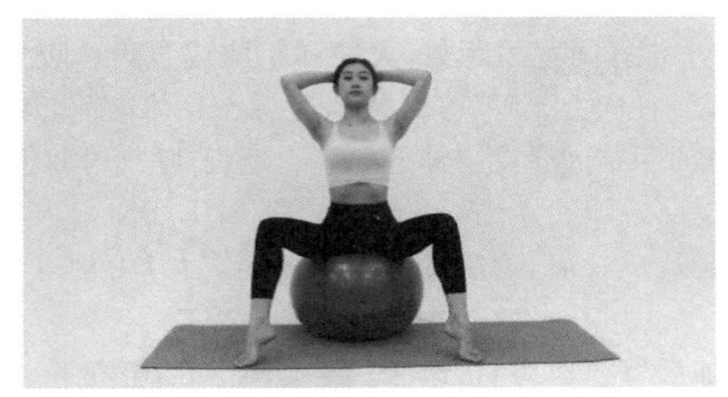

图 11-6

注意手臂始终与头后侧对抗，感受肩部和髋部的伸展。

【功效】

滋养骨盆，促进髋的排毒，灵活脊柱。

7. 手抱头女神侧弯式

手抱头女神侧弯式如图 11-7 所示。

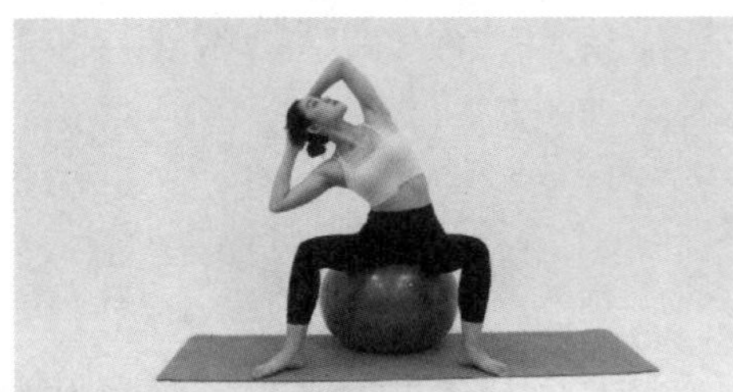

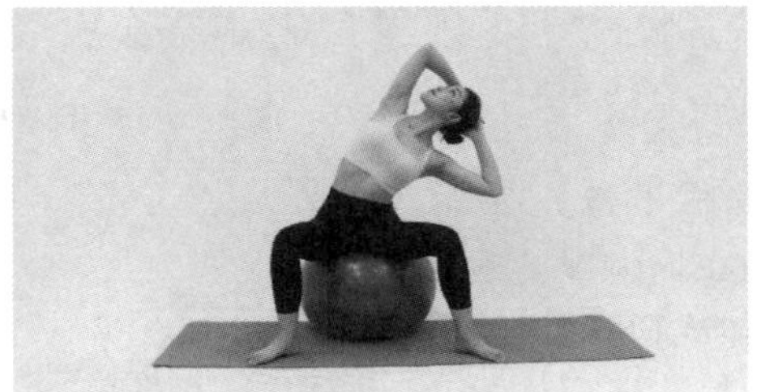

图 11-7

【体式准备】

坐在瑜伽球的中间。

【体式口令】

屈膝，大腿和小腿成直角，双腿向两侧打开，抬起脚跟，使小腿垂直地面，双手相扣放在后脑勺处。吸气，延展脊柱向上。呼气，身体向右侧弯，手肘寻找膝盖，尽量打开右髋，保持 5 个呼吸的时间。呼气，还原体式，再次呼气，向左侧弯，保持 5 个呼吸的时间。退出口令：呼气时双手落在身体两侧，双脚跟踩地板，左右腿依次还原与髋同宽。

【体式关注点】

脚跟上提后更加关注核心以及后背的稳定，髋部自然下沉，和头顶形成相反的力量。注意手臂始终与后脑勺对抗，感受肩部和髋部的伸展。

【功效】

灵活脊柱，柔和开髋，加强足踝的灵活及力量。

8. 双角背部伸展式

双角背部伸展式如图 11-8 所示。

【体式准备】

坐在瑜伽球的中间。

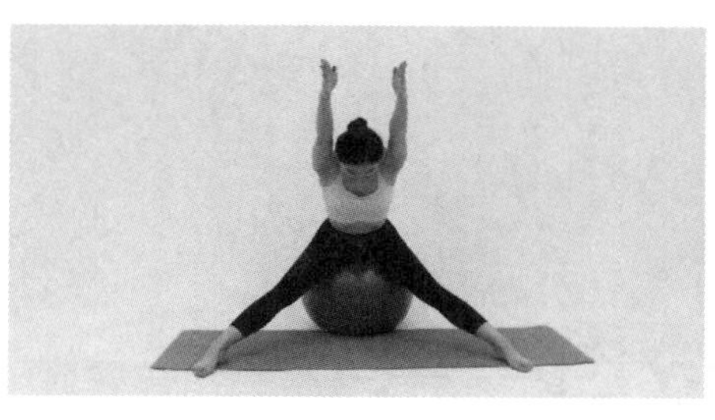
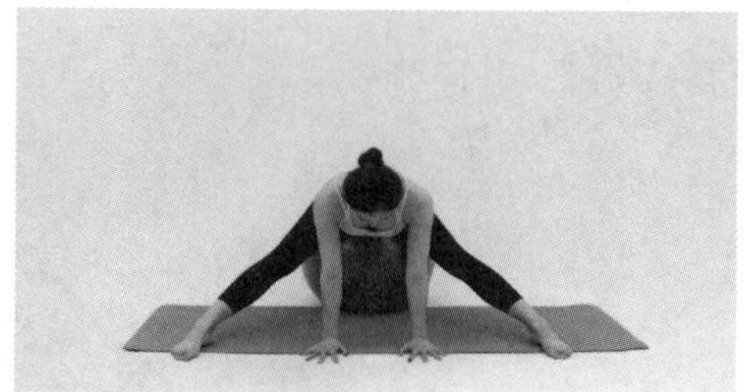

图 11-8

【体式口令】

打开双脚约两倍肩宽,吸气双臂向上举,呼气折髋向前,臀部向后延伸,感受背部和大腿内侧的伸展,保持 5 个呼吸的时间。退出口令:吸气时手指尖带动身体还原垂直地板,呼气时双手落在身体两侧,双手轻轻扶球,双腿还原与髋同宽。

【体式关注点】

在折髋向前过程中,后背一定要拉长,不能拱背,尤其腰椎有问题的练习者。手向前的同时感受腹股沟向后拉。

【功效】

释放脊柱压力,缓解腰背痛,加强后背力量。

9. 双角扭转式

双角扭转式如图 11-9 所示。

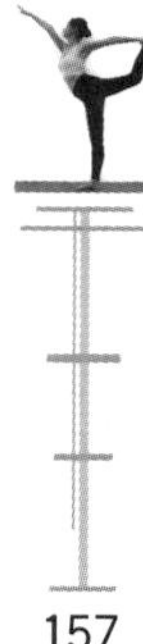

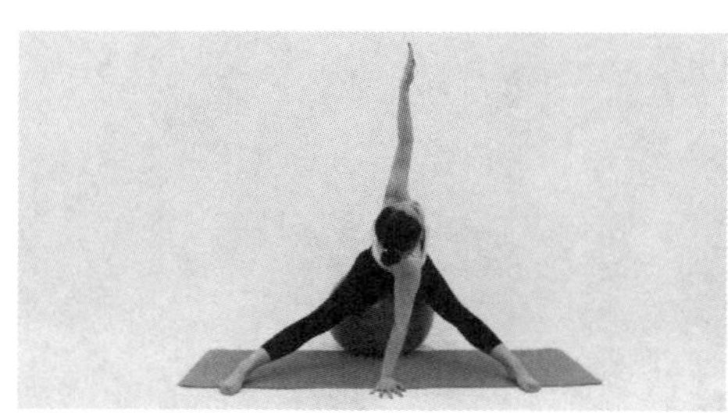
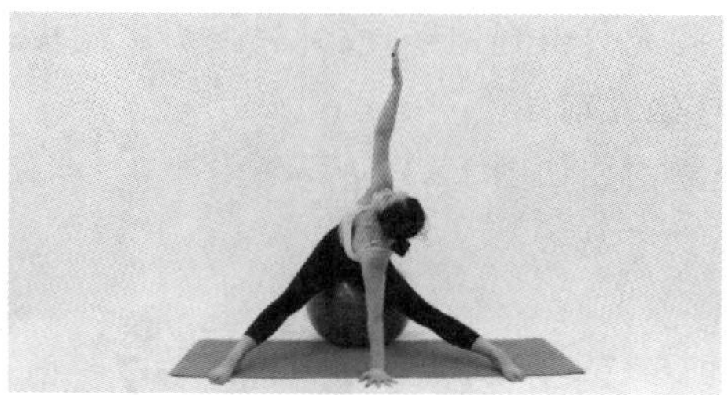

图 11-9

【体式准备】

坐在瑜伽球的中间。

【体式口令】

在双角背部伸展式变体时,吸气继续保持体式,双脚微微内扣并压实地面,右手掌向下推地。呼气,打开左臂向上伸展,身体扭转向左,转头看向左手大拇指的方向,每次吸气都尽量延伸脊柱,呼气时逐渐加深扭转,保持 5 个呼吸的时间。落左手向下,伴随吸气打开右手向上,保持 5 个呼吸的时间。退出口令:将指向天花板的手落于地板,吸气时脊柱延展,呼气时后背发力起身还原上身垂直地板,双手落在身体两侧,双手轻轻扶球,双腿还原与髋同宽。

【体式关注点】

对于个子小的练习者手触碰地板会出现拱背现象,建议手下方垫砖。

【功效】

按摩腹内器官,按摩双肾,促进血液循环。

10. 双角式

双角式如图 11-10 所示。

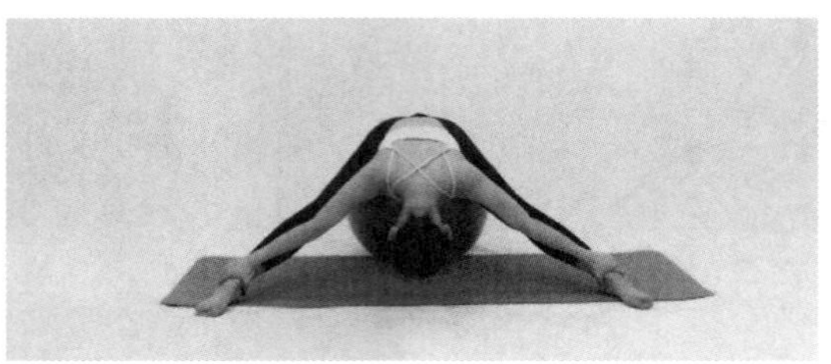

图 11-10

【体式准备】

坐在瑜伽球的中间。

【体式口令】

打开双脚约两倍肩宽，双手分别拉住左右脚的大脚趾，吸气延展脊柱，呼气转动骨盆。屈肘拉动身体向下，头顶寻找地面，伸展背部，大腿内旋感受双腿后侧的伸展，保持 5 个呼吸的时间。退出口令：吸气时脊柱延展，呼气时后背发力起身，还原上身垂直地板，双手落在身体两侧，双手轻轻扶球，双腿还原与髋同宽。

【体式关注点】

向前向下的时候重心放在双腿而不是头上。

【功效】

双腿充分得到伸展，改善失眠头痛症状。

11. 坐立前屈

坐立前屈如图 11-11 所示。

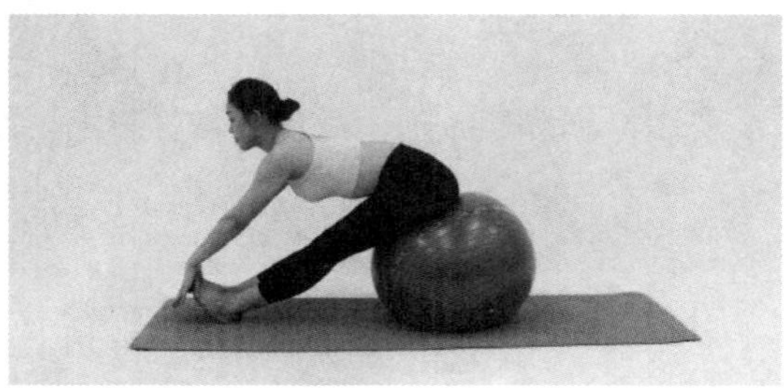

图 11-11

【体式准备】

坐在瑜伽球的中间。

【体式口令】

伸直双腿，双脚打开与肩同宽。吸气，双臂向上举。呼气，手臂带动身体折髋向下，双手分别勾大脚趾，屈肘伸展后背部，拉伸腘绳肌，保持 5 个呼吸的时间。退出口令：双手举到耳朵两侧，吸气时指尖带动脊柱还原垂直地板，呼气时双手落在身体两侧，双腿依次还原与髋同宽坐姿。

【体式关注点】

脊柱延伸要更多一些，腰椎有问题者应注重延展幅度而不是前屈幅度。

【功效】

缓解消化不良，按摩腹内器官，内心在前屈中找到平静。

12. 坐立前屈扭转

坐立前屈扭转如图 11-12 所示。

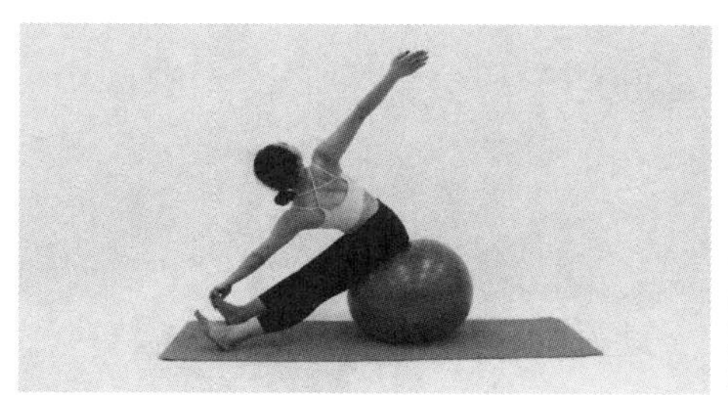
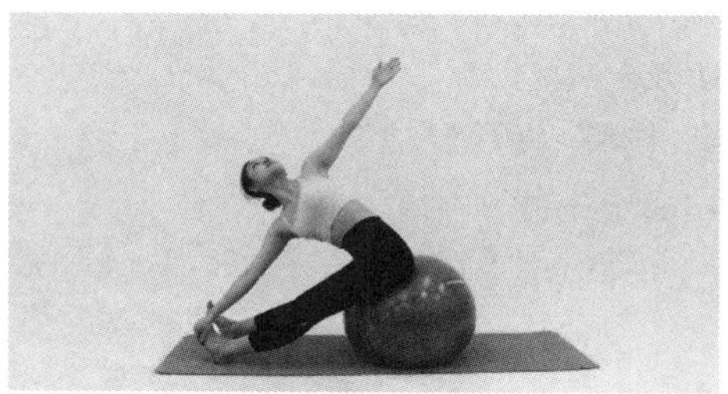

图 11-12

【体式准备】

坐在瑜伽球的中间。

【体式口令】

坐立前屈式时保持伸展体式，右手扣住左脚外侧。吸气，打开左手并上提手臂，呼气，扭转躯干向左，并转头看左手，保持 5 个呼吸的时间。左手落下至右脚掌外侧。吸气，打开右手向上伸展右臂，呼气，向右扭转躯干，保持 5 个呼吸的时间。退出口令：呼气时身体还原，双手放在小腿上，吸气时脊柱拉长还原坐姿，呼气时双手放在身体两侧，双腿弯曲还原坐姿。

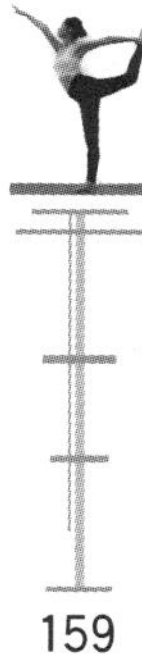

【体式关注点】

刚开始练习者在腿伸直后就会有拉伸感，可以适当弯曲膝盖，扭转练习中脊柱的延展很重要。

【功效】

按摩腹内器官，缓解便秘，使腹内器官更加健康。

13. 坐球三角式

坐球三角式如图 11-13 所示。

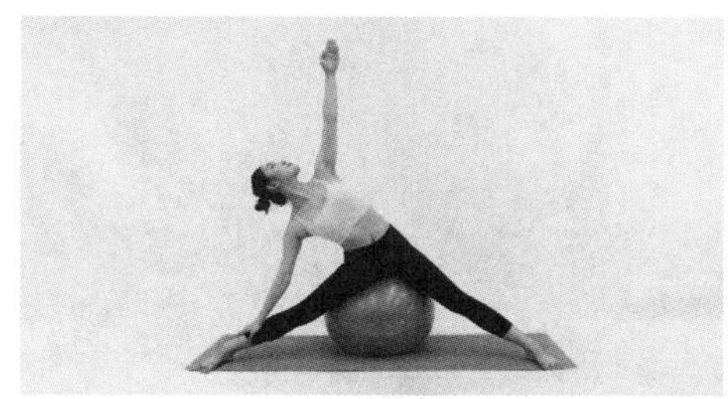
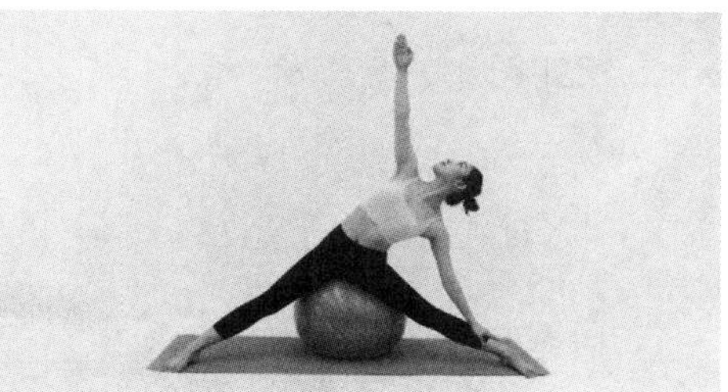

图 11-13

【体式准备】

坐在瑜伽球的中间。

【体式口令】

在蜡烛式基础上，以右侧为例，右腿打开向右侧，脚尖指向外侧，双手侧平举。吸气，脊柱延伸。呼气，身体向右平移至最大限度，右手指尖找向右脚，手掌按在脚腕上，左手向上延展，左右手在一条直线上，眼睛看向天花板方向。退出口令：吸气时上身还原，双手落于身体两侧，双腿收回坐于球上。

【体式关注点】

侧弯时脊柱保持延展。

【功效】

伸展侧腰，灵活脊柱。

14. 战士一式

战士一式如图 11-14 所示。

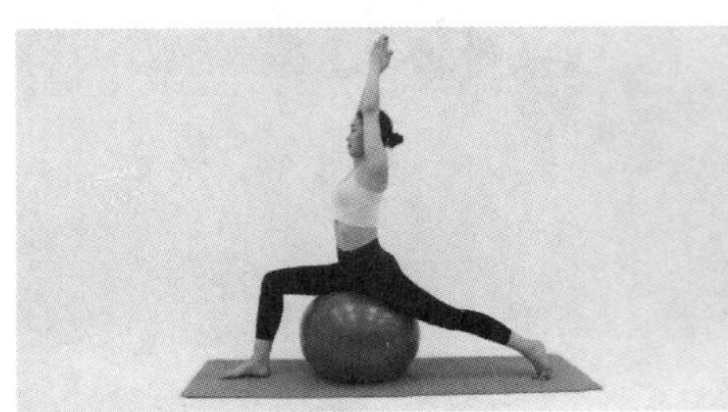
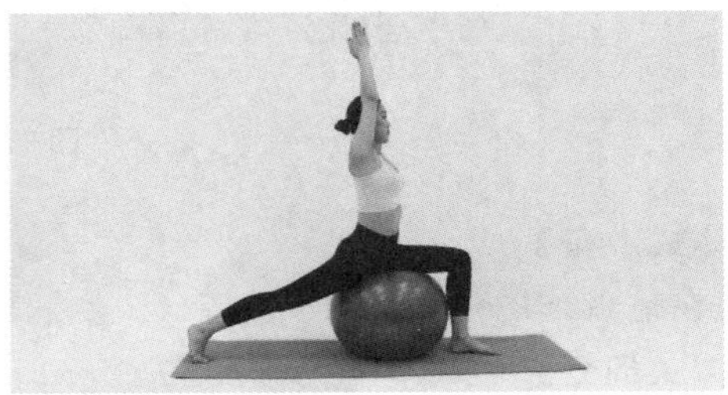

图 11-14

【体式准备】

坐在瑜伽球的中间。

【体式口令】

瑜伽球位于双腿之间，以右侧为例，右脚在前，左脚在后，左腿伸直，右腿弯曲，大腿和小腿成直角。吸气，脊柱延伸。呼气，臂部下压球。吸气，双手向上到耳侧。眼睛看向斜上方。退出口令：呼气时双手落在身体两侧，将左腿向前迈回，坐在瑜伽球上。

【体式关注点】

耻骨上提，肋骨内收，双肩远离双耳。

【功效】

胸腔得到扩张，有助于深度呼吸，缓解肩背僵硬，强健膝盖。

15. 战士二式

战士二式如图 11-15 所示。

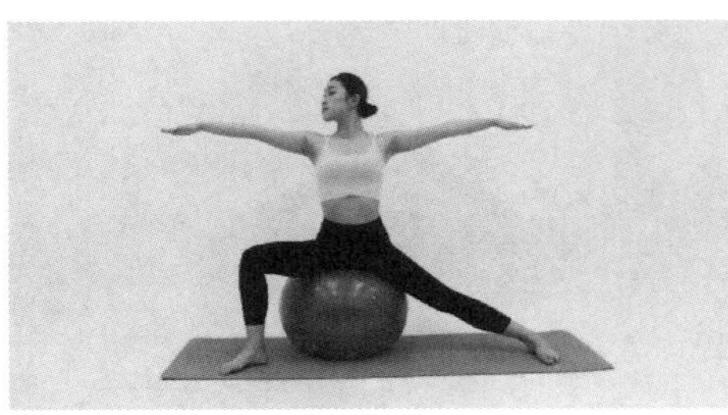
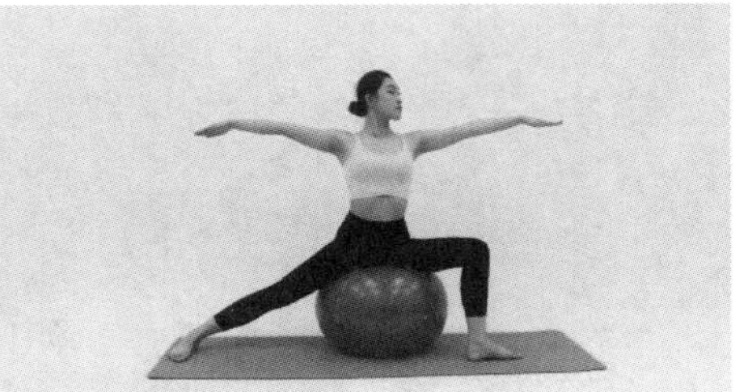

图 11-15

【体式准备】

山式站姿。

【体式口令】

双脚打开约两倍肩宽，右脚外转，左脚内转，把球放在臀部后侧双腿之间。吸气，打开双臂侧平举，眼睛看右手方向。呼气，曲右膝，膝盖垂直脚踝，臀部向下坐在球上，左脚掌压实垫面，伸展膝盖窝，稳定体式保持 5 个呼吸的时间。反侧练习。退出口令：将弯曲膝盖的腿伸直，吸气时脊柱延展，呼气时双手还原身体两侧，双腿并拢还原山式站姿。

【体式关注点】

手臂放松，双肩下沉，尽量稳定骨盆，强健腿部力量。

【功效】

柔和开髋，坚定内心，增强腿部力量。

二、热身组合(二)(按功能性)

1. 背部伸展

背部伸展如图 11-16 所示。

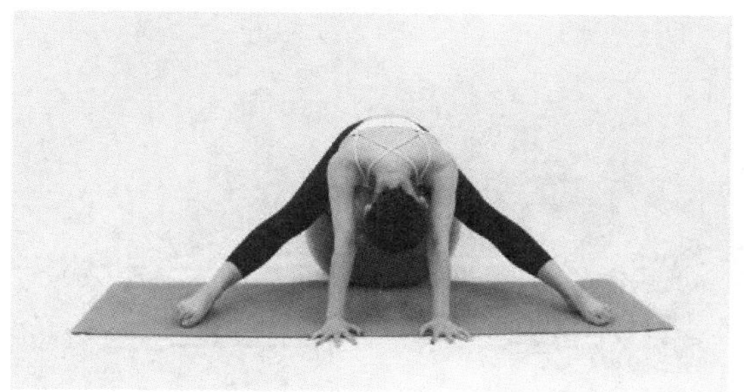

图 11-16

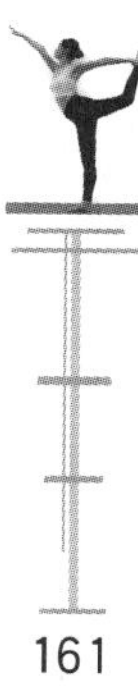

【动作要领】

(1)坐在瑜伽球上，身体前倾，双腿尽可能向两侧分开，同时上身慢慢向下沉，双手撑地。

(2)感觉到背部得到充分伸展后回到起始位置。

2. 臀部拉伸

臀部拉伸如图 11-17 所示。

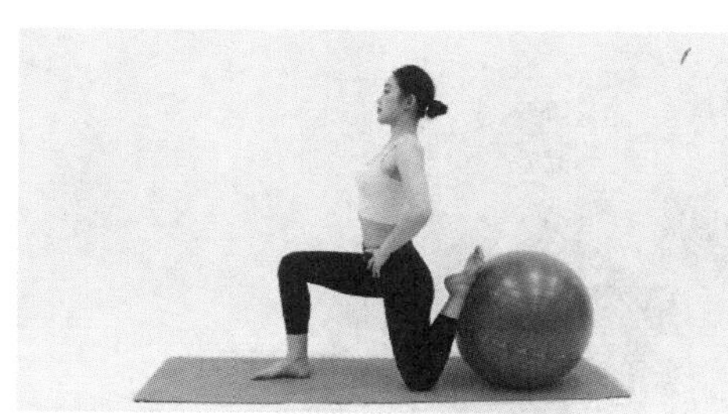
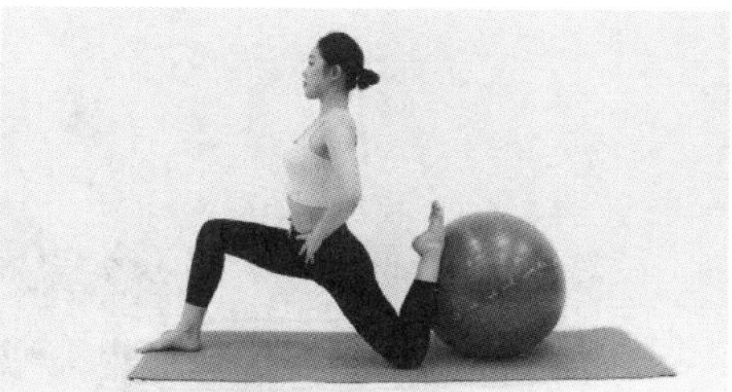

图 11-17

【动作要领】

(1)将瑜伽球放到身后，蹲下，双手撑地。

(2)左腿弯曲，右腿呈 90°。脚尖放于瑜伽球上，双手慢慢离开地面，放于腰部。保持上身平衡，坚持 20～30 秒。

3. 腹部拉伸

腹部拉伸如图 11-18 所示。

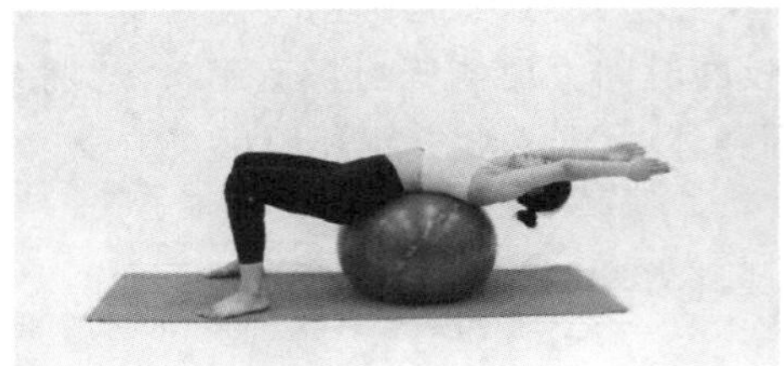
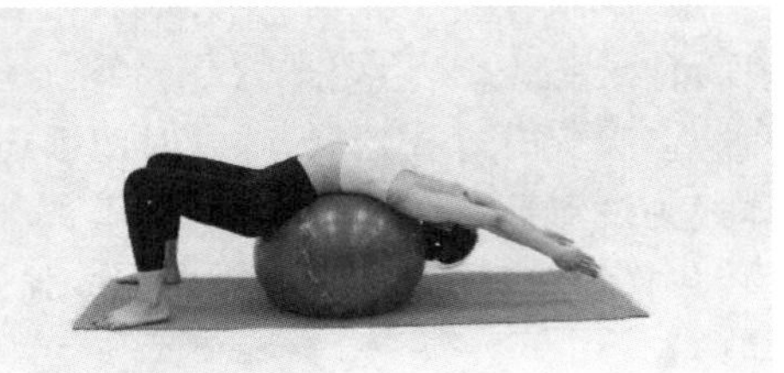

图 11-18

【动作要领】

(1)坐在瑜伽球上。双脚向前,臀部下沉,让腰部完全接触瑜伽球。

(2)舒服地躺着,伸展手臂。膝盖弯曲 90°,感觉到背痛时停止。

4. 侧向伸展

侧向伸展如图 11-19 所示。

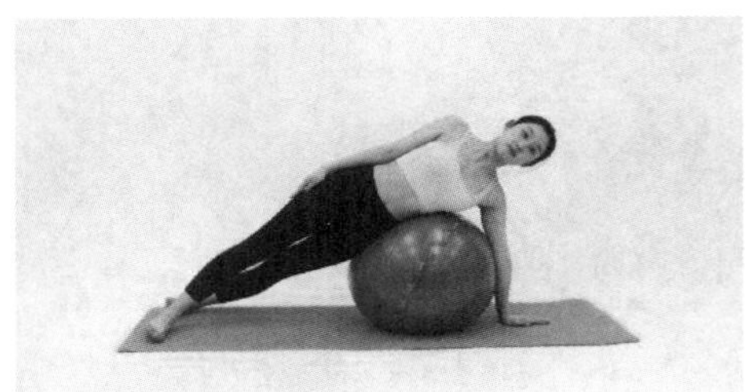
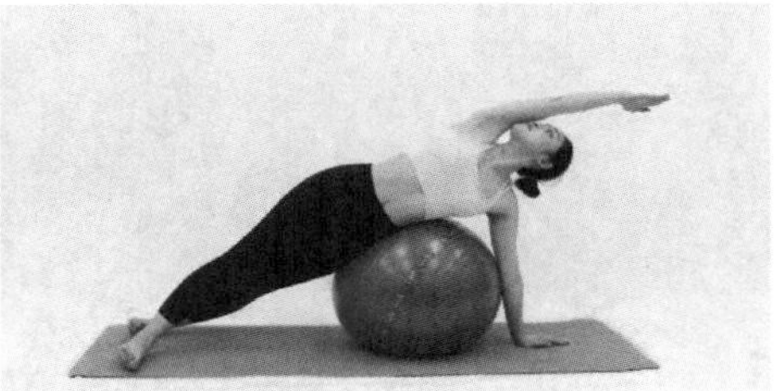

图 11-19

【动作要领】

(1)左边侧躺于瑜伽球上,右手撑地。

(2)左臂尽量向头部方向伸展,保持 30 秒。换另一侧练习。

5. 平板支撑变式(一)

平板支撑变式(一)如图 11-20 所示。

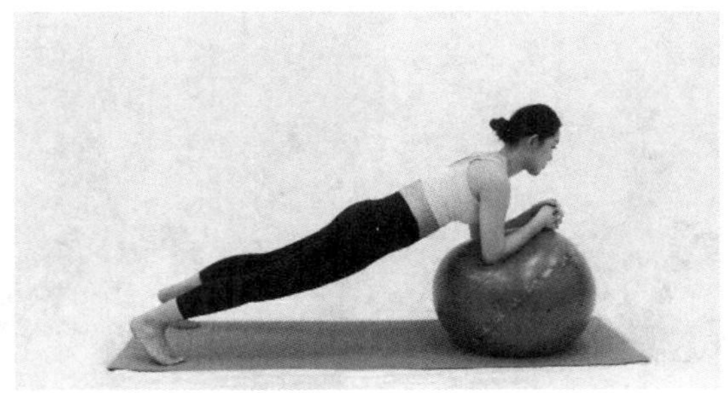

图 11-20

【动作要领】

(1)初始动作为平板支撑式,把小臂放在瑜伽球上。

(2)手臂和躯干成直角,身体成一条直线。

6. 平板支撑变式(二)

平板支撑变式(二)如图 11-21 所示。

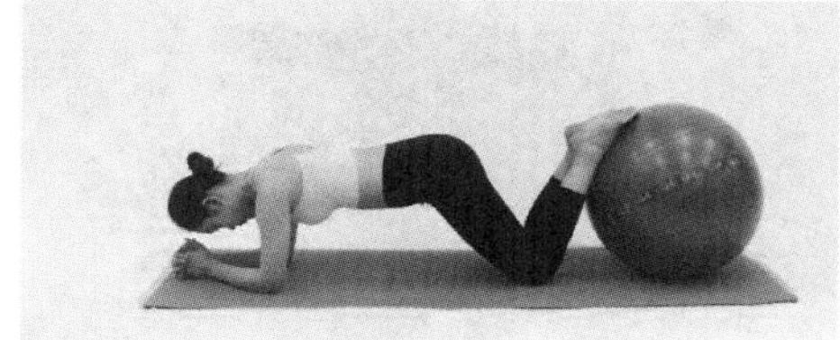
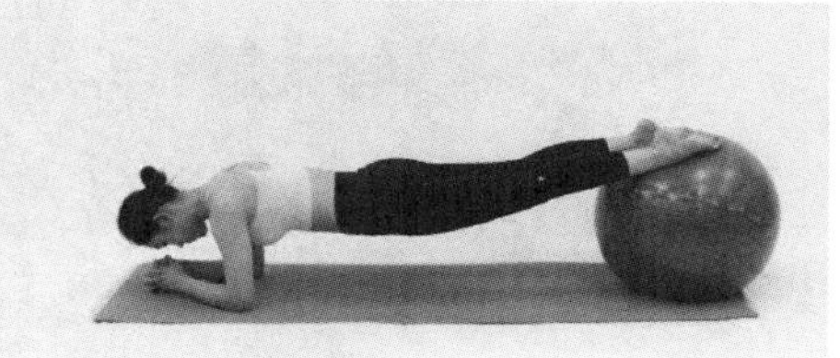

图 11-21

【动作要领】

(1)上半身为平板支撑式,双脚放在瑜伽球上。

(2)小腿慢慢伸直,直到完全伸展,身体成一条直线。

(3)背部和臀部不要拱起。

7. 平板支撑变式(三)

平板支撑变式(三)如图 11-22 所示。

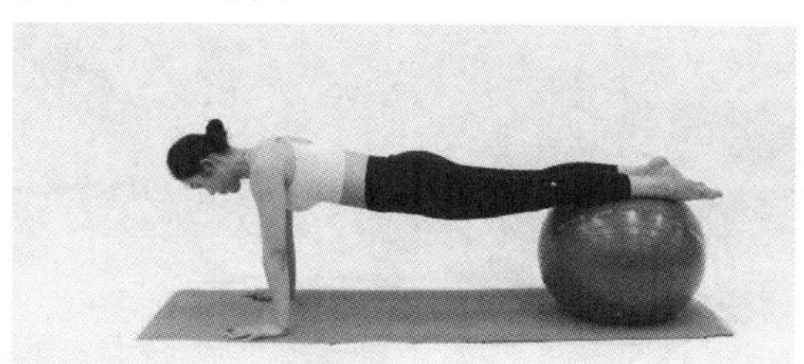

图 11-22

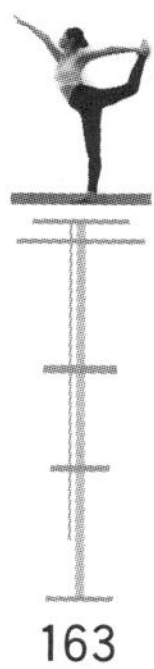

【动作要领】

(1)双腿放于瑜伽球上,身体呈俯卧撑姿势。

(2)使用核心力量保持身体平衡。

8. 臀部提升

臀部提升如图 11-23 所示。

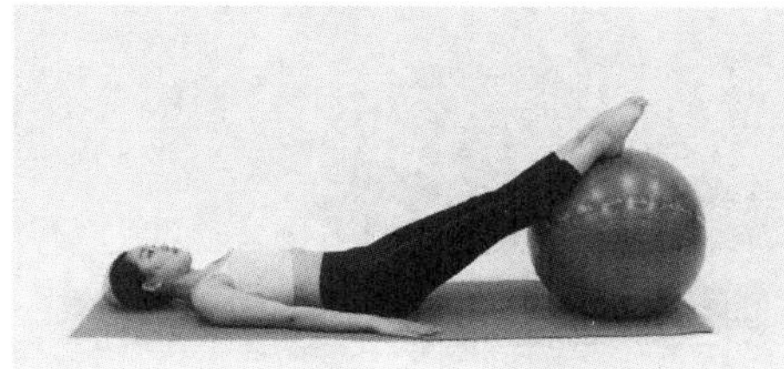
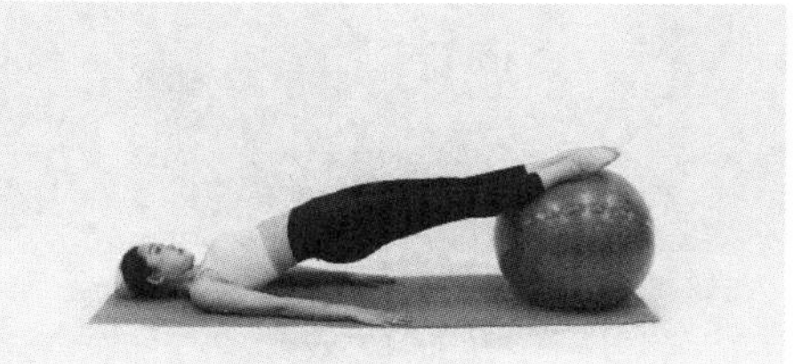

图 11-23

【动作要领】

(1)平躺在地面上,双脚置于瑜伽球上,双臂放于身体两侧。

(2)双臂贴地,臀部抬高,身体成一条直线。保持 1～2 秒。

9. 单脚触地

单脚触地如图 11-24 所示。

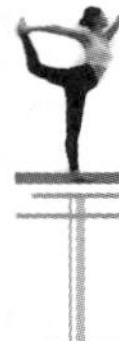

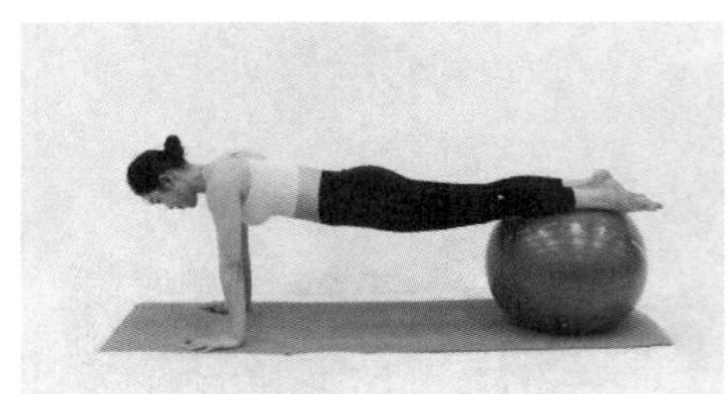
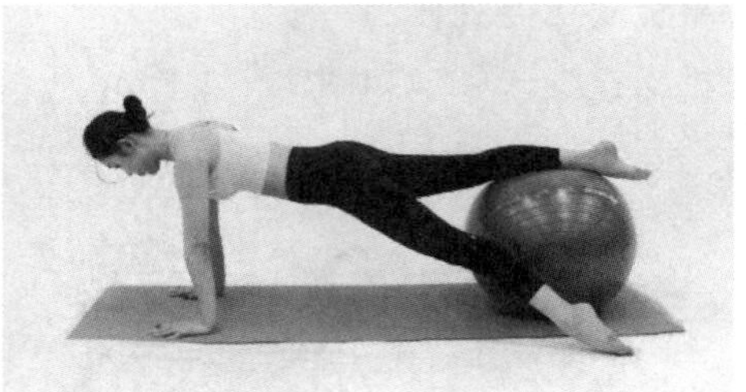

图 11-24

【动作要领】

(1)呈俯卧撑姿势,小腿和双脚置于瑜伽球上,保持身体成一条直线。

(2)左腿慢慢离开瑜伽球,向下接触地面,然后回到起始位置。换另一侧练习。

10. 腿部弯曲

腿部弯曲如图 11-25 所示。

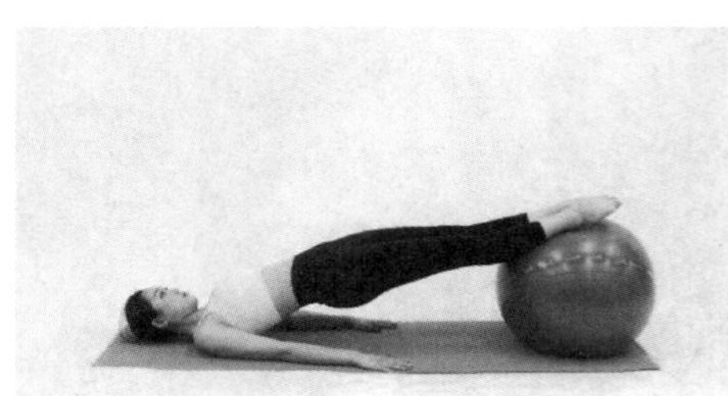
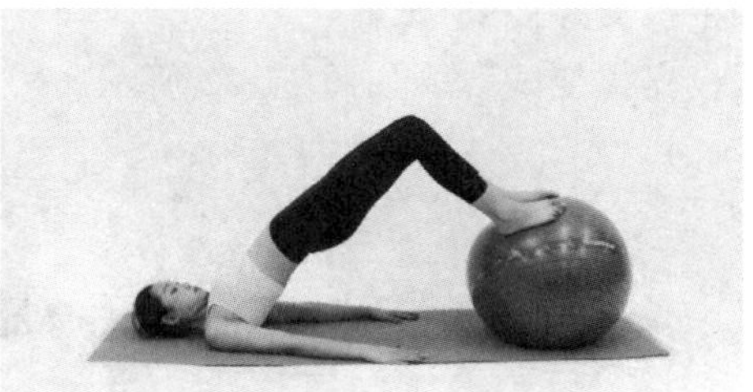

图 11-25

【动作要领】

(1)手臂放于身体两侧,双脚置于瑜伽球上。

(2)抬高臀部,弯曲双腿,同时身体向上,直到只有肩部和手臂支撑地面为止。保持1～2秒。

11. 眼镜蛇式

眼镜蛇式如图 11-26 所示。

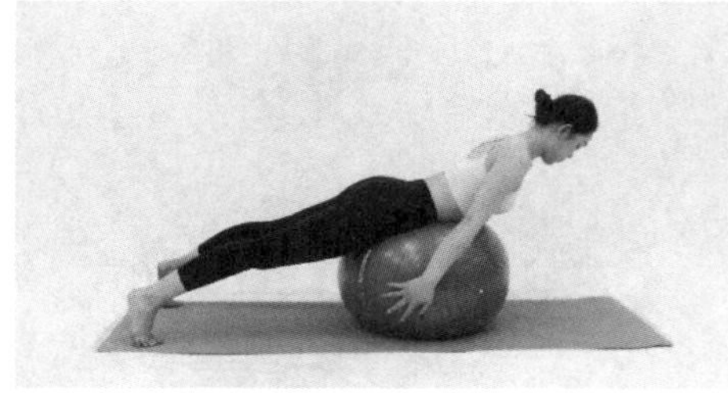
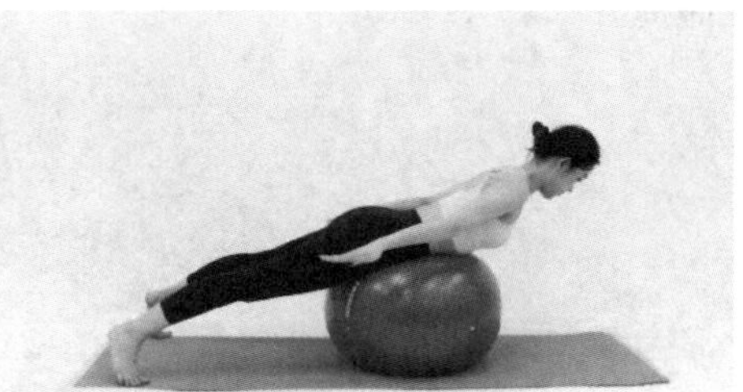

图 11-26

【动作要领】

(1)俯卧在瑜伽球上,手臂从肩膀垂下来,双臂在球旁边。

(2)收缩臀部和背部的肌肉,提高头、胸部、手臂,腿离开地面,手臂向后伸展。

12. 超人式

超人式如图 11-27 所示。

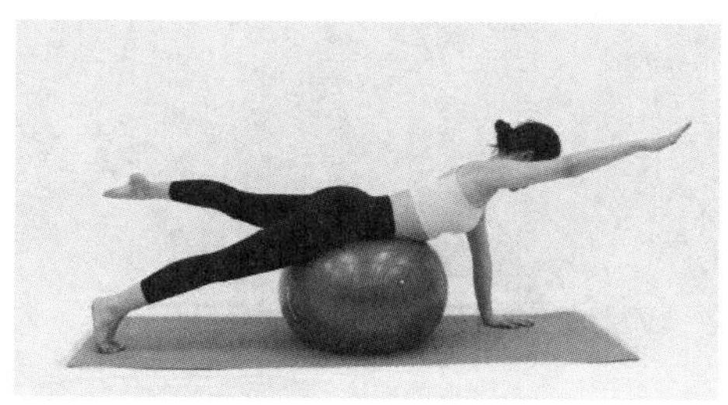
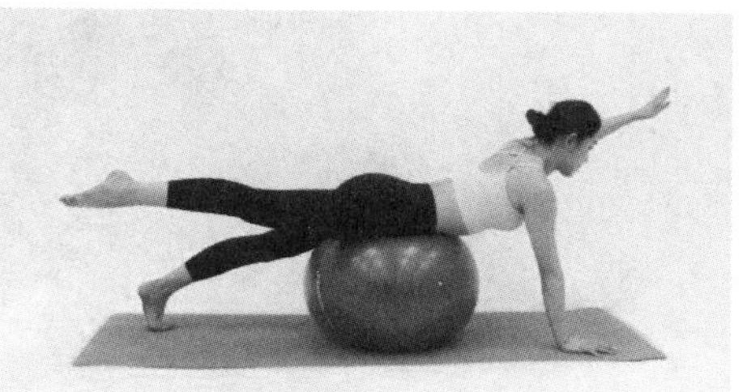

图 11-27

【动作要领】

(1)将瑜伽球体置于腹/胸部下方,整个身体充分伸展。

(2)交替举起手臂和对侧的大腿,同时保持身体平衡。

(3)对动作充满信心时,可将支撑手脱离地面。

13. 背部拉伸

背部拉伸如图 11-28 所示。

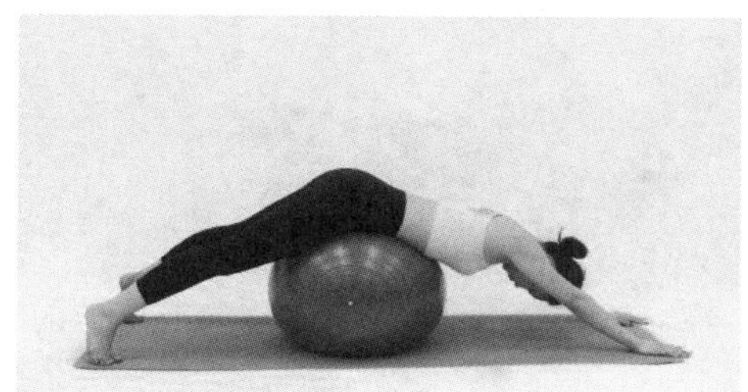
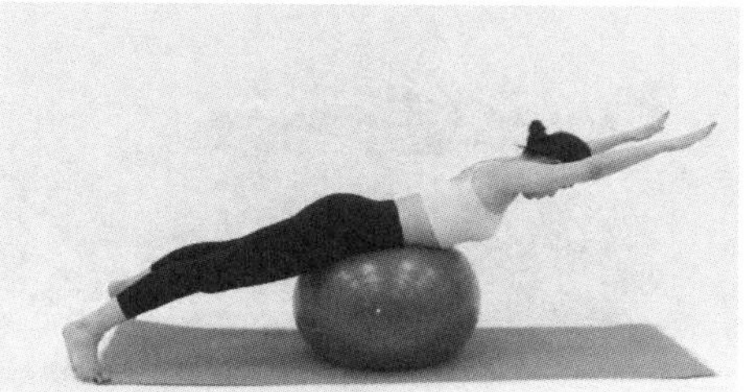

图 11-28

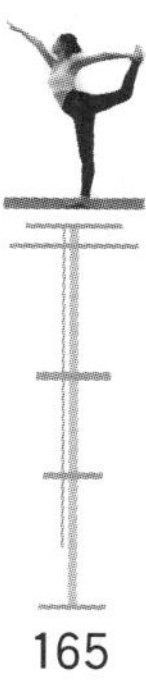

【动作要领】

(1)趴在瑜伽球上,双脚踮地,双臂伸展,身体呈 V 字形。

(2)上身慢慢抬起,双臂伸直,身体成一条直线。保持 1～2 秒。

14. 反向提升臀部

反向提升臀部如图 11-29 所示。

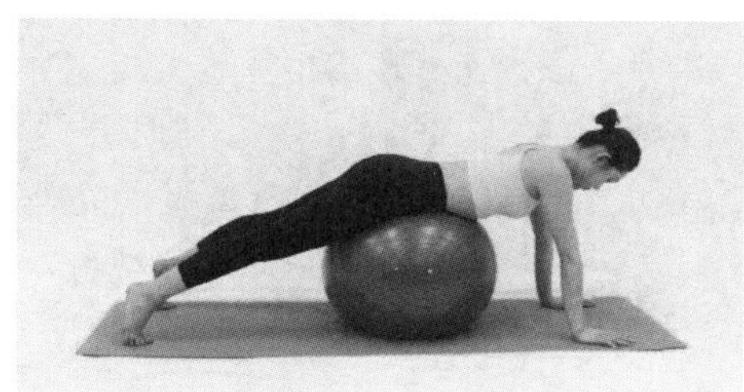
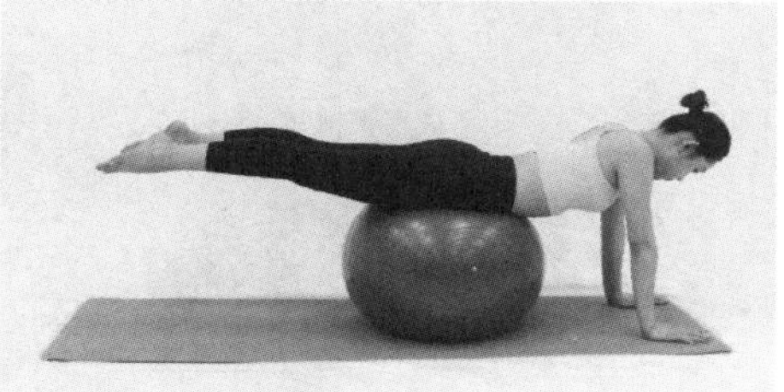

图 11-29

【动作要领】

(1)趴在瑜伽球上,双臂撑地,脚尖踮地。

(2)利用腹部和臀部力量,抬起双腿。保持 1～2 秒,然后慢慢降低双腿回到起始位置。

15. 俯卧撑变式(一)

俯卧撑变式(一)如图 11-30 所示。

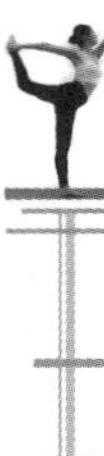

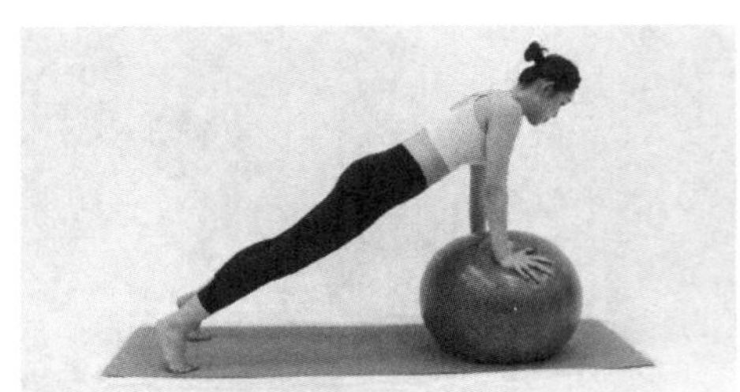
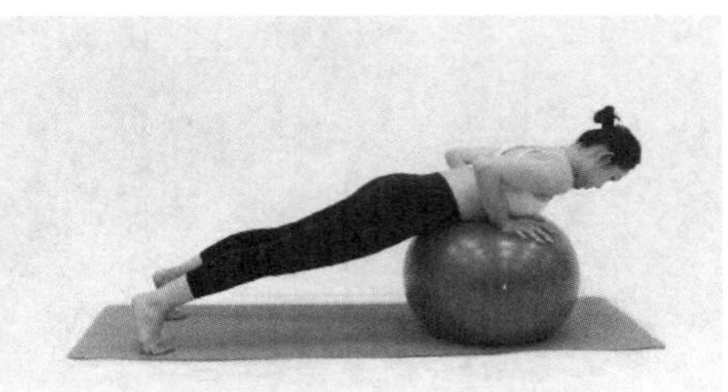

图 11-30

【动作要领】

(1)双手撑在瑜伽球上,用手臂稳定球。

(2)开始做俯卧撑,弯曲肘部,直到身体接触到瑜伽球。

16. 俯卧撑变式(二)

俯卧撑变式(二)如图 11-31 所示。

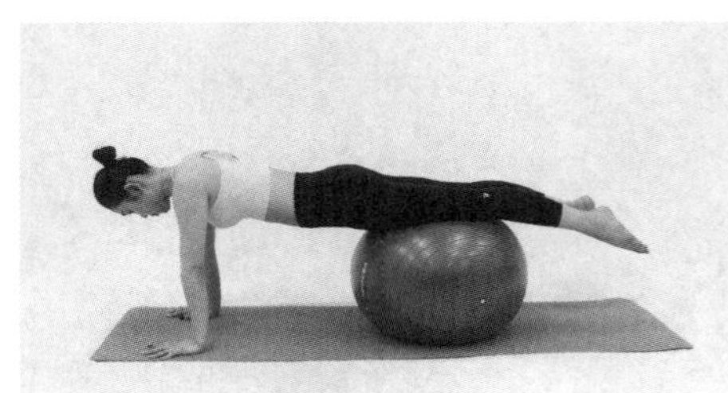
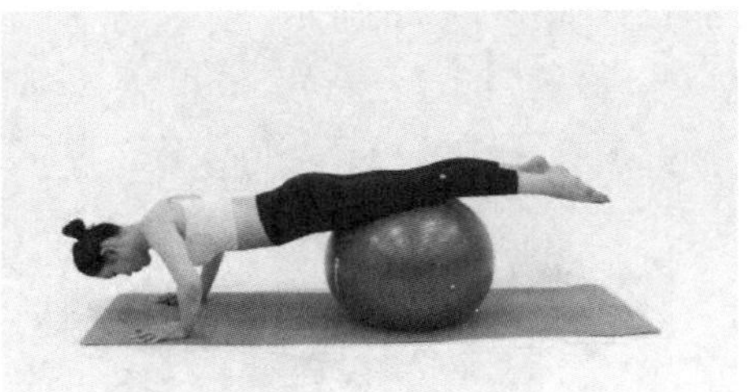

图 11-31

【动作要领】

(1)呈俯卧撑姿势,小腿放在瑜伽球上。

(2)开始做俯卧撑,弯曲手肘,使头部接近地板。然后恢复到起始位置。重复2~3次。

17. 桥式

桥式如图 11-32 所示。

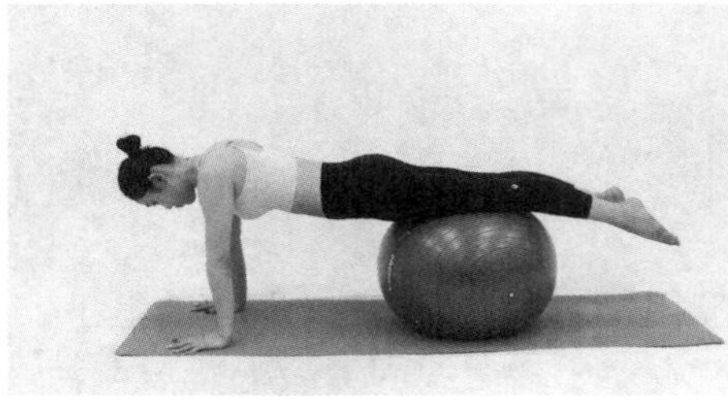
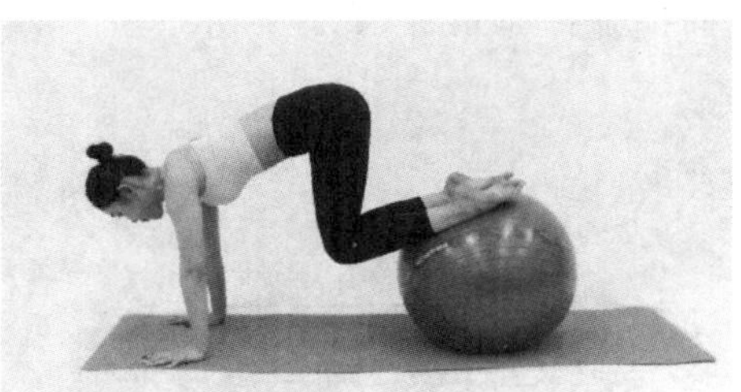

图 11-32

【动作要领】

(1)双臂伸直,身体成一条直线,双腿置于瑜伽球上。

(2)保持身体在球体上的稳定平衡,然后利用球体将膝部向胸部引领。应在膝下放置一张垫子,不可在坚硬的地面上进行该练习。重复 8~10 次。

18. 腹部收缩

腹部收缩如图 11-33 所示。

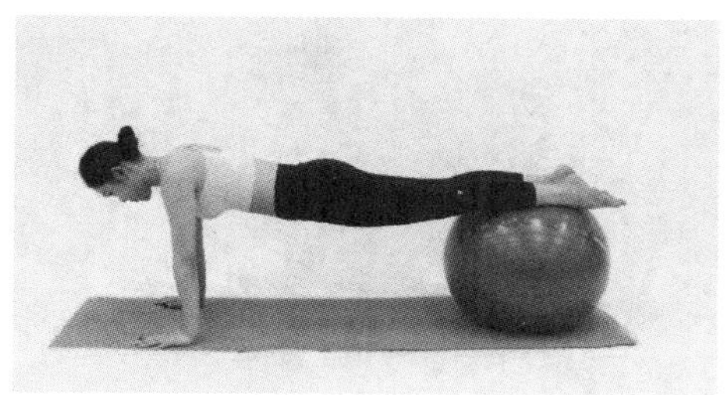
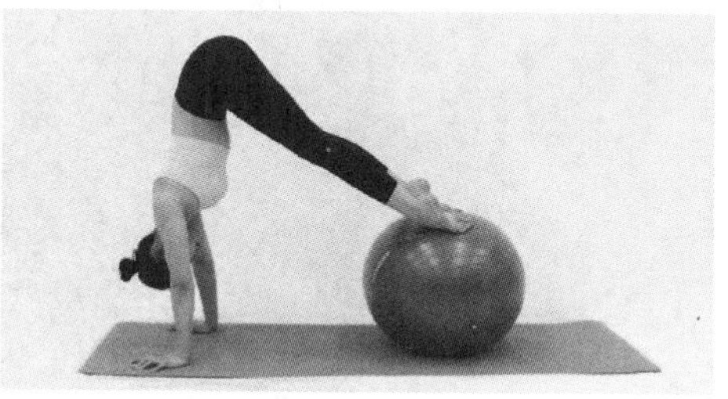

图 11-33

【动作要领】

(1)呈俯卧撑姿势,双脚置于瑜伽球上。

(2)慢抬臀部,双脚向胸部靠近。保持 1～2 秒,然后回到起始位置。

19. 蹲起

蹲起如图 11-34 所示。

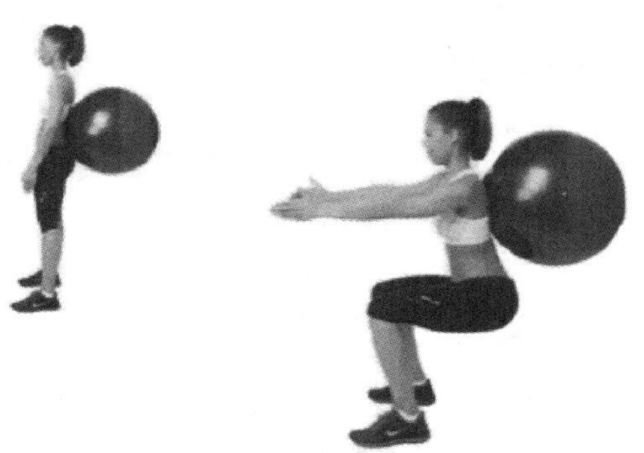

图 11-34

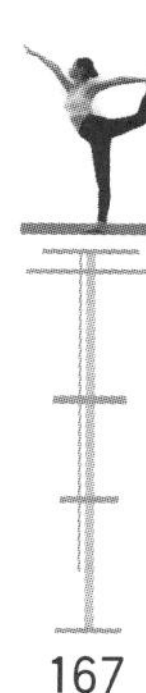

【动作要领】

(1)收腹、挺胸,将瑜伽球放在下背部(腰椎弯曲的地方)后顶在墙上,身体微微倾斜。

(2)双臂放于身体两侧,双腿分开与肩同宽。上身保持垂直,吸气慢慢下蹲,让大腿和小腿成直角,注意膝盖不要超过脚尖;同时,将手臂平行抬起,注意不要高于肩膀。这时,肩胛骨应与瑜伽球完全贴合。根据自己的能力,保持 6～12 秒,呼气返回至初始位置。重复 10～12 次。

20. 高抬腿

高抬腿如图 11-35 所示。

【动作要领】

(1)直立,双手举起瑜伽球置于头顶。

(2)抬起左腿,弯曲小腿,使之与大腿成直角。同时双手抱球,与膝盖接触。回到初始姿势,换右腿练习。

21. 上卷腹

上卷腹如图 11-36 所示。

【动作要领】

(1)躺在瑜伽垫上,双腿夹球向上举起并悬在空中。

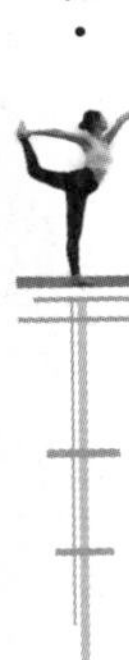

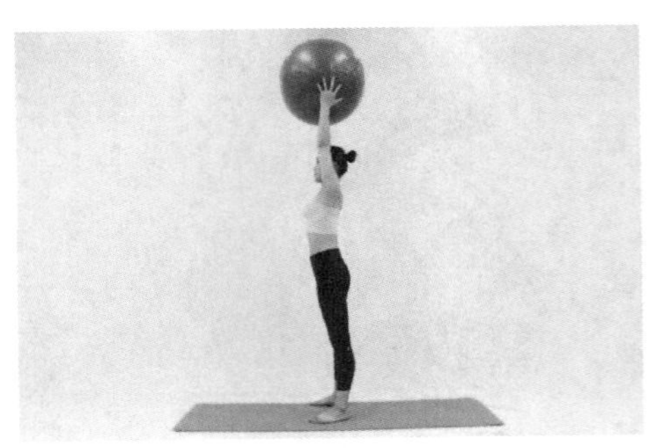

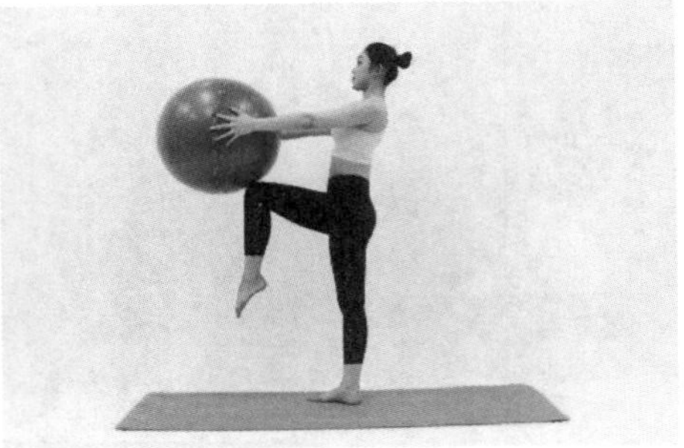

图 11-35

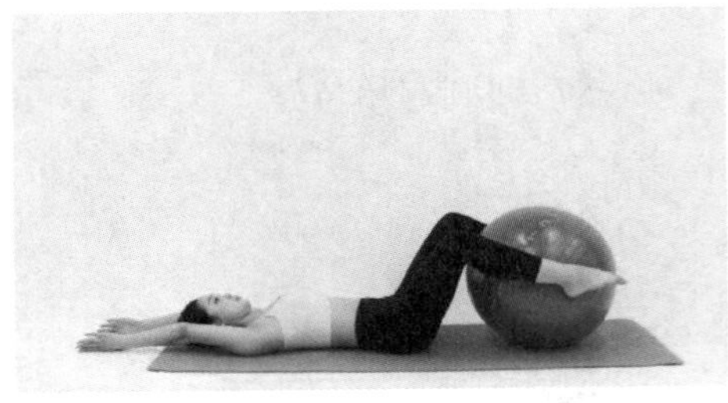

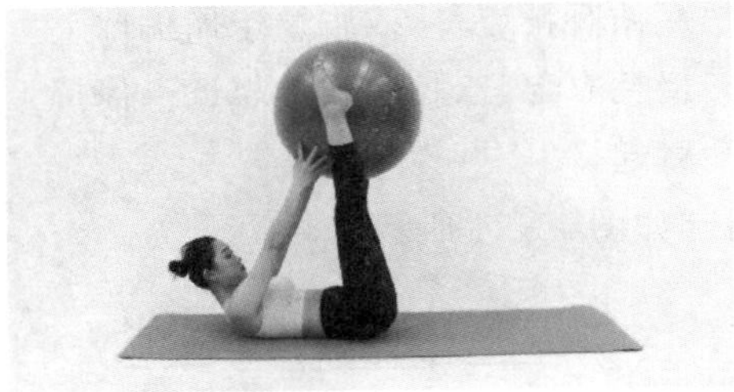

图 11-36

(2)利用腰腹力量使上半身抬起,双臂伸直去触摸瑜伽球。

22. 剪刀式卷腹

剪刀式卷腹如图 11-37 所示。

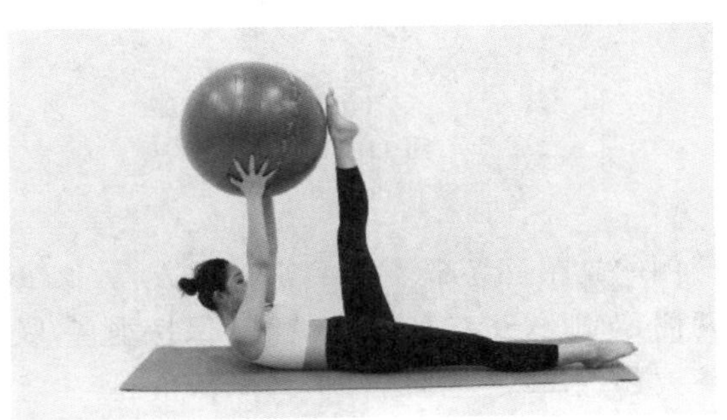

图 11-37

【动作要领】

(1)躺在瑜伽垫上,双手举起瑜伽球于头部上方。

(2)左腿抬起,与身体成直角,右腿保持不动。同时上半身抬起,左脚尖去触碰瑜伽球。然后回到起始位置,换右脚练习。

23. V 型-卷腹

V 型-卷腹如图 11-38 所示。

【动作要领】

(1)平躺在瑜伽垫上,双手持球,然后双手举起球于头部上方。

(2)上半身抬起,双腿抬起,保持腿部笔直,将瑜伽球放于双脚之间。

(3)把球拿回手中,重复动作。

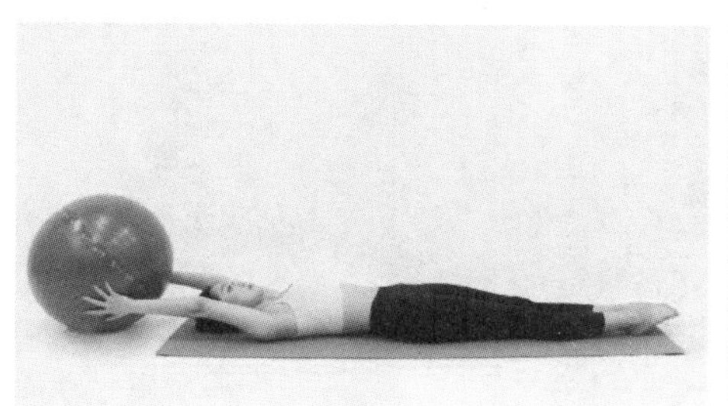
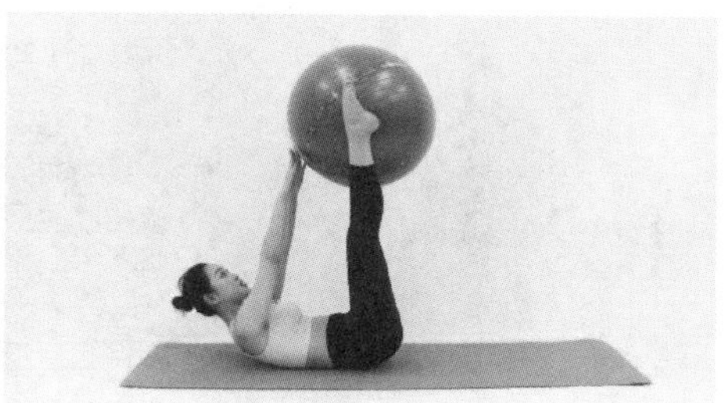

图 11-38

24. 仰卧卷腹

仰卧卷腹如图 11-39 所示。

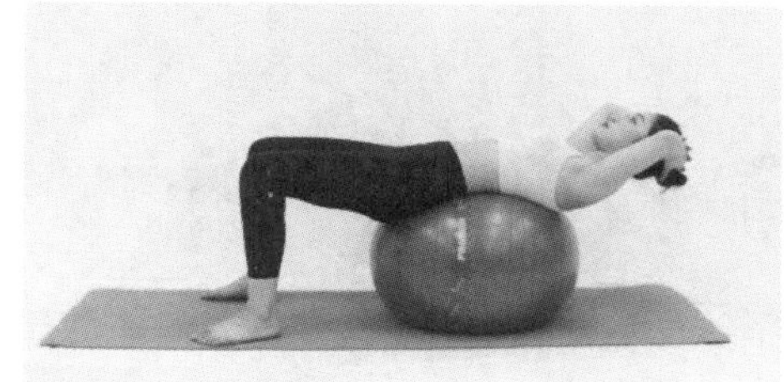
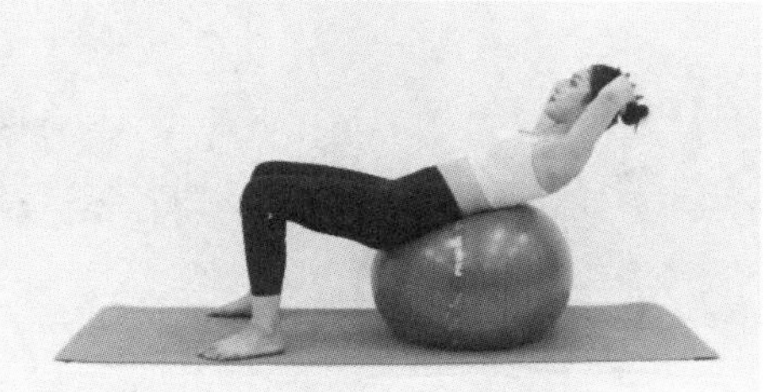

图 11-39

【动作要领】

(1)平躺,让腰部落于瑜伽球上,大腿和小腿成直角。双手抱头。

(2)呼气,上身后仰。吸气,上身抬起。

25. 交替卷腹

交替卷腹如图 11-40 所示。

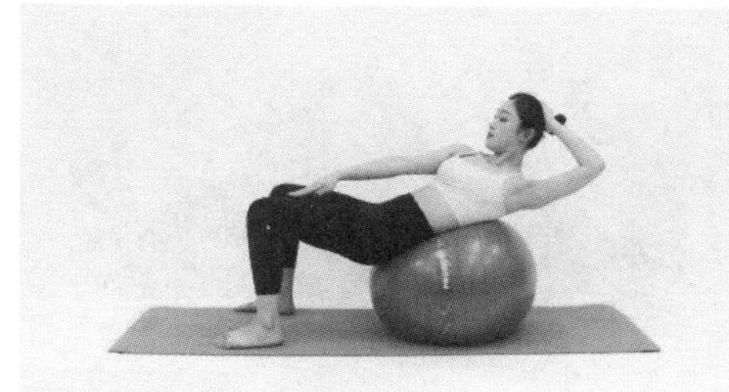
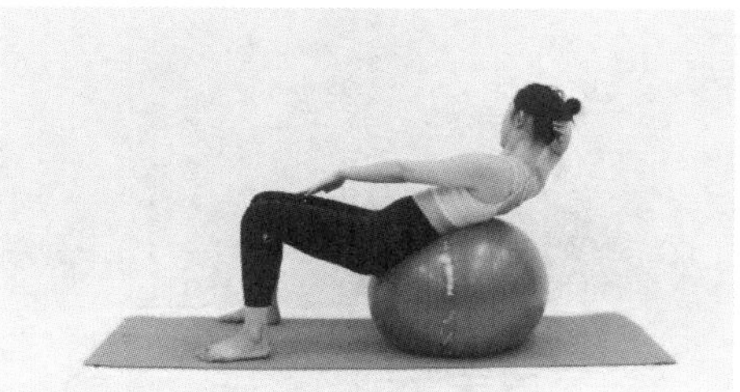

图 11-40

【动作要领】

(1)平躺,瑜伽球位于腰背部,双脚平放在地上,将手放于脑后。

(2)利用核心力量,慢慢抬起上身,让右手去接触左膝盖。保持 1～2 秒。然后降低上半身回到起始位置。换另一边练习。重复 8～10 次。

三、热身组合(三)

热身组合(三)如图 11-41 所示。

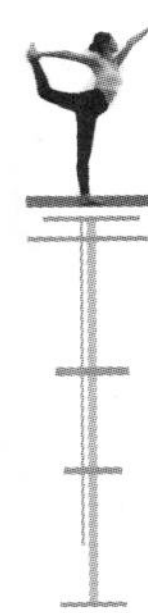

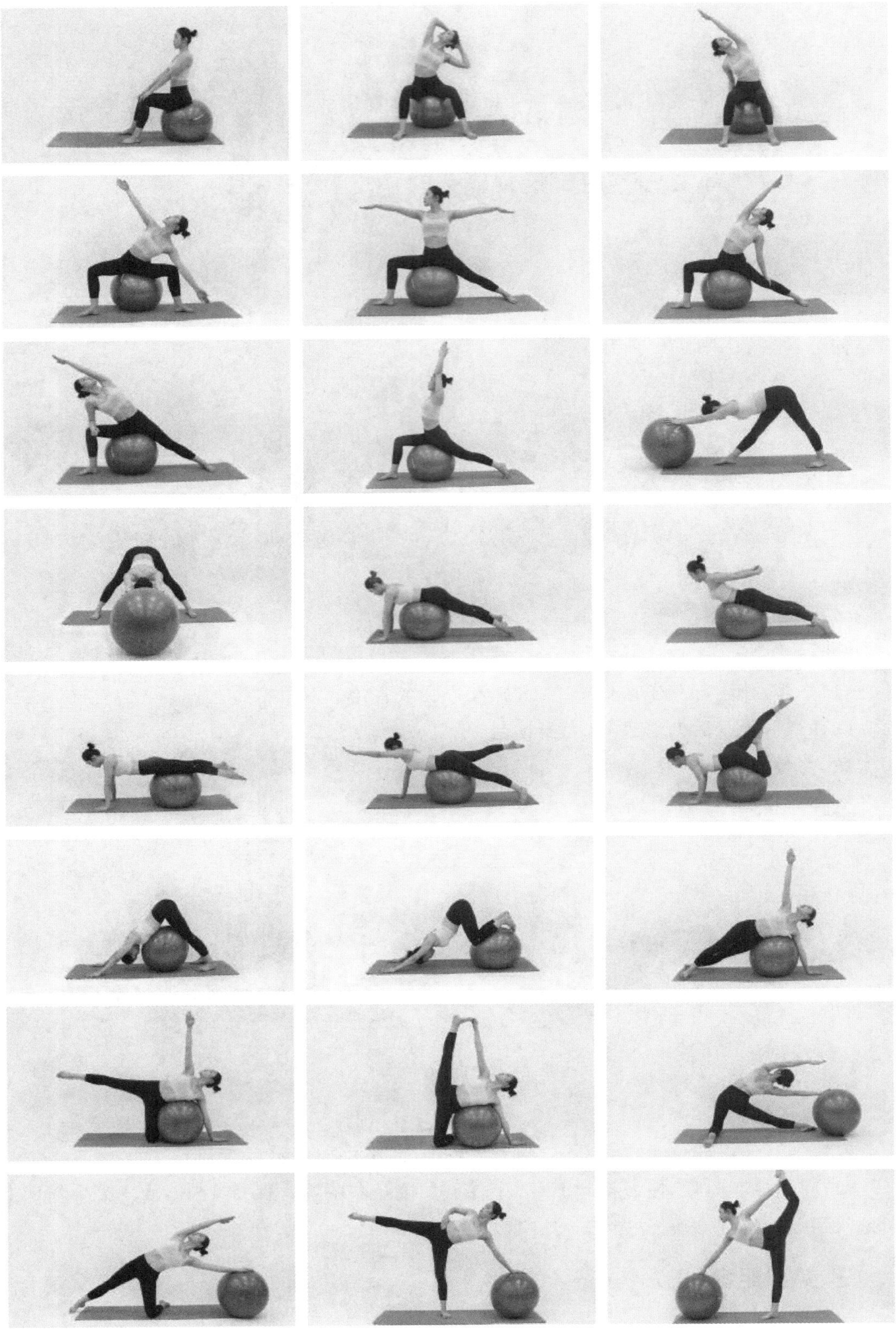

图 11-41

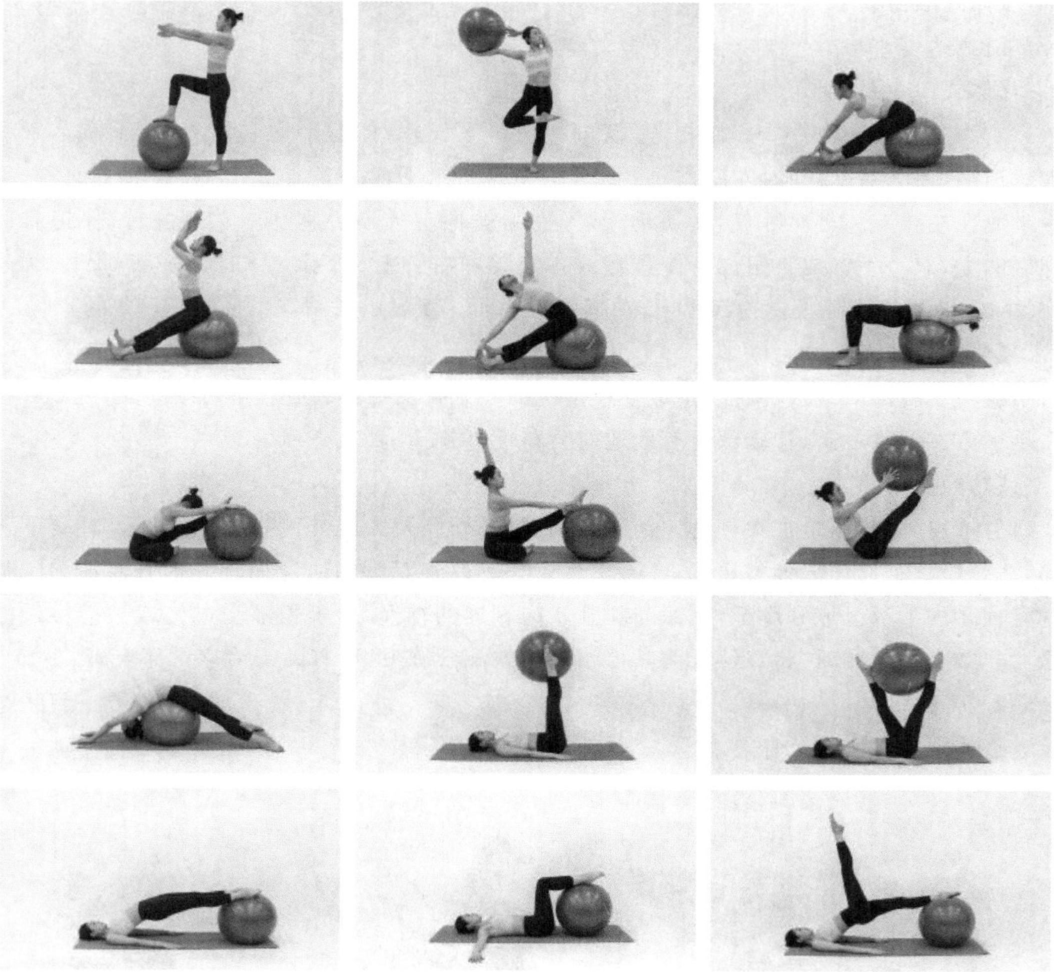

续图 11-41

第三节　球瑜伽基本动作与体式

1. 半月式

半月式如图 11-42 所示。

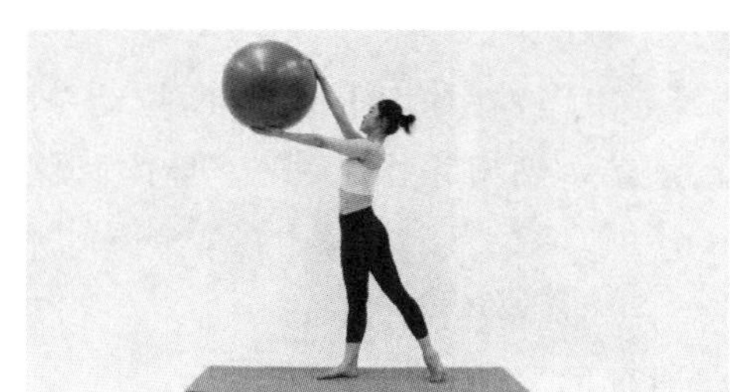
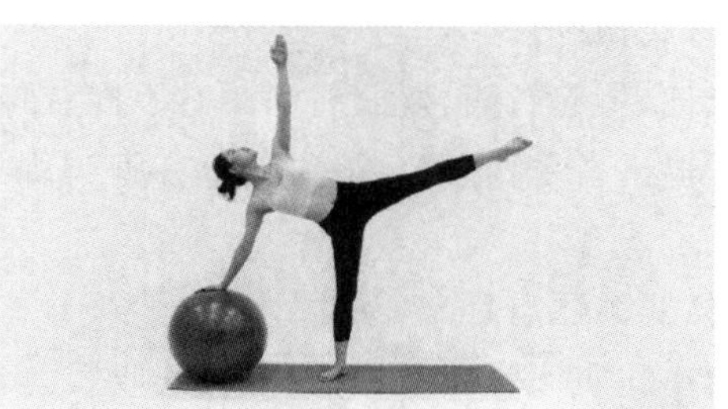

图 11-42

【体式准备】

山式站姿。

【体式口令】

右脚向右转90°,左脚脚跟提起,膝部绷直。呼气,身体躯干向右倾斜,右手掌落于瑜伽球顶端,手掌触球;同时左脚向上抬起,使左腿与躯干成一条直线,左脚脚趾朝前,左手手掌放在左臀上。再次呼气,转头向上看,左手臂向上伸展。胸部向左侧翻转,保持肩部伸展向上,双手手臂成直角。身体重量放在右脚和右臀上,右手支撑身体平衡,保持20～30秒,深长均匀地呼吸。抬起躯干,左脚回到地面。恢复山式站立。换另一侧练习。

【体式关注点】

避免让胸部向地板旋转。造成这种情况的一个常见原因是用手很难到达地板。可在右手下方放置瑜伽砖,让胸部更有效地向天花板打开。

【功效】

脊椎得到伸展,增加柔韧度。消除腰侧、臀部外侧及大腿外侧过多的脂肪。舒缓下背痛,缓解坐骨神经痛。伸展肩部,改善不良姿势。改善双脚的血液循环。提升专注力。强健脊柱骨的下部区域和膝部,刺激与腿部肌肉相连的神经,对于腿部受过伤或被感染过的患者非常有益。同时,将该体式与其他站立体式配合练习,可有助于治疗胃部疾病。

2. 舞王式

舞王式如图11-43所示。

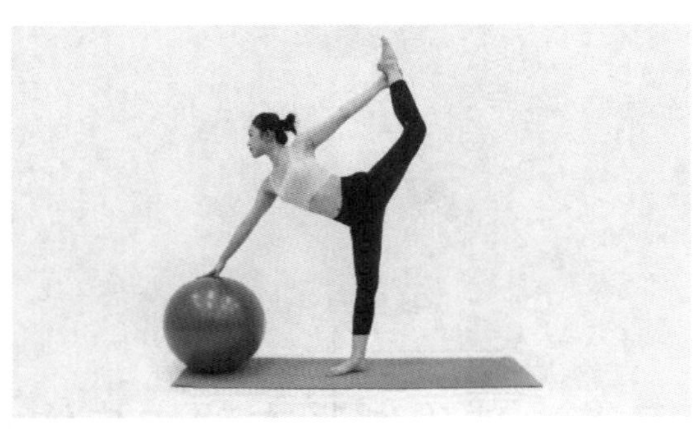

图 11-43

【体式准备】

山式站姿,瑜伽球放在身体前面。

【体式口令】

吸气,抬起右腿,弯曲右膝。右手握右脚脚踝,左手按在球面上。吸气,拉动左腿向上伸展。退出口令:呼气,右手松开右脚脚踝,上身直立双脚并拢,手放于身体两侧,回到山式。

【体式关注点】

大小腿肌肉收紧上提,腹部核心收紧。延展脊柱向上,胸腔向上提。

【功效】

伸展肩膀、胸部、大腿、腹股沟、腹部,提高平衡感。

3. 树式

树式如图 11-44 所示。

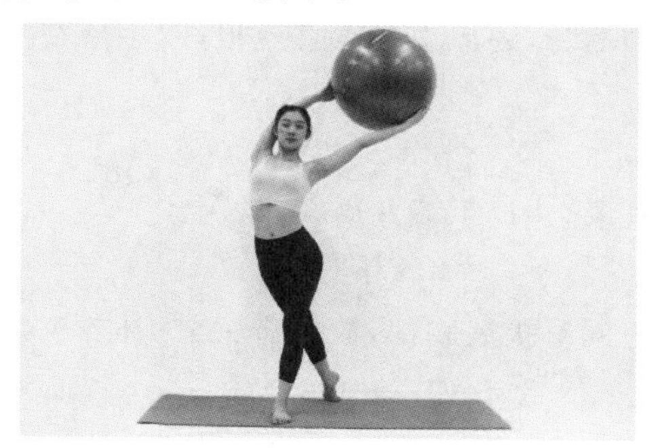 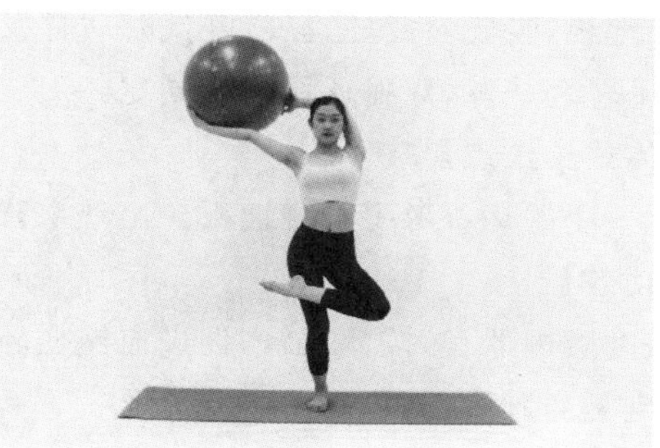

图 11-44

【体式准备】

山式站姿。

【体式口令】

吸气，双手托住瑜伽球向上至头顶两侧，双脚脚跟向上抬离地板。先激活脚腕的力量。保持几组呼吸以后，呼气，脚跟沉下。吸气，右腿弯曲，脚跟靠近会阴，放在大腿内侧，脚尖冲向地板。呼气，膝盖向旁打开，大腿外旋，左腿垂直地板。脚内侧下推地板，左腿有力，保持向上，左大腿内侧抵抗右脚脚心。退出口令：脊柱保持延展向上，呼气将脚心滑落向下，回到双脚并拢山式站姿。随下次呼气将双手落在身体前侧。

【体式关注点】

骨盆在一条线上。将腹股沟往前推。保持伸展前侧。

【功效】

增加身体平衡感，灵活髋关节，刺激大腿内侧肌肉，预防老年痴呆。

4. 三角旋转式

三角旋转式如图 11-45 所示。

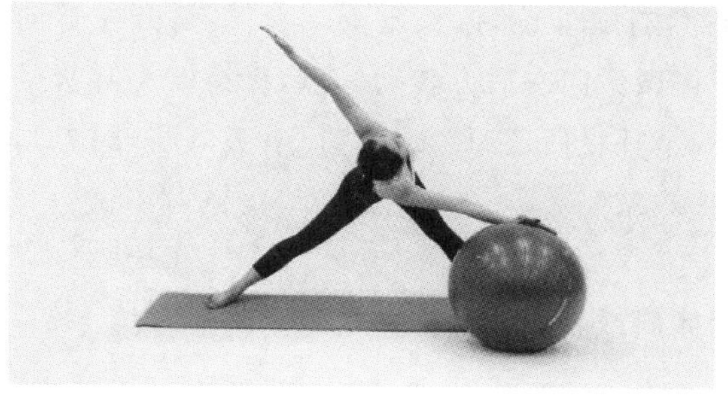

图 11-45

【体式准备】

瑜伽球放在垫子前端。

【体式口令】

在双角背部伸展式变体时，吸气继续保持体式，双脚微微内扣并压实地面，右手掌向

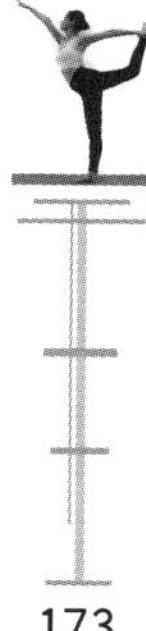

下推地，呼气打开左臂向上伸展，身体向左扭转，转头看向左手大拇指的方向。每次吸气尽量延伸脊柱，呼气时逐渐加深扭转，保持 5 个呼吸的时间。退出口令：将指向天花板的手落在地板，吸气时脊柱延展，呼气时后背发力起身，还原上身垂直地板，双手落在身体两侧，双手轻轻扶球，双腿还原与髋同宽。

【体式关注点】

个子小的练习者手触碰地板会出现拱背现象，建议手下方垫砖。

【功效】

按摩腹内器官，按摩双肾，促进血液循环。同时扩展胸部，放松肩关节，补养和加强背部，特别是肩胛骨部位。

5. 加强三角式

加强三角式如图 11-46 所示。

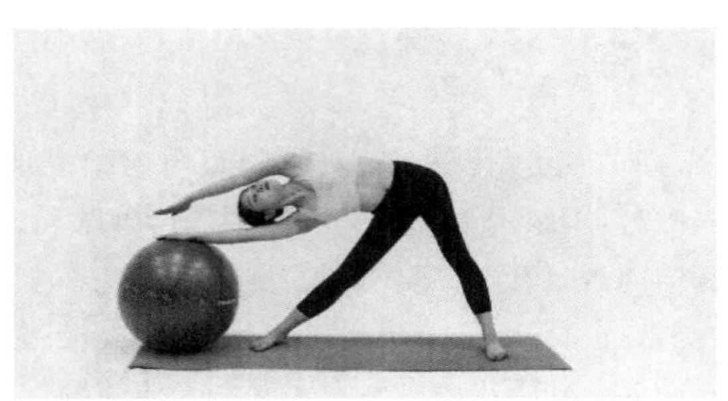

图 11-46

【体式准备】

山式站姿，瑜伽球放在垫子前端。

【体式口令】

双脚打开约两倍肩宽，右脚外转，左脚内转，右手扶球，左手扶髋准备。吸气，延展脊柱。呼气，右手推球向前，右腿外旋，拉长躯干。吸气，打开左臂向上，转头看向左手延长线。呼气，打开胸腔，身体微微向左后方转动一点，保持 5 个呼吸的时间。准备左侧练习，与右侧同理，体式保持 5 个呼吸后还原。退出口令：吸气将球拉回，脚跟为轴转向前侧，上身端正，双腿并拢还原山式站姿。

【体式关注点】

不要向前或者向后倾斜或者扭转身体。

【功效】

改善腿部僵硬，缓解背痛，美化侧腰线条，这个姿势是全面增加身体柔软性、灵活性的极佳姿势。消除腰围区域赘肉，壮健髋部肌肉。对治疗多种皮肤病（如疖子、疹子、痤疮等）有好处，使人的面色增添一种健康的神采。

6. 战士一式

战士一式如图 11-47 所示。

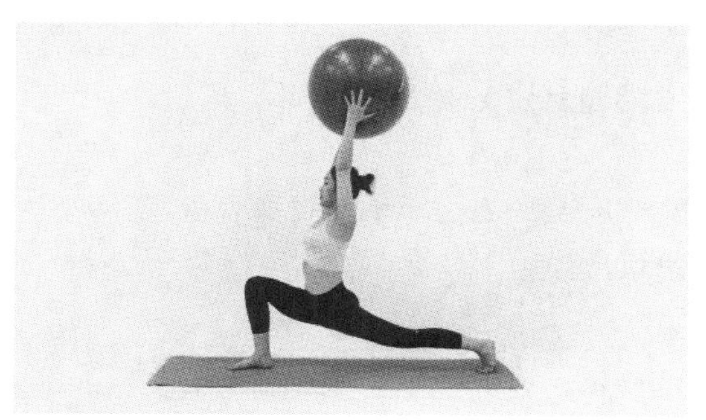

图 11-47

【体式准备】

山式站姿。

【体式口令】

双手抱球，左脚向后撤一大步，骨盆摆正，双腿力量靠向中线。吸气，躯干向上伸展。呼气，屈右膝向前，小腿垂直于地面，臀部向下微坐，展左腿，感受左腿前侧伸展。吸气，双手抱球向上举过头顶，肩膀下沉，微收腹部，保持 5 个呼吸的时间。吸气，伸直右腿还原体式。反侧练习。退出口令：将左脚向前迈步回到山式站姿，呼气，双手抱球向下。

【体式关注点】

需要特别注意骨盆区域，练习时重心放在后腿而不是前腿，时刻保持腹部微收上提，避免骨盆前倾。

【功效】

扩展胸腔，有助于深度呼吸，缓解肩背部僵硬。

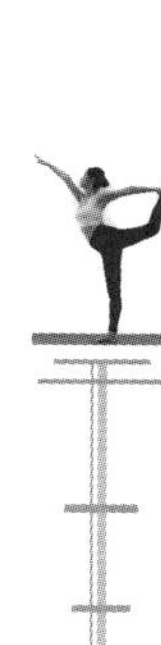

7. 战士二式后仰变式

战士二式后仰变式如图 11-48 所示。

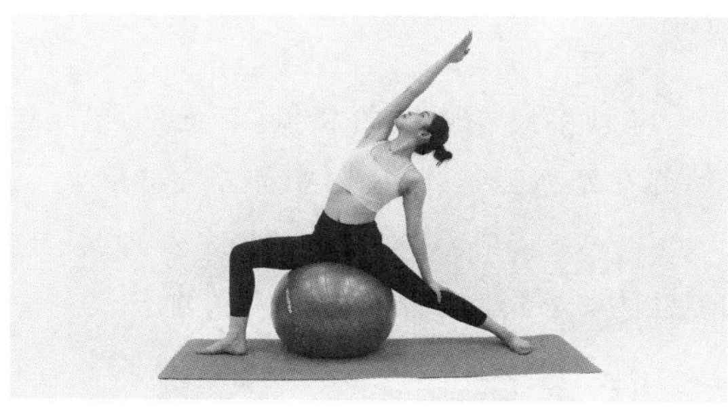

图 11-48

【体式准备】

山式站姿，瑜伽球放在垫子中间。

【体式口令】

双脚打开约两倍肩宽，右脚尖外旋，左脚尖内转，将球置于双腿之间。吸气，双臂侧平举，眼睛看右手方向。呼气，屈右膝，左腿伸展，臀部坐在球上，稳定体式保持 5 个呼吸的时间。反侧练习。退出口令：吸气时伸直弯曲膝盖的腿，吸气时脊柱延展，双手还原身体两侧，双腿并拢还原山式站姿。

【体式关注点】

手臂放松，双肩下沉，尽量稳定骨盆，强健腿部力量。

【功效】

柔和打开髋部，使腰部更灵活、有力。增强腿部力量，消除小腿痉挛。强壮双臂，增强平衡感。坚定内心，注意力更集中。

8. 战士三式

战士三式如图 11-49 所示。

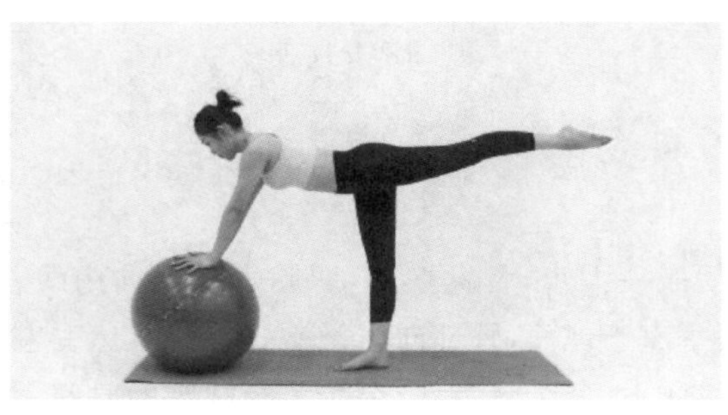

图 11-49

【体式准备】

瑜伽球放在垫子前端。

【体式口令】

吸气，抬头，上背部伸展。呼气，双手压球，微屈右膝，重心前移到右腿，右脚压实垫面。吸气，抬起左腿向上，左脚脚趾或者脚跟指向后方，伸展左腿，微收腹稳定体式，保持 5 个呼吸的时间。反侧练习。退出口令：将抬起的腿落回垫面，直接回到右脚旁，吸气，上身还原山式站姿。

【体式关注点】

如果体式不能够稳定，可以将站立腿微曲膝盖，后面的腿不需要抬很高，保持与脊柱在一个平面即可。重心始终在站立腿，整个练习中都需要伸展躯干线。

【功效】

提高大脑和全身的专注力，腿部肌肉更加匀称和强健。

9. 加强新月式

加强新月式如图 11-50 所示。

【体式准备】

骑马式。

【体式口令】

吸气，抱球向上举过头顶，双肩下沉，伸展脊柱。呼气，髋部下沉，右髋向后，左髋向前，稳定骨盆，保持 5 个呼吸的时间。反侧练习。退出口令：呼气，将球放回身体前侧，手掌落在地板上，回勾左脚脚趾。吸气，伸直腿。呼气，后脚向前迈到右脚的旁边，重心移到双脚后拱背起身。

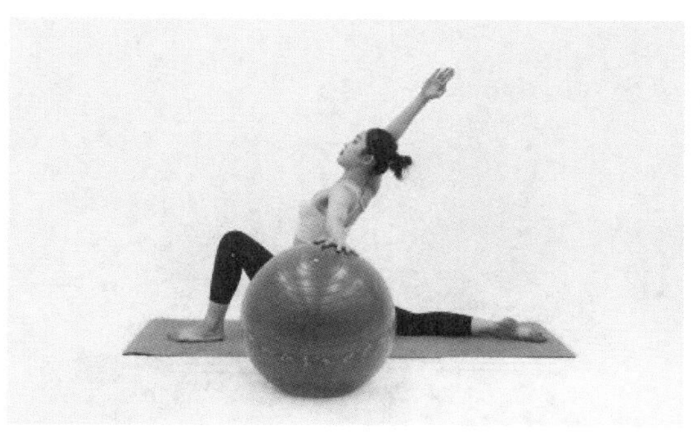

图 11-50

【体式关注点】

注意伸展大腿前侧，膝盖疼痛的练习者可以在后伸腿的膝盖下方垫毛毯。

【功效】

伸展并强健大腿前侧的肌肉，缓解久坐引起的不适，有效锻炼大腿力量。伸展、塑造和调理双腿和髋部，放松大腿内侧的肌肉，舒展臀部，增加骨盆区域的血液供应，防止和缓解坐骨神经痛。伸展脊柱，增加脊柱的灵活性。舒展胸部和心脏部位，刺激肾脏和肾上腺。

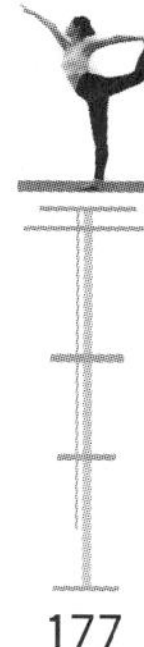

10. 睡天鹅式

睡天鹅式如图 11-51 所示。

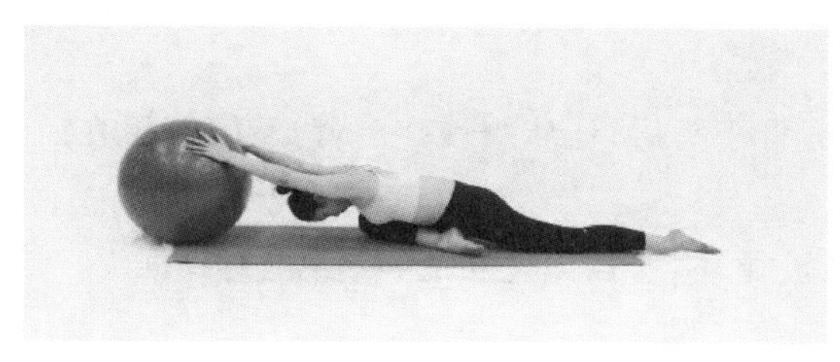

图 11-51

【体式准备】

束角式。

【体式口令】

右腿在前，屈右膝，右脚跟靠近耻骨，左腿向后伸直，左脚背贴地，双手前侧抱球，身体直立。吸气，双手下压球面，胸腔上提，肩下沉，伸展左腿前侧。呼气，双手推球向前，延伸脊柱，打开肩膀的同时感受右髋的伸展，保持 5 个呼吸的时间。退出口令：左脚向前还原回到束角式，双手轻微按住身体前侧的球。反侧同理练习。

【体式关注点】

练习过程中始终保持骨盆的平衡，髋部较紧张的练习者可将臀部下方垫高。

【功效】

灵活髋部，刺激腿部内侧的肝经和膀胱经，放松臀周围。按摩腹部器官，促进消化，有助于排毒和修复。睡前练习可以助眠，舒缓腰背部肌肉，缓解酸痛。

11. 鸽王式

鸽王式如图 11-52 所示。

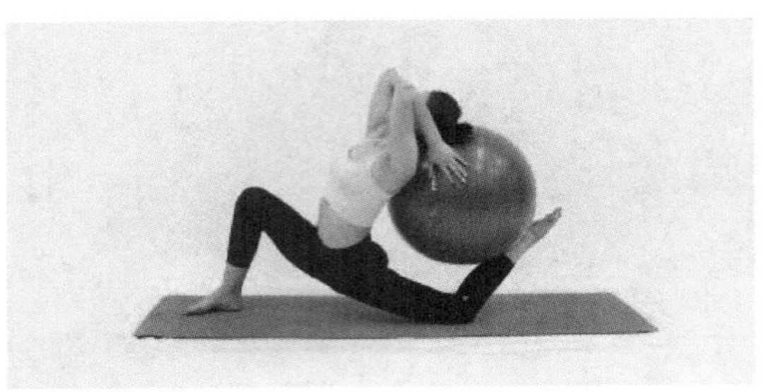

图 11-52

【体式准备】

雷电坐。

【体式口令】

右腿在体前屈膝，右脚跟靠近耻骨。左腿向后伸直，膝盖、脚背贴地，身体保持向上伸展。跪立在垫面上，双脚、双膝打开与髋同宽，屈右膝，身体前倾，双手放在双脚的两侧。将左腿向身体的正后方伸直，脚背贴地，右腿顺势贴地，右脚靠近左侧腹股沟，髋部朝向正前方。身体立直，屈左膝，左脚靠近身体，双手向上举过头顶，屈手肘，双手抓住脚背。退出口令：重心向右，将左腿向前还原至雷电坐，双手轻微按住身体前侧的球。

【体式关注点】

控制身体的平衡，曲臂于头后，让球缓慢在后背滚动，双手在后臀处接球。

【功效】

改善腹部器官的血液循环，增强消化功能，灵活髋关节。

12. 脊柱扭转式

脊柱扭转式如图 11-53 所示。

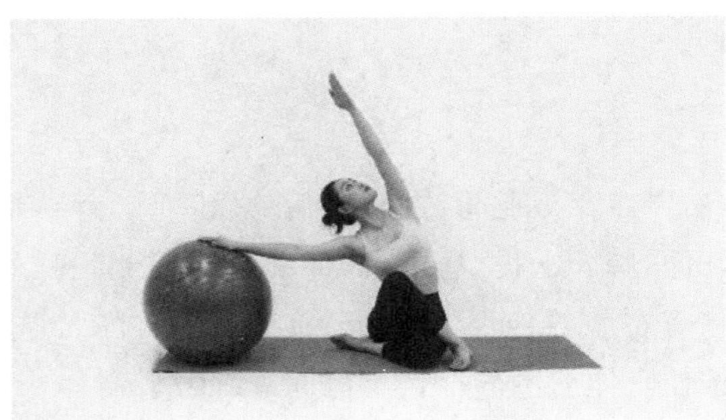

图 11-53

【体式准备】

挺直身子坐在垫上，双腿前伸，右手扶球。

【体式口令】

左小腿内收，左脚脚底挨近右大腿内侧。将右膝收到靠近右肩的地方，右脚保持平放在地板上。将右脚移过左膝之外，如有必要，可用双手帮助提起右脚(以便让右脚稳妥地放在左膝或左大腿下半节外侧)。举起右臂放在球上，然后伸直左臂向右侧弯。向前伸右手，与眼等高，双眼注视指尖。右臂保持伸直，慢慢转向右方。在右手尽量向右方转时，要继续注视指尖，颈项、双肩、脊骨等自然转向右方。右手尽可能舒适地放到最右后就放下来，手背放在左腰上，保持1～10个呼吸的时间。退出口令：做深长而舒适的呼吸，将右手举至与眼等高的水平位置，双肘保持伸直，把右手慢慢抽回躯干前边。

【体式关注点】

胸腔带动脊柱进行扭转。

【功效】

这个姿势对脊柱神经和整个神经系统都有极好的效果，它使脊柱周围的肌肉全都受到挤压，对从脊髓分支出去遍布全身各部位的神经都起了刺激、兴奋的作用。放松各节脊椎，使背部肌肉更富有弹性，预防背痛和腰部风湿病的发生。防止和治愈便秘。调整肾上腺的分泌，有助于消除肌肉性风湿症。增强胰脏活动，有助于医治糖尿病。对轻微的脊椎盘错位有益处。

13. 侧门闩式

侧门闩式如图11-54所示。

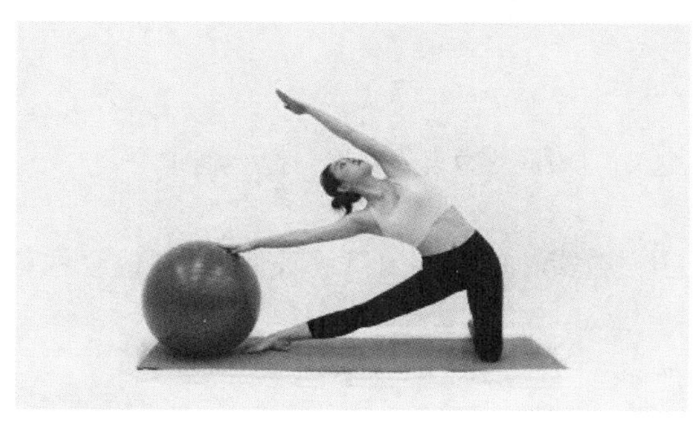

图 11-54

【体式准备】

跪立在垫子上。

【体式口令】

左腿垂直地面，右腿向右伸出，脚尖冲向正前侧方，脚外延着地，脚的内外侧压实地板。右手掌心轻放在身体右侧的瑜伽球上，脊柱延展向上。将右侧的瑜伽球向远推送至最大限度。左腿保持垂直地面，眼睛看向天花板的方向。伸直腿的脚掌向下压实。退出口令：吸气时身体拉回垂直地面，同时将球向回拉靠近身体，呼气时将伸出的腿收回。

【体式关注点】

侧弯时脚内侧压实地面，侧腰发力，腰两侧一起延伸。

【功效】

美化侧腰线条，减少侧腰多余的脂肪。释放脊柱压力，使脊柱延伸，增加脊柱柔软度。

14. 简易侧支架

简易侧支架如图 11-55 所示。

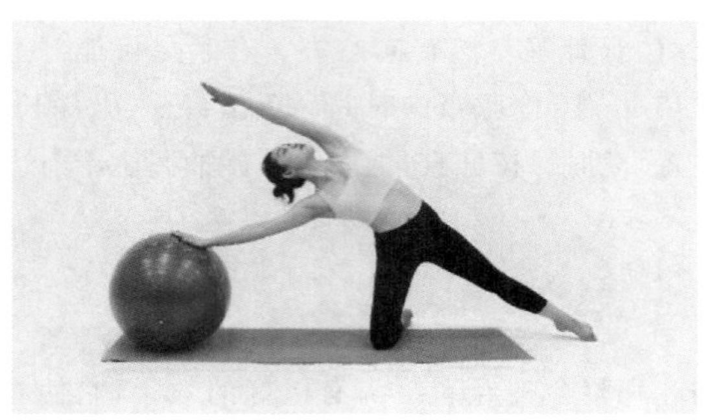

图 11-55

【体式准备】

跪立在垫子上。

【体式口令】

右腿垂直地面。左腿向左伸出,脚尖朝向正前侧方,脚外延着地,脚的内外侧压实地面。身体重心放在右侧的瑜伽球上,右手撑球,脊柱延展向上。眼睛看向天花板的方向。退出口令:吸气时身体拉回垂直地面,同时将球向回拉靠近身体,呼气时将伸出的腿收回来。

【体式关注点】

侧弯时脚内侧压实地面,侧腰发力,腰两侧一起延伸。

【功效】

美化侧腰线条,减少侧腰多余的脂肪。释放脊柱压力,使脊柱延伸,增加脊柱柔软度。

15. 支架式

支架式如图 11-56 所示。

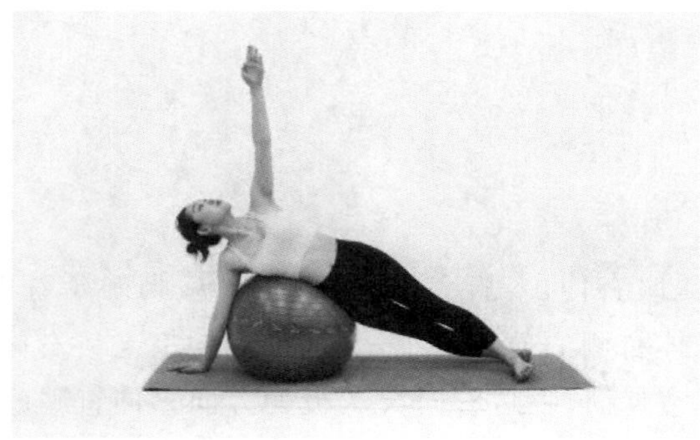

图 11-56

【体式准备】

雷电跪姿于垫子中间,身体靠近瑜伽球。

【体式口令】

右侧髋部和右侧腰贴在瑜伽球上。右手落在球的前侧,大臂腋窝的夹角卡住瑜伽球,将双腿向旁伸展打开。左手向上伸展向头的方向，侧腰发力，稳定保持3个呼吸的时间，双脚回勾。退出口令：吸气时延展脊柱；呼气时双腿弯曲，侧腰发力，还原起身，跪坐在垫子上。

【体式关注点】

侧腰发力，后背、臀部、大腿后侧在一条线上。

【功效】

美化侧腰线，刺激腹肌，练习马甲线的必备动作。

16. 加强侧支架式

加强侧支架式如图11-57所示。

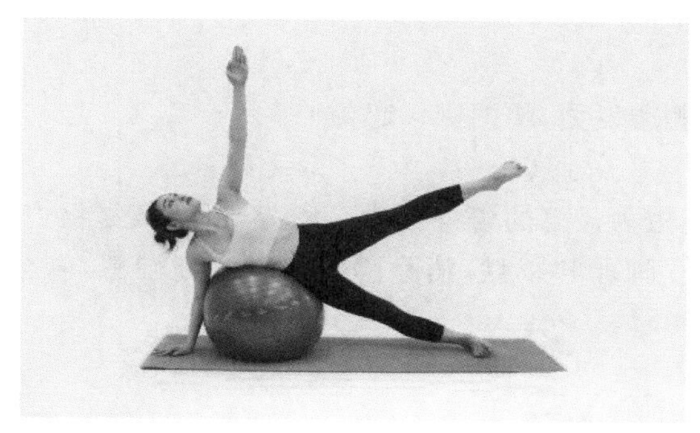

图 11-57

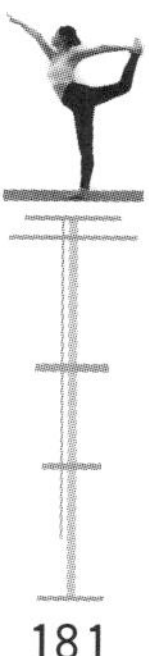

【体式准备】

双手掌心合十，雷电跪姿于垫子中间，身体靠近瑜伽球。

【体式口令】

右侧髋部和右侧腰贴在瑜伽球上。右手落在球的前侧，大臂腋窝卡住瑜伽球。双腿并拢，再次吸气时，左腿向上抬起，左臂上举，稳定保持3个呼吸的时间。退出口令：吸气时延展脊柱；呼气时双腿弯曲，侧腰发力，还原起身，跪坐在垫子上。

【体式关注点】

手肘保持向两侧打开。后脑勺和手掌做对抗。侧腰后背发力，臀部、大腿、后侧在一条线上。

【功效】

美化侧腰线，刺激腹肌，增加手臂、背部、腿部的力量。

17. 单手顶峰式

单手顶峰式如图11-58所示。

【体式准备】

跪立在垫子上。

【体式口令】

臀部放在双脚脚跟上，脊柱挺直。双手放在地上，抬高。吸气，伸直双腿，将臀部升得更高。双臂和背部成一条直线，头部处于双臂之间，整个身体像一个三角形。再次吸气，右手向右侧推球，左臂支撑地面，呼气时将脚跟放在地面上。如果脚跟不能停留在地面上，就让脚跟上下弹动，来帮助伸展跟腱。正常呼吸，保持这个姿势约1分钟。退出口令：呼气，恢复双手双膝着地的跪姿。

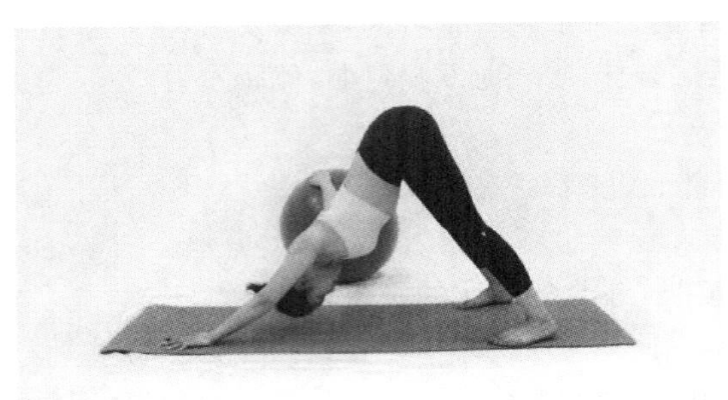

图 11-58

【体式关注点】

双脚跟压实地面,侧腰发力,腰两侧一起延伸。

【功效】

这是一个强身效能极为显著的姿势。消除疲劳,帮助恢复精力,使心跳率减慢。伸展和加强小腿肚子肌肉、双脚踝和跟腱,消除脚跟疼痛和僵硬感,软化跟骨刺。强壮坐骨神经,预防肩关节炎。

18. 顶峰式后举腿

顶峰式后举腿如图 11-59 所示。

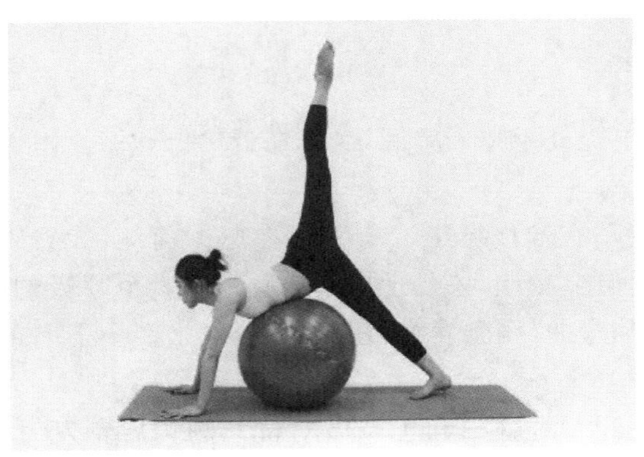

图 11-59

【体式准备】

跪立在垫子上。

【体式口令】

臀部放在双脚脚跟上,脊柱挺直。双手放在地上,抬高。吸气,伸直双腿,将臀部升得更高。调整好呼吸,双手打开与肩同宽,手臂向前伸直伸展,延展整条脊柱。缓慢吸气,双脚踮起,脚尖立起脚跟来到顶峰式,收紧腰腹与臀部,双脚并拢,脚跟落低。将一侧腿向后上抬起,保持脊柱的无限延伸,双肩自然放松,骨盆端正,回勾脚板。保持呼吸均匀顺畅,做 3～5 组呼吸。退出口令:呼气,将腿放下。再一次吸气,屈膝,脚背、脚踝铺平垫面,臀部坐于脚跟,还原到雷电坐放松。

【体式关注点】

单侧脚跟压实地面,侧腰发力,腰两侧一起延伸。双手打开与肩同宽,不要用力地向下压肩膀。从四肢向臀部收缩，如果大腿后侧拉深感较强，可以踮起脚尖立起脚跟进行抬腿练习。将腿向后上抬起时，注意不要翻髋，保持骨盆的端正。

【功效】

消除疲劳，冻龄，使血液更多地输送到脑部，恢复大脑的活力，让面部红润有光泽。打开腿部后方肌肉，美化腿形。可以温和地调整脊柱，让脊柱更加灵活，体态更优美。有效地打开双肩，缓解肩胛骨区域的僵硬，紧实双臂，消除蝴蝶袖，美化手臂线条。中正骨盆，锻炼腰背肌肉，强化背部力量，矫正驼背等不良体态。

19. 鹰式

鹰式如图 11-60 所示。

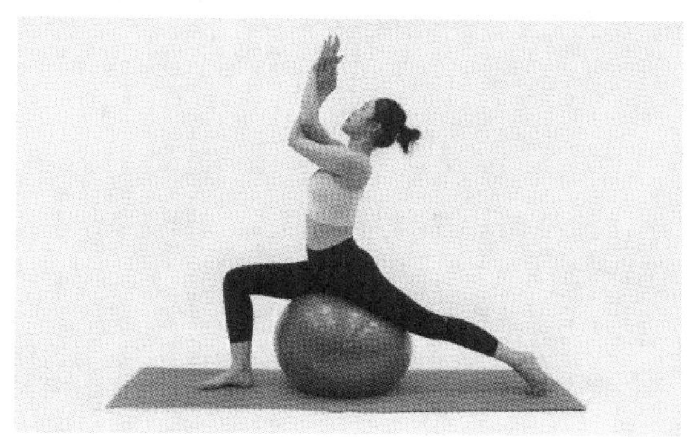

图 11-60

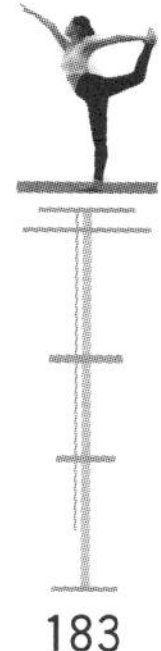

【体式准备】

坐于瑜伽球上。

【体式口令】

右腿由前向后绕瑜伽球落于前面，左腿向后伸直，左膝、臀部坐球上，弯曲肘部，让左肘叠放在右肘上，使双肘在胸前上下重叠，双臂相绕，小手臂垂直于地面，双掌合拢，手指伸直并拢指向天空。保留这个姿势 15～30 秒。退出口令：呼气时松开双腿和手臂回到山式。换另一侧练习。

【体式关注点】

侧腰发力，腰两侧一起延伸。

【功效】

强健和伸展脚踝和小腿，伸展大腿、臀部、肩膀以及上背部。强健脚踝，消除肩部僵硬，预防小腿肌肉抽筋。提高注意力，提高平衡感。

20. 增延脊柱伸展式

增延脊柱伸展式如图 11-61 所示。

【体式准备】

基本站立式。

【体式口令】

双膝伸直，呼气，向前弯身，双手手指放在球两侧，双掌往后推球。尽量把头抬高，伸展脊柱，用脚趾向前移动少许，以便让两髋稍微向前，使双腿与地面垂直。保持姿势，深呼吸 2 次。呼吸，放低躯体直至头靠着双膝以下的小腿前面。一边深呼吸，一边保持这个姿

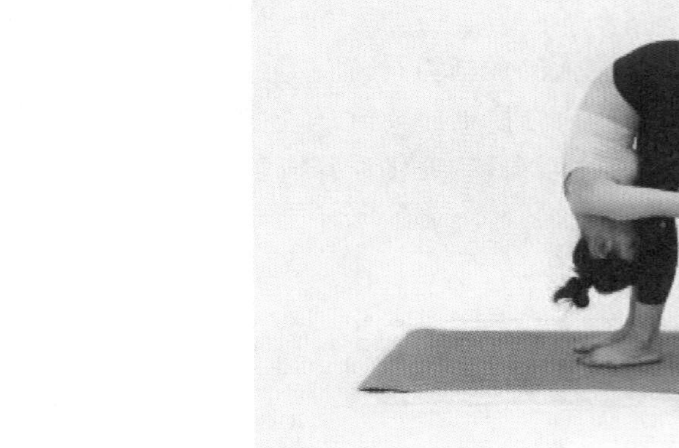

图 11-61

势 30～60 秒。吸气，双手往前拉回球，屈膝抬起头，深呼吸 2 次。退出口令：吸气，慢慢回复到基本站立式。

【体式关注点】

脊柱伸展保持直立，头顶对于地面，双臂尽量向后伸展。

【功效】

增强人体弹性，脊柱得以伸展，脊柱神经得到补养、加强。向前弯有助于强壮双肾、肝脏和脾脏，减少月经期间下腹与骨盆部位的疼痛。使心率慢下来，对患抑郁沮丧或过分激动的人来说，它是一个极好的姿势。

第四节　球瑜伽动作组合

球瑜伽
成套动作

一、球瑜伽套路动作

球瑜伽套路动作如图 11-62 所示。

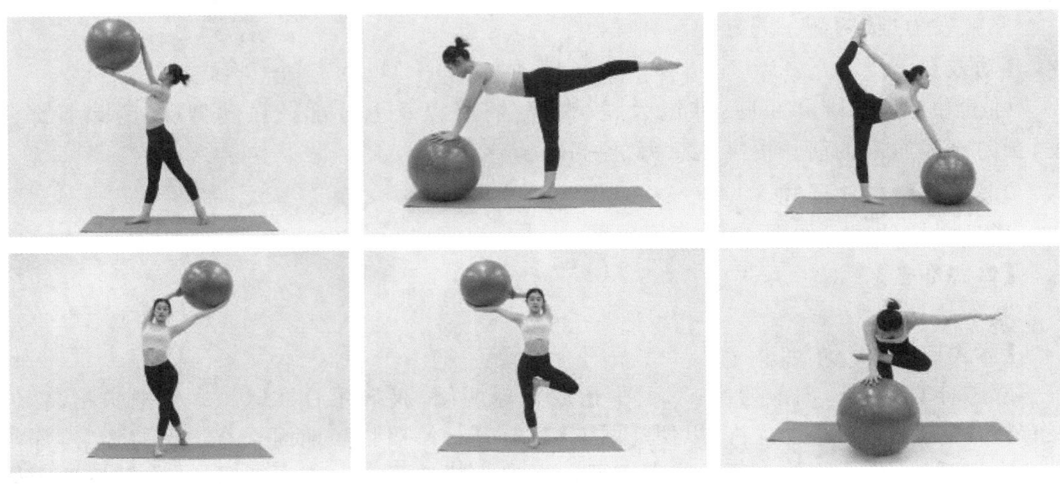

图 11-62

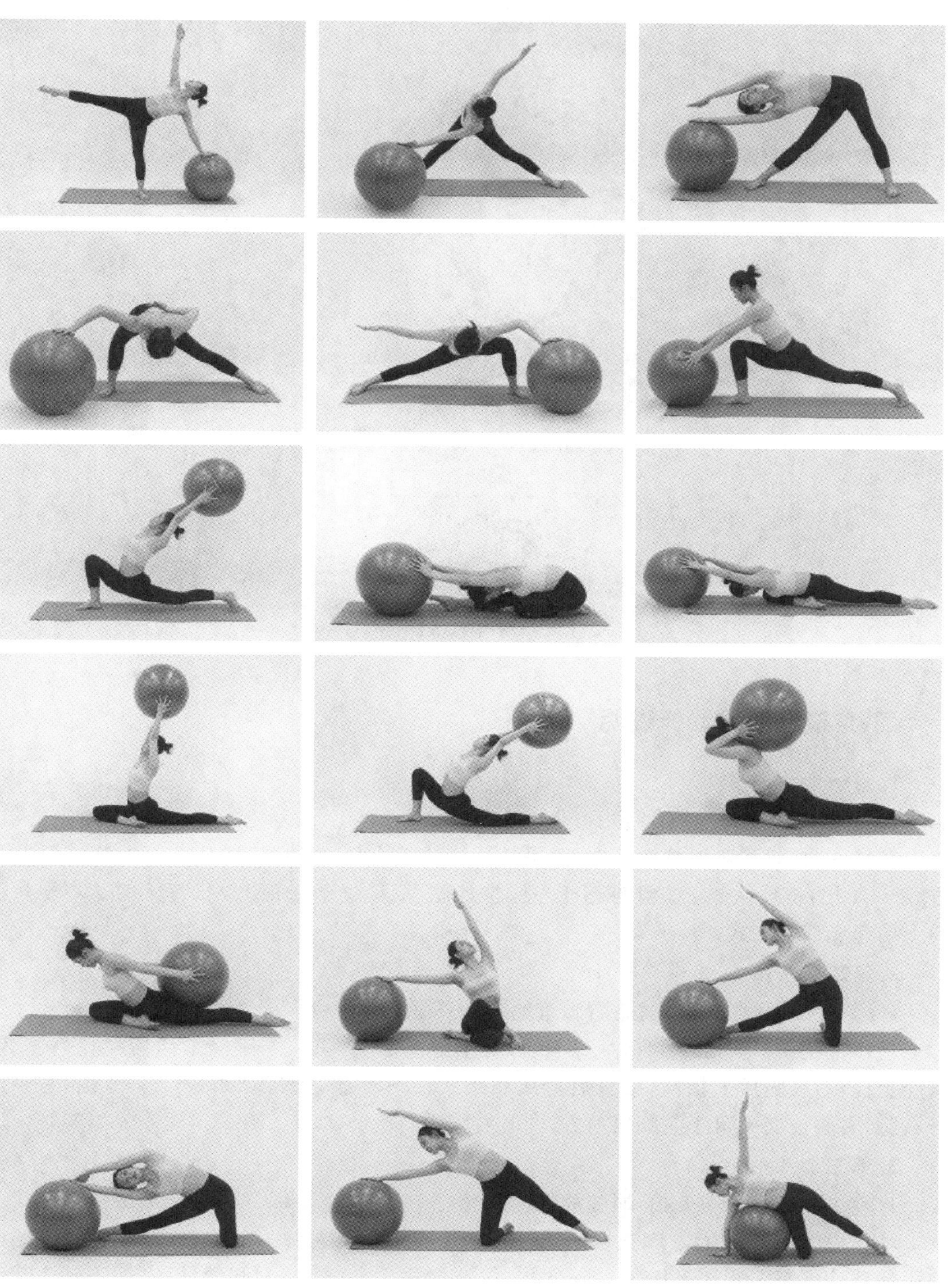

续图 11-62

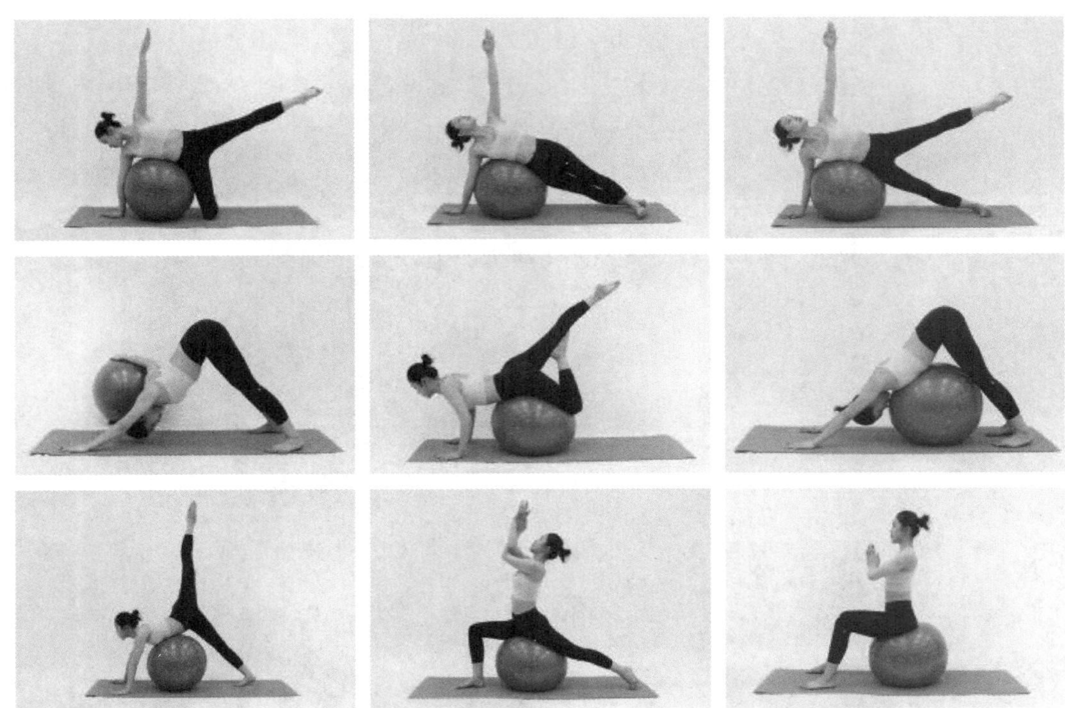

续图 11-62

二、球瑜伽套路动作说明

1. 第一个八拍

1—2 拍:托举。3—4 拍:放下。5—8 拍:战士三式。

动作说明:起式双脚并拢直立,双手持球于体前。1—2 拍,持球从右至左绕球至左上方。3—4 拍,持球从侧上方让球落于左脚掌外侧,双手置于球正上方。5—8 拍,右腿从下向上抬起成战士三式。

2. 第二个八拍

1—4 拍:舞蹈式。5—6 拍:右脚落地。7—8 拍:绕球。

动作说明:1—4 拍,左手、左脚不动,右小腿向后上弯曲,右手经下向后拉住右脚背。胸腔上提,右大腿后上抬高,腰身后弯成舞蹈式。5—6 拍,保持舞蹈式。7—8 拍,右手放开右脚,右脚前交叉落于左脚斜前方,同时右脚向右旋转 90°。

3. 第三个八拍

1—4 拍:树式。5—8 拍:屈腿放球。

动作说明:1—4 拍,左脚支撑,右腿屈膝,让右脚踩至左膝关节内侧,完成树式。同时双手持球从下至左侧水平托球。5—6 拍,保持树式。7—8 拍,左腿微屈,右腿不动。双手持球收回至胸前并落于体前左脚前面。

4. 第四个八拍

1—2 拍:侧举左手。3—4 拍:左脚树式。5—8 拍:半月式。

动作说明:1—4 拍,左手向左推球,伸直手臂并让手按在球体正上方,右手经下向右至垂直向上,手指指向天花板。5—8 拍,右腿伸直经下向右侧慢慢抬起至水平,完成半月式。

5. 第五个八拍

1—4 拍:侧角向左滚球。5—8 拍:向右滚球加强三角。

动作说明:1—4 拍,右脚向右侧落地,左手拨球,让球滚动至右手斜前方,左手背压球,右手臂伸直向上指向天花板,身体水平转体,完成旋转三角式。5—8 拍,用左手背拨动球至左脚斜前方,左臂伸直,左手掌按于球体正上方,右手臂伸直从下向右至垂直向上,五指并拢指向天花板,完成三角式。

6. 第六个八拍

1—4 拍:向左滚球侧压。5—8 拍:向右滚球侧压腿。

动作说明:1—4 拍,左手向右拨动球,让球滚动至右手正前方,右臂向右侧弯曲并用右手掌按住球体正上方;左手叉腰于左侧,完成做左侧弓步。5—8 拍,右手拨动球,让球滚动于左手正前方,左臂向左侧弯曲并用右手掌按住球体正上方,右手臂伸直左侧水平举,完成做右侧弓步。

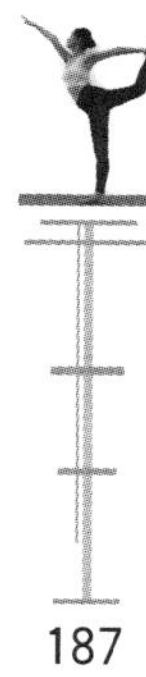

7. 第七个八拍

1—4 拍:战士一式。5—8 拍:双手举球。

动作说明:1—4 拍,向左转体 90°,双手持球经下至上。5—8 拍,左腿屈膝,右腿伸直完成战士一式。

8. 第八个八拍

1—4 拍:向前落球。5—8 拍:单腿背部伸展。

动作说明:1—2 拍,双手持球从上向下落于体前。3—4 拍,右膝弯曲落于地面,臀部靠向右脚跟,同时双手向前推球至手臂伸直。5—6 拍,双手扶球,右膝直立,身体直立。7—8 拍,双手扶球,重心前移,左脚背向右侧落地,右腿后移,成睡天鹅式。

9. 第九个八拍

1—4 拍:睡天鹅式持球向上。5—8 拍:向后弯腰。

动作说明:1—4 拍,双手持球向上举至头顶,同时脊柱后弯。5—8 拍,双臂弯曲,持球于头部后颈。

10. 第十个八拍

1—4 拍:鸽子式曲臂持球。5—8 拍:后背滚球鸽子王式。

动作说明:1—4 拍,双手持球放在背部。5—8 拍,球顺着背部向下滚动,右腿向后上弯曲挡球,同时双手背后接球。

11. 第十一个八拍

1—4 拍:右滚球左扭转。5—8 拍:左臂上举并完成坐扭转式。

动作说明:1—4 拍,右手拨球滚动至身体右侧,右臂曲臂按球。5—8 拍,左手直臂经左侧至左上举,身体向右侧弯,成右侧坐扭转。

12. 第十二个八拍

1—4 拍:左转成跪立。5—8 拍:左侧门闩。

动作说明:1—4 拍,双手持球从右侧绕向上举至左侧下落球,双膝并拢同时左转 90°,

左腿向左侧打开并伸直。5—8 拍，左臂成左侧平举向上绕至头顶，身体向左侧偏，成左侧门闩式。

13. 第十三个八拍

1—8 拍：左手拨球回滚，并让球靠近左髋外侧。

动作说明：1—2 拍，左手拨球至左髋旁。3—4 拍，靠向球体上方，左臂在球前方落地支撑。5—8 拍，右手经胸前向上垂直伸直，并保持两拍。

14. 第十四个八拍

1—4 拍：球支撑侧支架式。5—8 拍：加强侧支架。

动作说明：1—4 拍，在简易侧支架式基础上，左脚向右脚并拢或者前后落地，成侧支架式。5—8 拍，在简易侧支架式的基础上，右腿向上抬起至侧上举，成加强侧支架式。

15. 第十五个八拍

1—8 拍：向左转体后，左手手掌向左侧推球，右手掌落地，并伸直右臂，完成单手顶峰式。

动作说明：1—4 拍，身体左转 90°，右手落于左手旁，间隔一肩宽，双脚打开至同肩宽。5—8 拍，臀部向上抬起，重心后移。脚跟后踩，同时左手向左拨球，直臂压球，成左单手顶峰式。

16. 第十六个八拍

1—4 拍：用身体前滚球。5—8 拍：屈腿支撑。

动作说明：1—4 拍，左手拨回球至身体正下方，落于腹部压球，双手落地并向前移动。5—8 拍，腹部向前滚球至大腿前侧，左小腿向后弯曲，右腿向后上抬起，并让右大腿置于左脚掌上，成半蝗虫式。

17. 第十七个八拍

1—4 拍：利用身体在球上滚动，并把球带回。5—8 拍：顶峰后举腿。

动作说明：1—4 拍，腹部压球并向后滚动球，双手向后移动，双脚勾起脚掌向下落地。5—8 拍，在顶峰式的基础上，后腿伸直并向后上抬起，成顶峰式后举腿。

18. 第十八个八拍

1—8 拍：左腿绕至球前，然后起身。

动作说明：1—4 拍，右腿经后向前绕至球体正前方并屈膝，右脚落于球正前方。左腿在后并伸直膝关节。5—8 拍，双手直臂经侧向前交叉成鹰式手。

19. 第十九个八拍

1—4 拍：鹰式手后弯腰。5—8 拍：弯腰伸展式向后推球。

动作说明：1—4 拍，脊柱后弯，鹰式手型向上抬高肘关节，抬头看向手指远方。5—8 拍，双臂侧向打开并向下，双掌落于右脚掌两侧。

20. 第二十个八拍

1—4 拍：高弓式回。5—8 拍：延展脊柱。

动作说明：1—4 拍，左腿从球后侧经左侧绕至球前方，双脚并拢。5—8 拍，双手在膝盖后扶球，上体靠向双腿，头朝下，完成增延脊柱伸展式。

21. 第二十一个八拍

1—4 拍：前屈式手向后推球。5—8 拍：坐球。

动作说明:1—4 拍,双手向后推球并伸直双臂,胸腔更近地靠向身体。5—8 拍,双膝弯曲,双手扶球,臀部慢慢落于球体正上方,坐于球体正上方,双手经两侧收回至胸前合十。

思考题

1. 球瑜伽是如何发展演变来的?
2. 简述球瑜伽的特点及功效与传统瑜伽的异同。
3. 简述球瑜伽的健身功能。

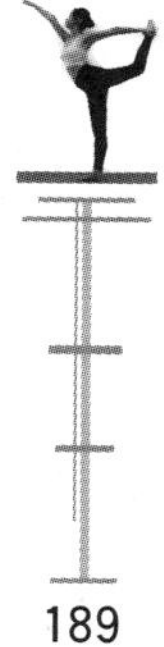

第十二章
空中瑜伽

第一节　空中瑜伽介绍

一、空中瑜伽的起源

空中瑜伽(Aerial Yoga)是一种将传统瑜伽的姿势与空中绸带结合起来的新型瑜伽，它的出现为瑜伽界带来了新的创新和乐趣。空中瑜伽的起源可以追溯到2006年，当时一位名叫Michelle Dortignac的瑜伽教练首次将绸带应用于瑜伽练习中，并创造了这种新的瑜伽形式。

随着空中瑜伽的发展和普及，越来越多的人开始关注和接受这种独特的瑜伽方式。在瑜伽练习中，绸带被悬挂在空中，并被用来支撑身体，让瑜伽练习更加轻松和舒适。通过利用重力和身体的自然姿势，空中瑜伽可以帮助人们深度伸展肌肉，强化核心肌群，并增强身体柔韧性和平衡力。除了身体上的好处，空中瑜伽还可以帮助人们缓解压力和焦虑，促进身心健康。

空中瑜伽的发展已经超越了单纯的练习方式，它已经成为一种文化和生活方式。越来越多的空中瑜伽练习者开始使用绸带进行舞蹈表演和艺术表现，让空中瑜伽成为一种集运动、艺术、娱乐于一体的综合活动。

随着时间的推移，空中瑜伽的应用领域也在不断扩大。除了常规瑜伽练习，空中瑜伽还可以应用于身体康复、身体治疗、身体训练、艺术表演等领域。它在医学、教育、社交、娱乐等领域的应用也越来越广泛。

总之，空中瑜伽的起源可以追溯到瑜伽的传统，而它的发展则为瑜伽的传统带来了新的元素和活力。通过空中瑜伽的练习，人们可以享受到身心的双重益处，同时也可以体验到独特的艺术和娱乐体验。

二、空中瑜伽的动作特点

空中瑜伽是一种特殊的瑜伽形式，通过使用吊挂式瑜伽装置来进行练习。这些装置由坚固的绳索和带子制成，悬挂在天花板上，使练习者可以进行悬挂式的瑜伽动作。空中瑜伽动作具有以下主要特点。

(1)悬挂式动作。空中瑜伽的最大特点就是利用吊挂式瑜伽装置进行练习。这些装置可以让练习者进行悬挂式的瑜伽动作，如倒立式、头下脚上式等，这些动作可以增强身体的力量和平衡能力。

(2)深度伸展。空中瑜伽的另一个特点是可以让练习者深度伸展身体。由于吊挂式瑜伽装置可以支撑身体的一部分重量，因此练习者可以更深入地进行伸展动作，如弓式、三角式等，这些动作可以帮助练习者放松身体，增加灵活性和敏捷性。

(3)放松。空中瑜伽吊挂式动作有助于练习者放松身体，减少身体的负担和压力，达到舒缓压力和放松身心的效果。

(4)挑战性强。空中瑜伽的动作需要练习者有一定的力量、平衡和灵活性，因此具有较高的挑战性。对于有一定瑜伽基础的人来说，空中瑜伽可以为他们提供一种更具挑战性和刺激性的瑜伽练习方式，增强他们的自信心和挑战精神。

总之，空中瑜伽具有独特的动作特点，可以帮助练习者增强身体的力量和平衡能力。增加灵活性和敏捷性，舒缓压力和放松身心。

三、空中瑜伽体位分类

空中瑜伽体位分类如表 12-1 所示。

表 12-1　空中瑜伽体位分类表

	1	2	3	4	5	6	7
以高度分类	地面	脚踝 低空	小腿一半 低空	膝盖 低空	大腿一半 低空	大腿	盆骨 高空
以体式分类	坐式	前弯	后弯	扭转	平衡	站式	倒转
以功效分类	暖身	舒缓	正位	伸展	强化	治疗	艺术

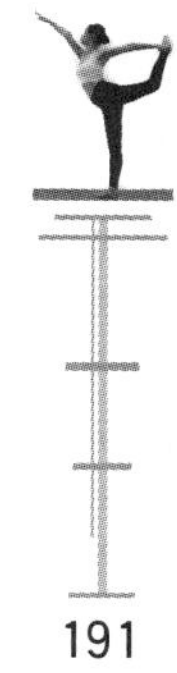

四、空中瑜伽注意事项

(1)请注意先检查用具是否挂妥。

(2)所有动作应由左手边开始(气血可通行)练起，由浅入深。

(3)以学生自己的安全为首，能否完成动作为次。

(4)课堂上不要自行尝试空中动作或与其他人比较竞赛，容易导致受伤，个人体质和练习时间各有不同，不要过度勉强。

(5)空中吊床绝对不能放置于身体弱的地方去支撑身体，比如腰部腰椎第五、六节以及颈椎等，否则会对脊椎造成严重的伤害，必须遵从专业老师的指导方可进行练习(盆骨、胸腔是安全的)。

(6)最好空腹练习，饭后大约 4 小时比较合适。练习后宜大量饮水，等半小时后再进食，并宜吃清淡一点的食物。

(7)以鼻做呼吸，不要以口做呼吸。

(8)初练一个动作时，应睁开眼睛看清楚老师的示范，熟练之后可闭上眼睛保持动作，更能享受瑜伽的感觉及专注心神。眩晕、高血压人群，耳朵感染者，视网膜脱落患者，以及经期中的练习者均不适宜练习倒转动作。

(9)练习时如感到拉扯得疼，可呼气，慢慢忍耐，但如果是剧痛、撕裂或者火烧般的痛，应立即停止该动作。

五、空中瑜伽器械的使用方法

1. 吊床标准器械配置

吊床标准器械配置包括吊床、菊花链、自锁安全钩环和固定盘。

(1)吊床采用的是一种十分强韧的多节尼龙有弹性的面料,承重约 900 公斤。

(2)菊花链是一种重型尼龙带,承重约 1.5 吨。

(3)自锁安全钩环一般为铝制品,是吊床安全锁具装置的重要因素。

(4)吊床长度根据实际的房高来选择。需要准备人字梯,方便调节吊床高度。条件允许的话,建议在空中瑜伽教室的地面铺一层减震防护垫。

2. 日常检查事项

(1)吊床练习前,检查锁具、吊床、菊花绳的螺丝,确保所有部位牢固可靠,安全连接。

(2)检查吊床、菊花绳是否存在裂口或磨损,以及是否清洁。如出现磨损应及时更换。

(3)拉动吊床,检查各个配件的连接是否安全。

(4)若吊床出现污迹或异味,可以使用柔和清洁剂进行清洗、风干(可机洗)。

(5)若吊床出现破洞则需换新。

3. 安装须知

(1)两个固定盘之间保持 45～55 厘米的距离。

(2)吊床与前后左右的障碍物(包括其他吊床)之间至少保持 1.2～1.5 米的距离。

(3)吊床打结后小尾巴应留出 15 厘米左右的长度。

第二节　空中瑜伽热身动作

空中瑜伽是一种特殊的瑜伽形式,需要适当的热身来准备身体进行练习。

1. 通颈穴位

通颈穴位如图 12-1 所示。

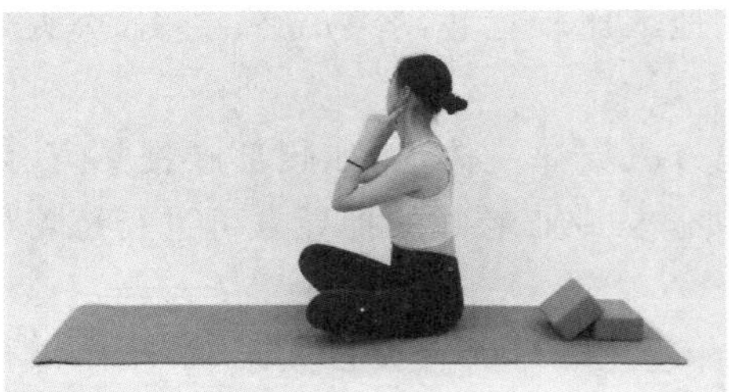
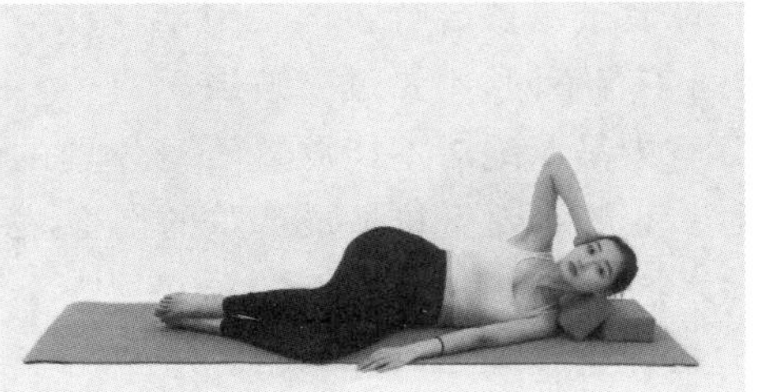

图 12-1

【类别】

侧卧,空中瑜伽准备动作(按摩风池穴,预防头晕)。

【高度】

地面。

【重点】

将一块瑜伽砖平放在瑜伽垫的外侧，另一块瑜伽砖靠近自己倾斜放，左边侧身躺下，将砖角对准按压耳后风池穴，右手在额角加力直至有酸软的感觉，保持 5～10 个呼吸的时间。

【感觉】

头侧酸软，有点痛和麻，有的练习者会觉得头部发胀。

【功效】

打通颈部、头部经脉和血液循环，预防倒转时头晕或者作呕。

2. 按压后脑勺穴位

按压后脑勺穴位如图 12-2 所示。

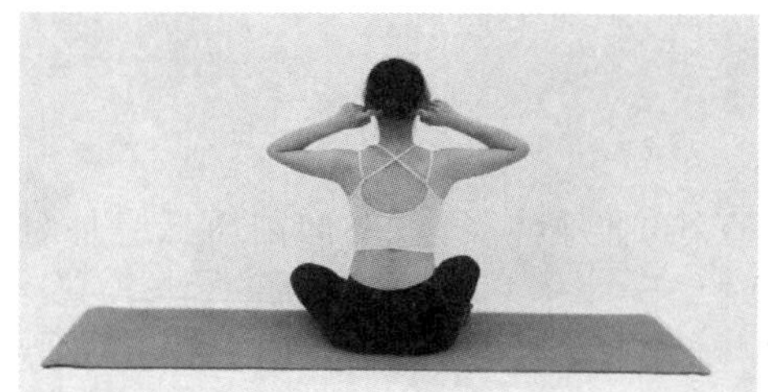
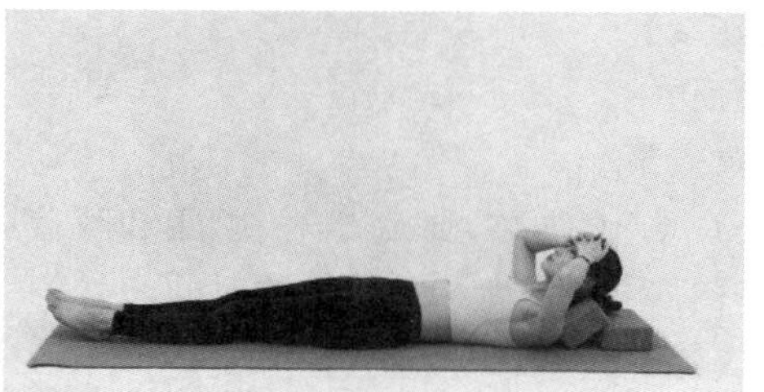
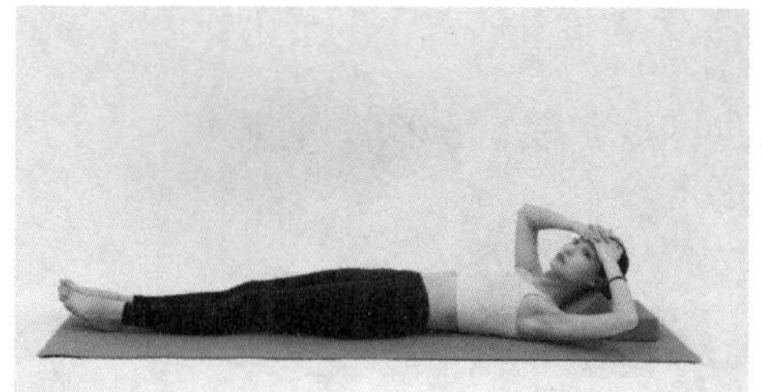

图 12-2

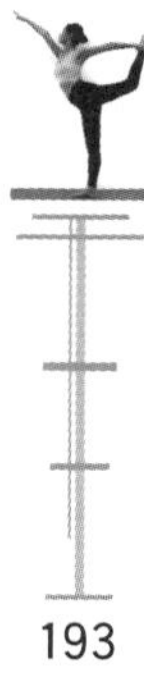

【类别】

仰卧，空中瑜伽准备动作（按摩天柱穴，预防头晕）。

【高度】

地面。

【重点】

按压后脑勺，松开手转身面朝天，将瑜伽砖移到天柱穴，手扣手放在额头加力，头部侧向左约 45°慢慢转向右边，停在约 45°处，然后慢慢左右交替在疼痛的位置，保持 5～10 个呼吸的时间。

【感觉】

后尾枕骨酸软，有点痛和麻。

【功效】

打通头部经脉和血液循环，预防倒转后头晕或作呕。

3. 蝴蝶式

蝴蝶式如图 12-3 所示。

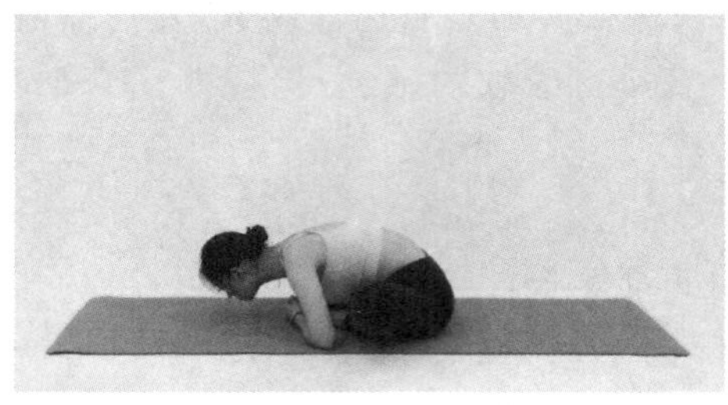
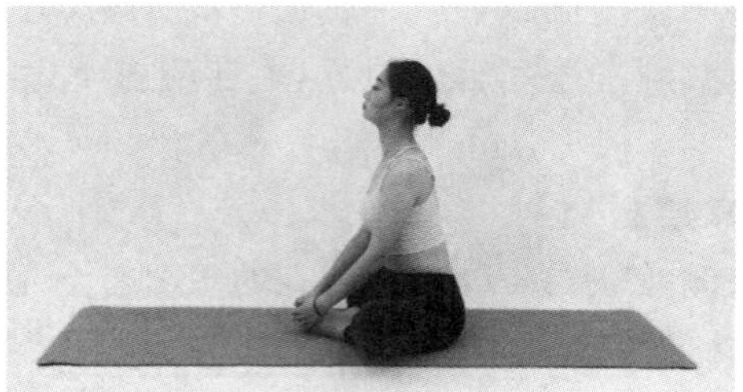

图 12-3

【类别】

坐式,前弯,暖身。

【高度】

地面。

【重点】

坐在地上,屈膝,脚底相对,脚跟和膝盖成直线,脊柱伸展,腹部向前压低身体(呼气),胸口贴向脚板,保持 5 个呼吸的时间。

【感觉】

大腿内侧有拉扯,髋关节有点酸。

【功效】

打开髋关节,使关节更灵活,容易上吊床。

4. 攀足式

攀足式如图 12-4 所示。

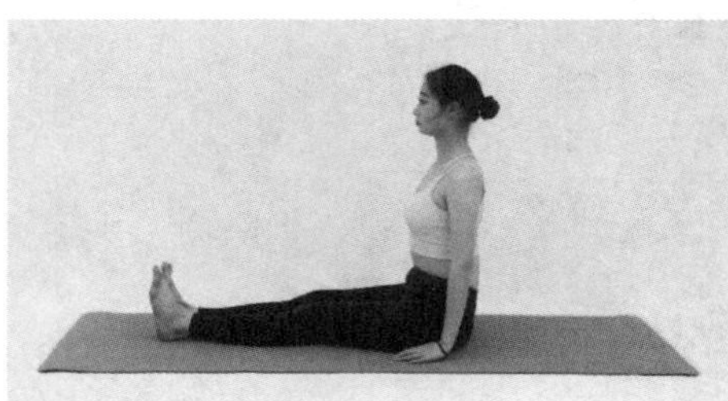
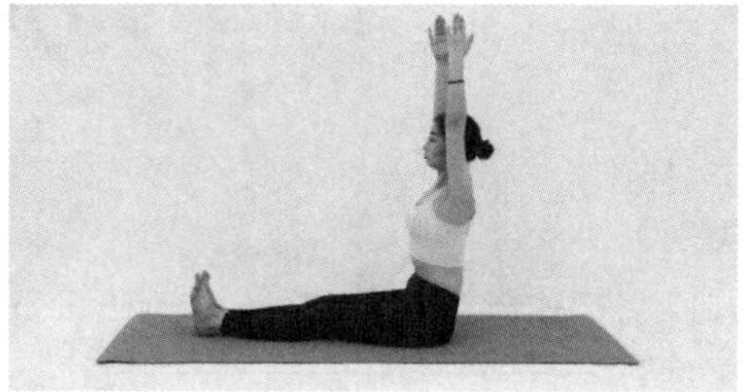

图 12-4

【类别】

坐式,前弯,暖身。

【高度】

地面。

【重点】

双脚蹬直,勾脚板向自己("锄头脚"),膝盖稍用力蹬直,手臂两侧打开,双手升起拉长脊柱(吸气),向前压低身体(呼气),保持 5 个呼吸的时间。

【感觉】

大腿及小腿后侧有拉扯(腘绳肌和比目鱼肌有伸展)。

【功效】

伸展腿部肌肉,预防脚板抽筋。

5. 双人蝴蝶式

双人蝴蝶式如图 12-5 所示。

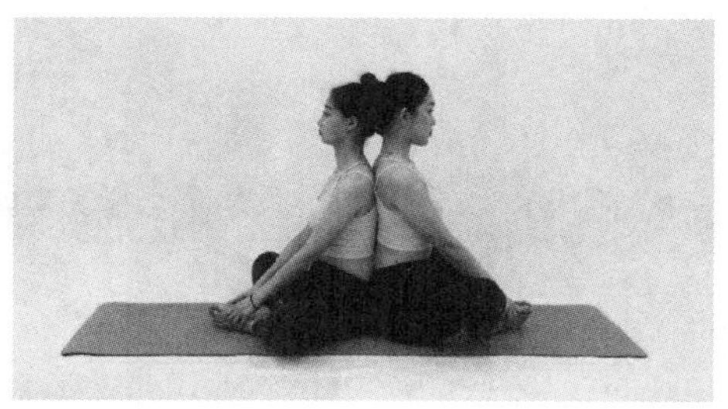

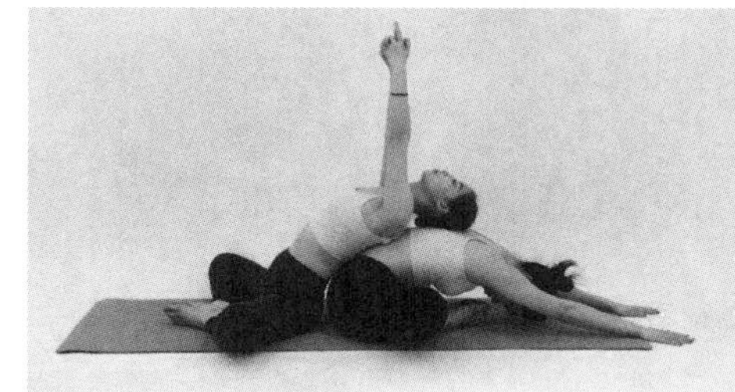

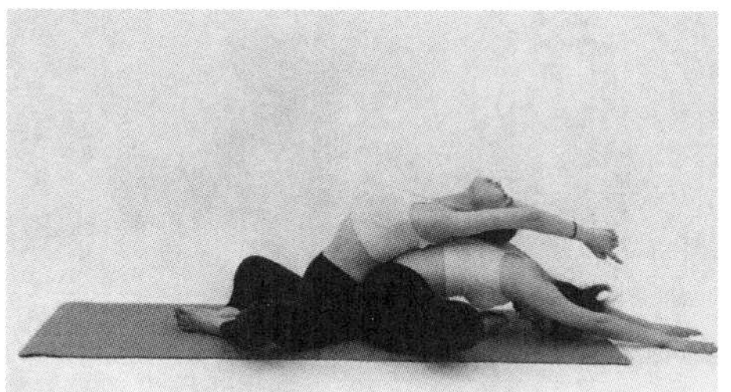

图 12-5

【类别】

坐式，前弯，暖身。

【高度】

地面。

【重点】

两人背对背坐，脚板贴脚板，蝴蝶式。上面的练习者十指紧扣，伸出食指呈木星手印，伸直双手升起并向后躺在同伴背上，头颈放松。下面的练习者拉长脊椎，手爬前，下颌抬起贴地，保持 10 个呼吸的时间。

【感觉】

上面的练习者手向后，直至手和肩膀有拉扯；下面的练习者大腿内侧非常拉扯，髋关节非常酸软。

【功效】

深层打开髋关节，容易上绳。

6. 双人攀足式

双人攀足式如图 12-6 所示。

【类别】

坐式，前弯，暖身。

【高度】

地面。

【重点】

两人脚板对脚板成人字脚，双肩高举头顶，脊柱拉长，互相手握手。一位练习者将自己下背推前、上半身后拉，另一位练习者身体向前冲，尽量压低，腹部贴大腿、额头贴小腿，保持 5 个呼吸的时间。之后拉方脚掌慢慢用力，踏向攀足练习者，保持 3 个呼吸的时间。

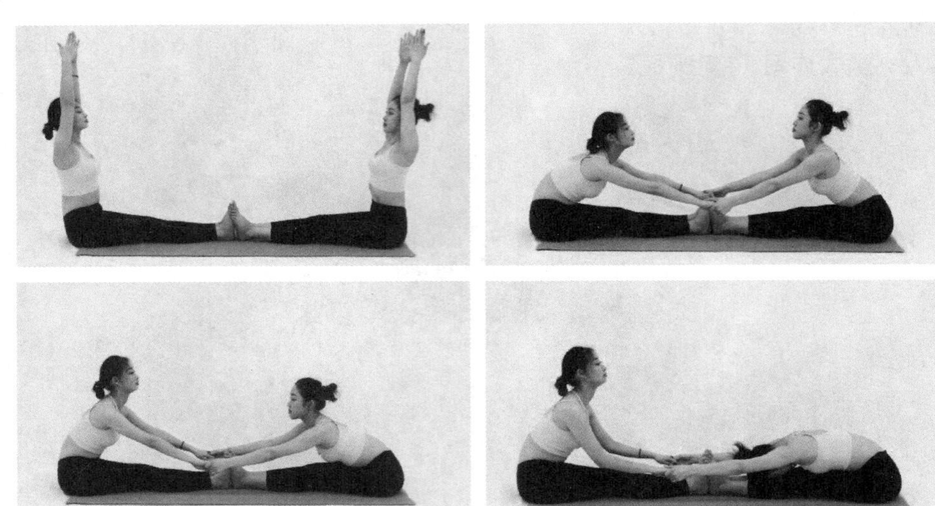

图 12-6

【感觉】

大腿及小腿底部非常拉扯(腘绳肌及比目鱼肌有伸展),特别是小腿被踏过来时非常痛。

【功效】

伸展腿部肌肉,特别是小腿,预防双腿抽筋。

第三节 空中瑜伽基本动作与组合

一、空中瑜伽基本动作

1. 猫伸展式

猫伸展式如图 12-7 所示。

【类别】

坐式,后弯。

【高度】

吊床底部到膝盖高度。

【重点】

四肢落地,以猫伸展式为起始姿势,四角板凳式跪地,肩膀处于手臂的正上方,髋骨处于膝盖的正上方,左肩膀与吊绳在一个水平面,左手手指向上抓住吊绳,手肘向前,左手臂贴耳根,右手移向心口旁,头沉向下(呼气)。

【感觉】

左边肩膀有点拉扯,保持 10 个呼吸的时间,转另一边之后再转双手拉绳。后肩非常拉扯,十分有麻痹感。

【功效】

放松肩膀。

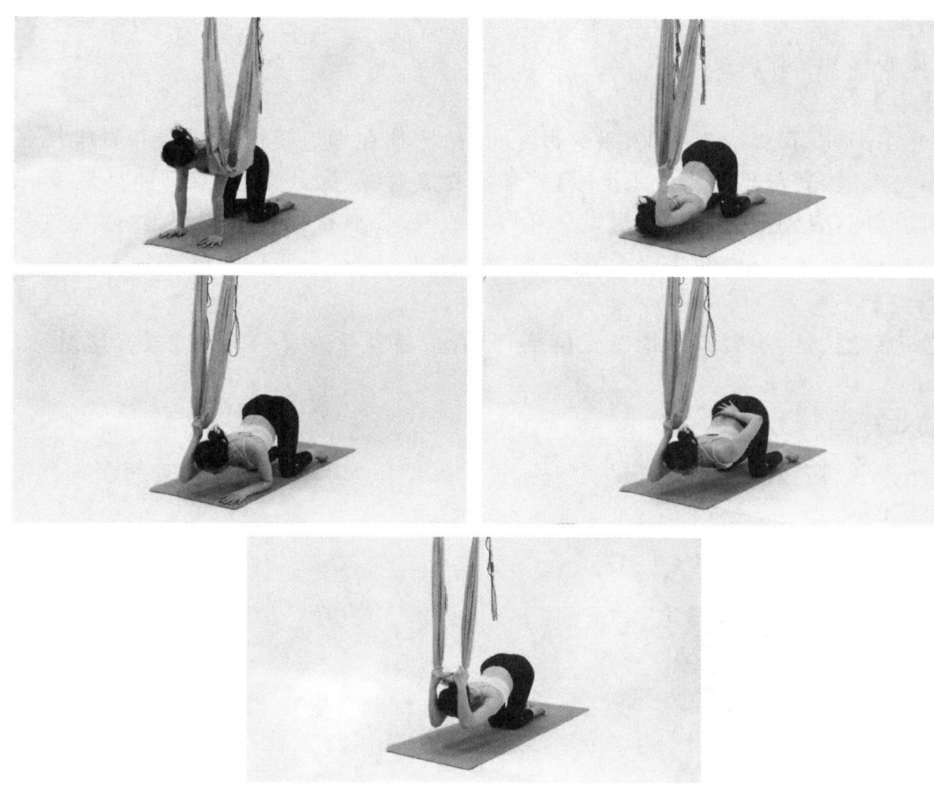

图 12-7

2. 鱼式

鱼式如图 12-8 所示。

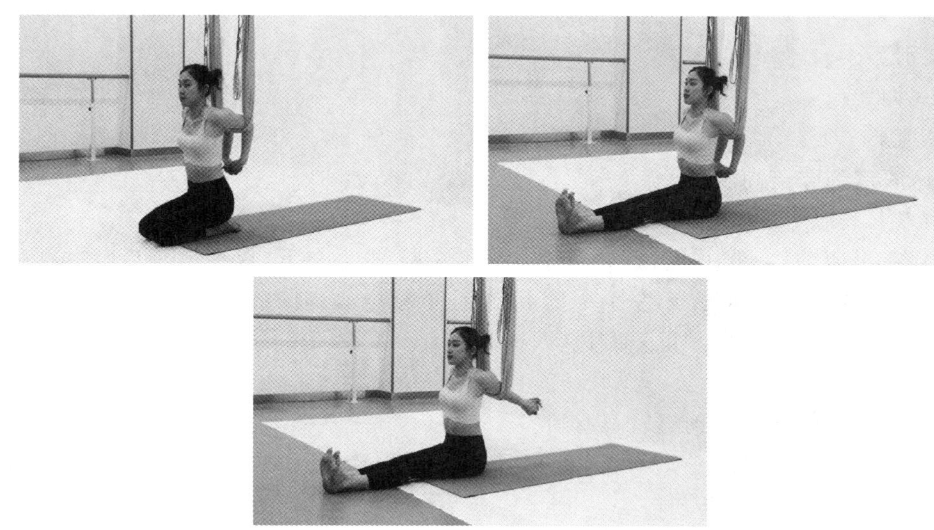

图 12-8

【类别】

坐式，后弯。

【高度】

吊床底部到膝盖高度。

【重点】

跪在吊绳前面，脚成雷电坐，手穿过绳，把吊床挂在靠近手肘的位置。脊椎拉长，肩膀打开，掌心夹紧，臀部坐在脚后跟上，肩膀和盆骨成直线（提升版本：双脚伸直坐下，保持 10 个呼吸的时间，直到前肩手臂手指完全麻痹再放开）。放松：屈膝，脚踏地，起身放开双手，以站立前弯做舒缓，双手伸直向天，然后前弯。婴儿式，双手伸直回血。

【感觉】

前肩感觉拉扯，手臂至手指感觉麻痹，分开后感觉手指手臂慢慢发热，这是瑜伽气感的体现。

【功效】

放松肩膀，畅通手臂经络，纠正驼背。改善肩周炎，舒缓肩头僵硬，缓解双手疲劳。

3. 牛角式

牛角式如图 12-9 所示。

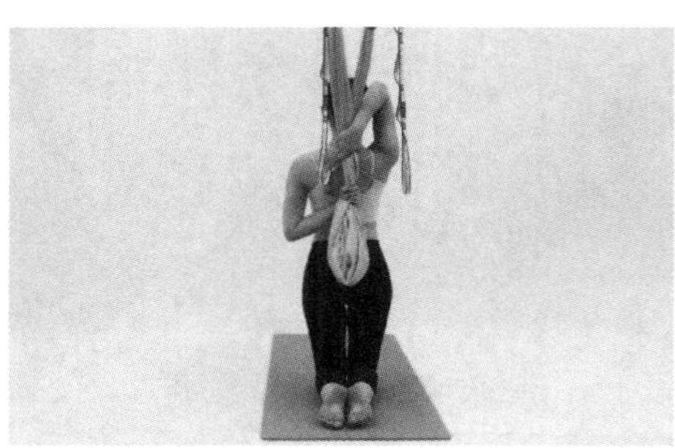
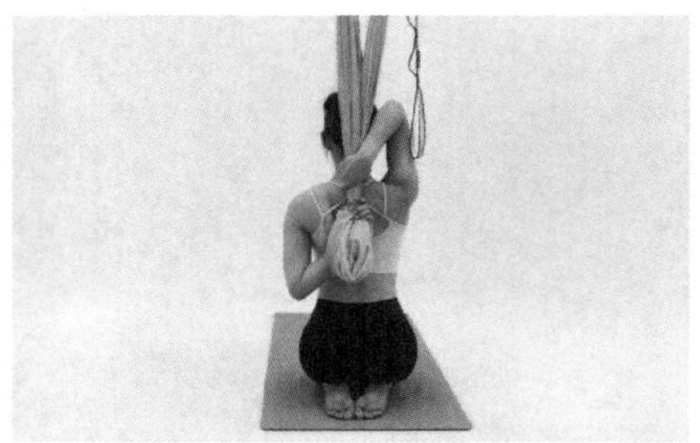

图 12-9

【类别】

坐式伸展。

【高度】

吊床底部到膝盖高度。

【重点】

跪立在吊床前，双脚并拢，打开双手，右手在上、左手在下，双手放于后背并抓住绳床（呼气），肩膀紧者可以抓远点，左手尽量不放，往下雷电坐（呼气），感觉拉前肩，保持 10 个呼吸的时间直到左手麻痹。重复右边（回钵印手）。

【感觉】

伸展中的肩膀会感觉到酸软及麻痹。

【功效】

放松前肩，改善肩周炎。

4. 低空后弯

低空后弯如图 12-10 所示。

【类别】

坐式，后弯。

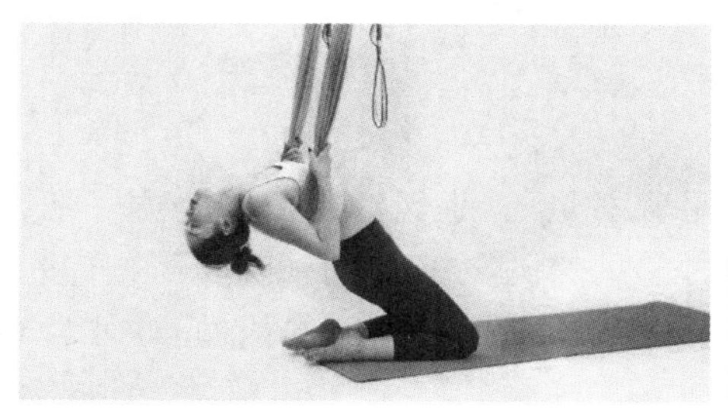
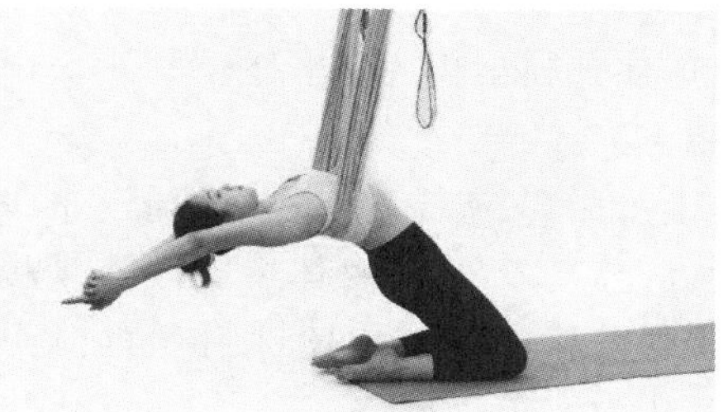

图 12-10

【高度】

吊床底部到膝盖高度。

【重点】

跪在吊床前，双手在背后把吊绳收窄，放在肩胛骨底部固定，膝盖与盆骨同宽，拉长脊椎、颈部，身体后弯（呼气）。稳定后手向后自然垂低，手扣手（木星手印），伸直手肘，手臂自然向后垂落，保持 5～10 个呼吸的时间。完成后松开手扶吊床，牙齿咬住，腹部用力，慢慢上来（呼气）。

【感觉】

上背感觉有拉扯，头部有充血的感觉，如果头晕可以早点上来躺在垫子上。

【功效】

改善驼背，增加脊柱柔软度，增加头部供血量，为中高空倒转体式做准备。

5. 低空蝴蝶式

低空蝴蝶式如图 12-11 所示。

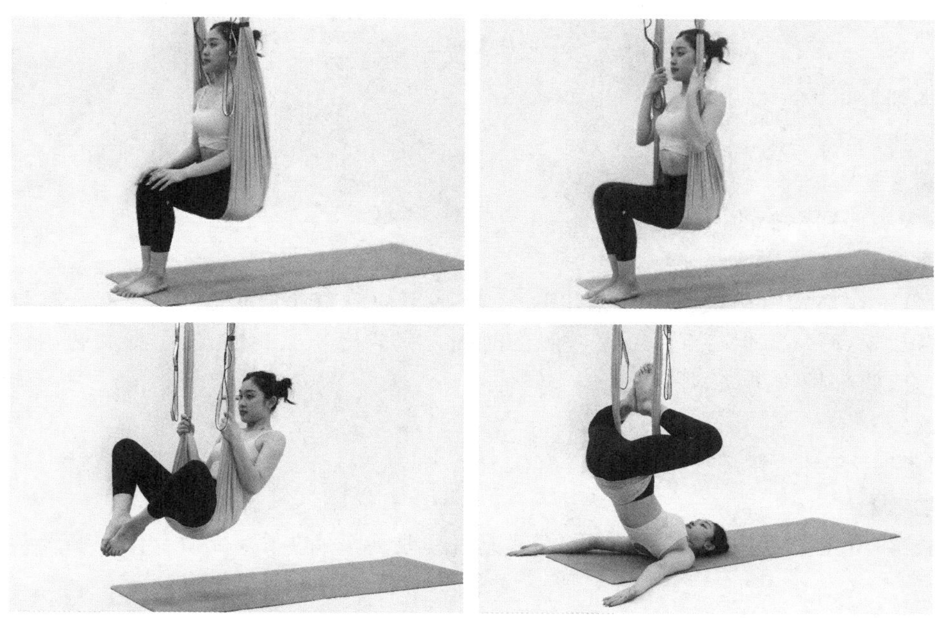

图 12-11

【类别】

低空，倒转。

【高度】

吊床底部到小腿的一半处。

【重点】

坐上吊床，只有臀部有布，大腿没布。双手背书包式，手轻抓于肩膀下方。把布卷至裤腰处，膝盖宽于吊床，身体后躺。背部贴地时，"蝴蝶脚"放于绳前(近肚脐方向)。双手放松，手臂贴地，保持5～10个呼吸的时间。完成后双手抓住大腿内侧的布，牙齿轻轻咬合，腹部用力上来(呼气)。

【感觉】

身体重量在肩膀，脊柱完全放松，颈部不会有压迫及重量。

【功效】

放松脊柱，打开髋关节，为高空蝴蝶的热身姿势。改善头痛失眠，帮助身体平衡及对称脊柱，改善腰痛。

6. 低空肩倒立

低空肩倒立如图12-12所示。

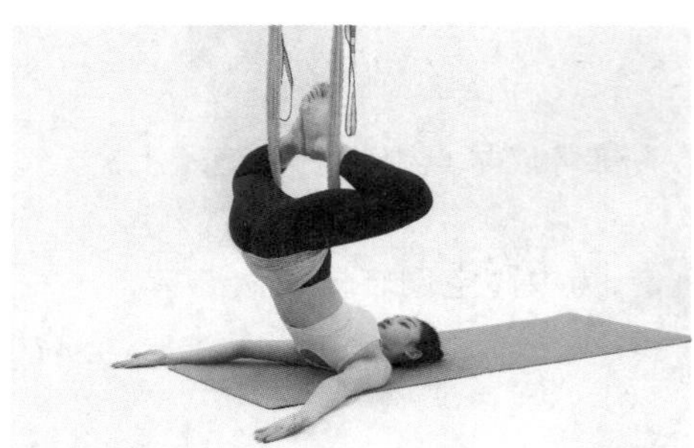

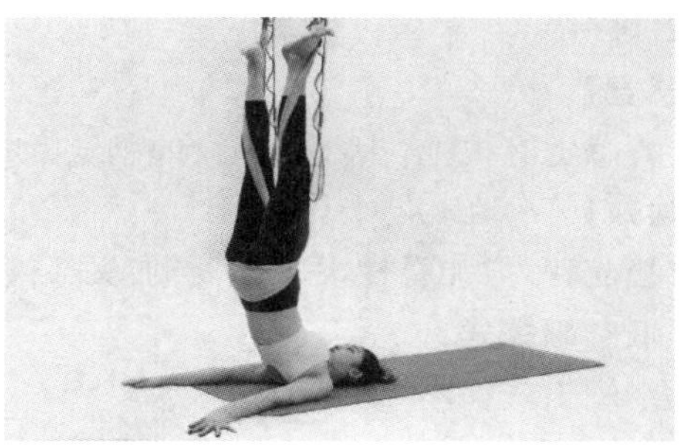

图12-12

【类别】

低空，倒转。

【高度】

吊床底部到小腿的一半处。

【重点】

以低空蝴蝶式为初始姿势，左脚"锄头脚"从里面绕着布向上蹬直，接着右脚，然后扣手，脊背放松(呼气)，保持5～10个呼吸的时间。完成后还原蝴蝶式，手捉大腿内侧绳，牙齿轻咬合，腹部用力上来(呼气)。

【感觉】

双脚向天延伸，背部放松，颈部没有压力。

【功效】

高空倒立的热身内容，放松脊椎，头部充血。改善头痛失眠，帮助身体平衡及对称，改善腰痛。

7. 低空蝙蝠式

低空蝙蝠式如图12-13所示。

【类别】

低空，倒转，伸展。

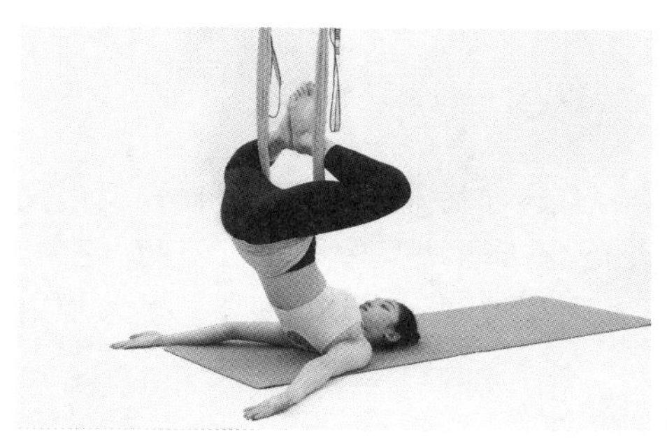
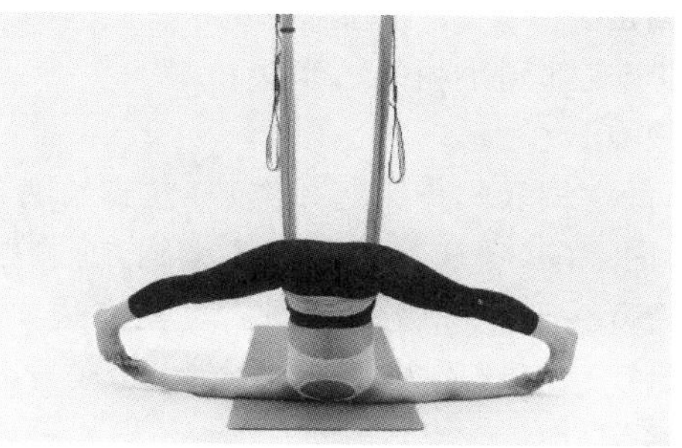

图 12-13

【高度】

吊床底部到小腿的一半处。

【重点】

以低空蝴蝶式作为起始姿势，双脚打开，蹬直膝盖，手扣双脚脚趾，保持 5～10 个呼吸的时间。完成后还原蝴蝶式，手捉大腿内侧绳，牙齿轻咬合，腹部用力上来(呼气)。

【感觉】

大腿内侧被拉扯，感觉吊床压住大腿内侧，会感到痛和麻痹。

【功效】

打开髋关节，畅通大腿淋巴。瘦脚，瘦大腿。

8. 低空前七后一

低空前七后一如图 12-14 所示。

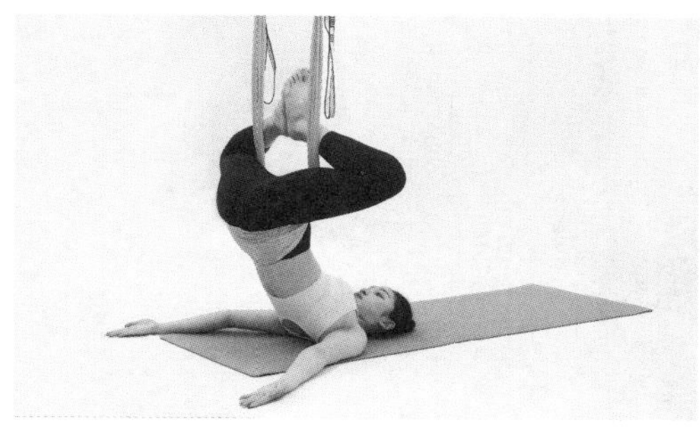
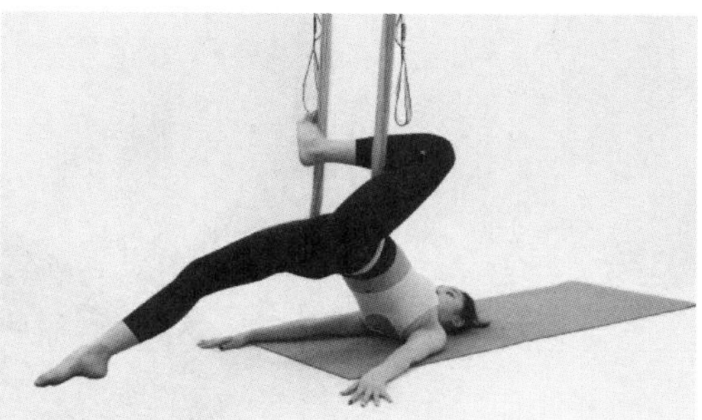
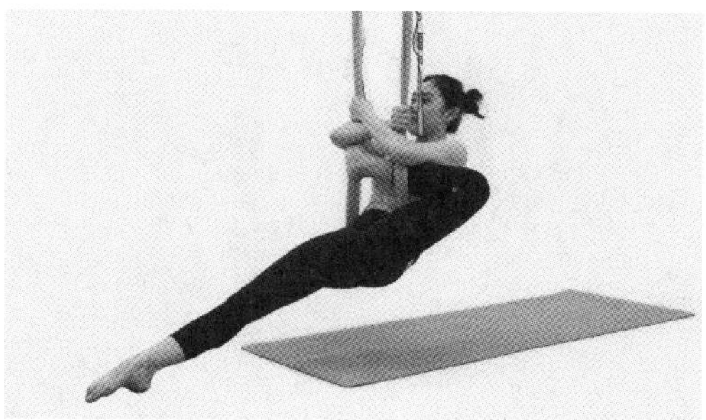

图 12-14

【类别】

低空，伸展。

【高度】

吊床底部到小腿的一半。

【重点】

以低空蝴蝶式作为起始姿势，左脚勾两条绳，右脚向后靠近地面，手捉大腿内侧绳，腹部用力向上爬（呼气），手臂抱住小腿，前胸贴近布，右脚落地，感觉大腿外侧、髋关节有拉扯，保持 5～10 个呼吸的时间。重复右边。完成后双脚对齐成蝴蝶式，手捉大腿内侧绳，牙齿轻咬合，腹部用力上来（呼气）。

【感觉】

七字脚旁边的大腿外侧至臀部有拉伸，膝盖放松无压力。

【功效】

伸展大腿外侧肌肉及臀大肌，打开髋关节，舒缓坐骨神经痛。改善臀部线条，缓解坐骨神经痛。

9. 低空侧身平衡

低空侧身平衡如图 12-15 所示。

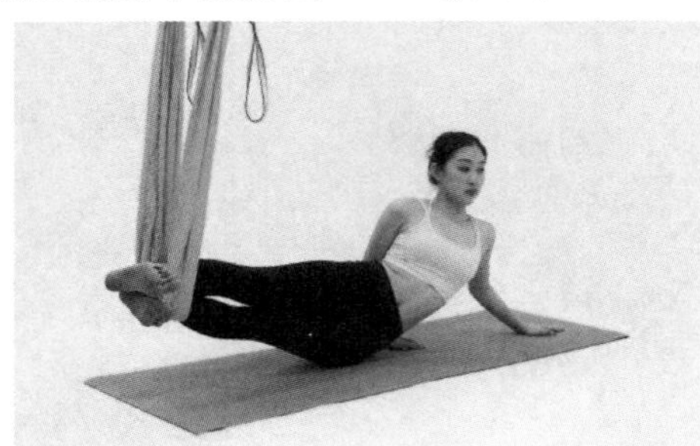

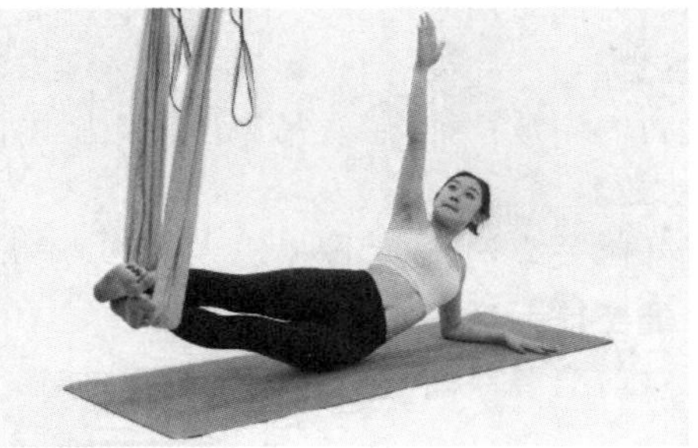

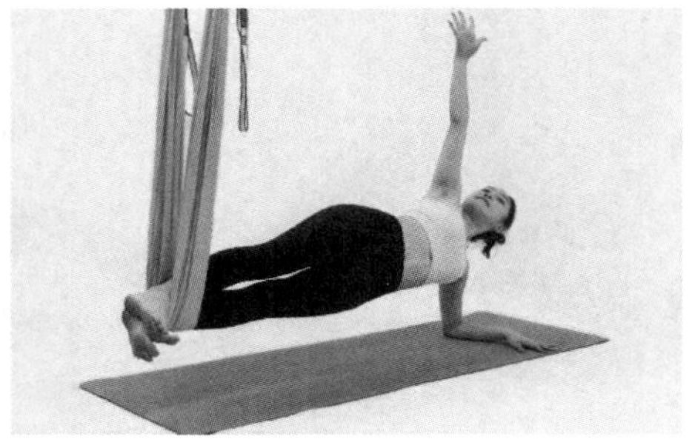

图 12-15

【类别】

低空，强化，平衡。

【高度】

吊床底部到小腿的一半。

【重点】

坐在吊床上，以低空蛇式开始，双脚并拢成“锄头脚”。左手掌按地，手指打开向头顶，掌心按在肩膀正下方，左手伸直，身体拉长成一条直线。腹部收紧，臀部向上推，右手手指打开向上，仰望向上，颈部拉长，牙齿轻轻咬住，保持 3～5 个呼吸的时间。重复右边。

【感觉】

臀部、腹部收紧及向上推，身体保持稳定。

【功效】

锻炼侧腹肌及臀大肌。瘦侧腹，修臀型。

10. 低空平板支撑

低空平板支撑如图 12-16 所示。

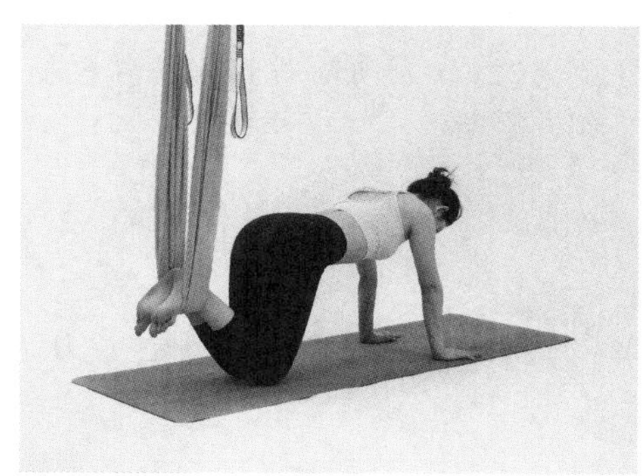
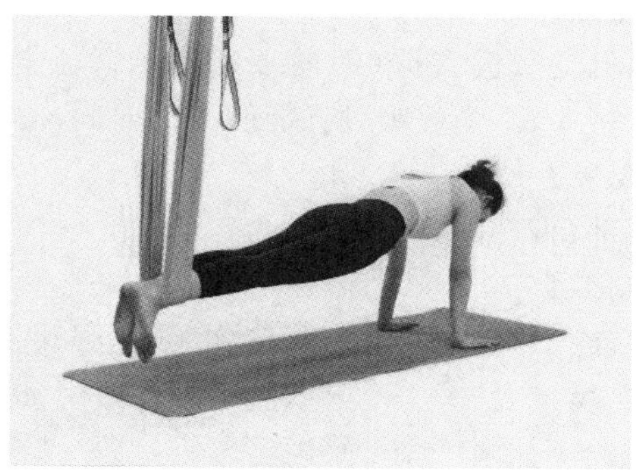

图 12-16

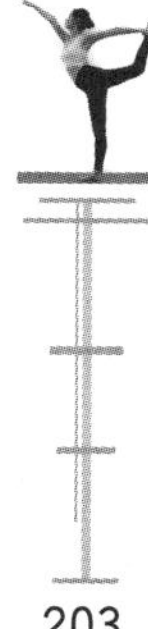

【类别】

低空，强化，平衡。

【高度】

吊床底部到小腿的一半处。

【重点】

以猫伸展式开始，脚踝放在吊床上，膝盖跪地，"锄头脚"，拱背将尾骨收向地下。收腹，手指打开，手掌按在肩膀正下方，蹬直脚向后向上推至膝盖离地，身体成一条斜线（呼气），眼望向前。牙齿轻轻咬住，颈部拉长，保持 3～5 个呼吸的时间。

【感觉】

臀部、腹部收紧，身体保持稳定。

【功效】

强化腹部及臀部的肌肉，瘦腹、瘦臀。

11. 低空乌鸦

低空乌鸦如图 12-17 所示。

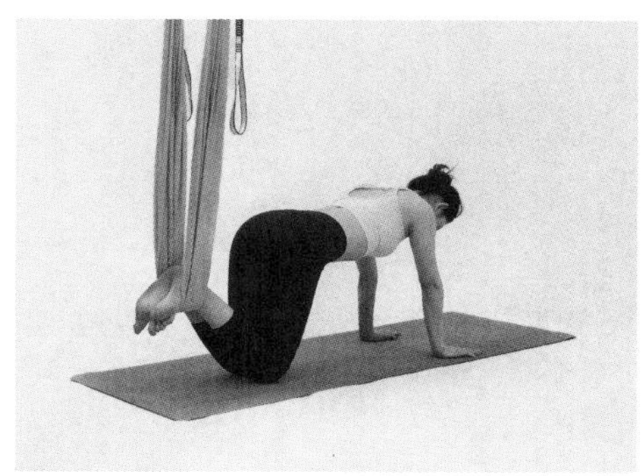
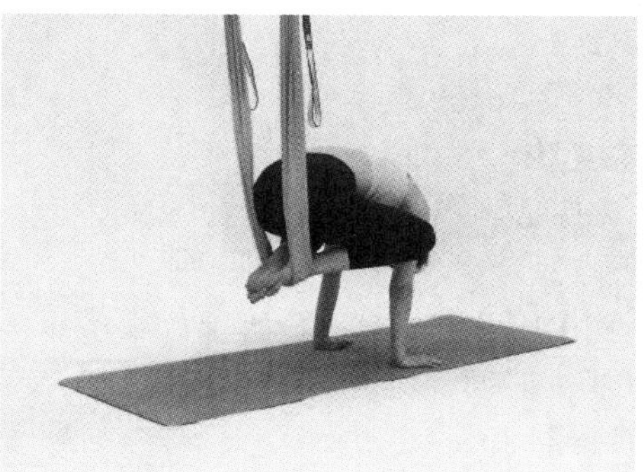

图 12-17

【类别】

低空，强化，平衡。

【高度】

吊床底部到小腿的一半处。

【重点】

以低空平板支撑（面向下）开始，膝盖打开至肩宽，收腹向前跳直至膝盖碰腋下（呼吸），保持 3～5 个呼吸（胸式呼吸）的时间。做 3 组。

【感觉】

腹部、臀部收紧，手臂用力。

【功效】

瘦前腹，提升臀部线条，紧实手臂，强化手臂及腹肌。锻炼平衡力，提升注意力。

12. 钟摆式

钟摆式如图 12-18 所示。

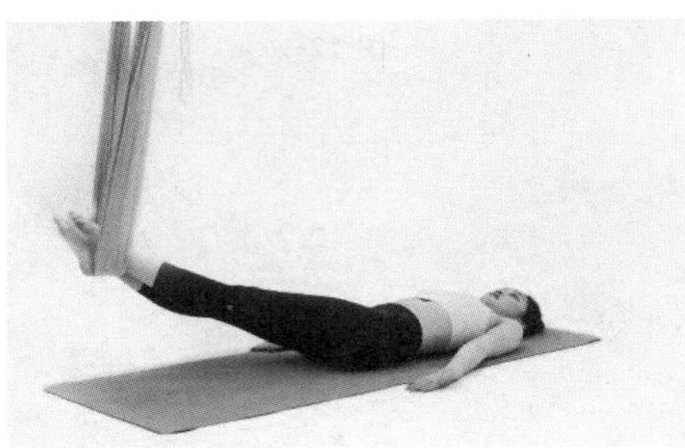

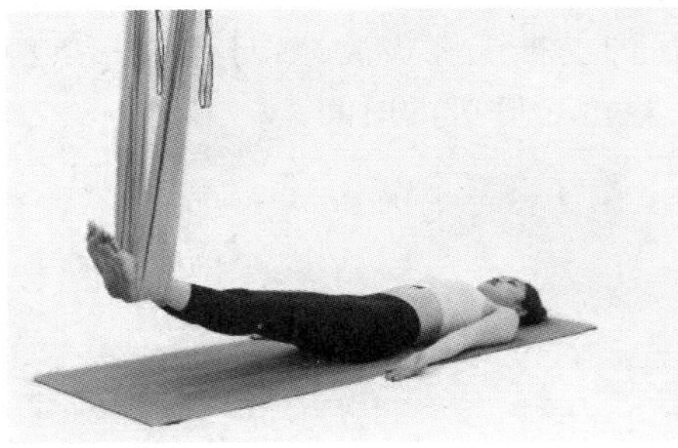

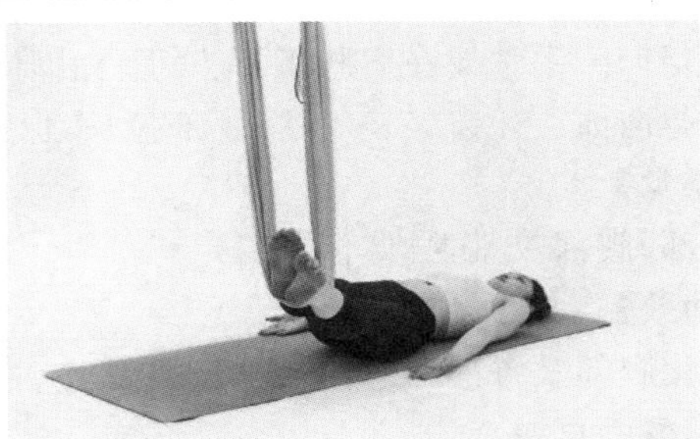

图 12-18

【类别】

低空，暖身，舒缓。

【高度】

吊床底部到小腿的一半处。

【重点】

平躺在地上，双腿打直，脚踝放在吊床上，下背贴近地面，腹部带动左右两边摆动 5～10 个呼吸的时间。

【感觉】

腰、腿放松。

【功效】

放松下背，舒缓腰痛。

13. 船式

船式如图 12-19 所示。

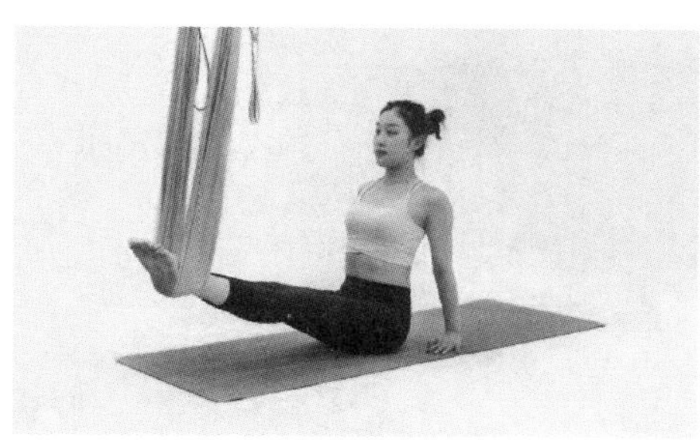
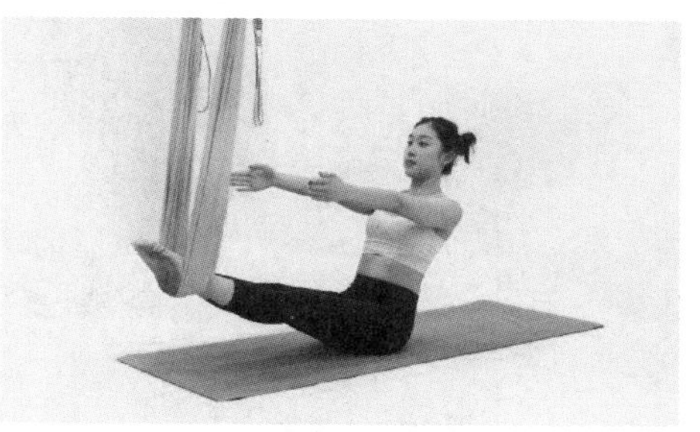

图 12-19

【类别】

低空，坐式，强化。

【高度】

吊床底部到膝盖高度。

【重点】

双脚伸直放在吊床上，手按在身体两边，手指打开，垂直于肩膀下面，再拉后两个手掌位，挺胸收腹(胸式呼吸)。放开一只手伸前，同肩膀水平，再放另一只手，保持 3～5 个呼吸(胸式呼吸)的时间。有能力者可将双脚提起离开吊床至额头高度，保持 3～5 个呼吸(胸式呼吸)的时间。

【感觉】

腹部用力收紧，脊椎拉长，肩膀放松。

【功效】

强化腹部，瘦前腹。锻炼平衡力，提升注意力。

14. 高空蝴蝶

高空蝴蝶如图 12-20 所示。

【类别】

高空，倒转。

【高度】

吊床底部到盆骨高度。

【重点】

臀部坐到吊床里面，大腿没有被布包住。双手穿过吊床，背书包式。“蝴蝶脚”，膝头宽于吊床，身体向后躺。头向下时“蝴蝶脚”放绳前(近肚脐方向)，双手放松，手背贴地，保持5～10个呼吸的时间。完成后双手抓大腿内侧的布，牙齿轻咬住，腹部用力上来(呼吸)。

【感觉】

身体重量系在肩膀上，脊椎完全放松，颈部没有重量及压迫感。

【功效】

放松脊椎，打开髋关节，改善腰痛。改善头痛失眠，帮助身体平衡及对称。

【注意事项】

老师必须在此示范两个常见错误动作，提醒练习者避免犯错。

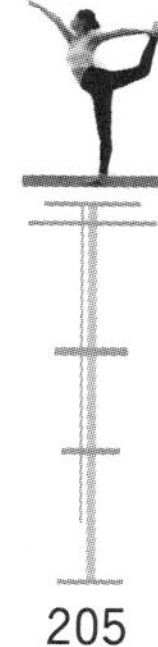

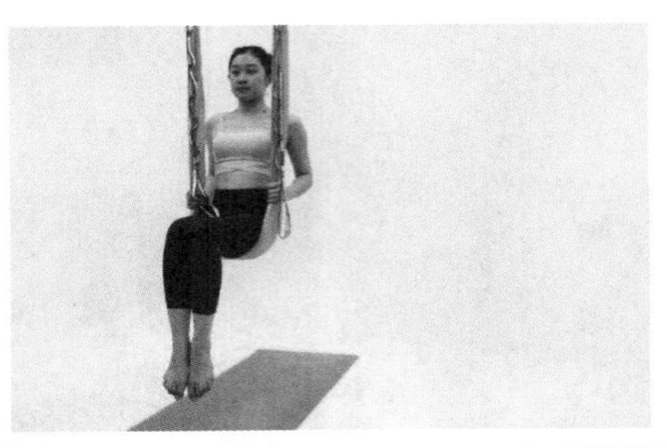

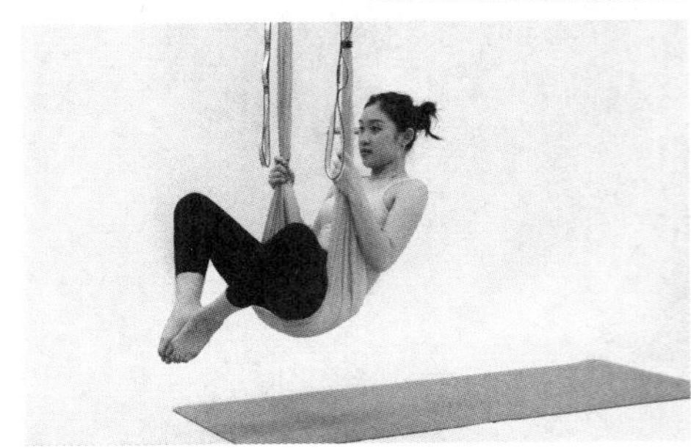

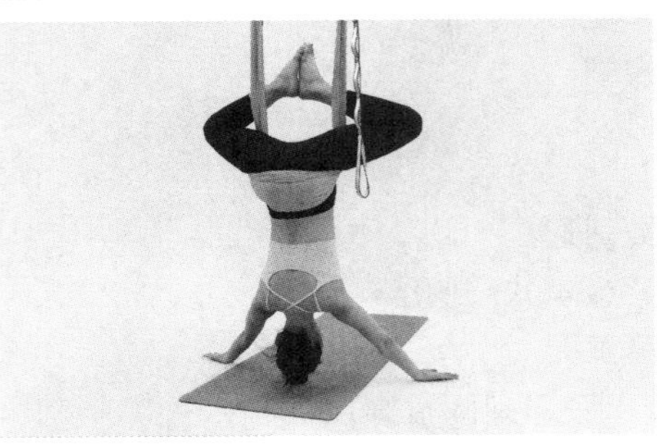

图 12-20

15. 高空头倒立

高空头倒立如图 12-21 所示。

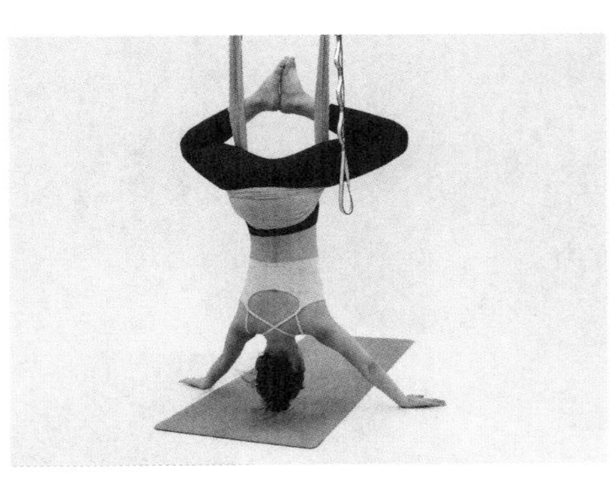

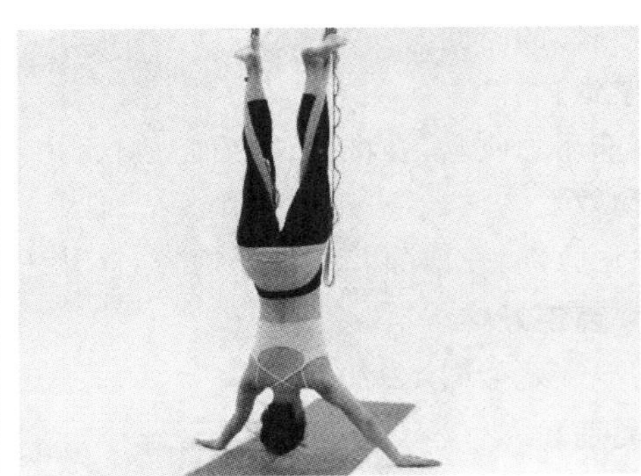

图 12-21

【类别】

高空，倒转。

【高度】

吊床底部到盆骨高度。

【重点】

以高空蝴蝶式作为起始姿势转高空头立。转脚法，双脚逐只做，左脚由里面绕着布，“锄头脚”，屈脚掌向内转，接着另一只脚。双脚脚趾保持放松，否则容易抽筋。双手打开，手背贴地，头下垂放松，保持 5～10 个呼吸的时间。双脚对齐成“蝴蝶脚”，手捉大腿内侧绳，牙齿轻咬住，腹部用力上来（呼吸）。

【感觉】

脊柱拉长而放松，头部感觉微微充血。

【功效】

脊椎正位，改善腰痛。供应大量血液到脑部，改善头痛失眠，帮助身体平衡及对称。

16. 山式（有手柄）

山式（有手柄）如图 12-22 所示。

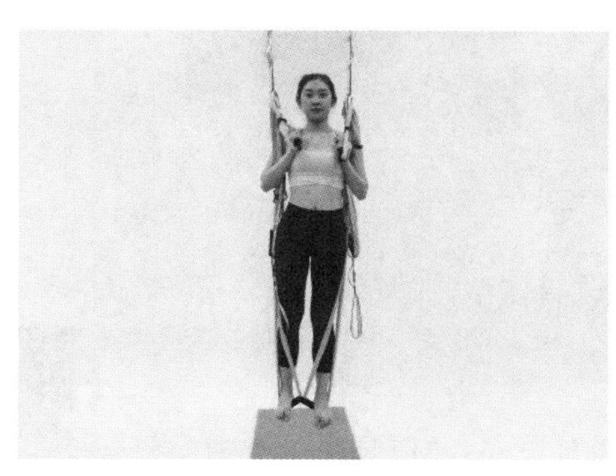

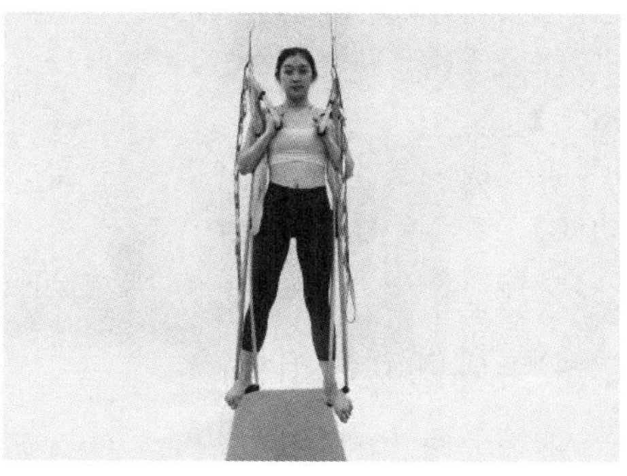

图 12-22

【类别】

高空，站立，平衡。

【高度】

长手柄到大腿的一半，吊床底部到骨盆高度。

【重点】

双手抓短手柄，双脚踏在长柄上站立，肩膀放松，收腹，尾骨向下，臀部微微收紧，双腿并拢，保持 5 个呼吸（胸式呼吸）的时间。

【感觉】

身体拉长成一条直线，保持平衡。

【功效】

练习身体对称用力，锻炼平衡力。修正及改善体型，加强身体的平衡感。

17. 高空，大字开筋（有手柄）

高空，大字开筋（有手柄）如图 12-23 所示。

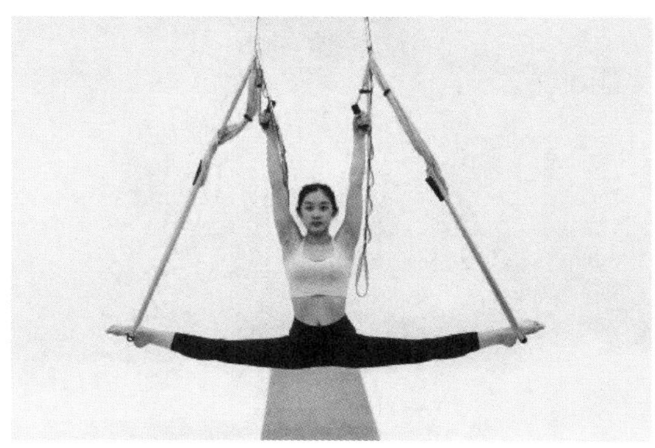

图 12-23

【类别】

高空，伸展。

【高度】

长手柄到大腿的一半，吊床底部到盆骨高度。

【重点】

以山式作为起始姿势，双腿打开身体下沉，直至手臂垂直（吸气），手臂、大腿用力，身体其他部位放松，保持3个呼吸的时间。然后腹部用力，拉手柄站起来直至双脚并拢（呼吸）。重复3～5次。

【感觉】

身体拉长成一条直线，保持平衡，腹部、大腿用力。

【功效】

练习身体对称用力，锻炼平衡力。修正及改善体型、线条。

二、空中瑜伽动作组合

空中瑜伽
成套动作

空中瑜伽太阳式由16个动作组成，起始姿势山式，动作顺序依次为：脊柱后弯—脊柱前弯—鸵鸟式—（上吊床）支架式—上犬式—下犬式—战士一式—扭转祈祷式—动态一字马（3次）—支架式—（反方向重复1次）—动态乌鸦式（3次）—下犬式（下吊床）—脊柱前弯—直立—山式结束。

思考题

1.空中瑜伽有哪些基本动作？

2.简述空中瑜伽基本动作的做法及功效。

3.空中瑜伽有哪些注意事项？

第十三章

健身瑜伽训练与比赛

第一节　健身瑜伽训练及比赛特点

健身瑜伽不是瑜伽的一个流派或一个分支，而是基本涵盖了瑜伽中与健康相关的全部内容，包括调身、调息、调心在内，是瑜伽中国化、本土化的产物。健身瑜伽以促进身心健康为目的，通过自身的体位训练、气息调控和心理调节等手段，改善体质，增强身体活力，延缓机体衰老，是体育养生的重要组成部分。

一、健身瑜伽的训练原则

（一）正确的放松

瑜伽练习中无论是体式、呼吸控制法，还是冥想练习，都需要思想与身体的放松。放松不等同于松懈，而是将肌肉与头脑的压力彻底释放出来。练习瑜伽前都仿佛新生的婴儿一般纯净柔软，不掺杂多余的事物，所以人在练习前的身心状态非常重要。

（二）正确的练习

通过正确的方法才可以保证瑜伽练习的道路是通畅的，每一个步骤都最好有专业的指导。即使有多年的训练经验，也不可疏忽大意，因为运动损伤往往都是在不经意间松懈下产生的。练习要点如下。

（1）以自己的节奏进行，修炼瑜伽的关键是要和身体对话，同时心情愉悦地以自己的节奏进行。那些做不好的动作、难做的动作是身体出现失衡和偏差的表现。

（2）动作要缓慢。瑜伽的根本就在于缓慢地运动，舒缓的运动会使身体“安心”地进入放松的状态。

（3）集中意识。如果将意识转向身体，那么对自己来说，心情舒畅的范围、自己的极限都会通过身体传递过来。

（4）使动作、呼吸、意识一体化。当忘却了时间的流逝，沉迷于某事件时，无意之中，动作、呼吸与意识便融为一体。

（三）正确的呼吸

呼吸是练习瑜伽的开始，需要认真学习和掌握。这个学习过程也许会贯穿瑜伽练习的整个过程，因为学会正确的呼吸才可以控制身体器官、能量通道乃至深层意念。呼吸要点如下。

（1）轻缓地呼吸，将动作与呼吸一同进行，身体的柔软度会比只进行运动时强若干倍。

（2）在做动作时有意识地呼气，然后再进一步地将呼吸与动作同时进行。

(四)正确的饮食

物质自然界有三种食物属性,分别是悦性食物、激性食物和惰性食物。瑜伽运动讲究的是自然,运动中应当保持食物营养的平衡,多食悦性食物,尊重食物的原始状态,饮食要有规律,要定时、适量、保证三餐。

(五)乐观的思想和冥想练习

乐观的思想和冥想练习,可以帮助人调整心态,排除负面或悲观的想法,进入宁静祥和的自我沉静的世界并感受无比的喜悦。持续练习瑜伽需要毅力,而乐观与平静将有助于长期坚持。

二、健身瑜伽竞赛组织管理

瑜伽比赛其实是体式比赛,是基于对身体表现的评判。健身瑜伽比赛和段位赛在瑜伽圈是一个特别的存在,有效推动了瑜伽行业健康发展并且能够很好地宣传瑜伽本身。可以把瑜伽当作一种体育竞技比赛项目,因为比赛可以敦促你去完善体式,勤加练习,检验在体式练习中的努力成果。比赛的意义在于,相对于自己而言,我在进步。

(一)瑜伽赛事分类

1. 国际瑜伽赛事

瑜伽国际赛事一般包括世界瑜伽大赛、洲际比赛以及在各个国家举办的国际瑜伽公开赛。

世界瑜伽大赛,是世界瑜伽联合会关注的重要环节之一。世界瑜伽联合会的宗旨是联合世界各地瑜伽机构和瑜伽导师继承、发扬瑜伽文化和技能,增进同行之间的团结与友谊,致力于在全球推广瑜伽事业,让更多的人受益于瑜伽,为增进人类健康美丽、美化生活、构建和谐社会做出贡献。我们应该扩大中国瑜伽在世界上的影响,提高中国瑜伽行业和瑜伽导师在国际上的地位,推动中国瑜伽在世界范围内的发展。

2. 国内瑜伽赛事

瑜伽项目在我国经过了40多年的普及发展,在国家体育总局社会体育指导中心的推广下,赛事体系日益成熟。目前,国内瑜伽赛事主要包括中国瑜伽运动锦标赛、全国健身瑜伽公开赛、中国瑜伽体位大赛和其他类型比赛。

(1)中国瑜伽运动锦标赛,由中国瑜伽运动联盟主办。

(2)全国健身瑜伽公开赛,由国家体育总局社会体育指导中心主办。

(3)中国瑜伽体位大赛,由中国国际瑜伽大会主办,已经成为我国瑜伽业内最具影响力的活动,参与人员众多,社会影响积极。大赛的举办有利于在广大群众中树立科学瑜伽健身理念,减少由于不当瑜伽运动带来的损伤。

(二)瑜伽节日

1. 大湿婆之夜

湿婆之夜是纪念湿婆神的印度节日。在印度历法中,每个月的第13天或第14天都有一个湿婆之夜。每年冬末(即公历2月或3月),在春天到来之前,有一个“大湿婆之夜”。大湿婆之夜是印度每年的一个重要节日,它在印度的日历上是月亏之时,在这一天,人们为湿婆(希瓦)供奉上她最喜欢的树叶Bilva。人们相信这一天是“瑜伽之主”希瓦与女神帕尔瓦蒂(Parvati,雪山女神)结婚的日子。

2. 国际瑜伽日

国际瑜伽日于2014年12月11日由联合国第69/131号决议宣布设立,为每年的6月21日。

设立国际瑜伽日的提议最初由印度总理纳伦德拉·莫迪在联合国大会上提出。他指出,瑜伽体现了心灵和身体的统一、思想与行动的统一,这种整体方法有益于我们的健康和福祉。瑜伽不仅仅是锻炼,它是一种发现自己、世界与自然三者合为一体的方式。

3. 中国瑜伽节

中国瑜伽节是中国瑜伽行业组织的文化活动,2011年正式启动,由中国地方政府、印度大使馆等机构联合发起。这是我国目前唯一具有官方性质的以瑜伽健身、健康活动为主线,以群众喜闻乐见的电影、展览、饮食、培训、体育、娱乐、文化项目为辅的多元化活动。整个活动时间为6月至10月,分海选、复赛、决赛等阶段,参赛选手分为爱好者组、专业组和明星组,决赛入围选手将角逐冠亚季军及多个单项奖。

三、瑜伽竞赛组织机构

竞赛组织机构是比赛顺利进行的关键环节,所以组织机构必须合理。在全国比赛中,庞大的参赛群体给办赛单位和工作团队带来相当大的挑战。因此,合理高效的竞赛组织机构对赛事组织工作起到了至关重要的作用。

在赛事的筹备中,通常由主办单位和承办单位共同组成赛事组织委员会(简称组委会),根据赛事级别、参赛规模等因素,设立责任明确、分工具体的职能部门。组委会以下可设立综合部、竞赛部、仲裁委员会、裁判委员会、宣传部、大型活动部、后勤保障部、安全保卫部、医疗救护部等职能部门。如图13-1所示。

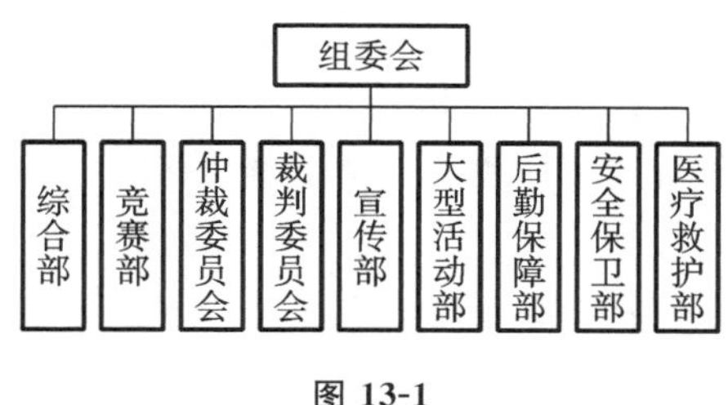

图 13-1

1. 综合部职责

(1)组委会全体人员的合理配置以及人力资源管理,办公用品、大赛物件订购,处理正常的办公事务并且协调各部门关系。

(2)内部及大赛期间与相关合作单位的安全保障。

(3)合理安排高层相关领导、主协办单位领导、分赛区选手及相关人员的后勤接待工作。

(4)起草、修订组委会相关文件资料及相关合同文书起草、校订和发放。

(5)相关文件的档案管理和发放,以及组委会各种会议的召开、记录、整理、汇总。

(6)完成组委会交代及需完成的其他事宜。

(7)获奖选手的代理与签约。

2. 竞赛部职责

(1)竞赛工作的组织实施。作为竞赛部,要负责相关赛事的前期准备与实施工作,并且还要指导后期每一个相关工作的落实。

(2)汇总和印发相关资料。任何一个赛事的宣传以及开展都需要相关的资料,而竞赛部则主要负责前期赛程的汇总,以及印发赛事项目规程、总秩序册等相关资料。

(3)参赛人员资格审查。相关的竞赛都会有参赛队员以及相应的裁判,竞赛部需要对相关人员资格进行审查。

(4)赛程安排。竞赛部要负责制定赛程安排,制订后期的颁奖计划并组织实施。

(5)竞赛工作人员的相关培训。主要是对裁判员以及礼仪小姐进行相应的技术培训,负责颁奖的组织以及实施。

3. 仲裁委员会职责

(1)记录每场比赛裁判员的执裁情况并撰写仲裁技术报告。

(2)解决并处理竞赛过程中出现的技术性争议与纠纷。

(3)召开审议会议,对运动队的申诉做出裁决。

(4)作为监督竞赛工作的重要环节,保证比赛规则和比赛章程正确执行。

(5)评价裁判员的工作情况。

(6)对出现重大错误的裁判员进行处罚。

4. 裁判委员会职责

全国健身瑜伽指导委员会设裁判委员会(以下简称裁委会),具体负责国家级裁判员技术等级认证的监督管理工作。

裁委会设主任 1 人,副主任 2 人,委员若干人。裁委会成员由专职人员和注册的国家级裁判员组成。每届裁委会任期不超过 4 年。

裁委会成员候选人由全国健身瑜伽指导委员会提名,报国家体育总局社会体育指导中心确定,名单须向社会公布。

各地健身瑜伽主管部门或健身瑜伽协会应当结合本地区健身瑜伽开展情况成立裁委会。其职责包括:

(1)裁判员技术等级认证的监督管理工作。

(2)制定裁判员发展规划。

(3)制定竞赛裁判员管理的相关规定和实施细则。

(4)组织裁判员培训、会议。

(5)研究制定健身瑜伽竞赛规则与规程。

(6)组织裁判员的业务培训和学习,不断提高业务水平。

(7)指导和监督裁判员的选派工作。

(8)认证和注册国家级裁判员技术等级。

(9)提出裁判员的奖惩意见。

(10)研究和制定健身瑜伽竞赛规则和裁判法的补充规定。

5. 宣传部职责

(1)主要负责赛事前后期的实时宣传,充分利用各种渠道,为健身瑜伽赛事文化的宣导推广和各式宣传材料(海报、宣传画、广告、声像资料、图片资料等)的制作工作,提供更加专业化的策划、建议和服务。

(2)紧密联系赛事发展的实际,编写形势任务宣讲材料,对赛事活动进行公告并对赛事每次重大活动进行报道和评述,在全国宣传赛事信息,提高瑜伽比赛的知名度等。

(3)抓好对外宣传报道,树立良好健康的运动文化形象,进一步提高健身瑜伽竞赛在国内外的影响,为进一步发展创造良好的外部环境。

6. 大型活动部职责

(1)组织协会之间的交流协作,开展各项工作交流活动,包括组织大型论坛、展览会、培训班、国际考察等系列活动,争取社会赞助和外界的物质与精神支持。

(2)与高校组织建立合作关系,开展学生工作问题与学院各学生组织的咨询工作,包括组织有关健身瑜伽训练与比赛的课题研究、学术报告、案例库、排行榜、新闻发布等活动。

(3)策划与管理重点运营活动,对活动进行包装,包括活动策划、营销推广、活动文案撰写、活动页面设计策划、活动功能开发需求输出、活动资源统筹协调、活动期间运营工作及活动后效果评估等。

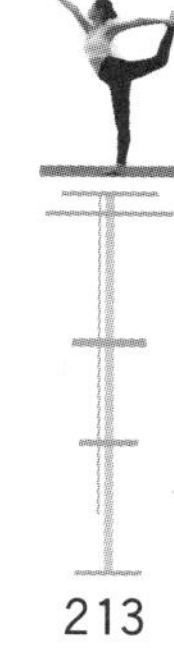

(4)根据活动目标,配合时间节点和热点事件,结合赛事场景、健身瑜伽文化情感需求,捕捉活动的亮点和精髓,独立策划具有创意性的活动策略并执行有影响力的促销传播活动。

7. 后勤保障部职责

(1)后勤管理规范的制定并监督执行,确保竞赛的顺利进行。

(2)赛事和训练场地的使用、维修、养护和管理、清洁卫生、治安管理。

(3)生活后勤保障服务管理、食堂管理,确保人员饮食安全。

(4)工作人员集体宿舍管理,休闲、文化娱乐设施管理。

(5)后勤物资管理,对后勤物资进行采购、领用和消耗的监督审核工作。

(6)灾害及其他突发事件处理,指导、管理、监督本部门其他人员的业务工作,做好下属人员的绩效考核和奖励惩罚工作。

8. 安全保卫部职责

(1)制定竞赛组织机构安全保卫管理制度,明确各部门治安保卫和消防责任,编制及签订安全保卫责任书,严格落实安全保卫责任。

(2)定期对工作人员开展安全保卫线下教育、消防培训等工作,增强员工的法制观念,提高员工遵纪守法意识及保密意识。

(3)组织内部安全检查工作,落实安保工作防范措施,定期监察工作并汇报安保情况及各类灾害事故处置情况。

(4)积极配合竞赛组织机构重大活动、会议、接待的安全保卫工作。

9. 医疗救护部职责

(1)组织实施疏散场所的医疗救护工作。

(2)对参赛者出现突发事故或损伤的救护工作。

(3)对参赛者和裁判员进行卫生知识宣传教育。

四、瑜伽竞赛工作程序

（一）赛前筹备工作

1. 制定竞赛规程

竞赛规程是由竞赛组委会或筹备组，根据竞赛计划而制定的具体实施某一项（届）赛会的政策与规定。

主要内容包括：竞赛的名称、目的、任务、时间、地点、举办单位或承办单位、项目、组别、参加方法、竞赛办法、竞赛规则、录取名次与奖励、报名和报到、裁判员与仲裁委员会、注意事项或未尽事宜以及本规程解释权的归属单位等。

2. 开通报名通道

经有关部门批准承办赛事后，由承办单位开通报名系统，参赛人员在规定时间进入报名官网填写信息，选择组别正式报名参赛。

3. 勘测比赛场地

（1）组建专业勘测团队。

（2）根据瑜伽比赛场地要求，勘测场地是否达到要求。

（3）对比赛场地及周边进行安全勘测，及时发现存有安全隐患的地方并进行安全隐患排除。

（4）确定最终比赛场地，并提供初步场地布置图纸。

4. 组建工作团队

在赛事的筹备中，通常由主办单位和承办单位共同组成组委会，根据赛事级别、参赛规模等因素，设立责任明确、分工具体的职能部门，共同服务于本次赛事，保障赛事顺利进行。

5. 核对参赛费用

（1）业务发生结束后的一周（7 天）内填写报销单并递交到财务。

（2）费用报销必须严格按照申报审批流程，不得越级或漏签。

（3）报销支付时必须收款人签字，单位报销的必须出具单位收款委托书，费用报销支付后出纳需加盖“银行支付”或“现金支付”印章。

（4）出纳必须每周按顺序整理好现金、银行存款日记账及报销单，呈报财务经理（或公司授权人员）核对账单相符性，并在日记账签名后交给财务会计做账。

6. 编写赛事文件

竞赛设计单位应按竞赛文件的要求编制竞赛书，于送交方案截止日期前由主办单位提供统一规格文件袋进行密封。所有竞赛单位均须提供 22 份无明显标记的综合文本，供评选委员会评选，同时提供 3 份一致的文件（1 份正本，2 份副本），并带好设计单位、项目负责人等的相关资料以备核。

7. 物料设计印刷

秩序册须由主办单位审定，要求色调明快、时尚，内容准确清楚，便于查找使用，广告版面提前进行招商。基本内容如下。

（1）封面、封底设计，包括赛事主视觉、logo、标识、比赛名称（中英文）、主办协办名单等。

（2）比赛批复文件。

(3)竞赛规程、设项。

(4)赛事日程安排。

(5)组委会及办事机构名单。

(6)竞赛机构名单——仲裁、裁判委员会及后勤保障等人员组成。

(7)代表队名单。

(8)运动员竞赛分组名单。

(9)运动员人数统计表。

(10)各类广告彩页(提前征集赞助商广告页面)。

8. 场地布置与搭建方案

(1)10 米×16 米×0.8 米舞台、灰色地毯、16 米×5 米 LED 显示屏。

(2)交通便利,场地设施符合健身瑜伽竞赛规则标准,拥有更衣室、化妆间、热身区、用餐室,后场通道可容纳 200 人。

承办单位须提前两个月依据赞助单位和全国健身瑜伽指导委员会的要求准备场馆布置设计方案,其设计标准须符合全国健身瑜伽指导委员会竞赛技术要求,场地要求见《健身瑜伽竞赛规则与裁判法(试行)》第一部分健身瑜伽竞赛规则第五章比赛场地的规定。

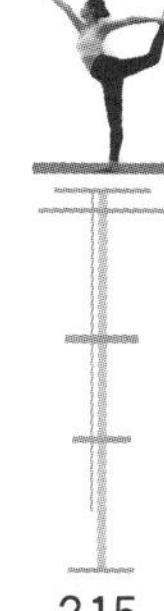

承办单位须于赛事前两天依据场馆布置设计方案对比赛场馆进行布置,全国健身瑜伽指导委员会负责整体验收(含竞赛用品)。

(二)赛时运营工作

1. 报到与走场

所有裁判员与代表队在大会规定时间内到达指定酒店进行报到,领取秩序册等相关物件。所有工作人员熟悉自己的工作,尽量保证可以最快速地解决人员相关问题;裁判员提前走场熟悉打分系统;教练员及运动员提前熟悉检录处及比赛场地。

2. 联席会议

所有裁判员赛前进行本次赛事的裁判员培训会议,规定本次比赛的打分要点及注意事项;所有教练员赛前进行教练员培训会议,声明本次比赛的重要事项及安全提示,保证在本次比赛中运动员的人身安全及财产安全。

3. 检录与入场

赛前布置好检录处,准备好所需用品,拟定运动员须知,编印赛事检录入场时间表,校对运动员卡片和检录表,了解各项比赛的赛场地点;准时点名,若有不到者应立即联系大会负责人,并记运动员为弃权;检查运动员服装是否符合参赛条件,引导运动员到达参赛地点准备上场。

4. 放音与宣告

比赛所用音乐皆用大赛统一音乐,放音人员提前确认音乐无误,比赛开始时由宣告人员介绍本次比赛的主办单位及承办单位,介绍本次比赛的裁判员,齐唱国歌后宣布比赛开始。

5. 证书打印与颁奖

工作人员根据比赛结果为各项、各组前六名打印获奖证书,准备好奖品,并举办颁奖典礼,由颁奖人员将证书与奖品颁发给获奖运动员。

（三）赛后收尾工作

1. 物品清点与回收

健身瑜伽赛事结束后，应尽快对设备、器材、办公用品等进行处置，按照“谁发放，谁回收”的原则负责清点回收。同时在收尾阶段，对应收、应付款项及时清理结算，避免经济损失或者纠纷。

2. 电子文件归档与成绩上传

在健身瑜伽赛事收尾阶段，要注意相关文件的整理和归档。归档文件主要包括：

（1）承办赛事及赛事运行工作的指示、批复文件。

（2）赛事组委会各部门会议记录及会议纪要。

（3）竞赛组织类：竞赛规程、秩序册、运动员报名手册、竞赛相关文件及反映竞赛工作的其他文件材料。

（4）领导成员名单、组织机构设置、技术官员选派文件、志愿者招募培训管理、工作人员补贴办法及反映人事工作的其他文件材料。

（5）收支报表、财务经费相关文件以及反映财务工作的其他文件材料。

（6）安全保障工作方案、应急预案以及反映安保工作的其他文件材料。

（7）赛事竞赛数据、成绩单、联络单等。

（8）媒体、新闻宣传运行报道工作意见。

（9）赛事活动中的其他文件。

3. 各类人员补贴发放

由主办单位制定选手的奖金额度、比赛各项目特别奖的奖励办法，赛场工作人员统一由组委会制定奖励补助。

4. 总结汇报与致谢

在健身瑜伽赛事收尾阶段，由主办单位向健身瑜伽赛事运作管理的外部机构及人员致谢，对赛事运作内部机构及人员表示感谢并予以表彰。

致谢的对象包括政府部门、承办单位、媒体记者、赞助商、捐赠者、志愿者等为健身瑜伽赛事提供了支持与帮助的个人、组织等。表彰对象包括直接参与健身瑜伽赛事运作的单位及个人。

第二节　健身瑜伽等级动作

为面向全国推广符合我国国情和大众健身需求的健身瑜伽体位标准，全国健身瑜伽指导委员会制定了《健身瑜伽体位标准（试行）》。该标准可供大学生瑜伽爱好者和参加瑜伽比赛的大学生学习。

一、健身瑜伽竞赛体位基础 7 式

健身瑜伽竞赛体位基础 7 式如图 13-2 所示。

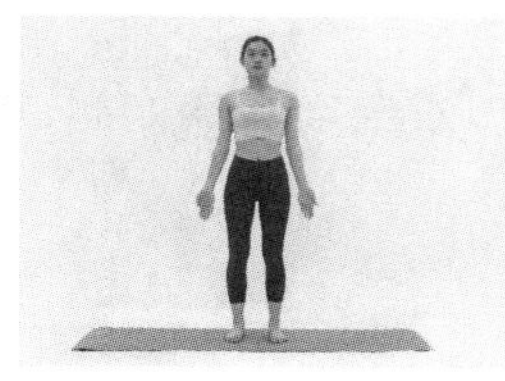
1.山式站姿

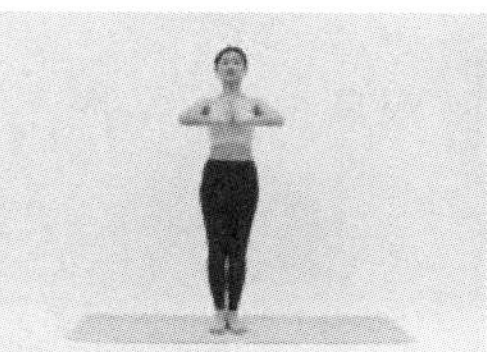
2. 礼敬式

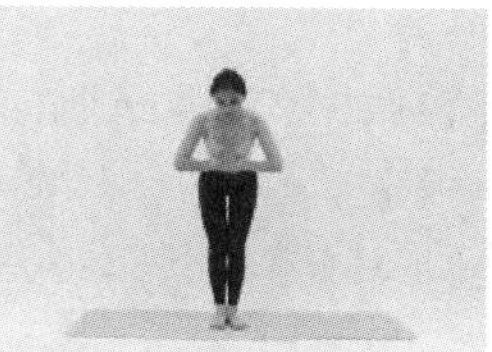
3.健身瑜伽礼敬式

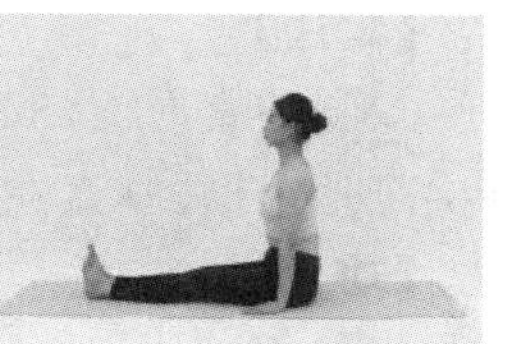
4.山式坐姿

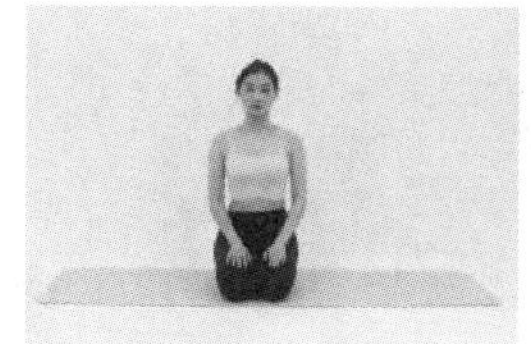
5.雷电坐

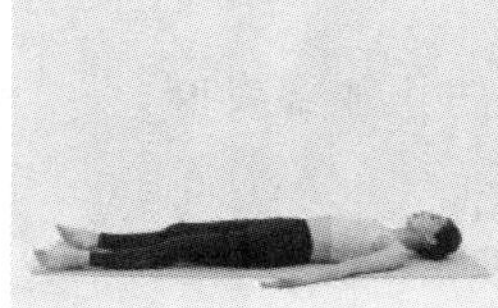
6.仰卧式

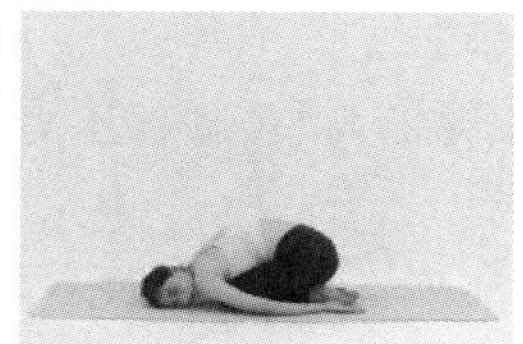
7.婴儿式

图 13-2

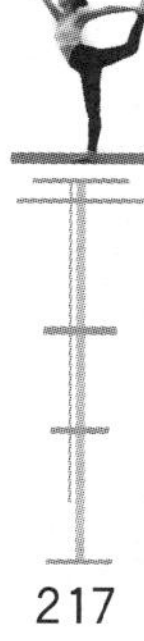

1. 山式站姿

【动作要领】

双脚分开与骨盆同宽，尾骨微卷，骨盆保持水平，腹部内收，骨盆拓宽。肩膀向后向下，胸腔打开饱满，下颌微收。

【做法】

吸气，掌心翻转向上，手臂经体前向头上方尽力伸直。呼气，头颈部向前弯曲。吸气，头颈部回到正中。呼气，十指分开，双手于头后方抱住对侧手肘，保持均匀呼吸，停留 10 秒。呼气，缓慢还原，稍做调整。可反复做 6 次。

【功效】

扩展、滋养胸部，防止胸部下垂，美化胸部肌肉。令人心神安宁，抑制烦躁情绪。

2. 礼敬式

【动作要领】

两前臂成一线平行于地面，双脚并拢，骨盆保持中正。

【做法】

山式站姿，双手在胸前合掌，目视前方。

【功效】

有助于保持专注，放松身心，为后续体式做准备。

3. 健身瑜伽礼敬式

【动作要领】

两前臂成一线平行于地面，双脚并拢，骨盆保持中正。

【做法】

山式站姿，双手在胸前合掌，上身微微向前屈，目视前方。

【功效】

有助于保持专注，放松身心，调节情绪，减缓压力。

4. 山式坐姿

【动作要领】

保持挺胸微抬头，小腹微收。

【做法】

双腿伸直向前，双脚轻微回勾，腘绳肌向外，双肩向后，掌向下沉，双手在身体两侧，手指尖点地，脊柱垂直在地板上。

【功效】

纠正驼背的不良体态，提升气质。

5. 雷电坐

【动作要领】

膝盖低于臀部，减轻腿部压力，防止腿部发麻。

【做法】

跪坐，背部平直，调息。跪立，双膝微分，脚尖踮起，打开与肩同宽。慢慢将臀部落到脚后跟上，还原，放松调息。

【功效】

刺激下半身血液循环，使腿部经络舒畅，美化腿部线条。

6. 仰卧式

【动作要领】

让身体完全处于放松状态，慢慢地呼吸。

【做法】

躺卧在地上，双脚蹬直稍稍分开，双脚自然地偏向外侧。双臂置在身体两侧，与身体成45°角。手心朝上，下颌微收，伸展脊椎上部。闭上眼睛深呼吸，随后呼吸要变得顺畅而缓慢，不影响身体的休息。将注意力集中在呼吸上，尽量伸展胸部及横膈膜，感觉有一股能量由头部蔓延至脚底，静止不动地保持这个姿势5～10分钟。

【功效】

使血液循环恢复正常，令精神彻底放松。

7. 婴儿式

【动作要领】

双膝分开与髋同宽，两个脚的大脚趾轻轻相触，两个手掌紧紧压实垫子，去感受手掌用力向下推地，两个手掌放在肩膀的正下方且与肩膀垂直。

【做法】

跪立在垫面上，双脚并拢（亦可打开与垫面同宽），大脚趾贴靠，双腿并拢，臀部坐向脚后跟。身体前倾，腹部贴靠大腿，前额点地，颈部放松，双手向前伸展，掌心贴地。

【功效】

缓解头痛、颈痛及胸痛，舒展骨盆、髋部和下背部，伸展髋部、膝部与脚腕，放松全身，缓解身体疲劳，减轻精神压力。

二、健身瑜伽竞赛体位一级16式

健身瑜伽竞赛体位一级16式如图13-3所示。

1. 简易坐

【动作要领】

脊柱向上立直，并垂直垫面，腹部微内收向上。

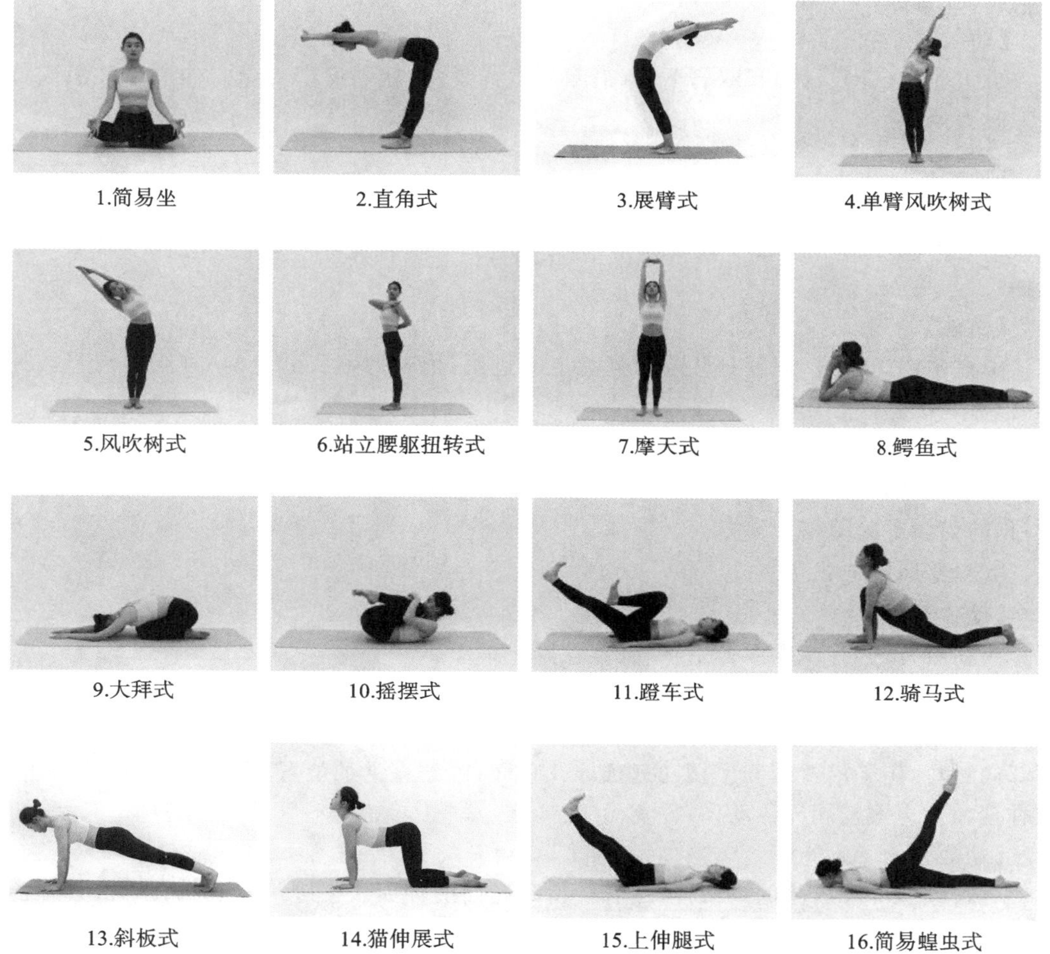

图 13-3

【做法】

长坐姿坐立在垫面上，双腿伸直。吸气，脊柱向上立直，眼睛平视前方或者闭眼。呼气，双肩下沉，屈双膝，双小腿二分之一处交叉，双脚放在双膝的下方，双手放在大腿前侧的膝盖上，掌心朝上或朝下或做瑜伽手印都可以。

【功效】

调整呼吸，让心静下来。

2. 直角式

【动作要领】

保持姿势时，双手十指交叉，大腿前侧肌肉慢慢收紧。臀肌放松，直到后背与下肢成直角。

【做法】

双脚并拢，山式站立，双脚脚跟脚尖相互碰触，身体重量均匀地放在双脚全脚掌上。双膝伸展并拢，大腿内侧收紧，臀部收紧。收腹，挺胸，脊柱向上伸展拉长，头颈端正。双肩下沉，手臂向下伸展。双手掌心向下十指交叉，吸气，上举过头，大臂贴近双耳。呼气，上身自髋关节处向前向下，大腿前侧肌肉慢慢收紧，臀肌放松，直到后背与下肢成直角。

眼睛始终注视双手，达到直角后，保持30～60秒，正常呼吸。

【功效】

矫正驼背、脊柱弯曲和双肩下垂，消除颈肩背紧张，加强肩部力量。伸展下肢肌肉，加强下肢力量。

3. 展臂式

【动作要领】

双脚内侧外侧均匀地对抗地板。重心微微地给到脚后跟，大腿前侧肌肉收紧，并且上提。

【做法】

山式站姿。吸气，双臂分开与肩同宽上举过头，稍朝后仰头和上身。呼气，慢慢收回。重复3～5次。

【功效】

稳定下肢，增强腿部力量。伸展和调节腹部肌肉，促进消化，舒展胸部，促进血液循环，预防与缓解胸腺增生。

4. 单臂风吹树式

【动作要领】

头在双臂之间，髋部保持中正，身体在同一平面。

【做法】

双脚稍分开地站立，双手扶髋，收臀。吸气，左臂高举过头，掌心朝内。呼气，身体由腰部向右弯，躯干沿左臂和手指向远延伸。吸气，回到直立的位置，保持胸部朝前，往上拉伸脊柱。换边重复同样的动作，重复做2～3次，每一边保持3～20秒。

【功效】

增强腰髋部和肩膀的灵活性，使脊柱得到侧向的伸展。促进消化和排泄，促进淋巴液的流动，帮助排毒并增加免疫力。补充全身的精力，驱散睡意。

5. 风吹树式

【动作要领】

身体侧弯时膝盖伸直，双腿始终保持直立状态。

【做法】

山式站立于垫上，双脚打开，与肩同宽。双手于体前十指相交，吸气，双臂向上举过头顶，掌心向上。呼气，身体平直向右侧弯，眼睛绕过左手臂前侧，望向天空固定点。保持呼吸进行5次。吸气，身体还原正中。呼气，身体平直向左侧弯，眼睛绕过右手臂前侧，望向天空固定点。保持呼吸进行5次。吸气，身体还原正中。

【功效】

对胸部、背部、腰部、髋部、肩部和内脏器官均有很好的锻炼效果，有助于减少腰部脂肪。

6. 站立腰躯扭转式

【动作要领】

骨盆保持中正，腰部不适者谨慎练习。

【做法】

山式站姿，双脚分开与髋同宽。吸气，双臂侧平举，右手置于腰背处，左手置于右肩，左臂平行于地面，脊柱延展。呼气，骨盆保持中正，躯干向右扭转，双膝和脚尖指向正前方，目视右后方。保持几组呼吸。吸气，躯干回正，双臂侧平举。呼气，双臂收回，双脚收回，还原山式站姿。换另一侧练习。

【功效】

加强腰部、肩部及背部肌肉的灵活性，缓解腰背不适。

7. 摩天式

【动作要领】

吸气时抬脚跟，之后保持平稳呼吸，这样才能控制身体平衡，呼气时还原。

【做法】

挺身直立，双脚分开与肩宽，脚趾指向正前方。一边吸气，一边将双手从体侧向上伸展，直至双手掌在头顶交握。继续吸气，一边伸展脊柱，一边慢慢踮起脚跟，重心前移，收紧腹部、背部、腿部肌肉，最后让脚趾支撑住身体。保持 6 个深长的呼吸。一边呼气，一边重心后移，落下脚跟。同时，放下手臂，还原直立。重复 2～4 遍。

【功效】

伸展脊柱，缓解僵硬与紧张，提振神经系统。伸展腹部肌群和肠脏器官，活跃消化排泄系统，有助于缓解便秘。

8. 鳄鱼式

【动作要领】

鳄鱼式的完全版在开始练习时是非常困难的，只有当你的手臂、背部和腿足够强健时，方能轻松完成。

【做法】

俯卧，双腿伸直，脚尖着地，手掌平贴在胸部两侧地板，手肘朝天同时紧靠身体两侧，十指尽量张开，指尖朝前方。吐气，收紧腹部，撑起身体离地 6 厘米以上，使用双手及脚尖支撑身体呈鳄鱼状。全身成一直线，头部与脚跟和地板平行，或抬头直视前方，保持 5～8 个呼吸的时间。吸气，慢慢将全身放松回地面，侧脸颊贴地休息。

【功效】

强化肩膀、腹部、手腕与手臂及腿部，美化腹部线条，预防关节炎。促进末梢循环，预防及改善手脚冰冷或麻痹现象。提高注意集中能力。

9. 大拜式

【动作要领】

后仰稍有度即可，莫以后仰身形为美，颈椎、肩部、腰部有问题者，呼吸不能深入腹部者，气虚者，气血体质虚弱者等，都要注意减少后仰的幅度。

【做法】

雷电坐姿，双手从两侧延伸高举头顶，髋屈曲，上体自然伸展向前，双手及小臂放于地面上，掌心向下，额头触地。保持几组呼吸，吸气向上，呼气向下。

【功效】

缓解身体的疲劳，舒缓心情，使人变得平静与谦和。练习时配合深长缓慢的呼吸可以缓解身体的僵硬，促进上身的血液循环，对于低血压或者脑供血不足的人来说也是大有益处。

10. 摇摆式

【动作要领】

要控制住自己的身体，尽量保证头顶、脚尖不触碰地面，避免惯性过大造成意外伤害。

【做法】

仰卧，吸气，双腿弯曲并拢，双手十指交握，抱住膝盖。呼气，用腹肌的力量带动头部、上身、双臂离地，并借助这股力量，身体向前倾。放松，身体受地心引力向后摇摆。重复摇摆动作 3～5 次，身体放松。

【功效】

活动后腰和骨盆关节，给骨盆输送健康的血液，拉伸和按摩腹部器官。

11. 蹬车式

【动作要领】

注意呼吸与动作的配合。

【做法】

仰躺在垫子上，双臂打开，让肩膀远离耳朵。屈右膝再屈左膝，减少腰部的压力，脚趾回勾，脚趾指向正上方。把脚向左向右拐，双腿向内夹，借助双腿的力量，呼气时将右腿向上蹬出去，配合呼吸，再将左腿向前蹬出，右腿拉回。左右腿依次交替向前蹬出去，在过程中需要管理好自己的膝盖，保持膝盖和脚趾在一个方向。做 20～40 组。做完这组动作后腹部大腿贴靠，双手环抱脚踝。稍做休息，慢慢将双腿落回，抵在垫子上。

【功效】

按摩腹部内脏器官，怀孕妇女在整个孕期做此练习，可减少分娩时的痛苦，促进分娩顺利进行；产后妇女可常做，及早去除子宫内淤血。锻炼双腿，使双腿修长而匀称，腿部肌肉更加有力，强壮背部、腰骶椎。

12. 骑马式

【动作要领】

放松双肩，不要耸肩。

【做法】

在第三式前屈式的基础上，吸气抬头，呼气屈双膝，将右腿向后撤出一大步。左脚脚心平放在地面上，左腿胫骨与地面垂直。把右腿向后伸展，整个右腿尽力贴近地面，双手平行放于左脚两侧的地面上。呼气，向后尽力伸展右腿，胸部向前推，伸展背部，尽量使头部、颈部向上延伸。

【功效】

改善人的活动功能，加强两腿肌肉，增强平衡能力。增加脊柱弹性，扩展胸腔，灵活髋关节。

13. 斜板式

【动作要领】

全身上下的肌肉部位协调发力，保持绵长的呼吸。

【做法】

俯卧，用双手支撑身体，与此同时前脚掌着地，牢牢地蹬住地面，尽量用核心区域发力，维持动作数秒钟之后恢复原状。

【功效】

提升核心区域的力量,紧致身体的曲线,提升身体的协调能力。

14. 猫伸展式

【动作要领】

尾骨在拱背时内收,背部凹下时抬高。想放缓节奏,可在练习中采用轻细的呼吸,把动作配合呼吸,做得连贯顺畅。

【做法】

双膝跪下,四肢着地,手臂伸直,双手下压。脚背着地,脚趾自然朝后。脊柱轻缓下凹,臀部稍微抬高。往前看或稍稍往上,接着脊柱拱起,下颌和臀部轻轻内收,正常地呼吸,重复 5～10 次。脊柱进一步往下凹,同时慢慢吸气。胸部和臀部上提,双手用力下压,保持手肘伸直,直视前方或稍往上看,慢慢地呼气,拱起整个背部,头下垂,臀部内收。交替背部一凹一拱的动作,平稳顺畅地呼吸,重复 5～12 次。双手逐步收回,坐到脚跟上,放松。

【功效】

增强脊柱的弹性和髋部的灵活性,缓解轻微背疼,帮助子宫恢复正常位置。

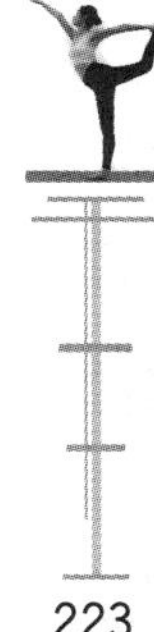

15. 上伸腿式

【动作要领】

抬腿收腿的过程中,动作一定要缓和。练习过程中,腰部不可悬空。

【做法】

仰卧在垫子上,双脚向前伸展,双手的手掌心向下压垫子,大臂向下贴,肩膀向下沉。弯曲双膝,收到臀部后侧,脚跟向下踩脚掌,把腹部向下贴到垫子,臀部后侧贴近垫子,双肩向下沉。吸气时将右腿向上抬高,脚掌蹬,脚跟向上,脚尖回勾,把左腿向上伸展,双脚并拢在一起,脚跟向上,脚尖回勾。收一点下颌,眼睛看正前方,保持 5 个呼吸的时间。让腿在正中央的位置,腿与臀部在垂直线上。臀部后侧、腰背后侧贴紧垫子,把臀部抬起来。呼气下落时屈双膝,双脚下落到臀部后侧,脚跟顺着垫子向后伸直。

【功效】

增强双腿及背部力量,紧实腹部肌肉。

16. 简易蝗虫式

【动作要领】

双腿上抬后尽可能伸直,不要弯曲膝盖。

【做法】

在地面上,下颌轻触地面。脚跟并拢,脚背向下压,双手放在体侧。慢慢将双手放到后背,十指交叉在一起。吸气时,将整个脊柱延展,身体向上,背部伸展开。呼气时,身体两端缓缓向下落,解开双手。掌心向下推,臀部向上提,稍做放松后起身。

【功效】

锻炼背部肌肉,增强脊柱弹性,促进消化。

三、健身瑜伽竞赛体位二级 16 式

健身瑜伽竞赛体位二级 16 式如图 13-4 所示

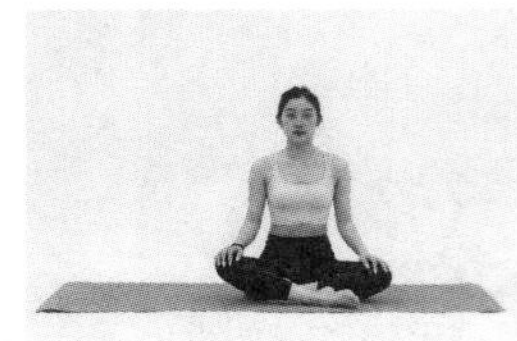
1.平常坐

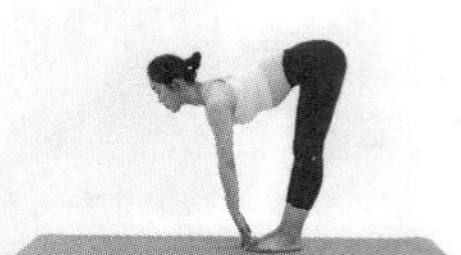
2.增延脊柱伸展式

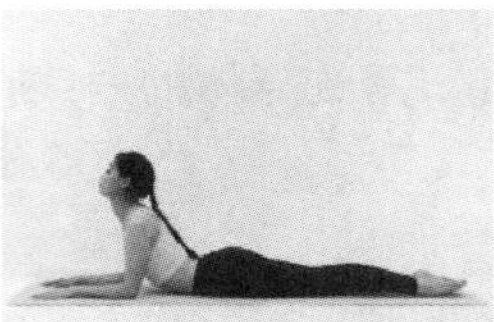
3.人面狮身式

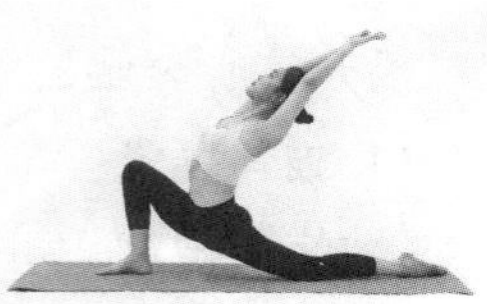
4.新月式

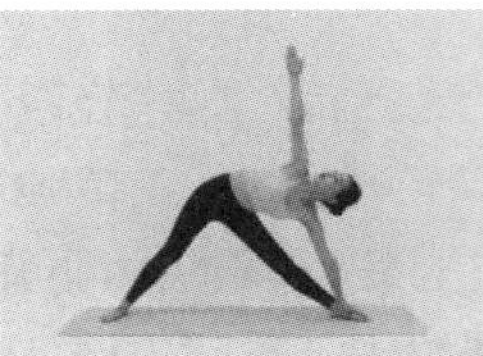
5.三角伸展式

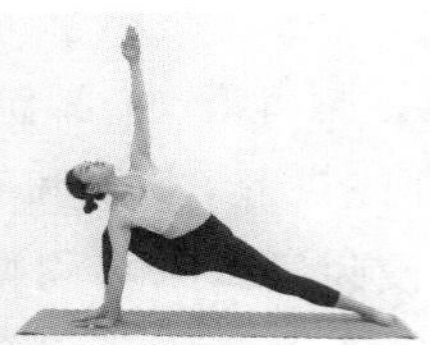
6.侧三角伸展式

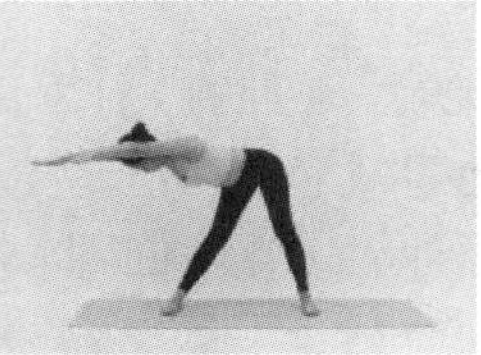
7.直角转动式

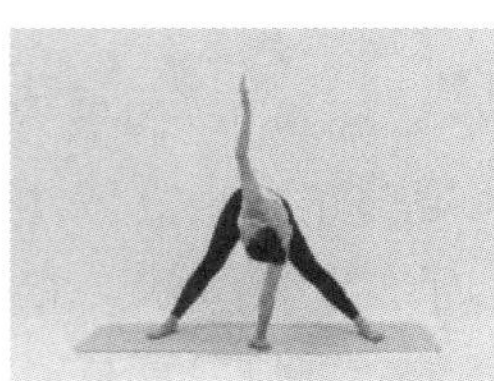
8.半三角扭转式

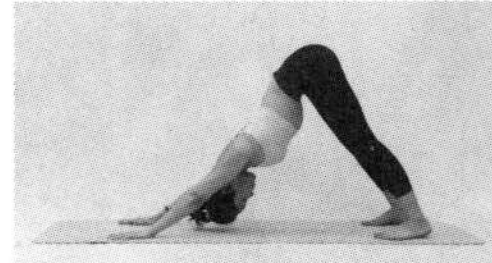
9.下犬式

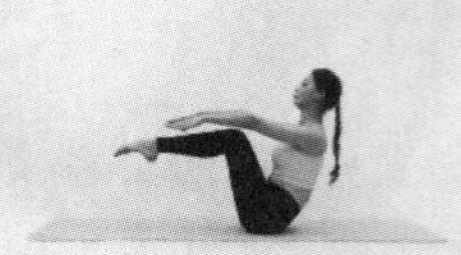
10.半舰式

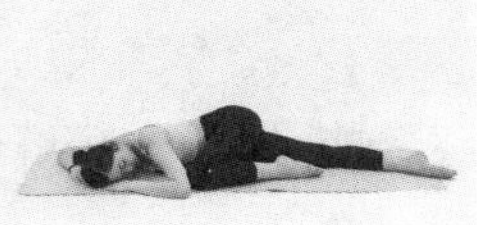
11.鱼戏式

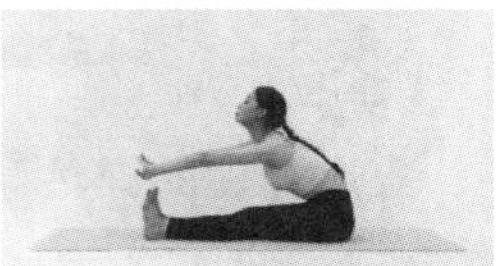
12.推磨式

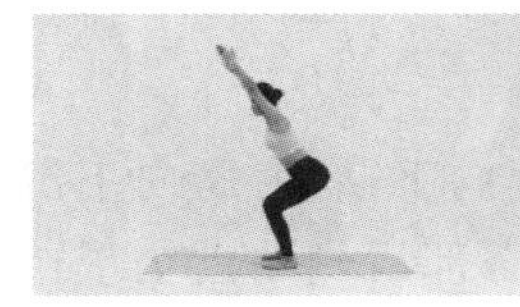
13.幻椅式

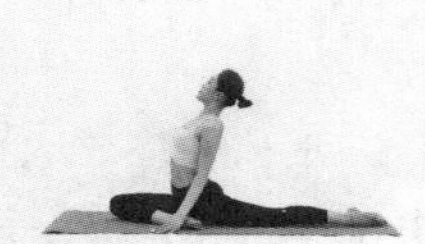
14.简易鸽式

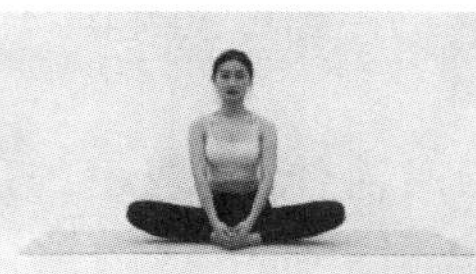
15.蝴蝶式

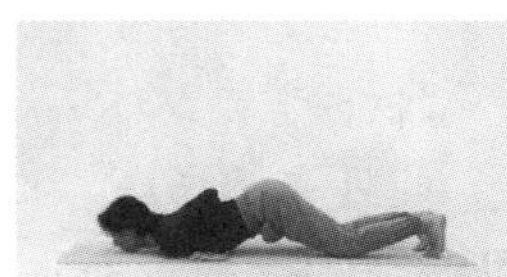
16.八体投地式

图 13-4

1. 平常坐

【动作要领】

注意不可出现使人不愉快的压力，如果感到疲劳就交换双腿位置。

【做法】

挺直腰背坐于垫子上，屈左膝，左脚脚跟抵在会阴处，屈右膝，右脚脚跟自然放在左脚脚跟前面。这个时候双脚的脚跟和会阴成一条直线，脚跟、肚脐、鼻尖也成一条直线。

【功效】

刺激下半身血液循环，使腿部经络舒畅，美化腿部线条。

2. 增延脊柱伸展式

【动作要领】

双腿尽量伸直，不要勉强用力，只要接近最理想的状态就好。伸展脊柱的同时呼吸顺畅，切不可憋气。

【做法】

山式站姿，直立，双腿伸直。呼气，身体向前弯曲，手指或手掌放在脚的两侧。吸气，头尽量抬高，充分伸展脊柱。双膝伸直，自然呼吸。呼气，放松头部，身体尽量靠近大腿。保持自然呼吸停留片刻，然后双手向前伸展，带动身体向上起来。呼气，放松双手还原体侧，闭上双眼放松。

【功效】

放松和增延脊柱，锻炼和加强脊柱神经。

3. 人面狮身式

【动作要领】

保持腹式呼吸，慢慢地拉动腰部，选择适合自己的运动力度，尽量保持颈部挺直。

【做法】

保持俯卧的姿势，面部轻轻地点，双手放在身体两侧，与此同时屈起手肘，尽量用手肘贴紧身体，小手臂贴地，手臂与手臂之间保持一定距离，以腰腹部为发力点，慢慢抬起上肢。保持这个姿势 30～60 秒，慢慢地呼气，恢复原状。

【功效】

放松身心，美化背部线条，提升腰部柔韧度。

4. 新月式

【动作要领】

后腿膝盖可不下沉着地，保持膝盖伸直即可。手臂十字交叉向后延伸，拉长脊椎。

【做法】

以站姿或下犬式为起始姿势。吸气，左脚向前迈出一大步，左脚掌紧贴地面，左腿膝盖弯曲，不要超过左脚前侧。右脚伸直，脚尖点地，朝前推送髋部。上身弯曲向前，腹部紧贴左前腿，双手撑地。背部保持平直，向前延伸，呼气。吸气，身体向上伸展，双手置于髋部。左脚紧压地面，右脚伸直向前靠，髋部摆正。保持 2～3 个呼吸的时间。吸气，双臂上举过头顶，贴紧双耳，扩张肩部和胸部，手臂伸直带动身体向上，继续延伸脊柱，稳固双脚，下沉小腹。右腿膝盖着地，扩展左右髋部。自然呼吸，眼睛看向前方，保持身体稳定。继续吸气，双臂带动上身往后仰，髋部、腿部保持不动，体会脊椎后侧的挤压感。保持 5～8 个呼吸的时间，双手带动上身缓慢恢复。调整呼吸后，换腿练习。

【功效】

有效强化双脚、脚腕、小腿、膝部和大腿的力量，增强肌肉耐力，锻炼练习者的意志力。增强循环系统的功能，增加肺活量。提高身体的平衡控制能力，舒展髋部和肩部，纠正各种不良体态。

5. 三角伸展式

【动作要领】

前脚跟正对后足弓，两侧肩膀一一位于腿部的正上方。

【做法】

山式站姿。深吸气，跳步分开两腿，双脚距离 90～105 厘米。双臂侧平举与肩齐，手掌朝下。手臂与地面保持平行。右脚向右旋转 90°，左脚稍转向右，左腿从内侧保持伸展，膝部保持绷直。呼气，向右侧弯曲身体躯干，右手掌接近右脚踝。向上伸展左臂，与右肩成一条直线，并伸展躯干。腿后部、后背以及臀部在一条直线上。眼睛注视伸展的左手拇指。提升右膝盖，右膝正对脚趾，始终保持右膝挺直。保持姿势半分钟到一分钟，均匀深长地呼吸。从地面抬起右掌，吸气回正。接着做左侧的动作，左侧保持的时间与右侧相同。呼气，回到山式。

【功效】

增强腿部肌肉，去除腿部和臀部僵硬，纠正腿部畸形，使腿部均匀发展。缓解背部疼痛以及颈部扭伤，增强脚踝，强健胸部。

6. 侧三角伸展式

【动作要领】

从双脚分开的站姿开始，将前脚脚跟与后脚脚跟对齐，前腿膝关节与前腿脚踝对齐。吸气，伸展双手臂向上，伸展身体两侧。呼气，允许骨盆转动，侧弯向前腿，前手臂肘部落于前侧大腿上。这将使你更加轻松地保持腿部的参与，获得平衡。

【做法】

从山式开始，呼气时双脚尽可能分开，宽于肩。双手置于髋部两侧，转右脚向外使脚趾朝向垫子的前缘，左脚略内收，右脚跟对位左脚跟。向大腿方向上提两侧髌骨启动股四头肌。屈右膝使右小腿胫骨与大腿成直角，右髌骨与右脚踝对齐。吸气，伸展双臂向两侧，举手臂过头，伸展身体两侧。当你开始向右弯时，略旋转左髋向前，右髋向后。在侧弯中保持躯干和脊柱的伸长。右手落于右脚外侧。伸展左手臂到左耳上方，从左脚到左手指尖保持一条直线，左手掌心向下。左脚外缘下压，保持头部中立或者转头看向左手大拇指。保持5～10个呼吸的时间。在另一侧重复。

【功效】

增强下肢力量和耐力，拉长整个身体侧边。灵活髋关节，打开骨盆。强化后腰，调整肾脏，减少腰围线的脂肪，增进消化和排泄功能。

7. 直角转动式

【动作要领】

扭转动作做到舒缓、自然、流畅，扭转次数根据自己的体能而定。练习完毕感觉身体清爽，心情舒畅，即为最佳状态。结束动作可以回到山式站姿，也可以下蹲姿势休息结束。

【做法】

双脚分开与肩同宽。吸气，双臂体侧上举，于头顶十指交叉，翻转掌心向上。双掌用力上推，双脚向下用力，收腹挺胸。保持3个呼吸的时间，体会身体被拉长的感觉。构成直角吸气，身体以髋部为折点，向前折叠。双腿保持与地面垂直，双臂与身体及头颈保持在一条直线上，与地面平行。眼看地面，双掌向前推送。保持3个呼吸的时间，感受腿部后侧及背部的拉伸感。左右扭转吸气，双臂与身体缓缓向右扭转。双臂与身体始终保持在一条直线上，整个身体造型始终保持直角状态。向右扭转做到极限，然后随呼气缓缓回正。再次调整呼吸之后，随吸气向左扭转。如此反复左右扭转，注意配合呼吸。

【功效】

整合人体结构关系，排毒，按摩内脏，改善消化系统。

8. 半三角扭转式

【动作要领】

脊柱扭转的过程中，要注意保持双脚根基稳定，骨盆摆正，不要出现高低臀。左手接触地面，但是不要把身体的重量放在左手臂上，身体向右手臂方向的天空抬升。

【做法】

站立于垫子前端，双脚分开与骨盆同宽，并与垫子前端保留一个脚的距离，左脚向后撤出一大步，左脚掌外旋30°～40°，右脚尖朝前，双手扶髋将骨盆摆正。呼气，以髋关节为折点，上身向前向下弯曲，双手落于右脚两侧。在此要注意摆正骨盆，不要出现高低臀。吸气，抬头延展脊柱，呼气，左手下压右脚内侧垫子（初学者可手扶瑜伽砖，能力强者可放右脚外侧），右手扶右髋，上身向右上方扭转，扭转过程中注意骨盆保持不动，不要翻髋。左髋有意识地上提，同时右肩向后打开，找到两股力量相互对抗的感觉。吸气，右手臂向上伸展，扭转头部，眼睛看向右手。吸气准备，随呼气转头看地面，右手臂落下，吸气收腹，双臂带动上身缓慢立直。呼气，手臂还原体侧，将左脚收回。

【功效】

促进更加深入的呼吸，消除紧张和焦虑。

9. 下犬式

【动作要领】

膝盖伸直，脚跟不踮起，背部平直延伸。

【做法】

手掌撑地，手指大大分开，平铺在地板上，尽量增加手和地板的接触面，避免手腕损伤。前脚掌、脚外侧、脚跟这三个点共同均匀用力踩地，脚趾充分张开踩稳在地板上。腿部伸直，前侧肌肉收紧，膝关节处于稳定状态。肩胛骨外展，向臀部方向收紧，使上半身得到充分的伸展。坐骨上提，腰后侧肌肉用力收紧，使坐骨向上向后提拉，整个背部形成一条直线。

【功效】

美化肩部，拉长大腿，消除腿部疲劳。有效打开双肩，缓解腰部僵硬不适、坐骨神经痛，对于肩周炎的恢复也能起到一定的作用。

10. 半舰式

【动作要领】

动作过程中，贴地的那条腿不要离地，膝盖不要弯曲，保持腰背挺直，臀部不要离地。

【做法】

长坐，双腿伸直并拢。双臂垂于体侧，双掌贴地，指尖朝外。吸气，屈左膝，左手大拇指和食指勾住左脚大拇指。右臂和右腿保持不变，腰背挺直，左手拉左腿，带动左腿向左侧上方伸展，保持片刻。呼气还原，换另一侧练习。

【功效】

拉伸腿部肌肉，尤其是能锻炼大腿后侧肌肉。锻炼髋部的稳定性，提高平衡能力。

11. 鱼戏式

【动作要领】

呼吸自然平稳，脊柱伸展，上肢肩胛骨下转并内收，肩关节伸展并内收，肘关节屈曲，髋关节屈曲并内收，膝关节伸直。

【做法】

俯卧，将头转向左边，十指相交，置于头下方。弯曲左膝，并将它拉近胸部。转动双臂，让左肘指向前方。正常呼吸，尽可能长久地保持这个姿势。换另一侧练习。

【功效】

调整神经系统，舒缓神经，缓解失眠，消除紧张情绪。

12. 推磨式

【动作要领】

练习过程中呼吸要平稳而规律，动作要缓慢，不要突然发力。

【做法】

双手拨动臀部向后向上。双膝双腿并拢，将脚趾向上回勾，脚跟用力向外侧蹬。双手在腹前十指交叉，吸气时双手向前伸直，双臂尽可能与地面平行。再次吸气时，双手带动身体向前向左，呼气时向后向右，要利用腹部带动发力。在整个过程中，双手始终与地面保持平行，保持3～5个呼吸的时间。再次吸气时双臂回正，呼气时松开双手。双手慢慢滑落下来，做反侧练习。

【功效】

锻炼腹部各个部位的肌肉，按摩腹腔器官，有效缓解腹部疼痛。

13. 幻椅式

【动作要领】

下背部必须笔直。如果没有笔直，那就重新站直，将身体向前伸展，上半身的重量下沉到骨盆，放松不常用的肌肉，体重可以有效地被传导到地面。

【做法】

山式站姿，慢慢伸展手臂，拉长脊柱，将手臂高举过头顶。膝盖弯曲，身体前半身向前弯曲45°，想象自己坐在椅子上，保持5个呼吸后回正。

【功效】

强壮背部和双腿。

14. 简易鸽式

【动作要领】

后腿膝盖伸直，髋关节端正。

【做法】

双膝跪地，上身直立，双手叉腰。左脚往前伸，身体自然前倾，注意左足弓起，而不是只平贴地面。双手顺着身体自然前倾，平放左脚，两侧贴地。将弯曲的左脚下压，脚尖点地，右脚伸直。将全身下压着地，挺直上身，双手贴地摆放身侧，身体柔软度较差者可省略此步骤。双手往后顺着身体延展，提升胸腺，往后抓住抬高的右脚脚尖。

【功效】

灵活髋部，舒展屈肌。

15. 蝴蝶式

【动作要领】

不要让肌肉过于用力而疲累，循序渐进地伸展肌肉。柔韧性较好或是熟练者，可让两侧手臂向上十指交叉，同时振动腿部来完成这个练习。

【做法】

坐在地上，让两个脚心相对，保持上体直立。双手十指交叉放在脚趾的前方，尽可能地让脚跟往会阴的地方内收。练习者需将身体尽可能向上立起，然后将双手手掌置于两侧膝盖的上方，随着匀速呼吸慢慢压动两侧膝盖，保持动作30～60秒。吸气，将两侧膝盖内收，双手抱住小腿前侧，放松背部。

【功效】

促进骨盆区域的血液循环，打开髋部，对于前列腺疾病的康复和治疗有一定的作用。纠正月经期不规则的现象，对骨盆有益，能促进血液流入背部和腹部。缓解泌尿功能失调和坐骨神经痛，预防疝气。

16. 八体投地式

【动作要领】

将意识放于双肩胛骨区域，双肘尽量指向上方，手的位置一定要准确。

【做法】

接拜日式顶峰式，呼气屈双膝点地，臀部保持向上抬高。屈双手肘，将胸部放于双手之间的地面。十个手指打开，手肘内收夹紧身体，肩胛骨内收，脚尖依然保持回勾。将身体力量均匀放于（双手、双膝、双脚、胸部、下颌）八个支点上，保持均匀的呼吸。

【功效】

促进内脏自我按摩和自愈，加强肠道蠕动。血液会流向双肩胛骨区域和胸部，对于喉轮和胸轮有刺激作用，同时加强双臂、双腿的力量，强化身体协调能力。

四、健身瑜伽竞赛体位三级 16 式

健身瑜伽竞赛体位三级 16 式如图 13-5 所示

1.至善坐
2.锁腿式
3.单腿背部伸展式
4.眼镜蛇式
5.上犬式
6.桥式
7.扭脊式
8.仰卧扭脊式
9.仰卧扭脊二式
10.顶峰式
11.树式
12.船式
13.手枕式
14.动物放松式
15.后支架式
16.战士二式

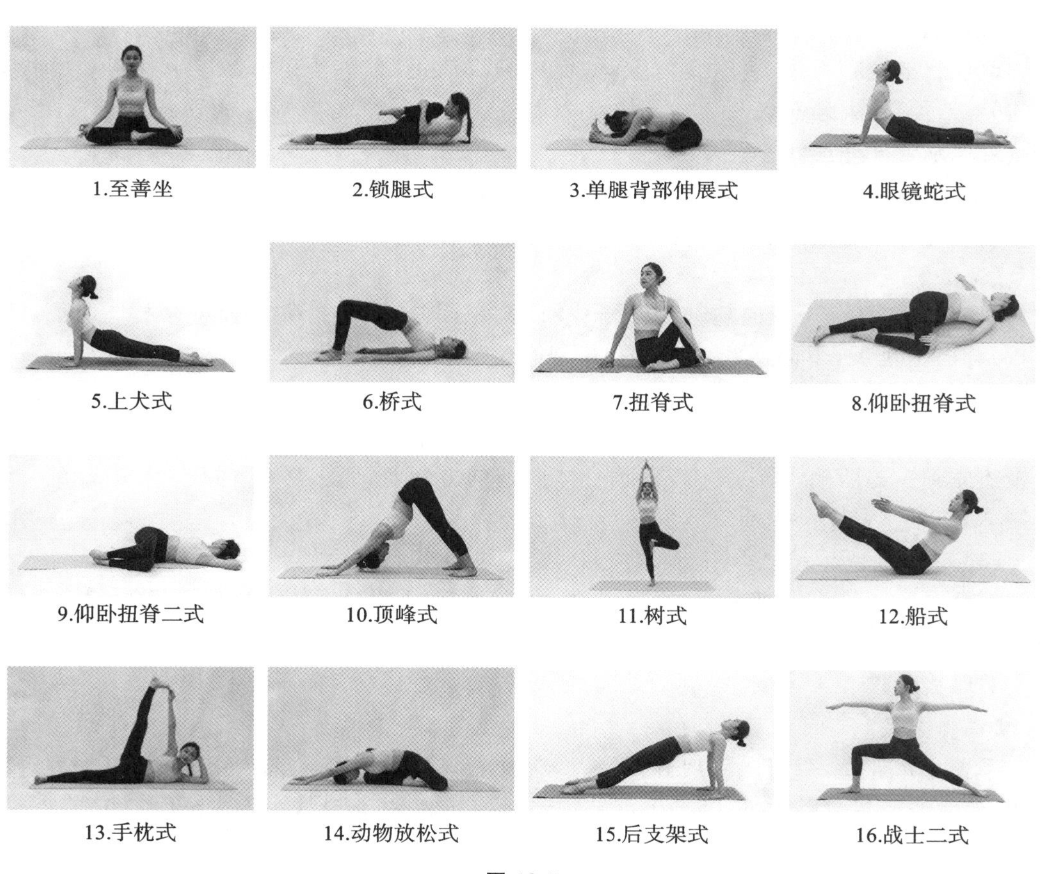

图 13-5

1. 至善坐

【动作要领】

双腿并拢伸直，保持背部挺直和双肩放松，双手放在双膝上，掌心向下。

【做法】

双腿并拢伸直，双手拨动臀肌，让坐骨稳坐在瑜伽砖上。屈左腿，用手将左脚轻轻拉

回，脚跟抵住会阴处，左脚掌贴合右大腿内侧。屈右腿，轻拉回右脚，右脚跟放在左脚踝上，右脚背放在左小腿上。展开腹股沟，腰背挺直，让脊柱垂直于地面。双肩放松下沉，微收下颌，再将后脑勺轻轻往后压。头顶百汇穴带动脊柱往上延展，坐骨重重地沉向大地，再把意念柔和地拉回到呼吸上，让呼吸完全放松，同时找到适合自己的呼吸节奏。

【功效】

补养和增强脊椎的下半段和腹部器官，防止和消除双膝、双踝的僵硬、强直等。

2. 锁腿式

【动作要领】

绷直脚背，大小腿压实地面。换边练习，先做右边，再做左边，单数做右，双数做左。

【做法】

仰卧卧姿准备，抬右腿离地贴近腹部，双手环抱小腿胫骨，肩膀远离耳朵。上半身抬起离地，鼻尖靠近膝盖。保持左脚伸直压实地面，双脚脚背绷直，保持 5 个呼吸的时间。呼气，上半身落回地面，解开双手落回身体两侧。右脚伸直并拢，还原仰卧卧姿。

【功效】

锻炼腹部核心力量，按摩腹内脏器，促进肠胃消化，缓解便秘。促进甲状腺和甲状旁腺的分泌，预防"大颈部病"。

3. 单腿背部伸展式

【动作要领】

吸气时有控制地延展一次脊柱，呼气时慢慢放松下沉，保持 3 个呼吸的时间。

【做法】

双腿并拢，膝盖下压向前伸到垫子中央，脚跟回勾，双手指尖轻轻点在身体两侧。吸气，脊背向上延展，下颌微收，小腹内收。呼气，坐骨向下坐稳。脚跟发力向外推，再一次吸气，将双手从身体向上伸展至头部两侧位置，呼气时保持背部延展的状态。手臂带着上身缓慢向前向下一点一点寻找极限，保持在背部拉长极限处。伴随着再一次吸气，让手臂缓慢还原到头部两侧，指尖发力，带着身体向前向上起身回正，呼气时松开双手落到身体两侧。

【功效】

平衡血糖水平，伸展坐骨神经、脚踝、膝、髋关节，对下半身机体组织有益，对肠胃有益，促进消化，促进肝脾、肾脏的机能。锻炼伸展斜方肌、三角肌、股二头肌、跟腱及下腰部脊柱。

4. 眼镜蛇式

【动作要领】

手臂尽量伸直，双肩向后展开，保持身体放松。将肋骨腔向前向上推送，以加大脊柱的伸展，肚脐应尽量贴地，以增加下背部的伸展，同时也防止身体抬得太高而拉伤背肌。

【做法】

选择俯卧姿势，下颌点地，双臂自然放于体侧，双手握空拳。曲手肘，双手掌心向下，指尖向前，放于胸的两侧，下颌抵于垫子上。吸气，慢慢抬高上身，尽量将上半身与地面保持垂直，伸直双臂，视线看向上方，尽量抬高下颌。呼气，曲手肘，上半身慢慢还原成初始姿势。

【功效】

加强胰脏、肝脏等器官的活动，增强脊柱的柔韧性，缓解背部酸痛。活动胸部、肩部、颈部、面部和头部，活跃表皮血液，具有柔嫩肌肤之功效，对女性月经不调有辅助疗效。

5. 上犬式

【动作要领】

脚背压地，双腿收紧，骨盆后倾，收腹，背发力，胸上提。

【做法】

双脚并拢，趾骨压实地面，脚后跟略微向后蹬，脚掌与地面垂直，小腿肌肉收紧向内旋，小腿内侧并拢，双膝伸直，大腿肌肉收紧内旋，双腿内侧并拢。臀肌收紧驱动尾骨向脚跟的方向用力，同时腹肌收紧，带动耻骨往上提，骨盆摆正，肋骨往里收，胸椎第八至九节向前向上推，两侧胸腔、腋窝往上提，头略微向后仰。双手五指张开，手臂打开与肩同宽，双手掌根向前向下推地，将双肩向后展开。肩胛骨往里收，背部肌肉收紧，身体后侧所有肌肉群收紧，小腿、大腿、骨盆依次向上抬离地面。

【功效】

塑臀瘦腿，灵活腰椎、脊柱，减少背部脂肪，促进骨盆血液循环，滋养卵巢，强健子宫。

6. 桥式

【动作要领】

双手掌心朝下放于身体两侧，双腿弯曲收回，双腿分开与髋同宽，脚心贴地。臀部内收，双肘内收，将身体放平，保持在一个水平面上，不要前后移动，让身体能平稳练习。

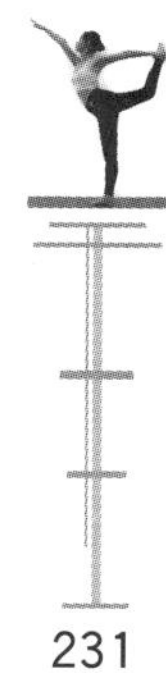

【做法】

仰卧，双脚分开与髋同宽，弯曲双膝盖，脚趾、膝盖朝向正前方，双手放在身体两侧，下颌微收，颈部后侧延展。吸气，手臂伸直，头部离地，撑起身体，眼睛看向手掌心连线的中间位置，保持 5～8 个呼吸的时间。收回时，身体慢慢下落，弯曲手手肘撑地，缓慢还原头部、颈部，上身落地后伸直双腿，深呼吸放松身体。

【功效】

伸展胸部、颈部和脊椎，使大脑平静，缓解更年期症状、月经不调，减轻焦虑压力、轻微忧郁、疲劳、背痛、头痛和失眠症状。刺激腹部器官，提高消化能力，对哮喘、高血压、骨质疏松症有辅助治疗作用。

7. 扭脊式

【动作要领】

扭转身体时呼吸，整个过程保持后背平直，每次呼气时可增加身体扭转的幅度。

【做法】

坐于垫上，双腿向前伸直。双手平放，略微在臀部的后方，双手手指向外。左手移过双腿，放在右手之前。左脚放置在右膝的外侧，右手掌进一步伸向背后。吸气，尽量把头转向右方，从而扭动脊柱。蓄气不呼，保持这个姿势若干秒。呼气，把躯干转回原位。这是一次扭动。每边各做 6 次扭动。

【功效】

保持脊椎的弹性和健康，增加髋部和脊椎的柔韧性。按摩腹部器官，促进消化与排泄。缓解轻度的背痛，消除疲劳，提升精力。

8. 仰卧扭脊式

【动作要领】

上半身要始终保持紧贴地面，不因腿部和头部的转动而有所改变，单腿抬起时吸气，转身扭脊时呼气。

【做法】

仰卧，双脚伸直并拢，双臂打开成一条直线，紧贴地面。吸气，抬右腿，使其与地面垂直，保持数秒呼气。头向右转，眼睛看向右手指尖，右腿下压，尽量朝左伸展，左手抓住右腿裤脚，保持数秒。换另一侧练习。

【功效】

放松脊椎，锻炼背部肌肉群，缓解腰背部紧张和不适，矫正脊椎、肩部、髋骨的不平和扭曲。按摩腹部脏器，拉伸腿部肌肉，收紧臀部，美化臀型。

9. 仰卧扭脊二式

【动作要领】

双肩、手肘不离地，膝外侧及大腿贴地，头部转向与膝关节相反方向，扭转不可强行。

【做法】

屈双膝，大腿贴近腹部，双腿并拢，十指交握，枕于头下。扭转腰部、使双腿倒向左侧贴地，同时头部转向右侧，双肩稳定紧贴地面，目视右方。吸气时屈双膝，呼气时扭转。保持几组呼吸，然后还原。

【功效】

按摩肠道，促进腿部、腹部、骨盆区域和背部的血液循环，保养脊柱，消除腰背部疼痛。

10. 顶峰式

【动作要领】

双臂、头颈与后背在同一平面，双脚并拢，足跟压地，双腿后侧充分伸展。

【做法】

身体前倾，双手置于肩下方，双臂、大腿垂直于地面；脚尖回勾，伸直双膝，臀部上提，脚跟下压。保持几组呼吸，然后还原，呼吸，吸气臀部上提，呼气脚跟下压。

【功效】

拉伸背部和腿部后侧肌群，增强手臂力量，改善头部血液循环，缓解疲劳。

11. 树式

【动作要领】

脚掌置于对侧大腿根部，骨盆保持中正，身体在同一平面，脊柱充分向上伸展。

【做法】

屈左膝，将左脚置于右大腿内侧，脚跟靠近会阴，髋外展，双手合掌于胸前，或伸展至头顶上方，目视前方。吸气时伸展，呼气时还原。保持几组呼吸，然后还原。

【功效】

提升肩部灵活度，增强脚踝与腿部肌肉力量，提高身体平衡能力和专注度。

12. 船式

【动作要领】

双臂与脚尖等高且平行地面，脚尖向前，后背平直。

【做法】

双手、双脚和躯干同时上抬，重心放于坐骨，双臂向前伸直平行地面，掌心向下，脊柱延伸，背部展平，目视脚尖方向。吸气时准备，呼气时抬起。保持几组呼吸，然后还原。

【功效】

增强腹部肌肉力量，紧实腹部，提高身体平衡能力。

13. 手枕式

【动作要领】

下方脚外延贴地，勾脚尖，伸直膝关节，与身体保持一条直线。抬腿时，充分外旋髋关节，收外展肌，不可翘臀。

【做法】

身体转左侧卧，屈左肘，上臂贴地与身体成一直线，左手支头部。屈右膝，右手三指抓右脚的大脚趾，将右腿伸直，身体保持在同一平面，目视前方。吸气时伸直上方的腿，呼气时还原。保持几组呼吸，然后还原。

【功效】

伸展体侧及大腿内侧，灵活髋、肩关节，强化脊柱，提高身体平衡与协调能力。

14. 动物放松式

【动作要领】

双腿呈 90°，身体与前屈腿的膝关节在同一方向。

【做法】

屈右膝，脚底贴于左大腿内侧；屈左膝，髋外展，左脚跟贴于臀外侧。身体转向右侧，双臂经两侧举起，向前伸展，双臂放于地面，额头触地。吸气时双臂向上伸展，呼气时上体前屈。保持几组呼吸，然后还原。

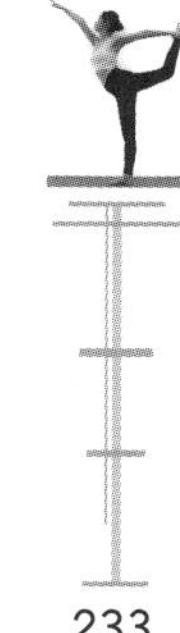

【功效】

放松躯干，按摩腹部，提高髋关节的灵活性。

15. 后支架式

【动作要领】

双脚并拢绷直，脚掌尽量放平，头部向后仰。

【做法】

以双腿向前伸展并拢的坐姿开始。双臂放在身后，手指指向身体后方或前方。胸口深深地吸气，尽量抬高髋部和胸部，同时让双腿保持伸展，头部后仰。

【功效】

放松颈椎，锻炼下腰部肌群。

16. 战士二式

【动作要领】

放松和伸展脚掌，脚趾不要抠地，尽可能地打开骨盆，让两侧的腹股沟彼此远离。

【做法】

深吸气，双脚打开约 1.2 米，脚外侧与垫面平行，脚尖指向正前方，双手侧平举，双手臂延展，感觉好像有两个人从不同的方向把自己朝两边拽。右脚转 90°，左脚微内扣，右脚脚跟与左脚在一条直线上，膝盖骨上提，大腿外旋，右脚第 2、3 脚趾与膝盖成一条直线。保持骨盆中正，尾骨下沉，胸腔打开，双肩向轮子一样向后转、向下沉。保持身体直立，呼气，蹬后方腿，屈前腿膝盖，膝盖与脚尖同向，小腿与地面垂直，大腿与地面平行。转头看屈膝腿方向手指尖的延长线，颈部后侧放松延展。

【功效】

锻炼髋关节，增强生殖系统，打开胸腔，增进呼吸。

五、健身瑜伽竞赛体位四级 18 式

健身瑜伽竞赛体位四级 18 式如图 13-6 所示

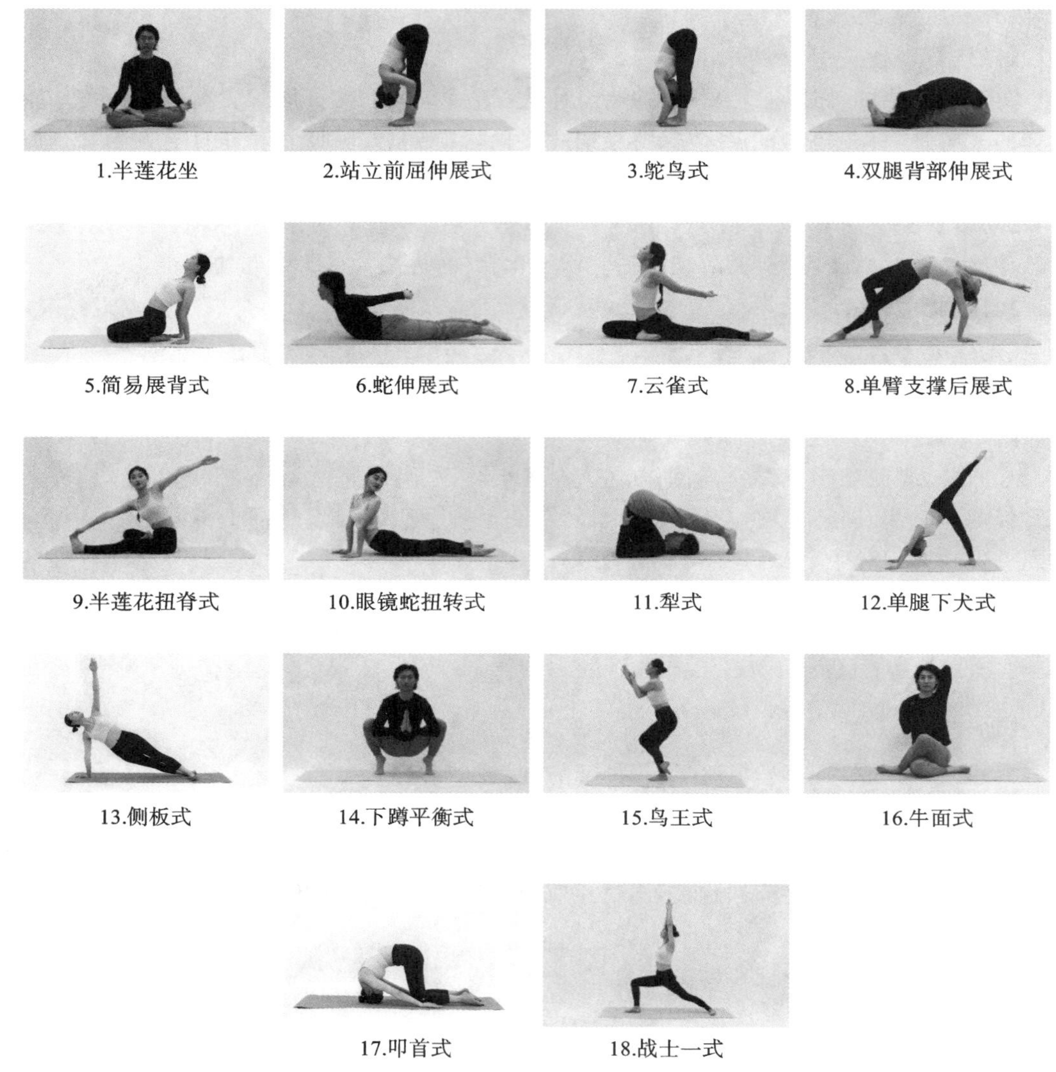

1.半莲花坐 2.站立前屈伸展式 3.鸵鸟式 4.双腿背部伸展式 5.简易展背式 6.蛇伸展式 7.云雀式 8.单臂支撑后展式 9.半莲花扭脊式 10.眼镜蛇扭转式 11.犁式 12.单腿下犬式 13.侧板式 14.下蹲平衡式 15.鸟王式 16.牛面式 17.叩首式 18.战士一式

图 13-6

1. 半莲花坐

【动作要领】

上方脚跟靠近对侧腹股沟，双膝着地，腰背自然伸直。

【做法】

屈左膝，左脚脚跟靠近会阴；屈右膝，右脚背置于左大腿根部，双膝贴向地面。脊柱向上伸展，放松双肩和手臂，双手呈智慧手印，双眼微闭，保持自然呼吸。

【功效】

促进骨盆区域血液循环，灵活下肢关节，安定情绪。

2. 站立前屈伸展式

【动作要领】

双手放在双脚两侧，肘部指向后方，背部平展，下肢垂直地面，膝关节避免过伸。

【做法】

双臂从两侧上举，上臂靠近双耳，掌心向前，延伸脊柱，髋屈曲，双手放在双脚两侧，掌根对齐足跟，屈肘，腹、胸、额依次贴近双腿。吸气时延展脊柱，呼气时躯干贴腿。保持几组呼吸，然后还原。

【功效】

增强腹部器官功能，促进消化，拉伸背部及腿后侧肌群。

3. 鸵鸟式

【动作要领】

背部平展，手掌心贴于脚掌下方，下肢垂直地面，膝关节避免过伸，头部不可过度后仰。椎间盘突出者谨慎练习此体式。

【做法】

双腿分开，与肩同宽，双臂从两侧上举至头顶，上臂贴耳侧，掌心朝前。髋屈曲，双手背贴地放置于脚掌下方，伸直双腿，延展脊柱。双肘外展，胸贴向双腿前侧，头在双腿中间。吸气时延展脊柱，呼气时上体前屈。保持几组呼吸，然后还原。

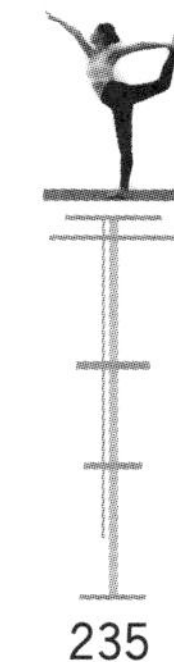

【功效】

增强腹部器官功能，促进消化及肝、脾活力，腿后侧肌肉充分伸展，对腹部有鼓胀感和胃部疾患者有益。

4. 双腿背部伸展式

【动作要领】

腹、胸、额贴腿，背部充分伸展，双腿伸直，脚尖向上。

【做法】

双臂从体侧举过头顶，髋屈曲，上体自然伸展向前，腹、胸、额依次贴近双腿前侧，手抓脚掌或另一侧手腕。吸气时伸展，呼气时前屈。保持几组呼吸，然后还原。

【功效】

拉伸股后和背部肌群，提高髋关节灵活度，增强内脏器官的消化等功能，促进脊柱血液循环。

5. 简易展背式

【动作要领】

胸腔上提后展，手臂与地面垂直，头部不可过度后仰，肘关节不可过伸。

【做法】

身体后倾，双手置于臀部后方约一个手掌处撑地，指尖朝前，旋肩、身体后展，扩展胸部，目视前上方。吸气时身体后展，呼气时还原。保持几组呼吸，然后还原。

【功效】

扩展胸部，放松肩关节和骨盆关节，滋养脊柱神经，消除紧张情绪。

6. 蛇伸展式

【动作要领】

肚脐以下贴地，胸腔充分上提，背部后展，头不要过度后仰。

【做法】

双臂向后伸展，十指交叉、掌跟相触，头和胸部抬离地面，收紧大腿内侧，脚背压实地面，目视前方。吸气时抬起头和胸部，呼气时回落。保持几组呼吸，然后还原。

【功效】

强化背部肌群，缓解腰部不适，按摩腹内脏，促进消化，改善扣肩、驼背等不良体态。

7. 云雀式

【动作要领】

屈膝腿的膝关节指向正前方，骨盆中正，胸腔上提后展，头不可过度后仰，手臂平行地面。

【做法】

双臂侧平举，掌心向前，胸腔上提后展，双臂向后展，目视上方。吸气时胸腔上提，呼气时后展。保持几组呼吸，然后还原。

【功效】

拉伸臀部和腿部肌群，灵活髋、膝、踝关节，缓解脊柱压力，柔软脊柱。

8. 单臂支撑后展式

【动作要领】

延展脊柱，支撑手臂与同侧腿伸直，另一侧腿可稍屈曲，胸腔上提，头不可过度后仰。

【做法】

先完成斜板式，重心移至左手支撑地面，右臂带动身体向上翻转并伸直于头顶上方；同时转左脚，脚掌落地，右脚跨过左腿向后，前脚掌撑地，目视右上方。吸气时手臂带动身体翻转，呼气时身体后展。保持几组呼吸，然后还原。

【功效】

充分伸展腰、背部、髋部，加强腿部及手臂肌肉力量，强化脊柱，促进全身的血液循环，提高身体平衡能力。

9. 半莲花扭脊式

【动作要领】

屈膝腿贴合地面，脊柱充分延展，右臂与地面平行。

【做法】

屈左膝，将左脚背置于右大腿根部靠近腹股沟处，左臂经体侧上举，带动身体前屈，左手三指抓握右脚大拇指，伸直左臂，延展脊柱。右臂向前抬起，带动脊柱向右后方扭转，目视右手指尖方向。吸气时延展脊柱，呼气时扭转。保持几组呼吸，然后还原。

【功效】

灵活脊柱，缓解背部不适。

10. 眼镜蛇扭转式

【动作要领】

耻骨以下贴地；扭转头颈、肩部时，身体其他部位保持在原位稳定。

【做法】

双脚并拢或微分，双手放于胸部两侧，指尖对齐肩膀，肘内收，胸部上提，手臂推地，向后伸展脊柱。收下颌，从胸椎开始，带动肩、颈向左侧扭转，目视左后方。吸气时伸展脊柱，呼气时身体扭转。保持几组呼吸，然后还原。

【功效】

灵活脊柱，放松背部肌肉，按摩腹部内脏器官。

11. 犁式

【动作要领】

后背展平并垂直于地面，双肘内收撑地、与肩同宽，脚尖回勾点地。患颈椎病、椎间盘突出和高血压患者不宜练习此式。

【做法】

双臂下压，腹部用力抬起双腿，臀部、背部抬离地面，双腿越过头顶，脚尖回勾点地，屈双肘并内收撑地，双手推送上背部保持背部直立。吸气时准备，呼气时抬腿越过头顶，双脚尖落地。保持几组呼吸，然后还原。

【功效】

加强颈、肩部力量，按摩腹部，放松背部肌群，改善血液循环。

12. 单腿下犬式

【动作要领】

双肩不可过度下压，髋部中正，手臂、背部、上抬腿成一条直线。患有高血压或血糖偏低者谨慎练习。

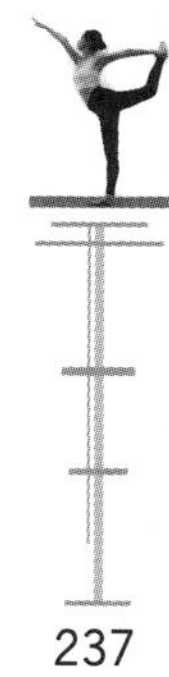

【做法】

身体前倾，双手放于肩下方，双臂、大腿垂直地面，双脚分开，与坐骨同宽，脚尖回勾落地，伸直双膝，脚跟下压，延展后背，使双臂与后背成一平面，头在双臂之间。右腿伸直并向后、向上抬起，直至与后背在同一平面，脚背平展。吸气时抬腿，呼气时还原。保持几组呼吸，然后还原。

【功效】

充分伸展腰背，缓解肌肉疲劳，改善头部供血，延展跟腱，加强手臂力量，有助于改善肩胛区域的僵硬。

13. 侧板式

【动作要领】

身体在同一平面，双臂成一直线垂直于地面，脊柱中正，双脚上下重叠。

【做法】

身体前倾，双手置于肩下方，双臂、大腿垂直于地面，双腿依次向后伸直，脚尖点地，身体成一直线。右手移向双手之间，右臂支撑，身体转向左侧，双脚并拢，右脚外侧支撑于地面。同时抬起左臂向上，与右臂成一直线垂直于地面。头、颈、脊柱、腿保持在一条直线上，并与髋在同一平面，目视前方。保持几组呼吸，然后还原。

【功效】

强化手臂、双肩、背部与腿部的肌肉力量，加强身体的平衡能力与协调性。

14. 下蹲平衡式

【动作要领】

充分延展脊柱，左右前臂成一直线平行于地面，双膝与脚尖成一直线，垂直于地面，手肘向外推动膝关节。

【做法】

双脚分开，略比肩宽，脚尖略向外展，双臂前平举。屈膝下蹲，双手合十于胸前，手肘抵住膝关节内侧，髋外展，使双膝与脚尖成一直线，垂直于地面。提踵，以脚趾支撑身体，保持平衡，目视前方。吸气时脚跟上提，呼气时脚跟回落。保持几组呼吸，然后还原。

【功效】

提升平衡能力，加强背部、髋部与腿部的肌肉力量，促使血液回流于盆腔。

15. 鸟王式

【动作要领】

双膝指向正前方，骨盆中正，背部平直。

【做法】

屈膝，左腿缠绕于右腿上，左脚勾住右小腿。双臂前平举，左臂在上，双臂缠绕，双手合掌，拇指指向眉心、指尖与头。吸气时脊柱延展，呼气时屈膝下蹲。

【功效】

提高平衡能力和专注力，灵活四肢关节，强化肌肉力量，放松背部。

16. 牛面式

【动作要领】

双膝重叠上下成一直线，脚跟贴臀部外侧，上方肘与头、颈成一直线，臀部两侧均匀着地。

【做法】

双腿屈膝交叠，左膝位于右膝正上方，脚跟贴近臀部两侧，脚心向后。左臂经体侧向上举过头顶，屈肘，左手掌心贴于后背，同时右臂经体侧打开向后旋绕，屈肘，双手在背后相扣。脊柱延伸，抬头，目视前方。保持自然呼吸。

【功效】

缓解疲劳，灵活四肢关节，强化背部。

17. 叩首式

【动作要领】

大腿垂直于地面，双臂伸直抓握小腿，保持小腿压实垫子，颈椎、脊柱均匀伸展。患有高血压、眩晕症或头部有外伤者不宜练习此式。

【做法】

髋屈曲，腹部贴于大腿前侧，前额触地，双手抓握小腿，重心前移，抬起臀部，大腿垂直于地面，头部触地。吸气时延展脊柱，呼气时前屈。保持几组呼吸，然后还原。

【功效】

改善头疼、失眠，促进头部血液循环，是练习头倒立式前较好的基础体式。

18. 战士一式

【动作要领】

屈腿呈 90°，髋部中正，脊柱向上伸展。

【做法】

双脚分开约双肩半宽，右脚向右转 90°，左脚内收约 60°，向右转髋，保持中正。双臂经身体两侧向上抬起至头顶合掌，屈右膝呈 90°，脊柱向上延展，目视前方。吸气时展臂，呼气时屈膝。保持几组呼吸，然后还原。

【功效】

增强髋、膝、踝关节稳定性及腿部力量，伸展腿部内侧、后侧、侧腰及手臂肌群，胸部得到完全伸展。

六、健身瑜伽竞赛体位五级 18 式

健身瑜伽竞赛体位五级 18 式如图 13-17 所示

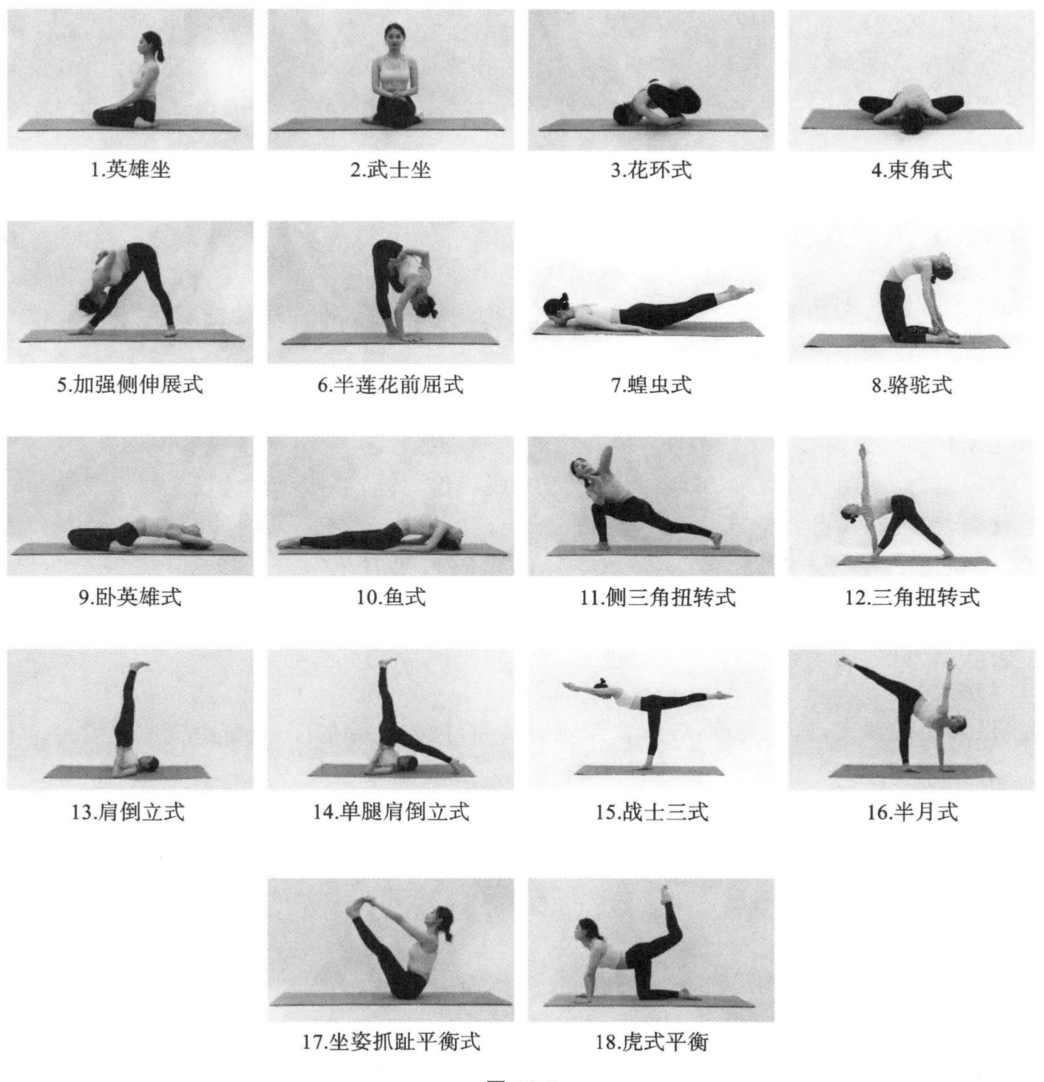

1.英雄坐 2.武士坐 3.花环式 4.束角式

5.加强侧伸展式 6.半莲花前屈式 7.蝗虫式 8.骆驼式

9.卧英雄式 10.鱼式 11.侧三角扭转式 12.三角扭转式

13.肩倒立式 14.单腿肩倒立式 15.战士三式 16.半月式

17.坐姿抓趾平衡式 18.虎式平衡

图 13-7

1. 英雄坐

【动作要领】

双膝并拢，脚尖向后，腰背自然伸直，下颌内收，头部、颈部和脊椎保持在一条直线上，保持身心放松。

【做法】

双膝并拢或微分，双脚分开与肩同宽，脚背贴地，脚尖向后。重心后移，使臀部坐在双脚之间的地面上，脚后跟紧贴臀部两侧，双手放在大腿上，上身保持直立伸展，目视前方。

【功效】

舒展放松髋、膝、踝关节，拉伸大腿前侧肌肉，放松背部，缓解身体疲劳。

2. 武士坐

【动作要领】

尽量使双脚在一条直线上，双臀坐实，重心不要偏移，保持腰背挺直，下颌内收，头部、颈部和脊椎保持在一条直线上。

【做法】

以山式坐姿准备，屈双膝，左脚自右脚下穿出，脚跟放在右臀外侧，右脚跨过左膝，脚跟放于左臀外。（反向同理）

【功效】

活动髋关节和膝关节，有效拉伸腿外侧肌肉，减少髋部和大腿处的赘肉，有助于产后修复。促进精神上的平衡和自我认知。

3. 花环式

【动作要领】

双脚脚后跟尽量压实地面，随两次呼吸完成动作，其间保持身体放松。

【做法】

蹲在垫子上，双脚并拢，双膝微分与躯干同宽，双手置于胸前十指合十。吸气时双手沿眉心向前伸展；呼气时双手向后，让手臂绕过小腿胫骨，向后抓住双脚脚踝；吸气时拉长脊柱；呼气时使身体继续向前向下伸展并头部触地。

【功效】

锻炼腹部器官，放松背部，缓解背部肌肉酸痛，拉伸跟腱部位，缓解小腿肌肉疲劳。

4. 束角式

【动作要领】

双脚脚跟与双膝保持在一条直线上，身体下压时保持背部挺直不弓背，双眼直视地板，避免低头。

【做法】

双脚相对坐于垫子上，双脚内侧分开，外侧向内推，脚心向上，髋关节外旋，双手扶住双脚。吸气时使背部挺直，拉伸脊柱；呼气时将上身下压，使额头触碰地面。

【功效】

改善骨盆侧倾，纠正不良体态，释放骨盆压力，在一定程度上缓解女性生理期疼痛。

5. 加强侧伸展式

【动作要领】

保持骨盆端正，背部挺直，腹部微收。

【做法】

山式站立，双脚分开站立，向左（右）旋转身体 90°并将脚尖指向身体面向的方向，将双手置于背后成反祈祷式。吸气时双手向上延伸，使身体放松；呼气时将身体下压至双手触地；吸气时延展脊柱；呼气时将身体下压，深入折叠，其间保持双腿伸直。

【功效】

拉伸大腿后侧肌肉，缓解肌肉疲劳，舒缓精神压力。

6. 半莲花前屈式

【动作要领】

初次练习此体式或柔韧度不够者，下压身体时可微屈支撑腿膝盖，以保持身体稳定性。

【做法】

山式站姿，分开双脚与肩同宽，保持双脚内侧平行，抬起右(左)脚至于左(右)大腿面。吸气时将双手延伸至头顶；呼气时下压身体，使双手置于左(右)脚两侧；吸气时延伸脊柱，将背部挺直；呼气时再次下压身体，深入折叠。

【功效】

拉伸大腿后侧肌肉，缓解大腿肌肉疲劳，使精神充分放松，提高专注力。

7. 蝗虫式

【动作要领】

双手向后延伸时打开肩部，目视前方，保持大腿肌肉绷紧，使双腿伸直。

【做法】

俯卧于垫子上，下颚紧贴垫子，双脚并拢。收紧背部肌肉，双脚、小腿、膝盖依次抬起，离开地面，同时抬起上身使胸部离开地面，双手向后延伸，指向双脚。

【功效】

强化背部、腰部肌肉，改善不良体态，缓解由不良体态导致的腰酸背痛。

8. 骆驼式

【动作要领】

胸肩打开，练习过程中保持自然呼吸，身体放松，保持腹部内收，大腿保持与地面垂直。

【做法】

由雷电坐随吸气将身体直立，双手扶髋并分开双膝与髋同宽。吸气时将胸腔向上打开。呼气时收腹，将胸腔向后伸展，双手慢慢抓住脚跟，头部自然向下放松，眼睛看向上方，双手向下推脚跟，胸腔向上打开。

【功效】

拉伸腹部肌肉，塑造线条，放松肩、背部肌肉，改善不良体态，放松精神。

9. 卧英雄式

【动作要领】

保持自然呼吸，上背部紧贴地面，身体保持放松。

【做法】

由英雄坐双手抓脚跟。吸气，上提胸腔。呼气，后仰身体，以手肘撑地缓缓后仰至躺平于地面，卷动臀部与耻骨向上，双手环抱至头顶上方。其间保持腹部内收，脚背、双膝向下贴地。

【功效】

拉伸大腿前侧肌肉，舒展放松髋、膝、踝关节，缓解身体疲劳，放松精神。

10. 鱼式

【动作要领】

保持均匀呼吸，肩部展开，腿部并拢放松。

【做法】

平躺于垫子上，双手自然放在身体两侧，双腿并拢。吸气时延展脊柱向上，呼气时手臂推胸腔向上，头顶点地。

【功效】

美化颈部线条，缓解肩颈、背部酸痛。

11. 侧三角扭转式

【动作要领】

保持自然呼吸，将肩背、胸腔完全打开，保持背部挺直。

【做法】

山式站姿，左(右)脚后撤成弓步，双手合十成祈祷式。呼气，将身体下压，左(右)胳膊肘贴住右(左)腿膝盖内侧，右(左)胳膊肘向上延伸，打开胸腔，背部挺直。

【功效】

强化肩胛骨内收肌群，改善不良体态。

12. 三角扭转式

【动作要领】

保持自然呼吸，打开肩背、胸腔，背部挺直，双腿不要弯曲。

【做法】

山式站姿。呼气，左(右)脚后撤，脚尖向外侧扭转45°。吸气，双手向上延伸并下压身体，将左(右)手置于左(右)脚外侧，右(左)手向上延伸，打开胸腔，看向右(左)手。其间保持双腿伸直。

【功效】

拉伸腿部肌肉，舒缓肌肉疲劳，放松精神，改善不良体态，使背部挺拔。

13. 肩倒立式

【动作要领】

腹部保持内收，保持自然呼吸，双腿收紧并拢与地面垂直，下颌找锁骨。

【做法】

平躺于垫子上。吸气，双腿抬离地面至与地面垂直；呼气，双脚抬至头部后方成犁式。双手撑住背部，移动肩胛骨向中间靠拢。吸气，双脚依次向上伸直至身体与地面垂直并保持自然呼吸，双眼看向肚脐。

【功效】

修饰腹部肌肉线条，改善颈前伸等不良体态。

14. 单腿肩倒立式

【动作要领】

双腿保持伸直状态，腹部内收，保持自然呼吸。

【做法】

平躺于垫子上。吸气，双腿抬离地面至与地面垂直；呼气，双脚抬至头部后方成犁式。双手撑住背部，移动肩胛骨向中间靠拢。吸气，左(右)腿向上伸直至与地面垂直，右(左)腿保持原位，保持自然呼吸。

【功效】

修饰腹部肌肉线条，改善颈前伸等不良体态，对双腿肌肉有一定的拉伸放松作用，舒缓肌肉疲劳。

15. 战士三式

【动作要领】

支撑脚内侧要压实地面保持重心，髋部保持与地面平行，拉伸脊椎使身体伸直为一条线，支撑腿肌肉收紧，双腿伸直。

【做法】

山式站姿，右(左)脚向后撤一小步，脚跟不着地。吸气，双手向上延展并合十，将重心转移至左(右)脚。吸气，双手向前伸展，身体下压至与地面平行，同时右腿向后向上抬离地面，使身体成为一条线。其间保持自然呼吸。

【功效】

锻炼身体稳定性，打造臀、腿部肌肉线条，改善不良体态，使背部挺拔。

16. 半月式

【动作要领】

髋部向后打开，肩膀打开，手指尖垂直向上延展，支撑脚内侧压实地面。

【做法】

由战士二式将重心移至右(左)脚并身体向前下压，右(左)手指尖置于面部正下方，右脚朝正前方。左(右)手扶地面，抬起右(左)腿至与地面平行，打开胸腔，髋部朝向右(左)脚足弓所对的位置。

【功效】

增强身体稳定性、平衡力，塑造臀部肌肉线条。

17. 坐姿抓趾平衡式

【动作要领】

重心放在臀部，保持自然呼吸，背部挺直，延展脊椎。

【做法】

山式坐姿，屈双膝，双手以三指抓握双脚大拇指，举起双腿并伸直，以臀部支撑，保证平衡。

【功效】

拉伸大腿后侧肌肉，强化背部肌肉，缓解肌肉酸痛，舒缓精神压力。

18. 虎式平衡

【动作要领】

支撑腿大腿和双手垂直于地面，保持自然呼吸。

【做法】

由猫伸展式将膝盖微微分开至与髋同宽，腰部下沉延展，胸部向前展开。呼气，右(左)腿向上抬起。

【功效】

拉伸脊柱，放松关节，增强核心肌群力量。

七、健身瑜伽竞赛体位六级 18 式

健身瑜伽竞赛体位六级 18 式如图 13-8 所示。

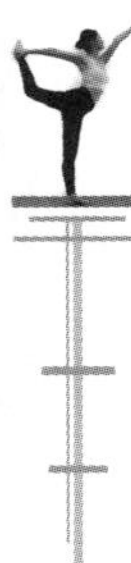

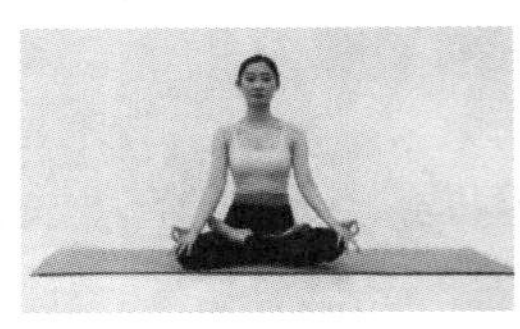
1.全莲花坐

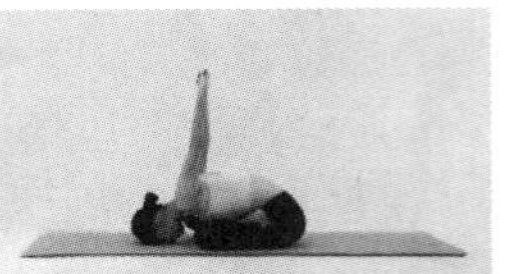
2.莲花坐伸臂式

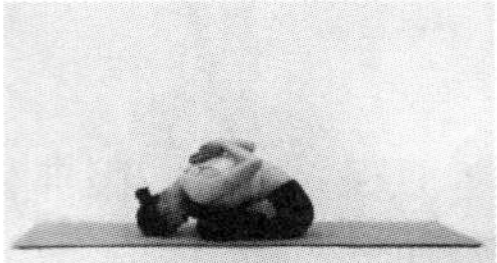
3.瑜伽身印式

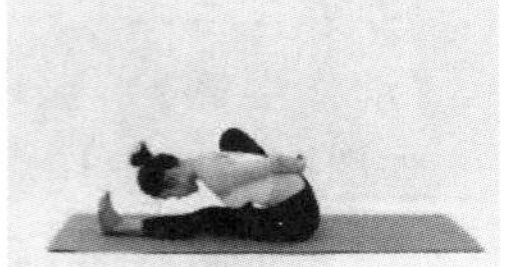
4.单腿捆绑前屈式

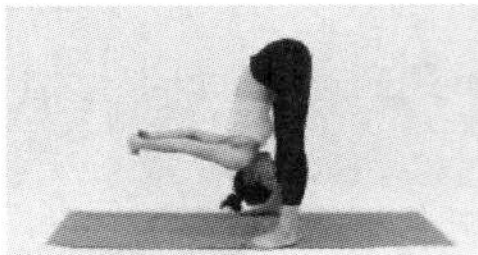
5.双角式

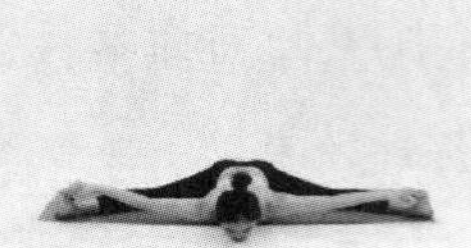
6.坐角式

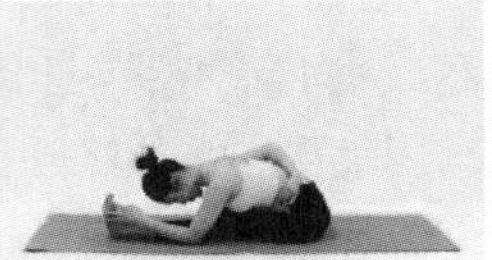
7.半莲花背部伸展式

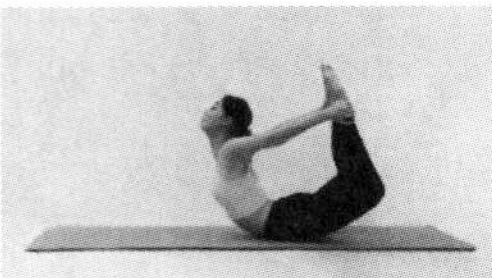
8.弓式

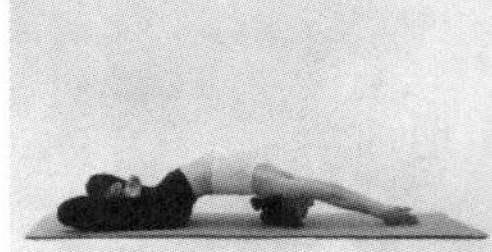
9.莲花鱼式

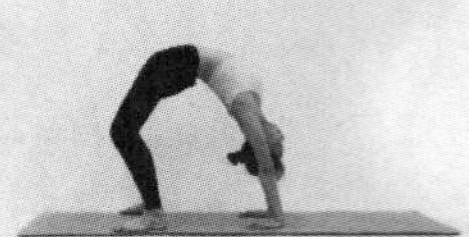
10.轮式

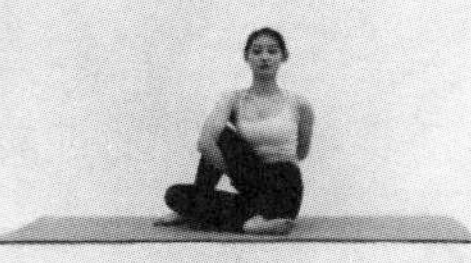
11.加强扭脊式

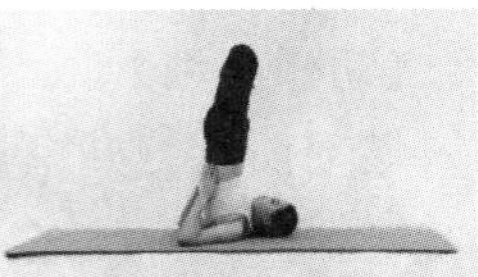
12.莲花肩倒立式

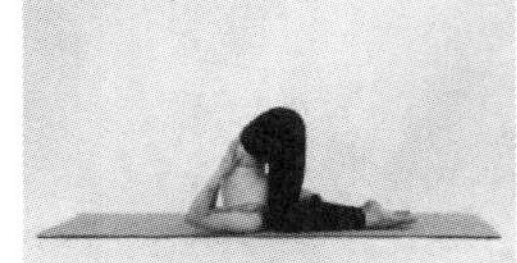
13.身腿结合式

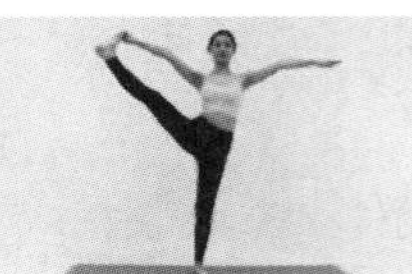
14.站立抓趾平衡式

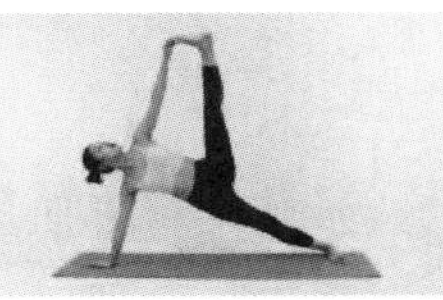
15.侧斜板单腿伸展式

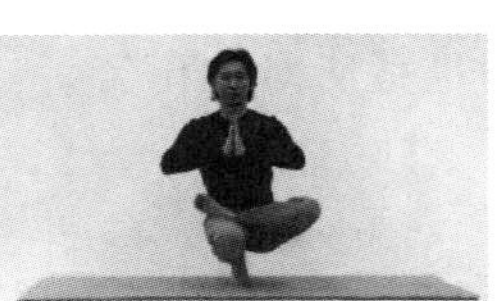
16.趾尖式

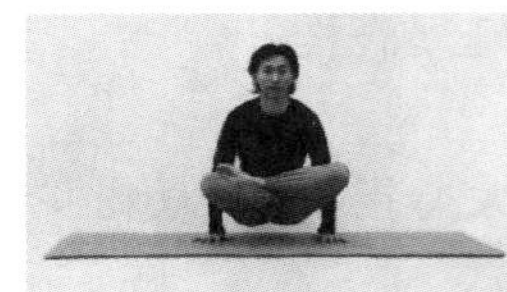
17.秋千式

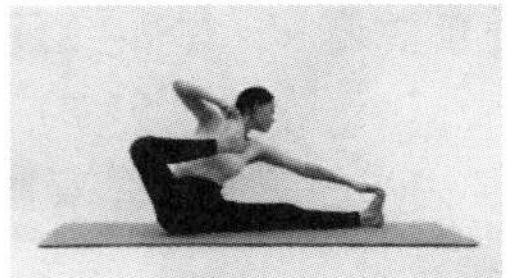
18.拉弓式

图 13-8

1. 全莲花坐

【动作要领】

保持自然呼吸，背部挺直，脚踝置于大腿根部。

【做法】

简易坐姿，双手放于双膝，保持自然呼吸，右脚置于左大腿根部。

【功效】

放松双踝、双膝，缓解关节压力，拉伸脊椎，改善不良体态。促进血液循环，放松身心。

2. 莲花坐伸臂式

【动作要领】

随呼气加深体式，保持自然呼吸，内收肩胛。

【做法】

莲花坐，呼气，双手十指交扣于背后，内收肩胛。再次呼气，身体下压至额头触地，双手向上牵引，延展脊柱。

【功效】

放松双踝、双膝，缓解关节压力，拉伸脊椎，改善不良体态。

3. 瑜伽身印式

【动作要领】

感受肩背的延展，自然呼吸。

【做法】

由全莲花坐延展至背部，呼气时将双手十指交扣于背后，再次呼气时将身体下压至额头触地，双手合十于背部。

【功效】

增强肠胃蠕动，提高肠胃的消化功能，放松双踝、双膝，缓解关节压力。

4. 单腿捆绑前屈式

【动作要领】

保持自然呼吸，感受腿部、髋部的肌肉拉伸，随呼吸加深动作。

【做法】

山式坐姿开始，屈左(右)腿，使脚跟至于大腿根部。吸气，左(右)手向上延伸。呼气，左(右)腿展开，左(右)手向前延伸再向后反抱住弯曲腿膝盖，将手置于背后；另一只手随吸气向前延伸，再呼气向后环抱，与前面的手成捆绑状。

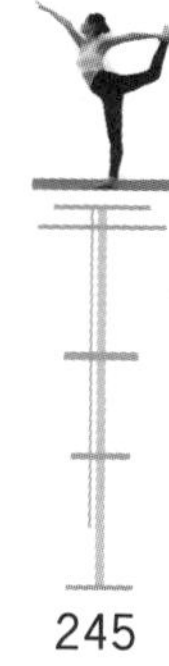

【功效】

拉伸腿部后侧、背部肌肉群，缓解肌肉不适，活动髋、踝关节，提高身体柔韧性。

5. 双角式

【动作要领】

保持正常呼吸，双腿伸直，肩胛保持内收。

【做法】

山式站姿，双腿分开，双手扶髋。吸气，双手交叉抓握与后背并伸直；呼气，身体下压，其间保持背部挺直、向下延展。双臂自然垂向地面，肩胛骨内收，双脚内侧推地保持身体的稳定性。

【功效】

拉伸腿部肌肉，舒缓肌肉疲劳，放松精神，活动肩背部关节，改善不良体态。

6. 坐角式

【动作要领】

随呼吸下压身体，保持背部挺直，双腿伸直。

【做法】

由山式坐姿将双腿打开。吸气，将脊柱拉直向上延伸，双手扶于地面；呼气，身体下压至下颌触地，双手向前延伸，下颌触地后抓住双脚脚趾。

【功效】

拉伸大腿内侧肌肉群，缓解肌肉疲劳，活动髋关节，增加柔韧性。

7. 半莲花背部伸展式

【动作要领】

呼吸逐步下压身体，保持腿部伸直，将身体与腿部完全折叠。

【做法】

由山式坐姿屈左（右）膝，将脚踝放置于右（左）大腿根部。吸气，双手向上延伸，拉伸脊椎；呼气，下压身体，将身体与腿完全折叠；再呼气，左（右）手反绕至背后并抓住左（右）脚脚趾。

【功效】

拉伸腿部肌肉，缓解肌肉疲劳，增加髋关节活动性、柔韧性。

8. 弓式

【动作要领】

保持手和脚对抗的力，双脚高度超过头顶高度，臀部保持放松。

【做法】

俯卧于垫子上。吸气，弯曲双腿，双手抓住脚踝；呼气，胸腔与双腿同时抬离地面。

【功效】

拉伸腹部肌肉，塑造肌肉线条，活动肩、背、腰部关节，改善驼背等不良体态。

9. 莲花鱼式

【动作要领】

双脚置于大腿根部，保持自然呼吸，胸腔向上打开。

【做法】

全莲花坐开始。吸气，身体平躺于地面；吸气，延展脊柱向上；呼气，手臂推胸腔向上，头顶点地。稳定后，双手合十于胸前，呼吸向头顶方向延伸。

【功效】

活动双膝、双踝，促进骨盆血液循环，拉伸脊柱，使身体、精神得到放松。

10. 轮式

【动作要领】

准备推起身体时手肘指向天空，保证推起时双手双脚垂直于地面发力。

【做法】

平躺于垫子上，双手压实在身体两侧。弯曲双膝使脚跟正好碰到手指尖，双腿打开至与胯同宽，将双手举过头顶至与地面重合。抬高骨盆，弯曲手肘，指尖指向肩膀方向，手脚同时向地面发力，胸腔上提将身体完全推离地面。

【功效】

打开胸腔，有助于释放压力，锻炼全身肌肉的协调能力。

11. 加强扭脊式

【动作要领】

过程中保持自然呼吸，全身放松，感受身体的旋转拉伸。

【做法】

山式坐姿开始。屈左（右）腿并将左（右）脚置于右膝外侧，足尖与膝盖对齐，屈右（左）膝将右（左）脚置于左（右）臀外侧，脚背贴地，左手支撑于臀外侧。吸气，右（左）臂向上延展；呼气，向左扭转身体并将右（左）腋窝抵住左膝外侧并伸直；再呼吸，右（左）手从左（右）膝下穿过，同时左（右）手向后与右（左）手抓握。

【功效】

增强背部肌肉的柔韧性、弹性，塑造背部线条，放松脊椎，舒缓精神、身体压力。

12. 莲花肩倒立式

【动作要领】

双眼看向肚脐,下颌找锁骨,保持自然呼吸,腹部内收。

【做法】

由全莲花坐躺平于地面。吸气,双腿抬离地面至与地面垂直,并将双手撑于腰部,肩胛内收。

【功效】

活动髋、膝、踝关节,增加关节灵活、柔韧性,改善不良体态,塑造腹部肌肉线条。

13. 身腿结合式

【动作要领】

肩胛保持内收,保持自然呼吸

【做法】

由犁式开始,双脚脚尖踩住地板,双腿微微分开,将双膝放于耳朵两边,双手托住腰部并随呼吸将大腿与身体完全折叠。

【功效】

拉伸后背肌肉、脊柱,放松身体,舒缓精神压力。

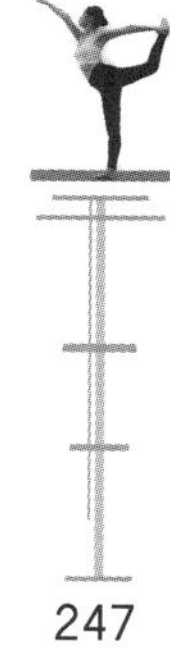

14. 站立抓趾平衡式

【动作要领】

保持重心稳定,支撑脚内侧踩实。

【做法】

山式,双手扶髋,屈右(左)膝向胸腔抬起,右(左)手以食指和中指勾住大脚趾并伸直右(左)腿,打开髋部并将重心转移至支撑脚内侧。

【功效】

锻炼身体稳定性,对大腿后侧肌肉形成拉伸,缓解肌肉疲劳。

15. 侧斜板单腿伸展式

【动作要领】

上半身与支撑腿保持在一条直线上。

【做法】

板式,左(右)手向内侧移动,将身体向左翻转,右(左)手扶髋,保持身体稳定,屈右膝,用右(左)手食指与中指勾住右脚大脚趾并随吸气将右腿伸直,

【功效】

锻炼腰部稳定性,塑造腹、腰部肌肉线条。

16. 趾尖式

【动作要领】

重心微微前倾,保持身体平衡,自然呼吸。

【做法】

由猫伸展式将重心后移,右(左)脚脚跟置于左(右)腿大腿根部,继续后移重心至双手完全离地,脊柱向上延伸,双手合十于胸前。

【功效】

锻炼脚趾的柔韧性,促进脚掌血液循环,锻炼身体稳定性。

17. 秋千式

【动作要领】

微微弓背，感受腹部肌肉的发力。

【做法】

全莲花坐姿，双手撑于双脚脚尖所指位置，收缩腹部肌肉，微微弓背，用双手将身体支撑起来。

【功效】

锻炼腹部肌肉，打造腹部肌肉线条，增强核心稳定性。

18. 拉弓式

【动作要领】

微微弓背，未抬起的腿保持伸直，保持自然呼吸。

【做法】

山式坐姿，下压身体，用双手食指与中指勾住双脚大脚趾。吸气，左（右）脚抬起并屈左（右）膝；呼气，用手臂将左（右）脚向后拉伸，同时右（左）手向后拉伸右（左）脚脚趾。

【功效】

拉伸腿、臀部肌肉，有效缓解肌肉疲劳，提高双腿柔韧性，锻炼手臂力量。

八、健身瑜伽竞赛体位七级 24 式

健身瑜伽竞赛体位七级 18 式如图 13-9 所示。

1. 龟式

【动作要领】

双腿伸直，尽可能伸展颈椎及脊柱，将意识放于髋部让它放松，肩膀放松。

【做法】

长坐，双腿向两侧打开（90°也可以），屈双膝，脚掌踩地。吸气，双手体前向上伸展，拉长后背，手大臂贴耳根；呼气，上身前趋，手臂下落放松，将双手从内侧膝盖下方穿过两大腿，掌心可向下或向上；吸气，保持脊背延展，拉伸脊背；呼气，双腿慢慢伸直，双手向外伸直，手心贴地，身体下压，将下颌、胸、腹尽量贴地。

【功效】

塑造颈部线条，锻炼颈椎灵活性，加强脊柱，活跃腹部器官，使其保持活力和健康。舒缓大脑神经，练完后使人感到精神振奋。

2. 半莲花捆绑前屈式

【动作要领】

小心膝部，若感觉到任何的疼痛，将做半莲花式的脚放在地面上。

【做法】

坐在地面上，双腿向前伸直，弯曲右膝，把右脚放在左大腿根部，右脚脚后跟抵在肚脐处，脚趾伸展；右腿呈半莲花式；弯曲左腿，左脚脚底平放在地面上，左腿胫骨与地面垂直，左大腿和左小腿相碰，左脚脚后跟触碰会阴处；身体略向前弯，左肩前移直到腋窝抵住左腿胫骨。呼气，弯曲左肘，左臂环绕过左腿胫骨和左大腿向后伸展，将左手放于背后，左前臂与腰同高；右臂向后伸展，绕过后背握住左手手腕。脊柱向上伸展；呼气，躯干前弯，头部下压，腹部紧贴右脚。先将头部放在弯曲的右膝上，再伸展颈部，将下颌放在右膝上，后

将头部放在地面上，前额与鼻尖触地。

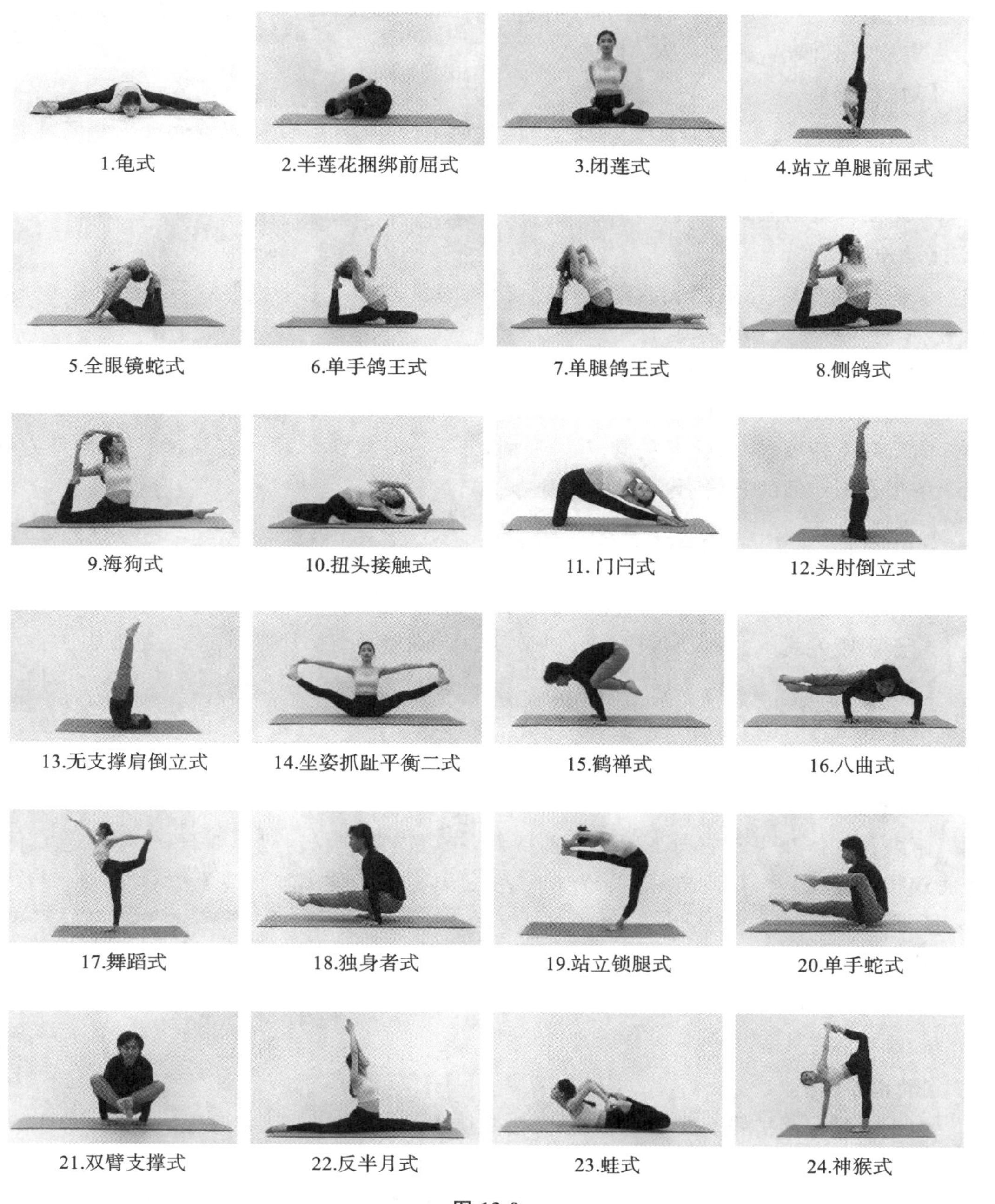

1.龟式 2.半莲花捆绑前屈式 3.闭莲式 4.站立单腿前屈式

5.全眼镜蛇式 6.单手鸽王式 7.单腿鸽王式 8.侧鸽式

9.海狗式 10.扭头接触式 11.门闩式 12.头肘倒立式

13.无支撑肩倒立式 14.坐姿抓趾平衡二式 15.鹤禅式 16.八曲式

17.舞蹈式 18.独身者式 19.站立锁腿式 20.单手蛇式

21.双臂支撑式 22.反半月式 23.蛙式 24.神猴式

图 13-9

【功效】

挤压腹部器官，促进腹部周围脏器的血液循环，有效打开肩部，降低肩膀和脊柱的僵硬感，缓解腰背酸痛，强化肌肉与消化功能。

3. 闭莲式

【动作要领】

莲花坐要盘紧，双膝不能离地，双手紧紧抓住双脚。

【做法】

莲花坐，双手放在臀部两侧，掌心贴地。吸气，左臂从身后伸出，触碰左脚大脚趾；呼气，右臂从身后伸出，触碰右脚大脚趾。

【功效】

活动肩关节、肘关节和腕关节，收紧肩、背部肌肉，缓解肩背痛和臂痛。扩张肺部，促进呼吸。按摩腹部脏器，减轻便秘。

4. 站立单腿前屈式

【动作要领】

保持身体平衡，膝盖绷直不弯曲，向后抬高的腿力求向上垂直伸展，尽量避免向一侧倾斜，并使胸腹充分贴近撑地的腿。

【做法】

吸气，基本站姿，双臂自然垂于体侧；呼气，身体前倾，右腿向后抬起，双手撑地。右腿继续向后向上伸展，胸腹贴近左腿，双臂屈肘，双手握住左脚脚踝。右腿向上伸展，与左腿成一条垂直于地面的直线，胸腹贴紧左腿，双眼目视脚前。

【功效】

拉伸腿部韧带，紧实腿部肌肉，美化双腿线条，收紧臀部，美化臀型，锻炼身体的平衡能力。补养大脑，滋润面部肌肤，使人更加清醒和振奋。

5. 全眼镜蛇式

【动作要领】

由于脊柱、胸部和双肩完全地伸展，以及腹部收缩，呼吸会变得急促而困难，因此要格外注意调整呼吸。

【做法】

俯卧，屈肘，双手掌心向下置于胸前两侧，指尖向前，吸气，双臂伸直，双手撑起身体。弯曲双膝，脚尖朝上，双腿伸向头部的方向，头、胸向后仰，使脚掌贴头顶。

【功效】

锻炼骶椎、腰椎和胸椎，拉伸颈部、肩部、胸部肌肉，促进耻骨区域的血液循环，促进身体健康，激发身体活力。

6. 单手鸽王式

【动作要领】

由于胸部完全扩张而腹部收缩，呼吸会变得急促，尽力保持正常呼吸，以帮助练习。

【做法】

长坐地面上，左脚脚后跟收至会阴处，右腿指向身体后侧，尽量向后伸展，双手垂于体侧。身体转向右侧，右手抓住右脚，使右脚脚后跟靠近腰间。吸气，右手腕套住右脚，左手抓住右脚脚趾；呼气，左手绕至脑后握住右脚脚掌，上身回正，背部尽力向后弯，头向后仰，让头顶触及脚掌。左手松开，左臂伸直抬至体前斜上方。

【功效】

伸展脊椎，拉伸颈部和肩部的肌肉，增加腰椎和胸椎的活力，活动大腿、脚踝和脊椎各关节，减轻和治疗泌尿功能失调。

7. 单腿鸽王式

【动作要领】

骨盆底部的肌肉、腘绳肌与臀肌应做离心收缩，使重力分布于这一体式的整个支撑基础，而非仅仅作用在腘绳肌附着部或膝关节。

【做法】

以手杖式坐在地面上。弯曲左膝，左膝和左脚完全放在地面上，左小腿内侧紧贴左大腿外侧。右腿向后完全伸展，右大腿前部、膝盖、胫骨和脚趾上部贴在地面上。双臂放于左膝两侧，伸直手臂，十指触地；弯曲右膝，抬高小腿与右脚向上伸展，右腿胫骨与地面保持垂直。吸气，右臂举过头顶，弯曲肘部，右手抓住左脚脚趾；呼气，伸展脊柱和颈部，头部后仰，将头部放在右脚脚掌上。抬起左臂向后伸展，弯曲左肘，左手抓住右脚，双肘肘部朝上。呼气，左腿向前伸展，双腿和臀部压向地面，前腿的后部和后腿的前部紧贴地面。

【功效】

增加腰椎和胸椎的活力，让颈部和肩部的肌肉得到锻炼，强健大腿和脚踝，使甲状腺、副甲状腺、肾上腺和生殖腺得到充足的血液供应，从而增强活力。

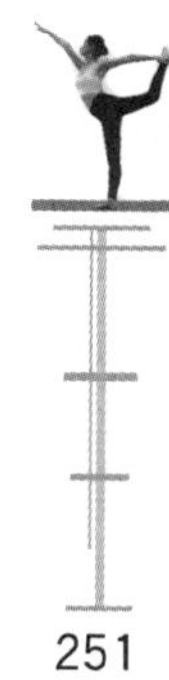

8. 侧鸽式

【动作要领】

意识集中关注胸腔向前推出的动作，感受双腿肌肉的拉伸，尤其是大腿后侧肌，肘弯套脚时吸气，胸腔前推时呼气。

【做法】

长坐地面上，左脚脚后跟收至会阴处，右腿自然向外侧打开，右臂搭放在右腿膝盖上，腰背挺直，目视前方。右手抓住右脚，使右脚跟靠近腰间。吸气，用右肘弯套住右脚，伸出左手，使左右手于胸侧十指相扣；呼气，左手绕至脑后，与右手相扣，胸腔前推，眼睛看向左上方。

【功效】

减少大腿脂肪，使腿部肌肉更紧致，防止臀部下垂。拉伸脚背，灵活双臂、双腿、肩部的关节，矫正腰椎异常。健脾胃，加快胸部的血液循环，平衡胸腺分泌。

9. 海狗式

【动作要领】

与侧鸽式相同，但左腿不能弯曲。

【做法】

长坐地面上，左腿蹬直，左脚向上勾起，右腿自然向外侧打开，右臂搭放在右腿膝盖上，腰背挺直，目视前方。右手抓住右脚，使右脚跟靠近腰间。吸气，用右肘弯套住右脚。伸出左手，使左右手于胸侧十指相扣；呼气，左手绕至脑后，与右手相扣，胸腔前推，眼睛看向左上方。

【功效】

减少大腿脂肪，使腿部肌肉更紧致，防止臀部下垂。拉伸脚背，灵活双臂、双腿、肩部的关节，矫正腰椎异常。健脾胃，加快胸部的血液循环，平衡胸腺分泌。

10. 扭头接触式

【动作要领】

整个髋部和骨盆摆正，指向正前方，胸腔也指向正前方。腰背挺直，不要塌腰，耻骨微微提起来，腹部的核心区收紧。

【做法】

坐在地面上，双腿向前伸直，弯曲右膝，右脚掌抵住左大腿跟侧。呼气，身体缓慢地俯向左腿，左手臂放在左腿内侧的地板上，反手抓住脚趾。吸气，右手臂抬起，经头上方划一道弧线，双手会合，同时抓住左脚。呼气，转动颈部，看上方。

【功效】

增强肝脏和脾脏的功能，帮助消化，增强、刺激肾脏活力，刺激脊柱的血液循环，并缓解背痛。

11. 门闩式

【动作要领】

充分感受自髋部至手臂外侧的拉伸，以及侧腹部的挤压。侧屈时呼气，起身时吸气。伸展腿部时，要保持腿部伸直，尽量不要弯曲膝盖，如果感到手掌放在脚踝处较困难，可以试着放在膝盖上，做到最大极限即可。

【做法】

跪立，双臂打开成一条直线，吸气，右腿向后伸，脚尖指向右方，让右脚与左膝处于同一直线上。呼气，身体向右弯曲，左臂贴近左耳且尽量向右侧下压，头部与双臂之间，右手触摸右脚脚踝。右臂上举，双臂于身体右侧合十。

【功效】

使脊椎更柔韧，补养脊柱神经。拉伸腹部肌肉和器官，消除腰腹脂肪，使腰侧的肌肉更紧实。拉伸大腿及手臂，紧实肌肉，减脂塑身。

12. 头肘倒立式

【动作要领】

保持头部稳定，勿随意扭动；腰腹核心收紧。

【做法】

跪姿，双肘撑地，分开一肩宽，头顶贴地，双手于头顶前方环抱，十指相扣，吸气。呼气，伸直双腿向前，让上半身垂直于地面。头顶着地，双脚离地，慢慢向上伸直双腿，膝盖绷直，保持身体平衡，自然呼吸。

【功效】

加强颈部、肩膀、背部和手臂肌肉的力量，增强双肺的功能，增加肺活量。使头脑清醒，有助于缓解失眠和记忆力衰退。

13. 无支撑肩倒立式

【动作要领】

腰腹核心收紧，双手轻靠在双腿两侧，而不是把双腿靠在手掌上，双手不起支撑双腿的作用。

【做法】

仰卧，双腿伸直并拢，双臂于体侧自然贴地，掌心朝下。吸气，抬起双腿，使双腿垂直于地面，双手扶在腰间以保护腰部。慢慢抬起双手，手掌轻轻靠在双腿两侧，自然呼吸。

【功效】

伸展双腿，使双腿肌肉和线条更紧实，使脊椎得到更完全的伸展，滋养背部肌肉和神经。使血液涌向头部，补养大脑，使人更加清醒、有精神。促进体内淋巴循环，增强身体素质。

14. 坐姿抓趾平衡二式

【动作要领】

脊柱充分伸展，以食指、中指、大拇指抓握大脚趾。

【做法】

坐角式坐姿，屈双膝，双手以三指抓握双脚大脚趾，举起双腿，伸直膝关节，以臀部支撑保持平衡。

【功效】

培养平衡力，伸展后背与双腿后侧肌肉。

15. 鹤禅式

【动作要领】

意识放于腹部，臀部尽量不要抬高，动作应缓慢。

【做法】

蹲在垫子上，双脚分开，与肩同宽，双手在胸前合十，指尖向上，双肘抵放在双膝的内侧。用力向两侧撑开双肘，打开双膝，踮起脚尖，脚掌竖起，尽量让身体垂直于地面。呼气，双肘贴向双膝内，将双手掌心向下，指尖向前，放于体前。翘起臀部，直至双膝顶放在大臂上，调整呼吸。吸气，头和上背向前伸展推送，顺势抬起双脚离开地面。

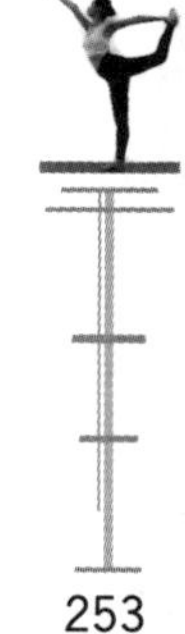

【功效】

增加身体协调和控制能力，增强手臂、核心力量，减少腰腹赘肉。

16. 八曲式

【动作要领】

降低重心，关注身体平衡；双腿伸直，身体与地面平行。抬腿平衡时吸气，保持平衡时自然呼吸。

【做法】

坐立山式进入，弯曲右膝，右手臂穿过右膝下方，将右腿放于右大臂上方，左脚踝放于右脚踝上方，双手向下推地。呼气，曲肘上身向下，臀部向上向后抬离地面，眼睛看向右脚，保持均匀呼吸。双腿夹紧大臂同时向斜前方伸直，双肩保持平行，大臂与地面平行，腹部核心向上提，双手均匀向下推地。

【功效】

提高手臂肌肉、腰腹核心力量。

17. 舞蹈式

【动作要领】

保持背、腰、臀、腿部的紧张，手肘不能弯曲，撑地的腿不能弯曲。

【做法】

站姿，双脚并拢，右脚向后抬起，右手抓住脚踝，左臂垂直向上伸展，腰背挺直，目视前方。吸气，右手用力将右腿抬起，使右大腿与地面平行。左臂向斜上方伸展，眼睛看向指尖方向。

【功效】

加强腿部、腹部和腰背肌肉的力量，强化肝脏和肾脏功能，增进掌握平衡和集中精力的能力。补养和加强肩胛骨，使脊椎更强健。

18. 独身者式

【动作要领】

双膝靠近腋窝，双臂保持伸直，控制好平衡。

【做法】

坐在地面上，双腿向前伸展，双手手掌平放在臀部两侧地面上，指尖向前。手掌撑起，腹部收紧，臀部、双腿离开地面，双腿保持平直，依靠双臂保持身体的稳定。吸气时双腿抬起，最终体位时自然呼吸。

【功效】

加强腰腹核心力量，培养平衡力。

19. 站立锁腿式

【动作要领】

先将下侧膝盖伸直，再尝试伸进前侧膝盖。

【做法】

站立，双腿并拢，脊柱挺直，双臂自然垂于体侧。吸气，左膝向上抬起，双手抓左脚脚心，手指交叉，拇指在上，右膝伸直。右膝关节保持伸直，收紧大腿肌肉，之后双手抓住左脚向身体方向伸展，直到伸直，均匀呼吸。让左腿与地面平行，呼气，屈肘向下，上体向前向下，双膝固定不动。眼睛看地面固定一点，呼气，让头试着触膝关节或小腿，均匀呼吸。

【功效】

拉伸腿部韧带，收紧腹部及大腿，伸展跟腱、肩胛骨、肱二头肌、肱三头肌，有益骨神经。发展集中注意力、耐心、决断力，

20. 单手蛇式

【动作要领】

注意对平衡的把控。

【做法】

手杖式坐姿，调整呼吸。呼气，屈膝，右腿放在右上臂后部，双手手掌放在瑜伽垫上。呼气，抬起身体稍稍高于瑜伽垫，自然呼吸。

【功效】

提高腰腹核心以及大腿前侧肌肉力量。

21. 双臂支撑式

【动作要领】

收腹弓背，肩膀放松下沉，双腿上提。

【做法】

坐立山式进入，双手放于大腿两侧，五指张开。呼气，双手向下推地，收腹弓背，臀部和双腿抬离地面。绷脚背，眼睛看向前方，保持稳定呼吸。

【功效】

提升腰腹核心力量。

22. 反半月式

【动作要领】

髋部向后打开，大腿肌肉收紧，脚内侧压实地面，背部保持延展。

【做法】

战士二式进入，右手向下指尖点地，放置右脚斜前方；重心移至右脚，左手扶髋。吸气，左脚向上抬离地面；呼气，弯曲左膝，左手抓住左脚背向上伸展。慢慢转头，眼睛看向上方，保持均匀呼吸。

【功效】

舒缓背部，缓解坐骨神经痛，消除腰侧、臀部外侧及大腿外侧过多的脂肪，伸展肩膀。改善肩膀的不良姿势，改善双脚的血液循环。提升专注力，增加柔韧度。

23. 蛙式

【动作要领】

呼气时向下压脚，保持最终体位时自然呼吸。

【做法】

吸气，俯卧，下颌点地，双臂于体侧贴地，掌心朝上。屈双膝，脚尖指向臀部方向，上身向上抬，屈肘。呼气，双手向后抓住脚背，并尽量将双脚压向臀部外侧的地面。上身放松，下颌点地，手臂放松，双腿微微抬起。

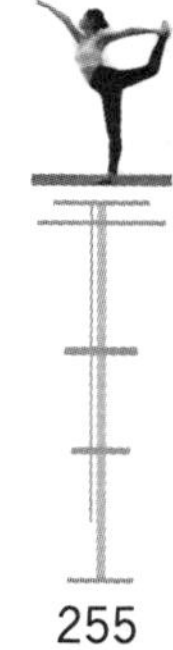

【功效】

加强颈部和背部肌肉的力量，锻炼膝关节，缓解因风湿和痛风引起的膝关节疼痛。增强脚踝，缓解脚后跟的疼痛，使脚后跟变得柔软，促使形成正确的弓度。

24. 神猴式

【动作要领】

髋部保持平行，双臂伸直，胸腔打开，双腿保持直线。

【做法】

下犬式进入，吸气抬头。呼气，迈右脚向前，双腿伸直贴向地面，右脚趾回勾。吸气，双臂向上合十，眼睛看向前方，保持稳定呼吸。

【功效】

充分拉伸腿部韧带，放松大腿肌肉，加强腿部肌肉的力量，使双腿更加匀称。伸展脊椎，帮助治疗脊椎下部区域的疾患。防止疝气，缓解坐骨神经痛。促进骨盆区域和生殖器官的血液循环，使其保持健康。

第三节　健身瑜伽比赛裁判规则

获得段位后可依照条件报考教练员和晋段官，分为初级晋段官（考评段前级至三段）、中级晋段官（考评段前级至六段）、高级晋段官（考评段前级至九段）。符合要求的健身瑜伽爱好者可报考裁判员。等级由低到高分为三级裁判员、二级裁判员、一级裁判员、国家级裁判员，根据等级执裁相应级别的健身瑜伽赛事。

一、健身瑜伽竞赛分组

健身瑜伽竞赛项目为单人（男单、女单）、双人（女双、混双）和集体类（3～9 人），并且分社会组和院校两个组别。

（一）社会组

单人比赛按照以下年龄分组。

A 组:16 周岁(含)至 22 周岁(含);

B 组:23 周岁(含)至 39 周岁(含);

C 组:40 周岁(含)至 55 周岁(含)。

(二)院校组

院校组指在校和应届学生。

二、健身瑜伽竞赛办法

健身瑜伽比赛执行体育总局社体中心、全国瑜伽运动推广委员会审定的《健身瑜伽竞赛规则及裁判法(试行)》和《健身瑜伽 108 式体位标准(试行)》(简称《体位标准》)。根据报名人数进行预赛、复赛和决赛。参赛人数超过 15 名进行预赛,超过 6 名进行复赛,不满 6 名直接进入决赛。

(一)比赛场地与设备

(1)比赛场地:比赛场地应有一块长 16 米、宽 16 米的平整地胶或地毯,场地后方有背景板遮挡,裁判席设在比赛场地的正前方。

(2)比赛设备:至少备有 15 块专用瑜伽垫(长不少于 180 厘米,宽不少于 70 厘米,厚不少于 80 厘米),有专业的放音设备和明亮的灯光。

(二)比赛体位规定

(1)预赛:规定体式在《体位标准》二、三级中抽签决定。

(2)复赛:规定体式在《体位标准》三、四级中抽签决定。

(3)单人决赛:规定体式在《体位标准》四、五级中抽签决定,自选体式在《体位标准》中选取,竞演时间不得超过 120 秒。

(4)双人决赛:自编套路体式在《体位标准》中选取,动作必须包含前屈、后展、扭转、平衡、倒置等体位类型,并合理编排套路,避免出现与规定体式无关的花样动作,竞演时间不得超过 180 秒。

(5)集体项目在《体位标准》中选取,动作必须包含前屈、后展、扭转、平衡、倒置等体位类型,并合理编排套路,避免出现与规定体式无关的花样动作,竞演时间不得超过 180 秒。

(三)体式完成质量标准

(1)前屈:髋屈曲幅度,背部平整。如双腿伸直的体式中,膝关节不可过伸。

(2)后展:髋伸展及背部后展幅度、脊柱均匀延展,骨盆中正,头部不可过度后仰。

(3)侧弯:骨盆中正侧弯,躯体保持在同一平面。

(4)扭转:脊柱中正伸展前提下的扭转幅度。

(5)倒置:稳定、中正。

(6)平衡:平稳、舒展,不允许规定体式以外的肢体平移、侧倾、回旋代偿或晃动。

(7)坐姿:脊柱中立伸展,背部垂直地面。

(8)中立伸展:骨盆中正,脊柱延展,双肩在同一平面。

(9)体式完成的流程顺序符合规范标准:呼吸配合正确,无明显喘息、憋气等情形,神态宁静、专注、放松,体式连贯流畅,姿势优雅舒展。

(四)体式动作承认

(1)要有清晰的起势、停留、收势过程。

(2)在体式停留阶段应保持 2 秒。

(3)在体式完成的整个阶段没有失去重心或多余的附加支撑。

(五)双人、集体项目评分依据

女双、混双、集体项目体位展示时,体式完成质量评分标准与个人赛相同。自选竞赛环节按以下要求。

1. 有表演主题

成套内容和编排是为了促进身心健康、和谐及优美的展现,应有特定的表演主题。运动员完成体式应在舒适、自如、可控的范围内,把一个具有良好结构的成套动作演绎成艺术展演。所有教练员和运动员必须将安全作为第一要求来考虑,瑜伽体式比赛不强调也不鼓励一味追求体式的高难度,比赛中如出现不安全动作将被严重扣分。

2. 体式

(1)围绕《体位标准》。

(2)体式与气息的配合。

(3)体式难度和完成质量。

(4)套路编排围绕主题,且流畅连贯。

(5)体式造型具有艺术性。

3. 舞台表现

(1)开始、结束有艺术造型。

(2)充分利用场地,有 3 种以上队形变化。

(3)动作配合默契、有肢体连接、情感交流自然,契合主题并将极具表现力和吸引力的表演传达给观众。

(4)舞台呈现与作品主题完整。

4. 音乐的选择切合主题

(1)音乐的选择与编辑。

好的音乐结构有助于构建成套动作的结构和节奏,同时有利于主题的表达。

(2)音乐的使用。

音乐的使用将支撑与突出成套动作的表演效果,还会对成套创编质量、风格以及运动员的表现起到促进作用。

思考题

1. 简述健身瑜伽等级动作的级别与名称。
2. 简述健身瑜伽等级动作的动作要领及做法。
3. 简述健身瑜伽等级动作的功效。
4. 简述健身瑜伽竞赛分组的形式。
5. 简述健身瑜伽的竞赛办法及裁判评分规则。

第十四章

大学瑜伽课程思政

一、课程名称

大学瑜伽

二、课程目标

知识目标：掌握瑜伽呼吸、冥想、姿势等瑜伽六要素，了解瑜伽动作功效及瑜伽促进大学生身心健康的相关知识。

能力目标：具备自主练习瑜伽及一定瑜伽组合创编的能力，能合理使用瑜伽呼吸、冥想等调整心理状态，同时掌握学生柔韧、协调、力量等身体素质锻炼方法。

价值目标：认知引领态度养成，培养正确的人生观、价值观和科学的体育健康素养及良好的锻炼习惯。通过瑜伽课程学习，实现增强体质、锻炼意志、完善人格的目标。

三、课程内容

健康意识教育：通过讲解健康饮食、运动和生活习惯等方面的知识，培养学生的健康意识和自我保健能力。

瑜伽基础练习：教授瑜伽基础姿势和呼吸法，帮助学生掌握瑜伽的基本技能和理念，促进学生身心健康全面发展。

瑜伽进阶练习：通过教授各种难度的瑜伽姿势，挑战学生的身体极限，培养学生的毅力和耐力。

道德品质培养：通过讲解瑜伽哲学中的道德观念和价值取向，引导学生树立正确的人生观、价值观和道德观。

身心放松练习：通过瑜伽冥想和放松练习，帮助学生缓解学习和生活中的压力，促进身心健康全面发展。

四、实施策略

践行以学生为中心的分层分类及课内外一体化教学模式，构建学、练、赛体育课程思政体系，达到以体育人的目的。如图14-1所示。

1. 教会(运动技能)

以人为本，根据学生运动技能水平，实施分类分层、线上线下混合式教学。线上教学由“体育与健康”慕课和“瑜伽”微课组成。“课内外一体化”以瑜伽课堂为主，同时采取课外瑜伽运动技能辅导课、瑜伽运动技能竞赛及运动会开幕式瑜伽展演等形式。此外，瑜伽

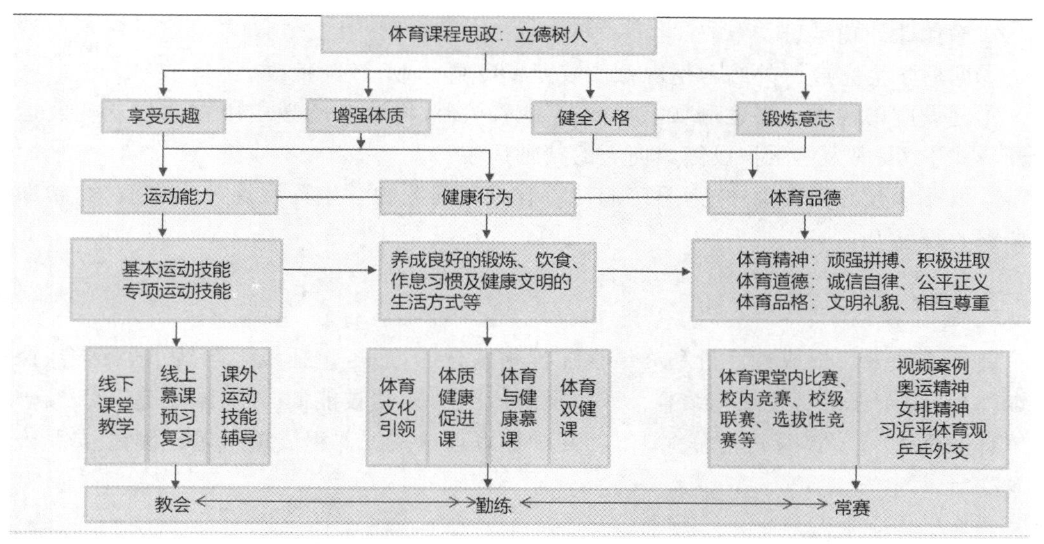

图 14-1

运动技能竞赛结合体质测试成绩评价运动技能等级，符合条件者可申请"校运动技能证书"，实现"一生一技"体育教学目标。

2. 勤练（课外锻炼）

课外锻炼主要由课外瑜伽运动技能辅导班、课外有氧耐力跑（体育 App）、课外体育竞赛活动组成。体育锻炼每周 2 次，进入体育课程评价体系，切实培养学生锻炼习惯，促进学生体质健康。

3. 常赛（体育比赛）

（1）体育课堂竞赛：开展体育教学班级比赛（班级内部、教师的不同班级之间、不同教师的班级之间），学以致用，极大激发了学生的学习热情，有效提高学生运动技能水平。

（2）校园体育竞赛活动：开展运动会、新生杯、毕业杯等，营造校园体育文化氛围，搭建体育比赛平台，吸引更多的学生在体育赛场上展示朝气蓬勃、积极乐观、充满信心、团结向上的精神状态。

（3）注重体育比赛仪式感：利用升国旗、奏国歌、赛前动员、赛中鼓励、赛后总结等，抓住每一环节创造课程思政教学环境。

五、教学方法

（1）课前：建立班级 QQ 群，利用老师提前录制的瑜伽微课，达到较好的预习效果。

同时学生在 SPOC 平台学习健康体适能锻炼方法等线上教学内容。

（2）课中：践行以学生为中心的启发式教学法，引导学生根据预习的内容，主动思考，主动提问，做知识的发现者。

①教师完整示范和分解示范相结合，学生集体模仿练习。

②小组练习、讨论、互相纠正。

③小组展示、互相点评。

④教师总结。

（3）课外：学生每周完成 2 次跑步＋1 次瑜伽练习。

①体育 App 跑步。

②瑜伽课外辅导班。

③课后学生完成课外练习情况截图发至 QQ 群作业，教师批改。

④创设应用情景。搭建瑜伽教学比赛展示平台，将课堂所学应用在瑜伽比赛及运动会开幕式中，展现大学生积极健康向上的精神风貌。

⑤依托学校心理咨询中心，不定期针对有心理问题的学生开展课外瑜伽教学，帮助学生调整心理状态。

六、评价方式

课程成绩采用形成性评价和终结性评价相结合的方式，包括线上与线下相结合、课内与课外相结合、理论与实践相结合。课程最终成绩＝运动技能 60%＋体质健康 20%＋课外体育锻炼 10%＋体育理论慕课 10%，其中体育理论慕课课程成绩＝单元测试 40%＋讨论 30%＋期末考试 30%。

七、特色与创新

瑜伽运用古老而易于掌握的技巧，改善人们生理、心理、情感和精神方面的能力，是一种达到身体、心灵与精神和谐统一的运动方式，包括调身的体位法、调息的呼吸法、调心的冥想法等。高校瑜伽课特征鲜明，是一门深受学生欢迎的特色体育课。

模式创新：分类分层、课内外一体化基础上，构建学、练、赛教学体系，学生学以致用，极大调动了学生参与体育锻炼的积极性。

课堂创新：以线下课程为主阵地，线上微课及大学体育理论慕课为重要补充，丰富教学资源，构成了立体化的教学网络。

教学创新：采用以学生为主体的启发式教学，分组练习、讨论，同学们互相纠正动作，课堂布置课后锻炼作业，教师线上批改反馈课外完成情况，课内课外充分融合，取得了良好的教学效果。

八、思政素材举例

1. 思政素材一：电影《喜马拉亚星》

电影讲述的是众人对梵天的认识及对瑜伽的执着，从理性和人性的角度解读了一个翩翩少年在经历迷茫和迷途之后受到启发，从而改变自己、塑造自己、奉献自己的过程。这是一部笑中有泪、泪中有笑的教育题材电影，有助于加深对瑜伽来源和学习意义的理解。

思政意义：该故事揭示我们在学习瑜伽的过程中不管遇到什么问题，受到什么样的干扰，只要用理性和善良来保护自己，任何糟粕思想都不会影响到我们。

2. 思政素材二：《阿育吠陀：生命的艺术》(*Ayurveda Art of Being*)

ayurveda 是古文明南亚古印度地区长久以来发展出的一套独特的医药与养生哲学，它由两个梵文组成，其中 ayur 指的是“生命”，而 veda 则代表“知识”，两者结合在一起，是指“生命的艺术”，或是指生命或长寿的知识。影片记录了长达数千公里穿越印度的路程，并用独特的视觉角度阐述了瑜伽的理疗和对生命的解析，影片以纪录片的形式简述了瑜伽对生命的启发和深层的含义。

思政意义：该故事对我们的内心塑造和爱的传播进行了深层次的讲解，揭开部分长寿人群的秘密，对瑜伽深层次的学术交流和研究有着非常大的意义。同时让我们了解到了我们作为个人来到这个世界的意义，一方面让我们知道了瑜伽真正蕴藏的哲学内涵，另一方面也让大学生对于瑜伽有了更细致的认识和了解。

3. 思政素材三：电影《瑜伽启迪》

这部以瑜伽为主题的电影讲述了一个名为尼克的纽约记者，如何从排斥瑜伽、怀疑瑜伽到最终被瑜伽征服的故事。《瑜伽启迪》的导演凯特希望证明，瑜伽可以改变很多人，而片中主角尼克虽然对此持怀疑态度，但还是跟随着导演周游世界，展开了对瑜伽的探索。其间他们偶遇了形形色色的人，看到了许多奇闻趣事。

思政意义：该影片从真实角度阐述了自己的立场，在思想变化的过程中塑造了一个不一样的自己，在现实社会杂乱无章的综合因素下，瑜伽给尼克带来的启发充满了一个瑜伽人对瑜伽本身的敬意！

瑜伽的学习没有那么枯燥，对于每个瑜伽学习者来说，成长的路肯定是长期历练的过程，当然也要时刻激励自己对瑜伽的信心和那份爱。相信在漫长的积累和成长后，每个学习者都一定可以成为自己想成为的那个人！

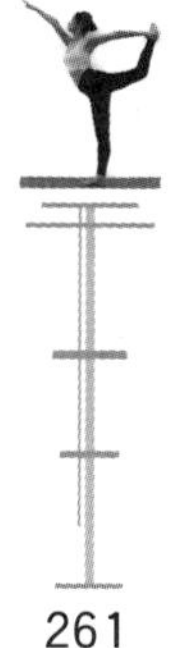

·第三篇·

健康体适能实践篇

第十五章

大学生体质健康测试评价

为建立健全国家学生体质健康监测评价机制，激励学生积极参加身体锻炼，引导学校深化体育教学改革，推动各地加强学校体育工作，促进青少年身心健康、体魄强健、全面发展，各高校须认真落实《国家学生体质健康标准》(2014 年)。

(1)《国家学生体质健康标准》(以下简称《标准》)是国家学校教育工作的基础性指导文件和教育质量基本标准，是评价学生综合素质、评估学校工作和衡量各地教育发展的重要依据。

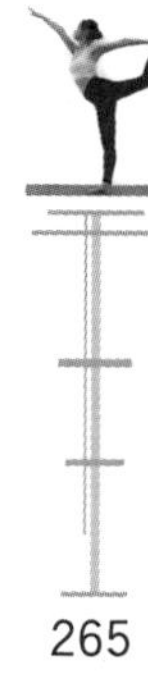

(2)本标准从身体形态、身体机能和身体素质等方面综合评定学生的体质健康水平，是促进学生体质健康发展、激励学生积极进行身体锻炼的教育手段，是国家学生发展核心素养体系和学业质量标准的重要组成部分，是学生体质健康的个体评价标准。

(3)本标准的学年总分由标准分与附加分之和构成，满分为 120 分。标准分由各单项指标得分与权重乘积之和组成，满分为 100 分。附加分根据实测成绩确定，即对成绩超过 100 分的加分指标进行加分，满分为 20 分：小学的加分指标为 1 分钟跳绳，加分幅度为 20 分；初中、高中和大学的加分指标为男生引体向上和 1000 米跑，女生 1 分钟仰卧起坐和 800 米跑，各指标加分幅度均为 10 分。

(4)根据学生学年总分评定等级：90.0 分及以上为优秀，80.0～89.9 分为良好，60.0～79.9分为及格，59.9 分及以下为不及格。

(5)每个学生每学年评定一次，成绩上传至教育部学生体质健康数据平台。特殊学制的学校，在填写登记卡时可以按规定和需求相应地增减栏目。学生毕业时的成绩和等级，按毕业当年学年总分的 50%与其他学年总分平均得分的 50%之和进行评定。

(6)学生测试成绩评定达到良好及以上者，方可参加评优与评奖；成绩达到优秀者，方可获体育奖学分。测试成绩评定不及格者，在本学年度准予补测一次，补测仍不及格，则学年成绩评定为不及格。普通高中、中等职业学校和普通高等学校学生毕业时，《标准》测试的成绩达不到 50 分者按结业或肄业处理。

(7)学生因病或残疾可向学校提交暂缓或免予执行《标准》的申请，经医疗单位证明，体育教学部门核准，可暂缓或免予执行《标准》。确实丧失运动能力、被免予执行《标准》的残疾学生，仍可参加评优与评奖，毕业时《标准》成绩需注明免测。

一、测试项目及各项指标的权重

根据《标准》的新要求，大学阶段的测试项目为身高、体重、肺活量、50 米跑、坐位体前屈、立定跳远、引体向上(男)/1 分钟仰卧起坐(女)、1000 米跑(男)/800 米跑(女)。

各项测试指标所占权重如表 15-1 所示。

表 15-1 测试项目及各项指标的权重

测试对象	单项指标	权重(%)
本科一年级至四年级（每学年一次）	体重指数(BMI)	15
	肺活量	15
	50 米跑	20
	坐位体前屈	10
	立定跳远	10
	引体向上(男)/1 分钟仰卧起坐(女)	10
	1000 米跑(男)/800 米跑(女)	20

注：体重指数(BMI)＝体重(千克)/身高^2(米^2)。

二、评分标准

1. 男生测试各项指标评分表

男生测试各项指标评分表如表 15-2 至表 15-8 所示。

表 15-2 男生体重指数(BMI)单项评分表 (单位：千克/米^2)

等级	单项得分	BMI 指数
正常	100	17.9～23.9
低体重	80	≤17.8
超重		24.0～27.9
肥胖	60	≥28.0

表 15-3 男生肺活量单项评分表 (单位：毫升)

等级	单项得分	大一/大二	大三/大四
优秀	100	5040	5140
	95	4920	5020
	90	4800	4900
良好	85	4550	4650
	80	4300	4400
及格	78	4180	4280
	76	4060	4160
	74	3940	4040
	72	3820	3920
	70	3700	3800
	68	3580	3680
	66	3460	3560
	64	3340	3440
	62	3220	3320
	60	3100	3200

续表

等　　级	单 项 得 分	大一/大二	大三/大四
不及格	50	2940	3030
	40	2780	2860
	30	2620	2690
	20	2460	2520
	10	2300	2350

表 15-4　男生 50 米跑单项评分表　（单位：秒）

等　　级	单 项 得 分	大一/大二	大三/大四
优秀	100	6.7	6.6
	95	6.8	6.7
	90	6.9	6.8
良好	85	7.0	6.9
	80	7.1	7.0
及格	78	7.3	7.2
	76	7.5	7.4
	74	7.7	7.6
	72	7.9	7.8
	70	8.1	8.0
	68	8.3	8.2
	66	8.5	8.4
	64	8.7	8.6
	62	8.9	8.8
	60	9.1	9.0
不及格	50	9.3	9.2
	40	9.5	9.4
	30	9.7	9.6
	20	9.9	9.8
	10	10.1	10.0

表 15-5　男生坐位体前屈单项评分表　（单位：厘米）

等　　级	单 项 得 分	大一/大二	大三/大四
优秀	100	24.9	25.1
	95	23.1	23.3
	90	21.3	21.5
良好	85	19.5	19.9
	80	17.7	18.2

续表

等　级	单项得分	大一/大二	大三/大四
及格	78	16.3	16.8
	76	14.9	15.4
	74	13.5	14.0
	72	12.1	12.6
	70	10.7	11.2
	68	9.3	9.8
	66	7.9	8.4
	64	6.5	7.0
	62	5.1	5.6
	60	3.7	4.2
不及格	50	2.7	3.2
	40	1.7	2.2
	30	0.7	1.2
	20	−0.3	0.2
	10	−1.3	−0.8

表 15-6　男生立定跳远单项评分表　(单位:厘米)

等　级	单项得分	大一/大二	大三/大四
优秀	100	273	275
	95	268	270
	90	263	265
良好	85	256	258
	80	248	250
及格	78	244	246
	76	240	242
	74	236	238
	72	232	234
	70	228	230
	68	224	226
	66	220	222
	64	216	218
	62	212	214
	60	208	210

续表

等　　级	单项得分	大一/大二	大三/大四
不及格	50	203	205
	40	198	200
	30	193	195
	20	188	190
	10	183	185

表 15-7　男生引体向上单项评分表　（单位:次）

等　　级	单项得分	大一/大二	大三/大四
优秀	100	19	20
	95	18	19
	90	17	18
良好	85	16	17
	80	15	16
及格	78		
	76	14	15
	74		
	72	13	14
	70		
	68	12	13
	66		
	64	11	12
	62		
	60	10	11
不及格	50	9	10
	40	8	9
	30	7	8
	20	6	7
	10	5	6

表 15-8　男生 1000 米跑单项评分表　（单位:分·秒）

等　　级	单项得分	大一/大二	大三/大四
优秀	100	3′17″	3′15″
	95	3′22″	3′20″
	90	3′27″	3′25″
良好	85	3′34″	3′32″
	80	3′42″	3′40″

续表

等　　级	单项得分	大一/大二	大三/大四
及格	78	3′47″	3′45″
	76	3′52″	3′50″
	74	3′57″	3′55″
	72	4′02″	4′00″
	70	4′07″	4′05″
	68	4′12″	4′10″
	66	4′17″	4′15″
	64	4′22″	4′20″
	62	4′27″	4′25″
	60	4′32″	4′30″
不及格	50	4′52″	4′50″
	40	5′12″	5′10″
	30	5′32″	5′30″
	20	5′52″	5′50″
	10	6′12″	6′10″

2. 女生测试各项指标评分表

女生测试各项指标评分表如表 15-9 至表 15-15 所示。

表 15-9　女生体重指数(BMI)单项评分表　（单位：千克/米^2）

等　　级	单项得分	BMI 指数
正常	100	17.2～23.9
低体重	80	≤17.1
超重		24.0～27.9
肥胖	60	≥28.0

表 15-10　女生肺活量单项评分表　（单位：毫升）

等　　级	单项得分	大一/大二	大三/大四
优秀	100	3400	3450
	95	3350	3400
	90	3300	3350
良好	85	3150	3200
	80	3000	3050

续表

等　级	单项得分	大一/大二	大三/大四
及格	78	2900	2950
	76	2800	2850
	74	2700	2750
	72	2600	2650
	70	2500	2550
	68	2400	2450
	66	2300	2350
	64	2200	2250
	62	2100	2150
	60	2000	2050
不及格	50	1960	2010
	40	1920	1970
	30	1880	1930
	20	1840	1890
	10	1800	1850

表 15-11　女生 50 米跑单项评分表　（单位：秒）

等　级	单项得分	大一/大二	大三/大四
优秀	100	7.5	7.4
	95	7.6	7.5
	90	7.7	7.6
良好	85	8.0	7.9
	80	8.3	8.2
及格	78	8.5	8.4
	76	8.7	8.6
	74	8.9	8.8
	72	9.1	9.0
	70	9.3	9.2
	68	9.5	9.4
	66	9.7	9.6
	64	9.9	9.8
	62	10.1	10.0
	60	10.3	10.2

续表

等　　级	单项得分	大一/大二	大三/大四
不及格	50	10.5	10.4
	40	10.7	10.6
	30	10.9	10.8
	20	11.1	11.0
	10	11.3	11.2

表 15-12　女生坐位体前屈单项评分表　（单位:厘米）

等　　级	单项得分	大一/大二	大三/大四
优秀	100	25.8	26.3
	95	24.0	24.4
	90	22.2	22.4
良好	85	20.6	21.0
	80	19.0	19.5
及格	78	17.7	18.2
	76	16.4	16.9
	74	15.1	15.6
	72	13.8	14.3
	70	12.5	13.0
	68	11.2	11.7
	66	9.9	10.4
	64	8.6	9.1
	62	7.3	7.8
	60	6.0	6.5
不及格	50	5.2	5.7
	40	4.4	4.9
	30	3.6	4.1
	20	2.8	3.3
	10	2.0	2.5

表 15-13　女生立定跳远单项评分表　（单位:厘米）

等　　级	单项得分	大一/大二	大三/大四
优秀	100	207	208
	95	201	202
	90	195	196
良好	85	188	189
	80	181	182

续表

等　　级	单 项 得 分	大一/大二	大三/大四
及格	78	178	179
	76	175	176
	74	172	173
	72	169	170
	70	166	167
	68	163	164
	66	160	161
	64	157	158
	62	154	155
	60	151	152
不及格	50	146	147
	40	141	142
	30	136	137
	20	131	132
	10	126	127

表 15-14　女生 1 分钟仰卧起坐单项评分表　（单位：次）

等　　级	单 项 得 分	大一/大二	大三/大四
优秀	100	56	57
	95	54	55
	90	52	53
良好	85	49	50
	80	46	47
及格	78	44	45
	76	42	43
	74	40	41
	72	38	39
	70	36	37
	68	34	35
	66	32	33
	64	30	31
	62	28	29
	60	26	27

续表

等　　级	单项得分	大一/大二	大三/大四
不及格	50	24	25
	40	22	23
	30	20	21
	20	18	19
	10	16	17

表 15-15　女生 800 米跑单项评分表　（单位：分·秒）

等　　级	单项得分	大一/大二	大三/大四
优秀	100	3′18″	3′16″
	95	3′24″	3′22″
	90	3′30″	3′28″
良好	85	3′37″	3′35″
	80	3′44″	3′42″
及格	78	3′49″	3′47″
	76	3′54″	3′52″
	74	3′59″	3′57″
	72	4′04″	4′02″
	70	4′09″	4′07″
	68	4′14″	4′12″
	66	4′19″	4′17″
	64	4′24″	4′22″
	62	4′29″	4′27″
	60	4′34″	4′32″
不及格	50	4′44″	4′42″
	40	4′54″	4′52″
	30	5′04″	5′02″
	20	5′14″	5′12″
	10	5′24″	5′22″

思考题

1. 简述大学生体质健康测试的指标体系及评分标准。

2. 简述大学生体质健康测试各项目测试方法。

第十六章

大学生身体素质锻炼方法

第一节　仰卧起坐锻炼方法

仰卧起坐：双腿并拢，双手置于脑后，利用腹肌收缩，迅速成坐姿，直至双肘触及膝部，然后还原成起始姿态。如此连续进行。

一、动作分解

仰卧起坐

(1)仰卧，双腿屈曲 90°并固定双脚，双手贴于脑后。

(2)由腹部肌群发力向双腿卷曲躯干，整个胸椎完全抬离地面后转入屈髋阶段。该阶段由屈髋肌群和腹部肌群共同发力完成，直至肘关节触及膝盖，即完成一次完整动作。

(3)当手肘触及膝盖，依次伸髋和躯干，直至双胛骨能够触及地面。上述动作连续进行。

二、常见错误动作

仰卧起坐
辅助练习

(1)双手抱头过于发力，颈椎所受压力过大。

(2)屈膝过程中出现抬臀。

(3)下放不完整，不能使双肩胛骨触及地面。

三、辅助练习方法

(1)支撑类练习。四点支撑、三点支撑、两点支撑、并腿侧撑、抬腿侧撑、直臂屈臂交替平板支撑(以上既可以单独作为一种练习，又可以组合起来成为逐级增加的组合练习并增加练习者的挑战难度，可根据自身情况设定支撑时间)。

(2)动态类卷腹练习。仰卧卷腹、坐姿卷腹、仰卧负重卷腹、仰卧反式卷腹、双杠卷腹、俄罗斯转体。

(3)下背部练习。俯卧挺身(双侧动作)、俯卧挺身(单侧动作)。

第二节　引体向上锻炼方法

引体向上：依靠自身力量克服自身体重向上做功的垂吊练习。主要测试上肢肌肉力量的发展水平，以及臂力和腰腹力量。在完成一个完整的引体向上的过程中，需要众多背部肌群和上肢肌肉的共同参与做功。

一、常见的握法

(1)反握法。手掌朝向面部，拇指和其他四指在杠的两侧或同侧。

(2)对握或交叉握法。手掌相对或交叉，拇指和其他四指握在杠的两侧或十指交叉。

(3)正握法。手掌背对面部，拇指和其他四指握在杠的两侧或同侧。

二、引体向上的握距

引体向上

窄距：双手在肩宽以内。

中距：双手同于肩宽。

宽距：双手在肩宽以外。

三、引体向上的正确发力方式

(1)肩胛骨的下压、下转。

(2)以锁骨下端和横杠为连线，募集后背肌群发力，锁骨下端靠近横杠，全程保持收腹挺胸，双眼目视斜上方。

(3)下放，有控制下放至双臂完全伸直，全程保持收腹挺胸。

四、常见错误动作

(1)驼背。

(2)身体轨迹向后方移动。

(3)过度摆动。

(4)下放不完整。

引体向上
辅助练习(一)

五、辅助练习方法(一)

(1)肩胛骨引体。手臂伸直，肩胛骨下沉把身体微微拉起来。肩胛骨运动 8～10 次，共 3 组，每组间歇 2～3 分钟。

(2)高位下拉。前臂尽量与地面垂直，肘关节朝外，肩膀没有内旋和耸肩，杠铃杆拉到下颌，然后手臂慢慢伸直。选择一个能做 6～8 次的重量，完成 3～4 组，每组间歇 2～3 分钟。当能完成 10～12 次时，可增加重量。

(3)反向划船。双手抓握单杠，双手与肩同宽，双脚置于地面且在低单杠下方，收紧腹部、臀部，身体保持一条直线，呈仰卧姿势。肩胛骨向下向后沉，用手臂拉动身体直至胸部碰到杠铃杆适当高度处。每次做 6～8 次，完成 3～4 组，每组间歇 2～3 分钟。选择低单杠或健身房里的史密斯机，杆位越低难度系数越高，也可用 TRX 悬吊绳或吊环代替低单杠。

六、辅助练习方法(二)

(1)辅助引体向上(木箱子或板凳)。一只脚踩在木箱子或板凳上做引体向上动作，主要是背部肌肉发力，腿部给适当力量，直到腿部参与力量越来越小。每次做 6～8 次，共 3 组，每组间歇 2～3 分钟。

引体向上
辅助练习(二)

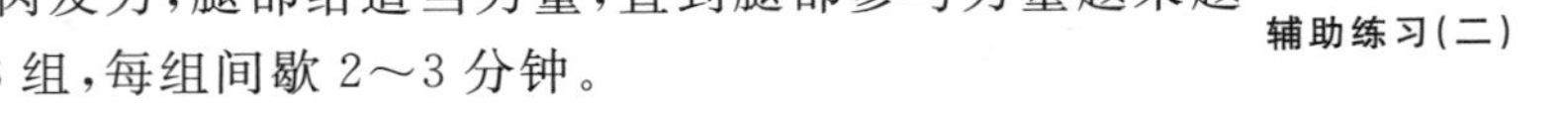

(2)辅助引体向上(弹力带)。根据自己的力量水平选择弹力带的阻力，双脚或单脚踩

弹力带做引体向上，直到弹力带阻力越来越小。收紧腹部、臀部，背部肌肉发力，每次做6～8次，共3组，每组间歇2～3分钟。

(3)静力引体。双脚站在木箱或板凳上，双手握住横杠，双脚发力跳起，身体上升至下颌过横杠，双手及背部肌肉发力控制身体，保持身体静止状态。每次4～6次，共3组，间歇30～60秒。

(4)离心引体。双脚站在木箱或板凳上，双手握住横杠，双脚发力跳起，身体上升至下颌过横杠，双手及背部肌肉发力控制身体，保持身体静止，慢慢有控制地放下自己的身体，直到肘关节完全伸直。每次做4～6次，共3组，间歇30秒～1分钟，每周至少练习3次。

第三节　立定跳远锻炼方法

立定跳远：由预摆、起跳、腾空、落地四个部分组成，看似简单，实则考验着动作的连贯性、协调性和维持身体平衡的能力。

一、动作分解

立定跳远

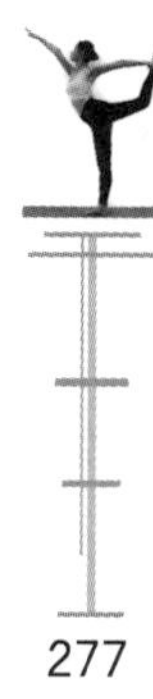

(1)正确站立，双脚与肩同宽。双臂同时后摆，同时屈膝，屈髋使身体重心前移至前脚掌，收紧腹部肌群。

(2)下蹲，摆动作结束后不要停顿，蹬地，伸展髋、膝、踝，同时双臂努力向前上方摆动，带动身体腾空。

(3)在腾空中，髋、膝、踝完全伸展，双臂向上举起，在空中努力向前屈髋屈膝，并向前伸小腿，同时向前勾脚尖。

(4)落地时，脚跟先落地。身体重心快速从脚跟过渡到脚掌中心，同时屈膝屈髋下蹲制动，双臂下摆至身体后方。

二、常见错误动作

(1)双脚站距不合理。

(2)蹬跳时不能合理使用摆臂。

(3)腾空时不能使身体伸展。

(4)落地前向前伸腿不充分。

立定跳远
辅助练习

三、辅助练习方法

徒手或负重深蹲、原地蹲跳、跳绳双摇、跳台阶、原地直腿纵跳、沿线双脚快速小跳。

第四节　50米跑锻炼方法

50米冲刺

50米跑：站立式起跑姿势，双脚前后站立于起跑线后，优势腿在前，双腿屈膝，身体重心落在前腿，前腿对侧手臂在前，同侧手臂在后。听到发令后，双腿和手臂快速蹬摆，前腿完全蹬伸，后腿向前迈腿加速。随着跑速增加，前倾幅度减少，步长逐渐增长，手肘完全伸展，抬膝大腿与地面平行，蹬地时踝关节完全伸展，在短时间内获得最快跑速。

一、辅助练习方法(一)

50米冲刺
辅助练习(一)

(1)坐姿快速摆臂。双腿并拢伸直,快速摆臂,摆臂时手掌最高达到两腮旁,努力向后发力摆臂,上臂上抬。(每组10″～15″/3～4组)

(2)扶墙支撑后蹬跑。身体前倾45°,双手抵住墙面,双脚前脚掌着地,快速交替抬腿,要求膝关节抬高至大腿平行于地面,同时勾起脚尖,保持躯干稳定。(每组6～10次/3～4组)

(3)行进间小步跑。站立,快速摆臂,膝盖向上稍抬,快速下压,前脚掌扒地,努力向后摆臂,上臂上抬。(每组10～20米/3～4组)

二、辅助练习方法(二)

50米冲刺
辅助练习(二)

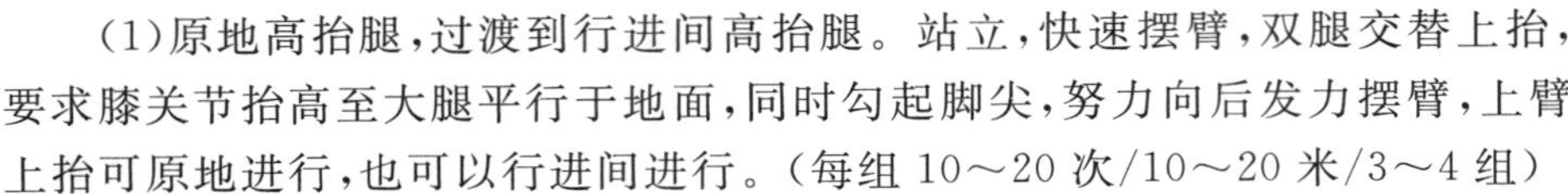

(1)原地高抬腿,过渡到行进间高抬腿。站立,快速摆臂,双腿交替上抬,要求膝关节抬高至大腿平行于地面,同时勾起脚尖,努力向后发力摆臂,上臂上抬可原地进行,也可以行进间进行。(每组10～20次/10～20米/3～4组)

(2)行进间后踢腿。行进间,前掌交替支撑,小腿快速向后折叠,同时快速摆臂。(每组10～20米/3～4组)

(3)行进间垫步高抬腿。行进间单腿直腿小跳,另一侧大腿上抬与地面平行,双臂有力摆动。(每组10～20米/3～4组)

(4)行进间垫步高抬腿接小腿前摆。行进间单腿直腿小跳,另一侧大腿上抬与地面平行,小腿完成伸腿、下压和扒地动作,双臂有力摆动。(每组10～20米/3～4组)

三、辅助练习方法(三)

50米冲刺
辅助练习(三)

(1)行进间高抬腿接加速跑。行进间做高抬腿,行进3～5米后,身体前倾过渡到加速跑,过渡时不要减速。(每组10～20米/3～4组)

(2)站立式起跑加速跑。站立准备,身体向前倾倒直至45°,向前迈腿加速跑,摆臂时手掌最高达两腮旁,努力向后摆臂,上臂上抬。(每组10～20米/3～4组)

(3)弓步跪姿加速跑。前弓步跪姿,然后快速蹬地起跑,体会前5～6步的蹬地加速,步长由短慢慢变长。(每组10～20米/3～4组)

(4)趴地加速跑。趴地,双手在身体两侧且撑地,然后以最快的速度起身,蹬地向前起跑,体会前5～6步的蹬地加速,步长由短慢慢变长。(每组10～20米/3～4组)

(5)快速台阶跑。在高抬腿基础上,进行台阶练习。摆臂时手掌最高达两腮旁,努力向后摆臂,上臂上抬。(每组20个台阶/3～4组)

温馨提示:根据自身身体情况选择合适的动作进行训练,调整训练强度。在进行跑步相关训练前,一定要充分热身,做好准备活动,以免脚踝受伤。

思考题

1.仰卧起坐和引体向上有哪些辅助练习方法?

2.简述立定跳远完整和分解运动技术。

3.如何提高50米跑和立定跳远体质测试成绩?

参考文献

References

[1] Neha N P, Keswani R K, McAuley E. Yoga Practice Improves Executive Function by Attenuating Stress Levels[J]. Biological Psychology, 2016, 121.

[2] 艾扬格(B. K. S. Iyengar). 艾扬格瑜伽[M]. 莫慧春,译. 北京:北京联合出版公司,2011.

[3] 诺娃贝琳. 瑜伽手册[M]. 索娃,译. 北京:人民日报出版社,2004.

[4] 张蕙兰,柏忠言. 蕙兰瑜伽[M]. 南京:江苏科学技术出版社,2012.

[5] 邓士琳,叶灵子. 瑜伽与康复[M]. 北京:北京体育大学出版社,2011.

[6] 大卫・凯尔. 功能性瑜伽解剖学[M]. 李诗源,译. 北京:北京科技出版社,2021.

[7] 瑞隆. 瑜伽 3D 解剖书[M]. 赖孟怡,译. 北京:北京联合出版社,2014.

[8] 李燕婷,魏雅琴. 球瑜伽教程[M]. 北京:中国国际出版社,2022.

[9] 丛磊,丛旻. 丛日文浅谈瑜伽对人体的保健作用[J]. 中国疗养医学,2005(4).

[10] 董敏挥,刘洪春,乔明. 瑜伽与健身[J]. 沈阳体育学院学报,2006(5).

[11] 董冰. 肌肉力量在瑜伽中的运用研究[J]. 当代体育科技,2017(16).

[12] 郭磊. 探析高校开展瑜伽教育对女大学生的影响和作用[J]. 中国职工教育,2014(20).

[13] 汤海燕. 论瑜伽的审美价值与健身意义[J]. 体育成人教育学刊,2005(4).

[14] 杜熙茹,张林挺. 瑜伽健身术对大学生身体机能素质和心理健康水平影响的实验研究[J]. 首都体育学院学报,2005(1).

[15] 汪敏,钱强,盛宁宁. 瑜伽形体训练对女大学生身心健康影响的研究[J]. 广州体育学院学报,2005(2).

[16] 赵亚兵,刘家裕. 培养大学生对体育锻炼兴趣的思考[J]. 济源职业技术学院学报,2007(3).

[17] 王慧丽,等. 高校学生健康教育与培养学生终身体育意识的研究[J]. 广州体育学院学报,2004(3).

[18] 邢立香. 武汉普通高校瑜伽课程的开展现状调查及对策研究[D]. 武汉:华中师范大学,2008.

[19] 健身瑜伽体位标准(标准)[S]. 北京:国家体育总局社会体指导中心,2018.

附 录

Appendix

…

大学瑜伽水平(一)至水平(四)课程教学安排,仅供参考。